“十二五”普通高等教育本科国家级规划教材

高等医药院校教材

全科医学基础

第 2 版

主　编　胡丙杰

主　审　王家骥

副主编　孙　宏　吴　浩　周志衡

编　委（按姓氏笔画排序）

王家骥	广州医科大学	邹宗峰	广东药科大学
叶慧玲	广州医科大学附属第一医院	陈文姬	东南大学附属中大医院
刘金宝	新疆第二医学院	陈德雄	广州医科大学附属第三医院
孙　宏	哈尔滨医科大学	周志衡	深圳市坪山区人民医院
杜兆辉	上海市浦东新区上钢社区卫生服务中心	赵拥军	滨州医学院
		胡丙杰	广州医科大学
李芳健	广州医科大学	胡恺萍	华南师范大学医院
杨志敏	广东省中医院	袁兆康	南昌大学
吴　浩	首都医科大学	高修银	徐州医科大学
邱德星	深圳市光明区人民医院	郭　栋	山东中医药大学
何　坪	重庆医药高等专科学校	唐　杰	广州医科大学

秘　书　唐　杰　广州医科大学

科学出版社

北　京

内 容 简 介

本教材共 15 章，以案例为引导，系统地阐述了全科医学与全科医疗的基本概念和发展历史、以问题为导向的健康照顾、以人为中心的健康照顾、以家庭为单位的健康照顾、以社区为范围的健康照顾、以预防为导向的健康照顾、循证医学在全科医学中的应用、全科医学中的人际沟通、全科医学中的健康档案与信息化管理、全科医学中的健康管理服务和中医健康管理、全科医学中的伦理与人文关怀、全科医学的人才培养、全科医生团队服务与管理、全科医学基本技能训练等内容。医学生通过本课程的学习，熟悉或了解我国社区卫生服务以及基层医疗卫生机构专业技术人员所需的全科医学知识与技能，并培养解决社区卫生实际问题的能力，为将来成为全科医师或与全科医师的有效沟通及双向转诊打下基础。

本教材内容丰富、准确、新颖，为便于教学，同时配有数字资源。本教材可供全国普通高等医学院校五年制临床、基础、预防、口腔等医学类专业使用，也可作为医学专科生和研究生教材，还可作为全科医学培训教材以及基层医疗卫生保健机构专业技术人员的参考书。

图书在版编目（CIP）数据

全科医学基础 / 胡丙杰主编. —2 版. —北京：科学出版社，2022.1

"十二五"普通高等教育本科国家级规划教材　高等医药院校教材
ISBN 978-7-03-070797-0

Ⅰ. ①全… Ⅱ. ①胡… Ⅲ. ①临床医学–高等学校–教材 Ⅳ. ①R4

中国版本图书馆 CIP 数据核字（2021）第 246555 号

责任编辑：胡治国 / 责任校对：宁辉彩
责任印制：赵 博 / 封面设计：陈 敬

科 学 出 版 社 出版
北京东黄城根北街 16 号
邮政编码：100717
http://www.sciencep.com

北京富资园科技发展有限公司印刷
科学出版社发行　各地新华书店经销

*

2010 年 8 月第　一　版　开本：787×1092　1/16
2022 年 1 月第　二　版　印张：21
2025 年 3 月第二十三次印刷　字数：560 000

定价：**79.80 元**
（如有印装质量问题，我社负责调换）

前　言

全科医学是一门面向个人、家庭与社区，整合了临床医学、预防医学、康复医学以及人文社会科学等相关学科内容于一体的学科。在我国处于急需迅速发展的阶段。原人事部联合 5 部委印发的《关于加强城市社区卫生人才队伍建设的指导意见》（国人部发〔2006〕69 号）指出，健全和完善基层卫生人才培养体系，需要"加强医学生的全科医学和社区护理学科教育，将医学生的全科医学知识教育与技能培养作为一项基本任务，在向医学类专业开设全科医学概论必修课程的基础上，积极将全科医学基本理论教育和技能培养融入到教学全过程之中"。教育部、原卫生部《关于加强医学教育工作提高医学教育质量的若干意见》（教高〔2009〕4 号）进一步提出，落实基层人才培养工作，需要"加强教材建设，组织编制一批高质量的适合不同层次人才培养需要的全科医学、社区护理学等培训教材"。《国务院关于建立全科医生制度的指导意见》（国发〔2011〕23 号）、《以全科医生为重点的基层医疗卫生队伍建设规划》（发改社会〔2010〕561 号）、《医药卫生中长期人才发展规划（2011-2020年）》（卫人发〔2011〕15 号）、《关于医教协同深化临床医学人才培养改革的意见》（教研〔2014〕2 号）、《国务院办公厅关于改革完善全科医生培养与使用激励机制的意见》（国办发〔2018〕3 号）等文件的出台，为我国全科医学的人才培养提供了良好的制度环境。

国务院办公厅《关于加快医学教育创新发展的指导意见》（国办发〔2020〕34号）提出要加快培养"小病善治、大病善识、重病善转、慢病善管"的防治结合全科医学人才。通过医教协同，提升基层在岗医生的学历层次，以现代医学技术发展中的新知识和新技能为主要内容，加强全科医学教育，完善标准化、规范化的临床医学教育，提高医学教育质量，是实现《"健康中国 2030"规划纲要》提出的加强我国健康人力资源建设的重要途径。根据教育部的要求，我们组织了国内较早开展全科医学教育的高等医药院校教师，联合国内优秀社区卫生服务中心的知名专家，围绕当前国内外医疗卫生体制改革以及社区卫生服务内涵建设，对高素质防治结合型全科医学人才的需求，在《全科医学基础》第 1 版的基础上对教材做了进一步的更新和修订。

本教材注重理论与实践的紧密结合，增加了全科医学基本技能实训等内容，突出了全科医学的实用性与应用性，以案例为引导，体现了健康管理、循证医学以及基层防治融合的卫生服务等全科医学内涵及特色。通过学习和掌握我国基层医疗卫生服务所需的全科医学知识与技能，培养解决基层医疗卫生服务实际问题的能力，为将来成为全科医师或与全科医师进行有效沟通及双向转诊奠定基础。

本教材主要作为高等医药院校本（专）科生、研究生教材，并可作为全科医学培训教材，以及基层医疗卫生保健机构专业技术人员的参考书。

在本教材的编写过程中，得到了科学出版社及全国兄弟院校同道们的热情关心与大力支持。在此表示诚挚的感谢！

作为一门综合性专业学科，全科医学教育在我国起步较晚，目前仍处于"初级阶段"，在教材的内容编写上难免存在疏漏与不足之处。我们真诚地期待专家、学者、师生及时向我们反馈各种建设性的意见和建议，以便修订时完善。

胡丙杰　王家骥

2021 年 8 月

目　　录

第一章 绪 论

学习目标

1. 掌握全科医学的基本概念及特点，全科医疗的定义及基本特点，全科医疗与专科医疗的区别和联系，全科医生的定义，全科医生与专科医生的区别，全科医生的素质和能力要求。

2. 熟悉全科医学产生的科学和社会基础，全科医学与相关学科的关系，全科医生的工作任务和角色。

3. 了解全科医学的产生与发展过程，我国全科医学发展的现状，我国的全科医生制度，医学生学习全科医学的意义和方法。

随着人口结构老龄化、环境污染等问题，影响人们健康的问题发生了显著的转变。传统的生物医学模式已经很难满足人们日益增长的医疗保健的服务需求。近年，从国外引入我国的全科医学学科在疾病预防、提高医疗服务质量、节约医药成本、满足我国居民基本医疗保健需求等方面体现出了巨大的优势。

第一节 全 科 医 学

一、全科医学的定义及特点

（一）全科医学的定义

全科医学（general practice），又称为家庭医学（family medicine），对于其定义，不同的国家有着不同的界定。美国家庭医师学会（American Academy of Family Physicians，AAFP）将家庭医学定义为"一种整合生物医学、行为医学及社会医学的专科，其知识和技能的核心源于传统的开业医师以及家庭为范围的独特领域，而不是以患者的年龄、性别或器官系统的疾病来分科。家庭医学的训练，除了提供以家庭为单位的照顾外，还要对患者负起持续性健康照顾的责任，在医疗系统中担任提供协调患者照顾的独特专业性角色。"

澳大利亚皇家全科医生学院（Royal Australian College of General Practitioners，RACGP）将全科医学定义为"卫生保健系统的一个组成部分，它将目前与健康相关的生物医学、心理学及社会学元素整合于一体，为所有人、家庭及社区提供基本、连续、综合和协调的医疗保健服务。"即以社区为基础的（community-based）、连续的（continuing）、综合的（comprehensive）、预防性的（preventive）、以患者为中心的（patient-centered）、基本的（primary）医疗保健模式（即用3Cs和3Ps定义的全科医学）。

我国将全科医学定义为"一门面向个人、家庭与社区，整合临床医学、预防医学、康复医学以及人文社会科学相关内容于一体的综合性的医学专业学科。其主旨是充分利用各专业的协作（coordinative），以社区为基础，以人为中心（person-centered），以人的整体健康为维护和促进的方向，提供综合性和持续性的基本医疗卫生保健照顾，并将个体与群体的健康照顾、预防和治疗有机地融为一体。"

1993年11月，中华医学会全科医学分会成立，标志着我国全科医学学科的诞生。经过近30年的实践与发展，目前全科医学已得到我国政府、卫生健康以及教育部门的高度重视。在我国医疗卫生体系特别是基层医疗卫生保健体系中，全科医学发展十分迅速，已对基层医疗卫生保健、人群健康和医疗卫生政策制定产生重大影响。

（二）全科医学的特点

全科医生独特而重要的工作就是提供及时和持续的医疗服务，对急、危、重症进行及时诊断和处置，对慢性疾病患者进行医疗管理，并能贯彻实施疾病的预防控制。

1. 全科医学是一门综合性的临床医学学科　全科医学的知识体系不仅涵盖了一定深度的临床医学以及康复医学知识与技能，而且还有机地结合了预防医学、社会医学、行为医学、医学伦理学、心理学、哲学等社会学科知识。因此，全科医学是在整合生物医学、行为科学和社会科学等学科的最新成果，并在通科医疗成功经验的基础上产生的一门具有独特的价值观和方法论的、综合性的临床医学二级学科。

2. 全科医学秉承了整体观和系统论的医学思维　全科医学把医学看成一个整体，从生理、心理和社会等多方面将照顾对象作为一个不可分割的、整体的人，对健康问题实施综合性的全面服务，即全人照顾（holistic care）。这充分体现了整体医学（integrative medicine 或 holistic medicine）的要求，用整体观、系统论的医学思维来理解和解决人群的健康问题，提供全人照顾，填补了高度专科化生物医学模式的不足。

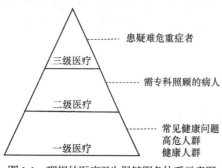

图 1-1　理想的医疗卫生保健服务体系示意图

3. 全科医学是一门定位于基层卫生保健、服务领域宽广的学科　理想的医疗卫生保健服务体系像一座"金字塔"（见图 1-1）。全科医学处于"金字塔"的底部，即在基层医疗保健体系（primary medical care）中，负责社区居民常见健康问题及多发病的防治并提供基本公共卫生服务。全科医学利用家庭和社区等卫生资源，以低廉的卫生成本维护着多数人的健康，干预着多种无法被专科医疗治愈的慢性疾病及其所导致的功能性甚至病理性问题。全科医学面向社区所有居民，对可能或正在影响健康的因素进行评估，并实施针对性的干预，其服务内容丰富、服务形式多样、服务地点灵活。

4. 全科医学是以门诊为主体的服务　全科医生的主要工作场所是在患者及其家庭所在社区的全科医疗诊所，提供以门诊为主体的第一线医疗照顾，即首诊服务（first contact service），并根据患者病情的需要为患者安排方便而及时的转诊医疗保健服务，因此全科医生成为世界上许多国家医疗保健和医疗保险两大服务的体系的"守门人"（gate-keeper）。虽然有些国家的综合医院也有全科医生，但其主要提供全科医疗门诊和急诊服务。

5. 全科医学是体现医文相融的以人为中心的照顾　全科医学把患者看作是有感情、有个性的人，而不仅仅是疾病的载体；其照顾目标不仅是寻找和治疗患病的器官和病因，更重要的是维护服务对象的整体健康。因此，全科医生关注患者胜于关注疾病，关注满足患者的需要胜于疾病的诊疗；在提供照顾的过程中，既要注重医疗保健技术水平，更要关注服务对象的感受，注重将医疗保健服务与人文关怀相结合，从"整体人"的角度全面考虑，并满足患者的生理、心理和社会需求。

6. 全科医学的研究内容十分广泛　全科医学的学科建设和发展需根据服务对象的健康需要与需求来确定，最终以满足居民和患者的健康需要和需求为目的，故研究范围和内容十分广泛，主要有以下几方面：①研究健康需求评价及社区卫生诊断的基本方法，掌握社区人群的总体健康状况、规律及特征，在此基础上有针对性的制订解决主要健康问题的计划，以满足个人、家庭和社区人群的身心健康需求；②研究生物、心理、社会、环境等各种因素对社区居民健康、疾病和死亡的影响，发掘并利用各种可利用的社区卫生资源，以预防或减少疾病的发生与发展；③研究如何动员社区人群积极参与公共卫生与预防保健，提高患者以及社区人群的自我保健意识与自我保健能力，有效提高健康教育和行为干预的效果，以提高社区居民的健康素养与健康水平，达到维护和促进健康的目的；④研究社区妇女、儿童、老年人、残疾人等特殊人群的卫生保健特点、方法、技能及卫生防病需求，并提出合理的、有针对性的卫生服务方案；⑤研究全科医生的临床工作特点、内容和方法，提高全科医生对重要疾病的识别和鉴别能力，提高常见病和多发病的诊疗水平，提高全科医生社区健康促进、预防保健、

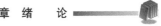

临床服务和社区康复的理论和实践水平；⑥研究全科医疗的服务模式、内容、形式等，提高服务效果、服务绩效、社区卫生计划实施效益及其他服务管理水平的评估原则、内容、方法、指标和标准；⑦研究不同类型的常见健康问题以及解决这些问题所需的理论、知识、技能和态度；⑧研究全科医学人才的培养、使用、评价、考核、人力资源管理与供给等。

二、全科医学与相关学科的关系

全科医学需要对社区和家庭中各类服务对象的基本卫生服务需求有全面而透彻的研究与把握，注意其个性化的生活方式、家庭和社会环境，从宽广的背景考察健康和疾病的进程，并作出适当的评价和干预。全科医学是在全科医生长期实践经验的基础上，综合了现代生物医学、行为科学和社会科学的最新研究成果，用以指导全科医生为个人、家庭及社区人群提供连续性、综合性、整体性及全人、全程、全生命周期的人性化医疗卫生保健服务的知识技能体系。全科医学的范围广阔、内容丰富，与其他各专科相互交叉及互补，但不是各专科的简单叠加，它不仅有自己独特的哲学基础，而且有自己独特的研究领域、知识技能和态度。

全科医学从整体医学观出发，不仅融合各个临床学科与预防医学、康复医学紧密结合，还涉及与患者健康有关的心理和社会问题。在建立良好的医患关系，实施以患者为中心的服务和重点人群保健一系列活动中，还涉及社会医学（social medicine）、社区医学（community medicine）、流行病学（epidemiology）、医学人类学（medical anthropology）、替代医学（alternative medicine）等学科领域，在我国为满足居民多样化的社区卫生服务需求还充分利用了中医中药等传统医学资源。通过与上级综合性医院、专科医院以及预防保健等机构的双向转诊等途径实现各司其职、优势互补、接力棒式的、长期负责式的健康管理照顾。

（一）全科医学与其他临床二级学科

全科医学秉承整体医学观，对健康问题实施全人照顾，在解决患者躯体疾病的同时，注重患者的心理需求和社会背景问题，同时全科医学十分注重家庭和社区等综合要素的作用。了解服务对象的生活方式、家庭境况及社区环境等状况是全科医学最鲜明的专业特征；全科医学使用独特的整体理论方法，为社区所有需照顾的对象提供连续的、综合的、协调的、经济有效的基层医疗卫生保健服务。在提供健康服务的过程中，全科医学有机整合了其他临床医学二级学科以及各相关社会学科的内容，综合它们的研究成果，然后在人的整体水平上进行横向综合研究，成为基层医疗、初级卫生保健、社区卫生服务所依据的主要理论和方法学基础。

其他临床专科以还原论、生物医学观作为理论基础，把人作为生物机体进行解剖分析，致力于寻找每一种疾病特定的病因及其生理病理变化，研究相应的生物学治疗方法，并追求特异性，即在疾病研究的各个领域进行深入的纵向分析研究和部分横向综合性研究，以寻求特定的解释和处理方式。

全科医学遵循的生物-心理-社会医学模式，与其他临床专科秉承的生物医学模式分别代表着两种既对立又统一的医学观和方法论，生物医学是全科医学产生和发展的基础，而全科医学弥补了生物医学的缺陷和不足。全科医学以常见病、多发病、常见症状体征等入手，进行疾病诊治，通过个人预防结合群体预防实现全人照顾；在遇到疑难杂症时，及时将患者转诊至其他临床专科，接受专科化的临床服务。全科与专科服务的紧密结合是最经济有效的医疗实践模式、教学体系和科研基础。只有加强全科医学与其他临床专科之间的有效协作和沟通，实现医疗服务各个环节的有效衔接，才能为患者提供真正意义上的、综合性的全人服务。

（二）全科医学与预防医学

预防医学（preventive medicine）是医学的一个分支。它以人群健康为主要研究对象，采用现代化科学技术和方法，研究环境因素对人群健康和疾病的作用规律与特点，分析和评价环境致病因素对人群健康的影响，提出改善不良环境因素的卫生要求，并通过公共卫生措施达到预防疾病、增进人群健康的目的。预防医学强调对疾病的预防措施，并吸收了流行病学、社会医学、卫生统计学等学科的研究成果和方法。随着人类疾病谱的转变，对预防医学的影响可归纳为以下几个方面，即从单纯的生物预防扩大到生物、心理、行为和社会预防，从独立的预防服务转向防、治、保健、康复为一体的综合性预防，预防疾病的责任以政府、社会为主的同时，更加强调了居民个人所应承担的责任。

由于全科医生在基层医疗中对社区居民提供长期负责式照顾，可以获得患者的第一手资料，并与患者建立良好的医患关系，因此，全科医生是向社区居民提供个体化临床预防服务的最佳人选。全科医生也必须具备群体预防的相关理念、知识和技能，按照国家文件规定的要求和内容去承担社区公共卫生服务的任务和职责。

（三）全科医学与社区医学

社区医学（community medicine）是社会学与医学的交叉学科，它立足于社区，运用流行病学、卫生统计学和社会学等学科的方法和技术进行社区诊断，综合研究人群健康和社区因素的关系，了解社区人群医疗保健需求的情况，提出社区存在的主要卫生问题及确定优先干预的问题，根据社区可以利用的资源，制订社区卫生规划，动员全社区力量，通过有效的防治措施，预防和控制社区人群的疾病，维护和促进人群的健康。

全科医学与社区医学的关系十分密切。首先，二者均立足于社区，为社区居民提供健康服务；其次，在全科医学的实践中，常常需要借助社区医学相应的理论和研究方法开展工作。两者的不同之处在于全科医学是以个人为中心，以家庭为单位，以社区为基础；而社区医学则以人群为重心，较少涉及个人和家庭。

三、全科医学的产生及其发展

（一）全科医学的发展历程

从世界医学发展的历史来看，全科医学是在近代通科医疗的基础上经过升华而产生的，其发展历程大致包括三个阶段。

1. 通科医生时代　18世纪初期，欧洲开始出现少数经过正规训练且以行医为终身职业的人，而这些人仅为少数贵族阶层服务，被称为"贵族医生"，其余大多数为公众提供疾病治疗的服务者被称为"治疗者"（healers/therapists），他们将行医作为副业，凭自己的经验和手艺为公众提供治疗服务。18世纪中期，随着移民潮进入北美，一些"贵族医生"以个人开业的方式面向公众提供医疗服务。由于开业医生数量有限，无法满足不断增长的医疗服务需求，使得他们不得不向患者提供诸如验尿、配药、放血、灌肠、缝合等多项服务，这就是全科医生最早的雏形。19世纪初，英国 *Lancet* 杂志首次将这种具有多种技能的医生命名为"General Practitioner"，简称 GP，国内译为"通科医生"，这种不分专科的医疗服务，称为"General Practice"（通科医疗），从此通科医疗快速发展。到19世纪末，通科医生一直占据着西方医学的主导地位，当时80%以上的开业医生都是通科医生。这些医生在社区中开展诊疗活动，为患者提供从出生后到去世前的照顾，他们熟悉社区居民的基本情况，经常到患者家里出诊并提供咨询，是社区居民的亲密朋友和照顾者，在社会上备受尊敬。

2. 专科化的兴起与通科医疗的衰落　19世纪，生物学、解剖学、生理学和微生物学等基础医学学科迅速发展，为现代医学奠定了科学基础。1910年，美国某著名教育学家发表了一篇具有历史意义的考察报告，高度肯定和热情推荐 Johns Hopkins 医学院把临床、教学和科研相结合的新型教育模式。该报告改变了医学教育的方向，从此各医学院校根据不同专科要求重新组织教学，医学从此走上了专科化发展的道路。从1910年到1940年，医学经历了第一次专科化发展的高潮。1917年，眼科学会首先成立，成为美国医学会的第一个专科学会，此后各种专科医学会相继成立，同时建立了相应的住院医师训练项目。第二次世界大战以后，科技的快速发展促进了生物医学研究的进一步深入，医学向着技术化、专科化的方向突飞猛进，综合性医院如雨后春笋般涌现，专科医疗成为医学的主导。

专科医疗服务模式的成功，使得以医院为中心、以专科医生为主导、以消除生物学疾病为目标的生物医学模式取得了统治性地位。由于医院里装备了各种先进的仪器设备，集中了一大批掌握现代医学知识和技能的专家，吸引了越来越多的患者，使得社区中的通科医生受到社会冷落，数量逐渐减少，其与专科医生的比例从 1930 年的 4∶1 降到 1970 年的 1∶4，通科医疗逐渐衰落。

3. 全科医学的发展 20 世纪 50 年代前后，面对人口老龄化进程的加快、慢性病和退行性疾病患病率的上升以及医疗费用的过快增长，专科化服务模式的缺陷逐渐显现出来。医院的专科越分越细，医生很少去访视患者，使得医疗服务的方便性、可及性、连续性和综合性受到了极大的挑战。于是，提供基层医疗保健的通科医生又重新被社会所重视，人们开始呼唤通科医疗的回归。医学界的反应是迅速的，英国、美国、加拿大、澳大利亚等国相继建立了全科医师学会（学院）。20 世纪 60~70 年代，美、加两国又将该学会改名为家庭医师学会，并且将通科医师改称为"家庭医师"（family physician），将他们提供的服务称为"家庭医疗"（family practice），将其赖以实践的知识基础命名为"家庭医学"（family medicine）（见表 1-1）。1969 年，美国家庭医疗专科委员会（American Board of Family Practice，ABFP）创立（2005 年更名为 American Board of Family Medicine，ABFM，美国家庭医学委员会），家庭医学正式成为美国第 20 个医学专科，从此全科医学迈入专业化的行列。随后，美国、英国和加拿大等国又建立了相应的全科医学住院医师培训制度，全科医学在世界范围内蓬勃发展，有所不同的是英国并未改变"general practitioner"（"通科医师"）的称谓。在中国，为了改变人们对"通科医生"只通不专、缺乏专业训练的印象，将"general practitioner"翻译为"全科医生"，以示其服务全方位、全过程的特点。

表 1-1 部分国家全科（家庭）医学行业组织成立及更名情况

国别	成立时间及名称	更名时间及名称
美国	（1）1947 年，美国全科医疗学会（American Academy of General Practice，AAGP） （2）1969 年，美国家庭医疗专科委员会（American Board of Family Practice，ABFP）	（1）1971 年，美国家庭医师学会（American Academy of Family Physicians，AAFP） （2）2005 年，美国家庭医学委员会（American Board of Family Medicine，ABFM）
英国	1952 年，英国全科医生学会（British College of General Practitioners）	1967 年，英国皇家全科医生学会（Royal College of General Practitioners，RCGP）
加拿大	1954 年，加拿大全科医疗学会（College of General Practice of Canada）	1967 年，加拿大家庭医生学会（College of Family Physicians of Canada，CFPC）
澳大利亚	1958 年，澳大利亚全科医生学会（Australian College of General Practitioners）	1969 年，皇家澳大利亚全科医生学会（Royal Australian College of General Practitioners，RACGP）
新加坡	1971 年，新加坡全科医生学会（College of General Practitioners Singapore）	1993 年，新加坡家庭医生学会（College of Family Physicians Singapore，CFPS）
新西兰	1973 年，新西兰全科医生学会（New Zealand College of General Practitioners）	1979 年，皇家新西兰全科医生学会（The Royal New Zealand College of General Practitioners，RNZCGP）
马来西亚	1973 年，马来西亚全科医生学会（College of General Practitioners of Malaysia）	1996 年，马来西亚家庭医生学会（Academy of Family Physicians of Malaysia，AFPM）
日本	（1）1978 年，日本初级保健医师学会（The Japanese Academy of Primary Care Physicians） （2）1986 年，日本家庭医疗学会（Japanese Academy of Family Medicine） （3）1993 年，日本综合诊疗医学会（Japanese Society of General Medicine）	2010 年，3 个职业组合并为： 日本初级保健联合学会（Japan Primary Care Association，JPCA）
中国	（1）1993 年，中华医学会全科医学分会（Society of General Practice，Chinese Medical Association） （2）2003 年，中国医师协会全科医师分会（Society of General Practice，Chinese Medical Doctor Association）	

1972年，世界家庭医生组织（World Organization of Family Doctors），又称"全科医师/家庭医师大学、学院和学会世界组织"（World Organization of National Colleges, Academies and Academic Associations of General Practitioners/Family Physicians，WONCA）在澳大利亚墨尔本正式成立，WONCA成为了世界各国全科医生学术和信息交流的讲坛，积极促进世界范围内全科医学的发展。成立之初WONCA只有18个成员组织。20世纪70~90年代，新西兰、新加坡、马来西亚、日本相继成立全科（家庭）医学组织（见表1-1）。1994年中华医学会全科医学分会成为WONCA正式团体会员，到2020年6月，已经有125个国家和地区成为WONCA正式成员，还有10个准成员组织，有大约500 000名全科/家庭医师会员。WHO和WONCA指出：在21世纪，全科医生与专科医生的比例至少应达到1∶1，即平均每2000的人口就要有一名全科医生，以满足社区居民对基层卫生保健的需求。因此，加快发展全科医学，大力培养全科医生，已经成为很多国家发展基层医疗保健的重要任务之一。

（二）全科医学产生和发展的基础

1. 人口的迅速增长和老龄化进程的加快　第二次世界大战以后，各国经济条件普遍改善，人民生活水平不断提高，卫生事业得到迅速发展，使得人民健康水平不断提高，人口死亡率显著下降，世界人口迅速膨胀。从1950年的25亿激增到1987年的50亿，1999年10月已达到60亿，2020年的世界人口已达到75亿。增长的人口相对集中于现代化的大都市中，人口过剩使生活空间过度拥挤、公共设施明显不足、生活节奏加快、人际关系紧张、竞争激烈、卫生服务供需之间出现尖锐矛盾，这种状况已成为危害公众健康的重要问题。

在世界人口迅速增长的同时，老龄化问题日趋严重，许多发达国家和部分发展中国家已经进入老龄化社会（65岁及以上人口占总人口比例超过7%或60岁及以上人口占总人口比例超过10%）。我国老龄人口是人口中增长最快的群体。2011年，全国65岁以上老年人为1.19亿（占总人口的8.87%），2019年，全国65岁以上老年人已达到1.76亿（占总人口的12.57%）。根据《积极应对人口老龄化研究报告（2020）》预测，至2025年，我国60岁及以上人口将达到3亿，2033年达到4亿，2050年达到5亿，将占到总人口的35%。根据联合国预测，21世纪上半叶，中国将一直是世界上老年人口最多的国家，占世界老年人口总量的五分之一。在一些大城市，老龄化趋势更加明显，上海、广州等老龄人口已达到或超过18%，老龄化压力已经凸显。

人口老龄化是当今世界的重大社会问题。一方面，老龄化致使劳动人口比例下降，赡养系数增大，加剧了卫生服务供需之间的矛盾。我国在2000年时的老年抚养比为0.11，截止到2019年，为0.18，而到2050年时将上升到0.42，即平均每一个劳动力需要供养0.42个老年人。另一方面，老年人群体对衣食住行、医疗保健等方面的特殊需求需要全社会给予特别的关注。老年人不仅面临着各类问题如患病率增加、行动不便、经济来源等，而且还面临着心理方面的问题如失落感、孤独感及恐惧感等，这些问题要求改变卫生服务模式，使老年人们能够就近得到预防、保健、医疗和康复等一体化的卫生服务。此外，老年人群是主要的慢性病患者群，使得老年人成为医疗保健的重点对象，这势必会导致社会对于卫生服务的需求和医疗费用的增加，这些都是促使全科医学产生和发展的因素。

2. 疾病谱和死因谱的变化　到20世纪中叶，随着第一次卫生革命的成功和人们营养状态的普遍改善，影响人类健康的主要问题不再是各种传染病和营养不良症，取而代之的是由不良生活方式、行为习惯和退行性病变引起的各种慢性非传染性疾病。20世纪80年代，心脑血管疾病、恶性肿瘤以及意外死亡已经成为世界各国共同的前几位死因。慢性非传染性疾病造成疾病负担不断增加，据估计，2005年全球慢性非传染性疾病导致的死亡人数达3500万，占全球总死亡人数的60%。与此同时，一些老的传染病如结核病（2018年全球死亡人数达124万）、疟疾（2018年全球死亡人数达40.5万）等死灰复燃，同时艾滋病（2019年全球死亡人数达77万）、SARS、H_1N_1以及H_7N_9等新传染病不断涌现，人类仍然面临着各种传染病的严重威胁。

疾病谱和死因谱的变化对医疗服务模式提出了更高的要求。各种慢性非传染性疾病的病因和发病机制复杂，病程漫长，常涉及身体的多个系统、器官，且缺乏特异性的治疗手段。对付这类疾病必须基于社区，防治结合，需从改变不良生活方式，调整心理压力，消除心理、环境和社会致病因素等方

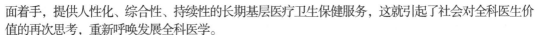

面着手，提供人性化、综合性、持续性的长期基层医疗卫生保健服务，这就引起了社会对全科医生价值的再次思考，重新呼唤发展全科医学。

3. 医学模式的转变和健康概念的扩展 医学模式（medical model）又称医学观，是人们在长期的医学实践中形成的观察与处理医学问题的方法，是从总体上对疾病和健康的特点和本质的概括。它形成于医学实践，反过来又对医学实践起着重要的指导作用。人类历史上经历了神灵主义医学模式、自然哲学医学模式、机械论医学模式、生物医学模式和生物-心理-社会医学模式。

从医学历史看，生物医学模式对现代医学的发展影响很大，使人们从生物学的观点来认识疾病和健康的关系，使人类在传染病防治上取得了重大进展。但是随着医学的发展和疾病谱的变化，以及人们对于健康需求的增高，生物医学模式片面性和局限性的缺点逐渐凸显。在这一背景下，生物-心理-社会医学模式应运而生，并迅速为人们所接受，成为医学教育、医学研究、临床服务的指导思想。生物-心理-社会医学模式是系统论的思维方式，它认为人的生命是一个开放的系统，通过与周围环境的相互作用以及系统内部调控能力决定人的健康状况。在生物医学模式时期，医生只注意到身体和疾病，而忽略了患者是一个具有心理活动的社会人，医生的思维仅局限于"治病不治人"的阶段，只是用药物或手术来消除疾病，而不考虑患者生活在特定的环境里，具有一定的社会关系，一定的心理状态制约着人体的生理功能。生物-心理-社会医学模式充分地将人体与环境、人体与心理、人体与社会等因素之间相互联系与相互作用这一点考虑在内，必然在治疗疾病时会考虑到生物的、心理的、社会的等多方面因素，使人们更全面地思考和认识健康与疾病的问题。

随着社会的进步以及医学模式的转变，人们对健康的认识逐渐深化，健康的内涵不再局限于"无病"或"无虚弱的状态"，而是被赋予了更多的人文和社会内涵。1948年世界卫生组织（WHO）明确指出："健康不仅是没有疾病和虚弱，而是身体的、精神的健康和社会适应的完好状态"。新的健康概念受到了人们的广泛认同，传统医学理念、单纯生物医学模式的治疗已经不能达到"身体上、精神上和社会适应上的完好状态"的目标，"医学以促进人类健康为目标"理念的实现形式——全科医学应运而生，并得到飞速发展。

4. 卫生经济学压力和卫生改革的需要 20世纪60年代以来，由于医疗服务的高度专科化和高新技术的普遍应用，世界各国普遍面临着医疗费用高涨的问题。以美国为例，1970年的医疗费用占GDP的7.3%，1991年上升到13%，现在已经达到15%～18%。与此同时，卫生资源的分布严重不均衡，这些资源有85%以上被用于危重患者，仅有少部分用于成本效果好的基层卫生和公共卫生服务。医疗费用的过快增长给政府、社会、家庭和个人带来了难以承受的巨大压力，然而对改善人们健康状况却收效甚微。在我国，40%左右的人口仍在农村，但农村拥有的卫生资源仅占总数的20%；在城市，卫生资源过多向大医院集中，基层医院和社区卫生服务机构的人、财、物等卫生资源相当匮乏。这些卫生经济学方面的压力，都迫切需要深化改革，从卫生服务体系、服务模式等根本问题上寻求出路。

（三）我国全科医学事业的发展

1. 全科医学的起步阶段（1997年以前） 尽管20世纪30～40年代我国学者借鉴西方国家经验提出了推行家庭医生制度的建议，并编著了《家庭医学》之类的出版物，但直到20世纪80年代后期，中国才引入了全科医学的概念。中华医学会分别于1986年和1988年派代表参加世界家庭医生组织（WONCA）在英国伦敦和我国香港地区举行的WONCA年会及其亚太地区年会，传播全科医学理念，提出在中国发展全科医学的建议。1989年首都医科大学成立了国内第一个全科医学培训机构——全科医生培训中心，同年11月，在众多国际友人的帮助下，第一届国际全科医学学术会议在北京召开，这些事件均促进了全科医学概念在国内的传播，对我国全科医学的发展起到了重要的推动作用。此后，我国得到了WONCA以及加拿大、以色列等国家的全科医学专家的技术支持和热情帮助，在国内外热心人士的共同努力下，全科医学开始在中国生根发芽。1993年11月，中华医学会全科医学分会在北京正式成立，标志着我国全科医学学科的诞生。1995年8月，中华医学会全科医学分会正式成为WONCA成员，我国成为WONCA的正式成员国。自全科医学引进我国至1997年以前，全科医学的发展是比较缓慢的，仅限于局部地区的试点。

2. 全科医学初步发展阶段（1997～2011年）　　1996年12月9日至12日，党中央、国务院在北京召开了中华人民共和国成立以来的第一次全国卫生工作会议。1997年1月15日，发布《中共中央、国务院关于卫生改革与发展的决定》，提出今后15年卫生工作的任务及改革发展目标，做出"加快发展全科医学，培养全科医生"的重要决策，此后相关部门出台了一系列政策法规，为我国全科医学的发展提供了良好的政策环境，全科医学的发展步入了一个新的历史时期。1999年，原卫生部在北京召开了第一次全国全科医学教育工作会议，印发了《全科医师规范化培训试行办法》《全科医师规范化培训大纲（试行）》和《全科医师岗位培训大纲（试行）》，2000年又颁发了《关于发展全科医学教育的意见》等政策性文件，提出了我国全科医学教育的发展目标。2006年，《国务院关于发展城市社区卫生服务的指导意见》印发，明确提出"加强高等医学院校的全科医学、社区护理学科教育"，并出台了9个配套文件，对加强城市社区卫生人才队伍建设提出了指导意见。其中，原人事部、原卫生部、教育部等五部委联合颁发的《关于加强城市社区卫生人才队伍建设的指导意见》还指出："有条件的医学院校要成立全科医学/家庭医学系、社区护理学系，将该类学科纳入学校重点建设学科整体的规划之中""高等医学院校要创造条件积极探索全科医学研究生教育，有条件的高等学校要举办全科医学研究生学位教育"。至此，多部门协同推进全科医学发展的局面开始形成，中国特色的全科医生培养制度初具雏形。2009年3月17日，中共中央、国务院印发《关于深化医疗卫生体制改革的意见》，提出"健全基层医疗卫生服务体系""加强基层医疗卫生人才队伍建设，特别是全科医生的培养培训，着力提高基层医疗卫生机构服务水平和质量。转变基层医疗卫生机构运行机制和服务模式，完善补偿机制。逐步建立分级诊疗和双向转诊制度，为群众提供便捷、低成本的基本医疗卫生服务"。2010年，国家发改委、原卫生部等六部委联合制定了《以全科医生为重点的基层医疗队伍建设规划》，明确指出加强以全科医生为重点的基层医疗卫生队伍建设，是健全基层医疗卫生服务体系、提高基层医疗卫生服务水平的基础工程。首次提出实施农村定向免费培养项目、全科医生特设岗位项目，为中西部等欠发达农村地区培养全科医生，鼓励和引导优秀人才到基层服务。

3. 快速发展阶段（2011年至今）　　2011年7月国务院印发《关于建立全科医生制度的指导意见》，指出要逐步建立和完善中国特色全科医生培养、使用和激励制度，全面提高基层医疗卫生服务水平。这标志我国全科医学进入快速发展阶段。为了解决基层全科医生紧缺的问题，2013年，国家卫计委、财政部等部委联合印发了《关于开展全科医生特设岗位计划试点工作的暂行办法》，引导和鼓励优秀医疗卫生人才到基层医疗卫生机构从事全科医疗工作。同年，还印发了《关于建立住院医师规范化培训制度的指导意见》，将全科专业作为36个培训专业之一，纳入住院医师规范化培训制度框架统一实施，并作为紧缺专业予以重点倾斜。2014年，教育部等六部委制定了《关于医教协同深化临床医学人才培养改革的意见》，标志着我国基本建成院校教育、毕业后教育、继续教育三阶段的有机衔接，以"5+3"为主体、以"3+2"为补充的临床医学培养体系。2016年，国务院医改办、国家卫计委等七部委制定了《关于推进家庭医生签约服务的指导意见》，提出了要逐步形成以全科医生为主体的签约服务队伍，到2020年基本实现家庭医生签约服务制度的全覆盖。2017年，国务院办公厅印发《关于深化医教协同进一步推进医学教育改革与发展的意见》进一步就医学教育改革发展做出了部署。2018年1月14日，国务院办公厅印发《关于改革完善全科医生培养与使用激励机制的意见》（国办发〔2018〕3号），提出医教协同深化院校全科医学教育改革、建立健全毕业后全科医学教育制度、巩固完善全科继续医学教育等多项措施、建立健全适应行业特点的全科医生培养制度。要求高等医学院校要高度重视全科医学学科建设，面向全体医学类专业学生开展全科医学教育和全科临床见习实习。鼓励有条件的高校成立全科医学教研室、全科医学系或全科医学学院，开设全科医学概论等必修课程。2018年8月27日，国家卫健委办公厅印发《住院医师规范化培训基地（综合医院）全科医学科设置指导标准（试行）》（国卫办科教发〔2018〕21号），要求住院医师规范化培训基地的综合医院要加强全科专业基地建设，增加全科医疗诊疗科目，独立设置全科医学科，这有效地促进了全科医学的学科发展和规范化培训。2019年，国家卫健委出台了《全科医生转岗培训大纲（2019年修订版）》（国卫办科教发〔2019〕13号），扩大全科医生转岗培训实施范围，鼓励二级及以上医院有关专科医师参加全科医生转岗培训，加快壮大全科医生队伍。针对部分全科医生在公共卫生应急管理能力、分层分流救治能力、对签约服务对象健康状况及危险因素的动态掌握能力、居家传染病防控指导能力等方面暴露出的"短板"甚至

"漏洞"，中国医师协会全科医师分会启动了《全科专业住院医师规范化培训内容与标准（2019 年修订版）》补充修订建议的研究，建议在规范化培训阶段，进一步夯实社区全科门诊实践能力，加强并规范社区传染病和传染病专科医院相关临床科室的培训，以及公共卫生服务体系相关内容的学习。2020年 9 月 17 日，国务院办公厅印发《关于加快医学教育创新发展的指导意见》（国办发〔2020〕34 号），提出加快培养"小病善治、大病善识、重病善转、慢病善管"的防治结合全科医学人才。

随着城市社区卫生服务的深入开展，全科医疗在我国蓬勃开展起来，各地根据当地社会经济发展水平和群众的需求，充分利用现有的卫生资源，改革原有基层医院的功能，建立了不同体制、多种形式的社区卫生服务机构。据国家卫健委统计，截至 2020 年 4 月，全国已设立社区卫生服务中心（站）3.5 万个，乡镇卫生院 3.6 万个，基本形成了覆盖全国城市的社区卫生服务网络。在社区卫生服务机构覆盖面明显扩大的同时，各地逐渐加大人才培养的力度，积极开展社区全科医生、护士岗位培训，社区卫生人才队伍建设得到明显加强。2019 年末，我国基层医疗卫生机构拥有 416.1 万名卫生技术人员（占全国卫生技术人员的 32.2%），每万人口拥有全科医生 2.61 名。

在各级政府领导和关怀下，全科医学在我国各地区的发展势头良好。目前全国大部分省、区、市建立了地方全科医学分会。《中国全科医学》《中华全科医师杂志》和《全科医学临床与教育》杂志分别于 1998 年、2002 年和 2003 年创刊。2003 年，WONCA 在北京召开了第 13 届亚太地区会议。中国医师协会全科医学分会的成立，使全科医生有了自己的服务、协调、自律、维权、监督、管理的行业组织。从 2000 年开始，每两年召开一次海峡两岸全科医学学术会议，2017 年以后，每年召开一次，加强了两岸全科医学与家庭医学界的学术交流。

4. 全科医学教育 我国的全科医学教育培训从 20 世纪 80 年代末开始试点，1999 年首届全国全科医学教育工作会议的召开，标志着我国全科医学教育工作的全面启动，进入规范化发展阶段。在制度建设方面，国家卫健委已组织并下发了一系列全科医学教育的文件和标准；在组织建设方面，一些省（区、市）相继成立了以卫生厅（局）或分管厅（局）长为组长的全科医学教育工作领导小组；在网络建设方面，形成了以国家培训中心为龙头，省培训中心为骨干的全科医学培训网络。此外，各省（区、市）积极开展师资队伍培训以及临床/社区实践教学基地的建设工作，国家卫健委组织专家编写出版了本（专）科教育规划教材和全科医学培训规划教材，目前大部分医药院校相继建立了全科医学学院（系）或研究所，同时正在积极探索全科医学研究生教育，并已有了毕业生。

5. 我国全科医学面临的挑战与发展展望 虽然近 30 年来我国全科医学的发展取得了一定的成绩，但由于与发达国家在观念、教育体制以及卫生服务模式等方面存在较大差异，我国全科医学的发展仍面临不少困惑和挑战。①我国全科医生制度建设仍处于起步阶段；②全科医学学科建设比较薄弱，高等医学院校和全科人才培养基地（包括综合医院和基层医疗机构）对学科发展重视还不够，全科医学学科支撑平台亟须加强，全科医学师资特别匮乏；③教育培训体系还需进一步完善，全科医学人才培养的标准化、规范化程度有待提高；④全科医生队伍仍存在数量不足、学历不高、结构不优、能力不强等问题，距离 2030 年的培养目标还有大约 40 万全科医生的"缺口"；⑤适应全科医生特点的人事薪酬制度尚未建立，全科医生岗位吸引力缺乏依然是制约全科医学发展的最主要原因。

随着我国社会、经济的快速发展和医药卫生体制改革的全面推进，城乡居民对健康长寿和美好生活的向往与需求的增加，迫切需要具备社区综合防治能力的全科医学人才充实到社区卫生服务队伍中去，这为全科医学提供了强大的动力和良好的发展机遇。全科医学发展在加强基层医疗卫生服务体系建设、推进健康中国建设的重要作用已经得到社会各界的认同。为充分发挥全科医生作为居民健康和控制医疗费用支出"守门人"的重要作用，全科医学必须从以下六个方面加快发展。①全面推进全科医学科学建设：进一步完善平台建设、师资队伍建设、加强科学研究、提升全科医疗服务能力与水平，推进全科医学全方位发展。②继续推进全科住院医师规范化培训模式的不断完善：包括加强基地建设，培训大纲、轮转计划的修订与落实。③稳步推进基层全科医生队伍建设：在加快推进全科住院医师规范化培训的同时，还要持续开展全科医学继续教育，提高在岗医生能力水平。④深入推进全科行业组织的作用：包括和其他专业学（协）会之间的协同，特别是规范与协作并重，根据各行业组织的宗旨和特点发挥相应的作用，为城乡广大基层全科/家庭医生及其团队能力的提升提供鼎力支持。⑤加快推

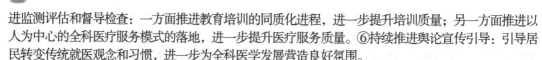

进监测评估和督导检查：一方面推进教育培训的同质化进程，进一步提升培训质量；另一方面推进以人为中心的全科医疗服务模式的落地，进一步提升医疗服务质量。⑥持续推进舆论宣传引导：引导居民转变传统就医观念和习惯，进一步为全科医学发展营造良好氛围。

四、学习全科医学的意义和方法

（一）学习全科医学的意义

医学模式转变要求所有医学专业都应了解全科医学的理论与方法，都能应用全科医学的观念、方法及原则来指导实践和研究。医学专业学生通过对全科医学的了解和学习不仅能开阔视野，提高人文素质，还能提高我国医疗卫生服务的整体水平和服务质量，改善目前的医患关系和医德医风，更能推进我国医疗卫生体制改革，和谐社会的构建。其意义主要包括以下四个方面：

1. 实现医学模式转变　生物-心理-社会医学模式是一种多因多果、立体网络式的系统论思维方式，无论是医学的科学研究、疾病诊疗模式还是医疗保障事业的组织形式，都应以这种模式作为指导。医学模式转变的实质就是医学观念、临床思维方式和服务模式的转变，即从一维的、以疾病为中心的诊疗模式向多维的、以患者为中心的服务模式转变。然而目前医学专科实践中，大部分还是采用以生物医学为基础、以疾病为中心的诊疗思维，并没有真正实现医学模式的转变。全科医学以现代医学模式为基础，以预防医学为导向，以个人健康为中心，它的理论和方法能适应现代医学发展的需要和人群卫生需求的变化，是医学顺应社会发展的必然结果。由于生物医学的观念已在人们的头脑中根深蒂固，只有通过系统学习全科医学的理论和方法，才能从根本上转变医学生或医务人员的医学观念，才能掌握以患者为中心的临床服务模式，才能真正实现医学模式的转变。

2. 激发对医学事业的兴趣与热情　目前我国大力推进社区卫生服务发展，医药院校开展全科医学教育在办学目标上也应适应这一发展趋势，以满足社会需要。通过全科医学的系统学习，可以激发学生对全科医疗服务、教学与研究的兴趣和热情，从而吸引更多的人从事全科医学的有关工作，增加我国全科医生的数量和质量，这是社区卫生人才队伍建设的重要途径，更是社区卫生服务能否持久、深入、健康发展的重要保证。通过全科医学的系统学习，可以使学生熟悉社区卫生服务内容，适应全科医疗的要求，自觉、主动地投身于全科医学事业。通过全科医学的系统学习，可以加深学生对全科医生的认识和理解，使他们能够认同全科医生的工作，以后能选择全科医生作为终生职业，即使选择专科职业亦能主动积极地与全科医生进行沟通与合作。

3. 增强人文素质，完善知识结构　现代医学的发展和医学模式的转换对医学专业人员的知识结构和能力水平都提出了更高的要求。医学专业人员不仅要具有广博精深的专业知识和技能，而且还要具备良好的人文素质和较强的社会适应能力。长期以来，我国高等医药院校教育受多种因素的影响，只注重医学专业知识和技术的教育，轻视人文社会科学课程（英国、法国医学院校的人文社会科学占总课时的10%～15%，美国、德国高达20%～25%，我国仅占8%左右），在医学理论与实践教育中都存在着人文精神的忽视。对人文素质教育重视不够致使医学生对医学的认识不够全面，知识结构也不尽合理，只顾医学知识和技术的攀升，缺少对医学职业社会意义方面的了解。学习全科医学能够完善医学生知识结构，加深医学生对医学人文精神和价值的理解，树立为人民健康服务的信念，学会同情患者、善待患者，更好地适应医学发展和医疗实践的需要。

4. 培养良好的医德医风　城乡基层医疗机构是卫生系统的主要场所，也是党和政府联系群众的重要窗口。医德医风的建设是精神文明建设的重要组成部分，在医德医风建设中培育和践行社会主义核心价值观，是时代的要求，是关系到党和政府威信的大事，已经成为社会道德建设的重点之一。全科医学被认为是最具人性化的医学学科，强调医疗服务对象的特殊性，要求尊重老、幼、病残、贫困患者，以社区全体居民的基本医疗与卫生保健服务需求为导向；强调充分发挥患者及其家庭的主观能动性；强调患者的利益高于个人的得失。通过学习全科医学，可以使医务人员建立尊重并服务于患者的观念，掌握医患交流的技巧，有利于理解、同情患者，与患者建立朋友式的医患关系，最终改善医患关系。

（二）学习全科医学的方法和技巧

1. 明确学习目的 要从全科医学发展的历史背景及其使命出发，了解全科医学在中国发展的必然性，领会和把握全科医学精神实质，逐步学会用全科医学的理论来分析解决基层医疗或社区卫生服务实践中的实际问题。

2. 加强人文学科的学习 全科医学是整合临床医学、预防医学、康复医学以及人文社会学科相关内容于一体的综合性医学专业学科。全科医学作为一个学科群，它是一个开放的体系，它要随时从人文社会科学和医学的发展中汲取新的思想来不断地充实、发展和完善自己。世界上的事物和现象纷繁复杂，变化万千，人的生理、心理和病理过程尤其复杂，因此，学习全科医学的过程中要多学一些人文社会科学以及法律法规知识，从不同的角度，认识并理解全科医学的基本原则及其特征。

3. 注重理论与实践相结合 全科医学是一门实践性很强的学科，它的服务对象不仅是治疗患病的患者，而且包括家庭、社区。其任务除医学诊治与心理诊治外，还应给患者提供持久的支持和帮助，同患者及家属交流关于诊断、治疗、预防和预后等有关信息。通过筛检、健康教育、劝导等各种手段，预防疾病及残疾；开展社区卫生诊断并解决社区健康问题。只有通过实践才能真正理解全科医学基本原则和临床策略的意义及其实际运用价值，才能认同和理解全科医疗及其社区卫生服务工作，才能检验出全科医学的先进性和有效性。

因此，在学习中应注重理论与实践相结合，主动参与全科医疗活动以及以家庭为单位、以社区为范围的服务活动，在实践中领会全科医学推崇的临床思维与服务策略，在实践中学习人际沟通、团队合作技能、全科医疗的应诊技巧、健康档案建立、家庭服务模式、社区卫生诊断技巧、慢性病管理方法、健康教育与促进等全科医学相关技能，在实践中培养对患者及其家庭的热爱，树立以人为本、以健康为中心的观念，为将来从事社区卫生服务工作并成为全科医生队伍中的骨干力量打下坚实的基础。

第二节 全科医疗

一、全科医疗的定义和服务内容

全科医疗（general practice）是将全科医学理论应用于患者、家庭和社区照顾，为个人、家庭、社区提供持续性、综合性、协调性、可及性的一种基层医疗卫生保健服务。全科医疗是在通科医疗的基础上发展起来的，但又不同于通科医疗的服务模式。全科医疗是现阶段世界各国公认的、最佳的基层医疗服务模式，虽然不同国家和地区的全科医疗内容和形式不尽相同，但其功能和目标基本一致。

美国家庭医师学会（American Academy of Family Physicians，AAFP）1999 年对家庭医疗的定义是："家庭医疗是一个对个人和家庭提供持续性与综合性卫生保健的医学专业。它是一个整合了生物医学、临床医学与行为科学的宽广专业。家庭医疗的范围涵盖了所有年龄、性别，每一种器官系统以及各类疾病实体"。

澳大利亚皇家全科医生学会（Royal Australian College of General Practitioners，RACGP）将全科医疗定义为："全科医疗向个人、家庭和社区提供持续性、综合性和全面性的基本卫生保健服务。对于患者出现的任何医疗问题，全科医疗都能够采取负责任的行动，在对患者实施管理的过程中，全科医生可能将患者转诊到其他专科医生、卫生保健专业人员和社区卫生服务组织"。

由此可见，全科医疗不是以患者的年龄、性别、系统疾病的类型以及采用的技术和方法来分科，而是由全科医生提供综合性医疗保健服务。概括地说，全科医疗是一种立足于城市社区或农村，以全科医学理论为指导，由全科医生为社区中的个人及家庭提供的基层医疗保健服务。全科医疗的服务对象是社区所有的人，包括个体和群体、患者和健康人，就诊和未就诊的人，其服务的重点是妇女、儿童、老年人、慢性病患者和残疾人。对不同对象提供的服务内容不尽相同。对妇女主要开展优生优育和计划生育咨询、孕产期保健、哺乳期保健、更年期保健、常见病和多发病的防治；对儿童主要进行生长发育评价、常见病防治、青春期保健；对老年人主要进行定期健康体检、常见病和多发病的筛检及预防保健、饮食运动管理；对慢性病和残疾人主要是积极对症治疗、康复治疗、家庭护理、心理治疗、疾病管理等。此外，对于有特殊需要的人群提供相应的服务。总之，全科医疗服务贯穿人的整个生命周期，从妇女围产期保健、新生儿保健、青少年保健、中年期保健、老年保健，乃至濒死期与死亡照顾；生命周期的每个阶段都有其特定的生理、心理与社会方面的健康危险因素与疾患。

在不同的国家与地区，因卫生保健系统、体制和人员分工不同，其全科医疗所涉及的内容也有所区别，但是全科医疗服务内容离不开向个人、家庭、社区提供可及性、持续性、综合性、协调性的基层医疗保健服务的范畴。

二、全科医疗的基本特点

根据欧洲 WONCA 提出的家庭医学树（见图 1-2），全科医疗具有如下特点：

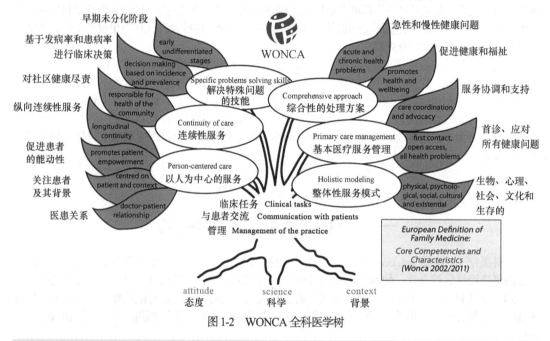

图 1-2　WONCA 全科医学树

（一）首诊服务

理想的医疗保健体系应是以初级卫生保健体系为基础，在此基础上建立起来的"金字塔"形的三级医疗保健体系是较为理想的医疗保健体系。这三个层次医疗卫生服务分工明确，各司其职，相互补充。基本卫生保健的覆盖面大，能解决居民 80%～90% 的健康问题。以个人为中心，以家庭为单位，以社区为基础的全科医疗是最主要的基本卫生保健服务形式，也是最受居民欢迎的医疗卫生保健服务。

全科医疗是一种以门诊为主体的基层医疗服务，其服务涵盖了所有年龄、性别，每一种器官、系统以及各类疾病实体，并且全科医疗通常设于居民居住地附近，因而是大多数公众最先接触到的卫生保健服务，也称为"首诊服务"（first contact service）。全科医疗是整个卫生保健系统的门户和基础，而全科医生则是这个门户的"守门人"。当全科医生第一次接触到患者时，他便承担起照顾患者以及引导患者合理利用卫生保健系统的职责。全科医疗以相对简便、经济、有效的手段解决社区居民大多数的健康问题，如果超出了其能力范围，全科医生需要将患者转诊到上级医疗或其他专科服务机构。因此，全科医疗也是医疗保健系统转诊流程的起始环节。

（二）以人为中心的服务

医学发展至今日，人们越来越认识到不应当把人仅仅看作是疾病的载体，而还应考虑到患者是有血有肉、有思想、有情感的独立个体。从某种意义上讲，全科医学正是顺应这种医学认知模式变化而产生的。因此，全科医疗十分强调和重视人的感受，尊重人的个性与情感，其照顾目标不仅仅是寻找有病的器官，更重要的是维护服务对象的整体健康。为达到这一目标，在全科医疗服务过程中，医生必须将服务对象看作一个"整体人"，应对其提供全人照顾（holistic care），在充分了解服务对象的基础上，针对其生理、心理、社会生活等各个方面情况，从维护健康、提高生活质量的角度，全面考虑其生理、心理、社会需求，选择最适宜的医学照顾。全科医生通过个体化的服务（personalized care），有针对性地调动服务对象的主动性，使之积极参与健康维护和疾病控制的过程，从而获得良好的服务效果。

（三）协调性服务

全科医生能通过协调各种服务来高效地利用医疗卫生资源。这包括与基本医疗卫生服务系统内的其他医护人员的团队工作，和与其他专科医疗服务处理好相关的衔接和协调工作。要为服务对象提供全方位、全过程的服务，全科医生除了具备合格的医学知识和临床经验外，还必须有良好的协调性医疗卫生服务能力，成为动员各级各类卫生资源服务于患者及其家庭的枢纽。从而能够为患者提供医疗、预防、护理、精神心理卫生等多方面的服务。对社区内的急症、疑难病和危重患者，全科医生通过会诊、转诊等协调措施，与专科医师积极合作，共同解决患者的问题，从而确保患者获得正确、有效和高质量的医疗卫生服务。因此，全科医生能够积极与社区周围各级各类医疗机构建立协作关系，掌握有关的资源信息，为患者提供准确适宜的转诊、会诊等协调性服务。

（四）综合性服务

综合性服务（comprehensive care）体现为"全方位"、"立体性""周全性"的照顾，即：服务对象不分年龄、性别和疾患类型；服务内容包含医疗、预防、保健、康复、健康教育与计划生育等诸多方面；服务层面涉及生理、心理和社会文化；服务范围涵盖个人、家庭与社区；在服务层次方面，涵盖了生理、心理、社会适应性等层面（见图1-3）。全科医疗充分利用一切有利于服务对象的方法与手段，开展多种形式的医学照顾，包括现代医学、传统医学和互补替代医学（complementary and alternative medicine，CAM）的服务；强调根据患者的需要提供跨学科、跨领域、一体化的服务。提供全方位、跨学科的医疗照顾并不意味着全科医疗可以解决所有的健康问题和满足所有患者的需求。

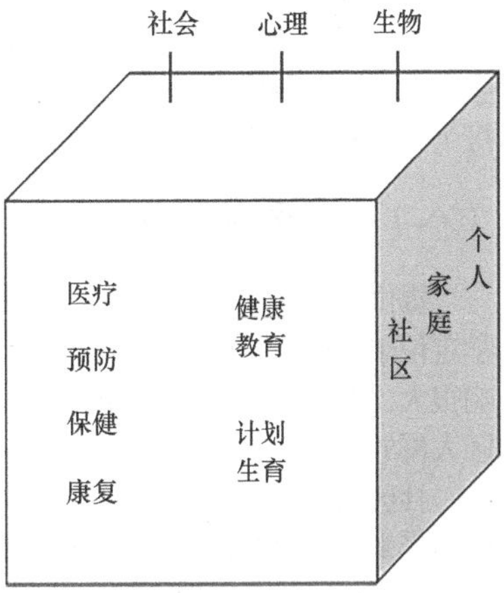

图1-3 全科医疗的综合性照顾示意图

（五）连续性服务

全科医疗的连续性体现在：第一，对人的整个生命周期提供照顾，包括从新生儿期、婴儿期、学龄前期、学龄期、青春期、青年期、妊娠前期、妊娠期、中年期、老年期直至濒死期，都需要全科医疗的指导和照顾。第二，对人的各个健康阶段包括健康-疾病-康复提供照顾。从健康危险因素的监测到机体出现功能失调，从疾病发生、发展到康复，全科医生为社区居民提供诊断治疗和其他所需的服务。第三，无论服务对象处于何时何地，全科医疗都负有照顾的责任。如患者出差期间，全科医生可通过电话咨询等方式对其进行服务和指导。全科医生作为患者的责任医生，应提供"无缝式"服务。在将患者转诊到其他专科医生或住院治疗之后，全科医生也应该对患者进行跟踪，掌握其诊疗情况，以便在患者出院之后对其进行康复性治疗和管理。

连续性照顾可以通过以下几种方式来实现：①合同方式，全科医生通过某种合同方式与患者建立固定的关系，承包个人、家庭和团体的健康服务；②预约方式，采取预约看病或预约上门服务的方式，满足居民对健康的需求；③跟踪方式，对重点对象长期跟踪病情的变化；④急诊服务或 24 小时的服务；⑤健康档案的建立，为患者建立完整的健康档案，使每个服务对象的个人信息、健康状况以及接受卫生服务的情况得到持续的记录，有利于促进健康照顾的连续性。此外，加强双向转诊制度的建设也有利于实现全科医疗的连续性。

（六）密切的医患关系

全科医疗有其独特的临床交流咨询过程，通过有效的沟通使医生和患者逐渐建立起积极的医患关系。全科医生与患者的每次接触都能提升医患之间的了解，分享以前诊疗中的经验，有利于医患关系的发展。这种医患关系的价值主要取决于全科医生的交流技巧，其本身就具有治疗作用。

（七）以家庭为照顾单位

以家庭为单位的照顾（family as a vital unit of care）是指全科医疗过程中，全科医生不仅要考虑患者本人的生理和心理等因素，还要考虑家庭因素，因为家庭成员生活环境相对一致，家庭成员之间的健康状况、情感依赖性和心理状态会相互影响。开展以家庭为单位的健康照顾，有利于全科医生对疾病的全面了解，找出疾病的真正病因，给予对应的治疗方案。

全科医疗对家庭和健康的关系格外重视，已发展了一整套相对成熟的有关家庭医疗保健的知识和技能，主要包括：第一，家庭结构与功能会直接或间接地影响其成员的健康状况，反之，家庭成员的健康状况也可以影响家庭的结构和功能。当家庭出现角色冲突、沟通不畅等导致家庭功能障碍或家庭出现危机的时候，会对家庭成员的健康产生不良影响，全科医生应该适时评估家庭功能，找出影响家庭健康的因素，及时采取有针对性的咨询或干预措施。第二，家庭生活周期与健康：家庭处于生活周期的不同阶段所面临的主要问题不同，如果处理不当，可能对家庭成员的健康造成较大影响。全科医生应该注意预测和评估家庭可能出现的危机，并通过教育、咨询等方式主动提供保健服务。第三，以家庭为单位的健康服务的实施：全科医生应该通过家庭病床、家庭咨询、家庭治疗等方式和手段，积极为患者及其家庭提供保健服务。

（八）以社区为基础的照顾

提供以社区为基础的照顾（community-based care）是构建国家卫生服务体系的需要，也是全科医学定位于基层医疗保健领域的必然行动。社区的经济、社会、自然生态环境和文化氛围对人的健康影响很大，尤其是密切关系到传染病和慢性非传染性疾病的防治工作，人们健康行为的养成更有赖于社区人群的联动。

社区的文化、价值观、环境状况、生活设施、卫生资源和社区管理等因素，都可以对社区居民的健康带来影响。全科医疗立足于社区的卫生服务，以社区为基础的照顾是群体照顾的具体体现，全科医生通过社区诊断，研究确定社区存在的健康问题，然后通过开展综合干预措施，降低疾病发生的概率，提高社区居民的健康水平。以社区为基础的照顾主要包含两个方面的意义：第一，以社区为基础的群体照顾，要求全科医生根据社区存在的健康问题和居民的健康需求，充分发掘和利用社区资源，为社区居民提供可及性的服务；第二，以社区为导向的基层医疗，将全科医疗的个体和群体照顾紧密结合、相互促进。全科医生在诊疗服务中，尤其是在社区常见病、多发病的诊疗过程中，既要利用其对社区背景比较熟悉去分析个别患者相关问题发生的原因，又要以从个别患者身上发现的问题去分析社区群体问题发生的原因，必要时通过追踪个别患者了解其所属单位、团体或住宅区域可能发生的重大的生活事件，并设法提出合理的社区干预计划。

（九）以预防为导向的照顾

全科医学倡导对个人、家庭和社区健康的整体负责与全过程服务，必然将预防工作放在首位，预防为主，防治结合。全科医疗注重并实施"生命周期保健"，根据服务对象生命周期的不同阶段中可能存在的危险因素和健康问题，提供以预防为导向的照顾（prevention-oriented care）。全科医生从事的预防多属于"临床预防"，即在其日常临床诊疗活动中对服务对象及其家庭提供随时随地的个体化预防照顾；各国还根据其需要，由全科医生及其团队向公众提供规范的周期性健康检查。

健康与疾病是一个动态变化的过程，全科医生主要承担着健康期、无症状期、未分化期和临床早期及部分临床后期的预防工作，包括：①开展一级预防，如健康教育、健康促进、计划免疫等；②开展二级预防，如疾病筛检、个案发现、早期诊断等；③开展三级预防，如与专科医疗配合，积极防治并发症，进行康复训练，帮助患者带病维持日常生活、早日回归社会等。

全科医生应将"预防性照顾"作为常规工作来做，主动在全科医疗过程中评价服务对象的各种危险因素并提出有针对性的预防干预措施。在当下的新冠疫情防控中，我国的全科医生发挥着极其重要的作用：坚持"外防输入、内防扩散"原则，充分发挥全科医生、乡村医生基层网底作用，以"家庭医生服务团队"为网格，从控制传染源、切断传播途径、隔离重点人群、保护易感人群四方面着手，进行新冠知识的普及、发热患者的排查与转诊、对接送诊定点医院等；参与流行病学调查、评估，甚至上门应急处置等工作；负责向网格内群众进行个人防控知识培训，对焦虑患者进行情绪和心理安抚；与居家观察者对话，解答疑惑和解决生活所需，利用贴近群众的优势，充分发挥全科医生的健康守门人作用。

（十）团队合作的服务

全科医疗是综合性的医学照顾，仅仅依靠个人的力量是难以完成的，需要合作良好的团队（team work），各种力量的相互配合，才能卓有成效地开展全科医疗服务。全科医疗团队以全科医生为核心，与社区公共卫生医师、社区护士、社区康复医师、心理咨询师、口腔医师、中医师、理疗师、接诊员、社会工作者、护工人员等协调配合，共同完成改善个体与群体健康状况和生命质量、促进健康的工作。其中社区护士是全科医生完成社区家庭医疗工作的主要助手，其重点服务对象是需要在社区内长期接受服务的慢性病患者、老年患者、出院患者及伤残人士等，服务内容包括家庭访视、家庭护理、患者教育、患者小组活动指导等。社区护士与全科医生的比例一般为 2∶1，甚至更高，即社区护士的人数应数倍于全科医生的人数。

三、全科医疗与其他专科医疗的区别与联系

（一）全科医疗与其他专科医疗的区别

1. 服务宗旨与责任 专科医疗和全科医疗负责健康与疾病发展的不同阶段，专科医疗负责疾病形成后一段时期的诊治，其宗旨是根据对人体生命与疾病本质的深入研究来认识与对抗疾病，其工作遵循"科学"的模式，其责任局限于医学科学认识与实践的范围，其最高价值是科学性，即充分体现了医学的科学性方面。由于专科医疗强调根除或治愈疾病，可将其称为治愈医学（cure medicine）。全科医疗负责健康照顾、疾病早期发现、多数疾病的早期与中期照顾乃至经专科诊疗后无法治愈的各种病患的长期照顾，其关注的中心是人而不仅仅是病，无论其服务对象有无疾病（disease）或病患（illness），全科医疗都要为其提供令人满意的照顾。因此，全科医生类似于"医学服务者"与"管理者"，其工作遵循"照顾"的模式，其责任范围既涉及医学科学，又包括与这种服务相关的各个专业领域（包括医学以外的行为科学、社会学、人类学、伦理学、文学、艺术等），其价值既有科学性，又顾及服务对象的满意度，充分体现了医学的艺术性。此外，随着社会进步和民众健康需求的增加，基层医疗的公平性、经济性与可及性日益显现，于是关于经济学的考虑也成为全科医疗中重要的价值之一，这体现了医学的公益性，见表1-2。由于这种医疗服务对患者照顾的注重，可将其

称为照顾医学（care medicine）。

表1-2　专科医疗与全科医疗在哲学上的区别

类别	专科医疗	全科医疗
模式	"科学"模式	"照顾"模式
价值	科学性	科学性+艺术性+公益性
证据	科研结果	科研结果+顾客体验
方法	还原分析	整体综合（还原基础上）

2. 服务内容与方式　专科医疗处于卫生服务金字塔的顶部，所处理的多为生物医学上的疑难重病，往往需要昂贵的医疗资源来解决少数人的健康问题，常依赖各个不同专科的高新技术。专科医生是运用越来越复杂的精密仪器装置救治患者的技术权威，而患者是"听凭医生处置"的高技术手段的被动受体。

全科医疗处于卫生服务的金字塔底层，处理的多为常见健康问题，其利用最多的是社区和家庭的卫生资源，以低廉的成本维护大多数民众的健康，并长期连续地对那些无法被专科医疗治愈的慢性疾患及其导致的功能性问题进行全方位的照顾。由于这些问题往往涉及服务对象的生活方式、社会角色和健康信念等问题，全科医生的服务方式是通过团队合作进行"一体化"的全方位管理。这种管理的依据既包括现代医学各学科的新成果，又有积累多年的实践经验，还包括各种行之有效的传统医学手段。近年来通过流行病学研究有逐渐将这些经验或手段规范化的趋势。在全科医疗服务团队中，患者（个体或群体）应是医护人员得力的合作伙伴，是社区/家庭健康管理目标制定与实施的积极主体之一，见表1-3。

表1-3　全科医疗与专科医疗的比较

特性	全科医疗	专科医疗
服务人口	较少而稳定（1∶1500～1∶2500）	大而流动性强
照顾范畴	宽（生物-心理-社会功能）	窄（某系统/器官/细胞）
疾患类型	常见健康问题（未分化者多见）	疑难重症（已分化者多见）
技术/药物	多采用适宜技术与基本药物	常常依靠高新技术、新药与贵药
服务费用	相对低，承担健康守门人功能	高
服务类别	综合性服务	分科提供专科服务
服务形式	以社区门诊服务为主，兼顾社区长期照顾、居家照顾	多数国家以急诊服务、接诊服务、住院服务为主
服务可及性	程度高	程度低
照顾责任	持续性	间断性
服务内容	防治保康整体性服务	医疗为主
慢性病管理	有目标、有组织的连续管理	随意性大，管理率、控制率低
组织形式	依靠（多学科）团队协调服务	仅是医生个人
工作目标	满足患者各种需求	诊断与治疗疾病，注重对疾病诊治的研究
服务模式/宗旨	以健康为中心，全面主动管理； 以人为中心，患者主动参与	以疾病为中心，救死扶伤，被动服务； 以医生为中心，患者被动服从
医患关系	密切，联系广泛，持久的平等的伙伴式关系	松散，很少联系，常呈居高临下式的垄断关系

（二）全科医疗与专科医疗的联系

在布局合理的金字塔形卫生服务网络结构中，全科医疗与专科医疗是一种互补互助的关系，表现为：

1. 各司其职　大医院不再需要处理一般常见病和多发病的门诊服务，而可将精力集中于疑难问题

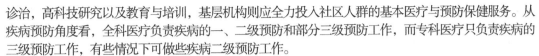

诊治，高科技研究以及教育与培训，基层机构则应全力投入社区人群的基本医疗与预防保健服务。从疾病预防角度看，全科医疗负责疾病的一、二级预防和部分三级预防工作，而专科医疗只负责疾病的三级预防工作，有些情况下可做些疾病二级预防工作。

2. 互补互利 全科医疗和专科医疗间建立双向转诊以及信息共享关系与相应的网络，这些关系及其网络可保证服务对象获得最有效、方便、及时与适当的服务；同时，可以加强全科医生和专科医师在信息收集、病情监测、疾病系统管理和行为指导、新技术适宜利用、医学研究等各方面的积极合作，从而全面改善医疗服务质量并提高医疗服务效率。

第三节 全 科 医 生

一、全科医生的定义

全科医生（general practitioner）是基层医生中的一个类别，其所提供的服务遵照全科医学的基本原则为社区居民提供全科医疗服务（general practice）。全科医生不同于目前我国基层医疗服务机构的内科、妇科、儿科、中医等专科医生，全科医生是必须经过全科医学的专门训练，具有全科医学学科要求的基本理论、态度与服务技能，在基层医疗服务中以满足患者的医疗卫生服务需求和需要为目标的特殊类别的临床医生。经过良好训练的全科医生不仅具备坚实的临床服务功底，还能主动为社区居民提供全方位的医疗卫生保健服务。

不同国家、组织对全科医生的定义不同。美国家庭医师学会（AAFP）对家庭医师的定义为：家庭医师是经过家庭医疗这种范围宽广的医学专业教育训练的医师。家庭医师具有独特的态度、技能和知识，使其具有资格向家庭的每个成员提供持续性与综合性的医疗照顾、健康维持和预防服务，无论其性别、年龄或健康问题类型是生物医学的、行为的或社会的。这种专科医师（指家庭医师）由于其背景与家庭的相互作用，最具资格服务于每一个患者，并作为所有健康相关事务的组织者，包括适当地利用顾问医师、卫生服务以及社区资源。

英国皇家全科医师学院（Royal College of General Practitioners，RCGP）对全科医生的定义为：在患者家里、诊所或医院里向个人和家庭提供人性化、连续性基层医疗服务的医生。他承担对自己的患者所陈述的任何问题做出初步决定的责任，在适当的时候请专科医生会诊。为了共同的目的，他通常与其他全科医生以团队形式一起工作，并得到医疗辅助人员、适宜的行政人员和必要设备的支持。其诊断由生物、心理、社会几个方面组成，并为了促进患者健康而对其进行教育性、预防性和治疗性的干预。

世界家庭医生组织（World Organization of Family Doctors）将全科医生定义为：对个人、家庭和社区提供优质、方便、经济有效的、一体化的基层医疗保健服务，进行生命、健康与疾病的全过程、全方位负责式管理的医生。其服务涵盖不同的性别、年龄的对象及其所涉及的生理、心理、社会各层面的健康问题；并能在所有与健康相关的事务上，为每个服务对象当好首诊医生和健康代理人。这种全科医师的角色是遵照以人为本的原则，在促进健康、预防疾病、提供治疗、照顾和减轻痛苦的服务过程中训练而成的。

在我国，对全科医生的定义为：是接受过全科医学专门训练，为个人、家庭和社区提供优质、方便、经济有效的、一体化的基层医疗保健服务，对生命、健康与疾病的全过程、全方位负责式管理的医生。全科医生是全科医疗服务的提供者，是每个服务对象的健康代理人，其服务涵盖不同的性别、年龄的对象及其所涉及的生理、心理、社会各层面的健康问题。

2011年7月1日，我国颁布了《国务院关于建立全科医生制度的指导意见》（国发〔2011〕23号）。该"指导意见"提出："全科医生是综合程度较高的医学人才，主要在基层承担预防保健、常见病多发病诊疗和转诊、患者康复和慢性病管理、健康管理等一体化服务，被称为居民健康的'守门人'。"

尽管世界各国因经济发展、文化背景和医疗体制等不同使全科/家庭医生的概念存在一定差异，但在定义中均能体现出全科医生的以下特点：①全科医生是社区疾病的首诊医生；②全科医生以家庭和社区为工作场所，提供以门诊为主体的医疗保健服务；③全科医生的服务不受时间、地点、性别、年龄和疾病种类的限制；④全科医生是患者及其家庭所有医疗保健服务的协调者；⑤全科医生是高质量的基层卫生保健的最佳提供者与组织者。

二、全科医生在医疗保健中的角色

全科医生与其他类别的专科医师不同，他们在社区卫生服务中面对不同服务对象和具体任务时扮演着不同的角色。

1. 诊疗者　全科医生首先是一个诊疗者，负责社区居民常见健康问题的诊治和全方位全过程的管理，包括疾病的早期发现、干预、康复与临终关怀照顾，提供门诊、家庭及个别住院诊疗服务。

2. 健康"守门人"　全科医生的服务地点接近居民住所，经常接触社区居民，了解居民个体的健康状况，与社区居民的关系密切，因而居民患病后首先接触到的多是全科医生，全科医生是社区居民就诊的首诊医生。全科医生通常能解决社区居民的80%～90%的健康问题，对于不能解决的问题，全科医生可通过协调转诊给合适的专科医生。作为医疗保险体系的"门户"，全科医生向保险系统登记注册，取得"守门人"的资格，并严格依据有关规章制度和公正原则、成本-效果原则从事医疗保健活动，与保险系统共同管理社区居民的基本医疗保健。

3. 协调者　当患者需要时，负责为其提供协调性服务，包括动用家庭、社区、社会资源和各级各类医疗保健资源、与专科医生形成有效的双向转诊关系。

4. 管理者　这里的管理者有两层意思。一层意思是指全科医生因对社区居民的健康状况和影响因素很了解，最有条件在社区中针对慢性病患者实施系统化、规范化、连续性和综合性的管理计划，同时对健康人群和高危人群进行评估和健康管理。另一层意思是指全科医生还是社区卫生服务团队中的核心，承担着社区卫生服务团队管理者的角色，负责全科医疗的业务运行管理，在日常医疗保健工作中管理人、财、物，协调好医技、医护、医患关系，以及与社区社会各方面的关系；组织团队成员的业务发展、审计和继续教育活动，保证服务质量和学术水平。

5. 健康教育者和咨询者　利用各种机会和形式，对服务对象（包括健康人、高危人群和患者）随时进行深入、细致的健康教育，促进健康生活方式的形成，保证教育的全面性、科学性和针对性，并进行教育效果评估；同时，全科医生有责任为服务对象提供健康与疾病的咨询服务，聆听患者的患病感受和健康行为咨询，对各种健康相关问题提供详细的解释和资料，指导服务对象实施有成效的自我保健。

6. 社区健康组织与监测者　建立个人、家庭、社区健康指导，定期进行适宜的健康检查，早期发现并干预危险因素；动员并组织社区各方面积极因素，协助建立与管理社区健康网络，利用各种场合做好健康促进、疾病预防和全面健康管理工作；建立与管理社区健康信息网络，运用各种形式的健康档案资料做好疾病监测和统计工作。

三、全科医生的核心能力

核心服务能力就是在卫生服务体系中应该具备的最为重要的能力。

（一）澳大利亚皇家全科医师学院（RACGP）明确了全科医生应具备5种能力

1. 既有丰富的专业知识，又具有良好的医德。
2. 了解所在区域人群的健康状况和全科医学的工作范围。
3. 应用专业知识和技能。
4. 良好的沟通技巧和和谐的医患关系。
5. 熟悉相关医疗卫生机构组织和法律常识。

（二）欧洲 WONCA 提出了全科医学的 12 个基本特征，这 12 个基本特征可归纳出 6 项全科医生的核心能力（表 1-4）

1. 基本医疗卫生服务管理能力 提供首诊服务，并处理所有健康问题；与其他专业的医护人员协同开展卫生服务；掌握适宜有效的卫生服务技术；监测、评价和提高质量，安全的卫生服务；在卫生服务系统中为所有社区居民提供可及医疗卫生服务；作为居民的健康倡导者。

2. 以人为中心的服务能力 以健康为中心，能熟练运用全科医学的基本原则，了解人类健康的需求和就医背景，维护患者的权益，为取得最佳的健康结局、满足患者多样化的需求而提供连续的、全面的、可及的、综合性的整体卫生保健服务。

3. 解决具体健康问题的技能 能同时处理患者急性病和慢性病等多种并存的健康问题；为社区相关疾病的防控情况制定干预策略；能在患者的病史问诊、体格检查和问卷调查中获取有效的健康信息，与患者沟通和协作，为他们制定出适宜的干预措施。

4. 综合服务能力 掌握处理未分化的早期健康问题；通过提供适当有效的卫生干预和疾病预防服务，促进社区居民的健康；提供统筹协调的医疗卫生服务、康复治疗和姑息治疗等多项工作。

5. 社区为导向的服务能力 在平衡社区资源可及的情况下满足个体和社区卫生需求。

6. 提供整体模式服务的能力 使用生理-心理-社会医学模式，从个体、社会、文化和生存等多个维度分析处理健康问题。

表 1-4 WONCA-Europe：全科医生/家庭医生核心能力

全科医生核心能力	全科医学基本特征
1. 基本医疗服务管理能力	①首诊服务
	②协调性服务与患者健康维护
2. 以人为本的服务能力	③以人为本的医疗卫生服务，关注就医背景
	④促使患者授权
	⑤密切的医患关系
	⑥根据患者需要提供纵向连续性照顾
3. 解决具体临床问题的技能	⑦基于患病率、发病率进行临床决策
	⑧急性和慢性健康问题的处理
4. 综合性服务能力	⑨早期未分化健康问题的处理
	⑩促进与维护服务对象的健康
5. 社区为导向的服务能力	⑪对社区健康尽责
6. 提供整体服务模式的能力	⑫从生理、心理、社会文化和生存的多维角度处理健康问题

【WONCA-Europe：European definition of general practice/family medicine】

四、全科医生与专科医生的区别

全科医生与其他临床专科医生的不同之处不仅表现在他们的服务理念、对象、内容和范围等方面，还源于他们各自的医学教育背景所形成的知识结构上的差别。就某一专科知识掌握的纵深度而言，全科医生不如该学科的专科医生，然而全科医生拥有多学科横向整合的知识、技能的宽度与广度，是其他临床专科医生所无法企及的。此外，也应注意到全科医生与公共卫生医生、社区卫生服务机构中的预防保健医生的区别。

（一）全科医生与其他临床专科医生的区别

全科医生应是在毕业后接受过全科医学专门培训的专科医师。全科医生与其他经过住院医师培训的临床专科医师相比，有以下不同点：第一，两者的服务模式有区别，前者以生物-心理-社会医学模式为基础，强调采用适宜的技术为患者提供全方位的连续性服务；后者以生物医学模式为基础，依赖高级的仪器设备，以诊断和治疗疾病为目标，向患者提供片段性服务。第二，服务内容和对象的差别，前者不仅向就诊的患者，也向未就诊的患者和健康人群提供临床诊治、预防、保健、康复、健康教育、临终关怀等服务，后者仅向就诊的患者提供疾病的诊疗服务。在疾病诊疗方面，虽然二者的服务的病种基本相同，但是两者可能处理的疾病阶段不一样。第三，两者服务的主动性和医患关系状态也有一定的差别，前者主动为社区居民提供服务，与社区居民的联系较紧密，因而能与患者建立良好的医患关系，后者在医院里被动地等患者，与患者接触时间有限，医患关系不如前者。

（二）全科医生与社区医师的区别

世界家庭医生组织（WONCA）将社区医生（community physician）定义为："是一种主要关注特定地域人群健康状况的医生，负责社区卫生需要的评价，并使卫生服务组织适应这些需要，除了特殊卫生问题外，一般不负责个体卫生服务"。从定义上看，社区医生不同于全科医生，需要加以区别。在我国，目前通常将在社区层面工作的医师称为社区医师，除包含全科医师外，还有其他类别的医师，如内科医师、外科医师、妇幼保健医师、康复医师、检验医师、放射医师等。因此，不能说社区医师就是全科医师。

（三）全科医生与公共卫生医师的区别

全科医生和公共卫生医师属于两个不同的专业领域，前者属于临床医师的领域，其所提供的服务内容以解决患者个体的健康问题为主，兼顾家庭和社区层面的健康问题，所具备的知识和技能以临床常见病的相关知识和技能为主，为了给患者提供以人为中心的照顾，整合了社会学科、康复学科等其他学科的知识和技能；后者属于预防医学的领域，其主要以提供群体的公共卫生服务为主，兼顾个体预防服务，所具备的知识和技能以公共卫生学科领域为主，其主要工作内容是通过专业技能的服务，预防疾病的发生和传播；预防意外伤害；促进和鼓励健康行为；对灾难做出应急反应；保证卫生服务的有效性和可及性。

需要特别指出的是，全科医生不是全才医生，不是"万金油"，其个人力量是相当有限的。随着社会的发展，疾病谱的改变和社区居民医疗保健需求的增长，全科医生必须与其他专科医生和其他专业领域医务人员以共同的目标、良好的协调开展互补性合作，才能提供优质高效的集预防、治疗、保健、康复、计划生育、健康教育为一体的服务，共同推进我国卫生事业健康持续发展。

（周志衡　王家骥　胡丙杰）

思 考 题

1. 什么是全科医学？全科医学的学科特点是什么？
2. 全科医学与社区医学的区别和联系是什么？
3. 全科医学产生的历史背景是什么？

第二章 以问题为导向的健康照顾

学习目标

1. 掌握以问题为导向的健康照顾的概念、基本策略和处理原则，不断提高分析和处理各种健康问题的能力。

2. 熟悉社区常见的健康问题及其特点。

3. 了解以问题为导向的健康照顾的意义。

要确立一个最优的诊疗方案，除了要掌握疾病及相关的基本理论和基本技能之外，还须具备正确的临床思维方法。实施以问题为导向的健康照顾，强调以问题为导向，运用辩证思维、循证医学和流行病学的思维方法全面地、综合地、整体地认识健康问题及其之间的相互关系，早期发现各种健康危险因素和健康问题，主动为患者个人、家庭和社区提供服务和照顾，全面地促进其健康。因此，不仅要求全科医生掌握一般的临床思维方法，更要学习和掌握体现全科医学专业本身的临床思维特征，科学地进行临床工作。

第一节 以问题为导向的健康照顾的概述

一、社区常见的健康问题

健康问题（health problem）是指与健康有关的问题或影响患者健康及其生活质量的事件。健康问题可以是患者的各种症状、体征，有待解释的实验室检查或其他相关检查的结果，对患者的临床评估、处理方法、疗效和预后，以及与患者的疾病和健康有关的行为、精神心理、家庭、社会、经济和文化等方面的问题。

全科医生在基层医疗服务中，需要关注的健康问题主要包括疾病问题、健康相关问题以及导致疾病和健康相关问题产生的环境因素及其问题。

（一）疾病问题

疾病问题指患者机体上、自身觉察到的、社会适应上等需要解决的健康方面的问题，包括疾病、疾患和患病三个层面。疾病（disease），是医学术语，指患者机体生物学上的异常问题，可以从体格检查、化验或其他检查加以确定；疾患（illness），指患者有病时的个人自我感觉和判断，是对患病的主观感受和体验，患者认为自己有病，不一定确实患有疾病，可能仅仅是一种心理或社会适应方面的失调；患病（sickness），指他人（社会）对患者所处不健康状态的评价，常表现为患者的家庭角色或社会角色的障碍或不健康状态。"患病"状态下，个体可能确实有病，也可能是装病。对同一患者而言，上述三种情况可以单独存在，也可交替存在或同时存在。全科医生应清晰准确地描述与区分患者的上述疾病问题。例如，一位40多岁的男性患者因"反复的胸闷、憋气"就诊，该患者被认为有"疾患"；经过全面地询问病史，进行系统体格检查和必要的实验室检查及特殊检查，排除了生物学问题，即排除了"疾病"；患者的"疾病""疾患"或就医行为，被他人或社会认为是一种"患病"状态。

全科医疗中常见的疾病种类取决于其所服务社区的环境和人口学特征。常见的疾病主要包括：

1. 呼吸系统疾病 如上呼吸道感染、咽扁桃体炎、喉炎、慢性鼻窦炎、急慢性气管炎、哮喘、慢性阻塞性疾病、肺炎和肺癌等。

2. 心血管系统疾病 如原发性高血压病、冠心病、心律失常、室性期前收缩、心房颤动和慢性心功能不全等。

3. 消化系统疾病 如口腔黏膜溃疡、食管炎、胃炎、消化性溃疡、慢性肝炎、胆囊炎、胃肠功能紊乱、结肠炎和痔疮等。

4. 泌尿生殖系统疾病 如尿路感染、肾小球肾炎、肾结石、阴道炎、子宫肌瘤、功能性子宫出血和前列腺增生肥大等。

5. 内分泌和代谢性系统疾病 如甲状腺结节、甲状腺功能减退症、甲状腺功能亢进症、骨质疏松症、糖尿病、高脂血症、肥胖症和痛风等。

6. 神经系统疾病 如脑梗死、脑出血、脑膜炎、失眠、偏头疼、三叉神经痛、坐骨神经痛、老年性痴呆和癫痫等。

7. 眼 如结膜炎、结膜下出血、白内障、青光眼和老年性黄斑变性等。

8. 皮肤 如感染、湿疹、过敏性皮炎、带状疱疹和牛皮癣等。

9. 肌肉骨骼系统 如肌肉及软组织拉伤、腱鞘炎、关节炎、颈椎病、腰椎间盘突出症和骨质增生等。

10. 精神及心理问题 如抑郁症、焦虑症、依赖综合征（包括酒精依赖、烟草依赖、互联网依赖、药物依赖、赌博依赖等）等。

（二）健康相关问题

健康相关问题指健康人群、亚健康人群、亚临床人群存在的各种与健康相关的问题，包括健康危险因素，如久坐、吸烟、长期饮酒等不良行为和工作压力大；生命周期变化及其伴随的与健康相关的问题，如离异或丧偶等情感问题；高危人群的健康问题，如有 2 型糖尿病家族史的人群等。

（三）导致疾病和健康相关问题产生的环境因素及其问题

导致疾病和健康相关问题产生的环境因素及其问题，包括家庭结构、功能及其生命周期健康问题等，如工具权威型家庭中处于更年期的女性；工作环境及其健康问题，如长期处于人际关系紧张的工作环境；以及社区常见的健康影响因素及问题，如治安状况差的社区环境等。见图 2-1。

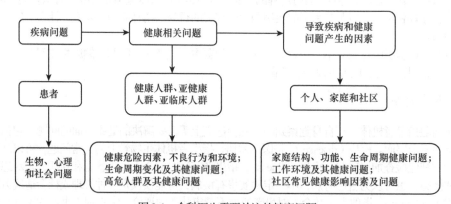

图 2-1　全科医生需要关注的健康问题

二、社区常见健康问题的临床特点

与专科医生相比较，全科医生面对的健康问题的内涵和外延有了很大的拓展，全科医生需要处理患者生命周期动态过程中可能出现的一系列相关问题，这些问题更加广泛和多样化。社区常见健康问题具有如下临床特点：

（一）多数健康问题处于疾病早期和未分化阶段

因为地域上就近和使用上方便、快捷等原因，很多患者极少主动去综合性医院或专科医院求医，常选择到社区就诊。在诊疗的过程中，很多患者的健康问题并不明确，多数处于疾病的早期和未分化阶段，临床表现具有不典型性和非特异性，例如患者仅表现为感觉不适，或者情绪低落、记忆力减退和轻度睡眠障碍等，达不到疾病的诊断标准。一些健康问题可能长期处于未分化状态，临床表现与疾病之间不存在明确的逻辑联系，是全科医生实施干预和处理的最佳时期。因此，全科医生应熟练掌握、及时识别和早期发现未分化健康问题的基本知识和基本技能，培养其对未分化疾病的认识和处理能力。其中最重要的两种技能是：①在疾病的早期，将严重的、威胁生命的疾病从一过性、轻微性的疾病中鉴别出来；②具备从生理、心理、社会维度对疾病或健康问题进行诊断的技能，能够从问题产生的生物源性，心理与社会源性着手，对问题进行分析、鉴别和干预。

（二）健康问题具有很大的变异性和隐蔽性

全科医生服务的对象是整个社区的人群，其健康问题因人而异，具有很大的变异性。就诊者可能不是真正的患者，真正的患者可能是其家庭的其他成员或整个家庭。另外，由于很多患者处于健康危险因素的暴露阶段或疾病的潜伏期，各种症状、体征和其他临床表现未分化程度比较高，从而难以识别，具有很大的隐蔽性。社区中健康问题发生后主动就医者是少数，虽然有些患者表现出常见的症状，但可能预示着严重威胁健康的大问题，需全科医生重视并主动发现和处理。部分患者为心理问题躯体化者，其健康问题是由心理、家庭和社会等因素引起的，常常以躯体方面非特异性的症状表现出来。有些患者首先有明显的不适或痛苦体验，却没有相应的阳性体征和临床检查结果，这些患者就诊时往往故意隐瞒了患病的真正原因，使医生难以做出明确的诊断。这就要求全科医生在诊疗过程中，要充分关注患者的动机、情感、家庭环境和社会适应等方面的问题，及时识别隐藏在患者疾病背后的心理和社会问题，以便有效地应对各种复杂的健康问题。

（三）健康问题具有多维性和多层次性

社区中健康问题的产生原因和影响因素是多维的，涉及生物、心理和社会等各个方面，具体可包括个人、家庭、人际关系、政治、经济、文化和宗教等多种因素。这些因素之间错综复杂且相互作用，使健康问题与产生原因之间呈现为多因多果的关系，表现为多维性和多层次性。社区中常见的健康问题通常都可以找到其产生的生物、心理和社会原因，并且家庭和社会因素往往还是引发疾病和健康问题的常见和重要原因。躯体疾病可以伴随大量的心理和社会问题，同样，精神疾患也可以伴随许多躯体症状。心理、社会问题与躯体疾病两者常互为因果，任何心理、社会问题既可以是躯体疾病的病因，也可以是躯体疾病的表现，反之亦然。因此，全科医生须在生物-心理-社会医学模式指导下提供综合性的全科医疗服务，全面关注个人、家庭、工作单位、社区及社会等更大范围内的健康问题，整体把握患者的健康问题实质，并有效地给予处理和解决。

（四）健康问题的广泛性和联系性

全科医生提供以人为中心、以家庭为单位、以社区为范围，综合预防、治疗、保健、康复、健康教育和计划生育技术指导为一体的服务，全科医生的职能定位决定了其所关注的健康问题具有广泛性和联系性特点。一方面，全科医疗保健服务涉及的健康问题范围大、内容广，具有广泛性和多样性。全科医生不仅关注患者，而且要关注亚临床、亚健康以及健康人群；不仅从生理、心理、社会维度关注个体健康，还从家庭、社区、社会环境因素方面关注其健康问题；不仅关注患者的疾病诊疗问题，还关注疾病的预防、保健、康复以及健康教育和健康促进等方面的问题。另一方面，患者的生物、心理、社会问题之间的相互关联以及个人的健康问题与其家庭、工作单位、社区环境之间的密切联系，决定了健康问题之间具有联系性。健康问题的外延包括疾病问题、健康相关问题、导致疾病和健康问题产生的环境因素及其问题。因此，全科医生在提供医疗卫生服务时，须综合全面地处理患者的健康问题。

（五）慢性非传染性疾病和自限性疾患出现的比例高

据统计，慢性非传染性疾病已经成为威胁我国社区居民健康的首要卫生问题。慢性非传染性疾病具有患病率和死亡率高的特点。在居民就诊的各种健康问题中，以高血压、糖尿病、冠心病和脑卒中等慢性非传染性疾病最多见，这些疾病常涉及广泛的心理和社会问题，需要进行及时识别和评估，需要社区与家庭联合为患者提供长期、连续、综合的医疗卫生服务。

另外，急性自限性疾患患者在社区就诊的比例也比较高，这些急性自限性疾患可以表现为一过性的功能失调，如胃肠功能紊乱，也可以是病程为自限性的疾病，如上呼吸道感染等。有些经适当处理后好转，有些仍需进一步转诊，需专科医生权衡。

（六）社区健康问题的分类特征

全科医学所涉及的内容中，健康问题多于疾病，常见病多于罕见病。健康问题种类很多，但常见的问题却相对集中。国外有学者统计，一个全科诊所约60%的工作量集中在15种常见就诊目的和15种诊断。美国某学者统计基层诊所门诊就医最常见的20种诊断和就诊目的是：原发性高血压、常规新生儿或儿童健康检查、急性上呼吸道感染（排除咽炎）、关节病及相关疾病、恶性肿瘤、糖尿病、脊柱疾病、风湿病（排除背部）、全面体检、随访检查、特殊操作及出院后医疗、妊娠、妇科体检、中耳炎及咽鼓管病症、哮喘、脂肪代谢异常、慢性鼻窦炎、心脏病（排除缺血性）、急性咽炎、过敏性鼻炎。我国居民常见的就诊主诉是：头晕、头痛、心悸、失眠、食欲不振、腹胀、便秘、发热、腹泻、腰腿痛等。常见病有：上呼吸道感染、急性胃肠炎、高血压、糖尿病、慢性胃炎、慢性胆囊炎、慢性支气管炎、支气管哮喘、颈椎病、腰椎病、退行性骨关节病等。

三、以问题为导向的健康照顾

（一）以问题为导向的健康照顾的概念

以问题为导向的健康照顾（problem-oriented health care）是指以发现和解决个人、家庭、社区健康问题为导向，通过综合运用临床医学、预防医学、心理学和社会学等学科知识与方法，对各种健康问题进行分析、诊断，了解其产生的原因及影响因素，明确健康需求，制定并实施相应的干预措施，从而实现对各种健康问题的有效处理和照顾。

以问题为导向的健康照顾和以疾病为导向的治疗不同。专科医生接诊的患者绝大多数是已分化了的、进展期的疾病，着眼于以疾病为导向的治疗，关注疾病的发展和预后，重视治疗。专科医生对患者的不良生活行为因素、家庭环境与支持、工作环境以及患者的心理、社会问题等关注较少。全科医生面对的健康问题的内涵和外延有了很大的拓展。以问题为导向的健康照顾关注疾病在内的所有健康问题；重视应用生物-心理-社会医学模式，对患者的健康全面负责，提供综合的健康照顾，满足患者多样化的卫生需求；强调健康问题的早期发现，以个体、群体的健康维护和健康促进为终极目标，将被动的疾病治疗转向主动的健康照顾。以问题为导向的健康照顾模式见图2-2。

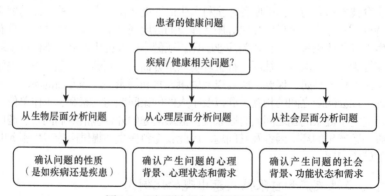

图2-2　以问题为导向的健康照顾模式

（二）实施以问题为导向的健康照顾的必要性

1. 提高全科医疗服务的针对性 全科医疗服务工作内容多，范围大，面对纷繁复杂的健康问题，以问题为导向的健康照顾为全科医生指明了工作思路。始终围绕"问题"这一中心环节，收集与健康问题密切相关的资料和信息，将"问题"作为贯穿诊断、评估、治疗、康复、健康教育、健康促进和健康管理等多种服务活动的主线和聚焦点，可确保在发现、分析、诊断和处理问题时不会因各种因素的干扰偏离靶向目标。在多元化健康需求的服务过程中，提高全科医疗服务的目标性和针对性。

2. 从被动的疾病治疗转向主动提供健康照顾 健康与疾病之间没有截然的界限，通常是一个连续的生命历程，二者之间存在着亚健康状态或亚临床状态。与以疾病为导向的治疗不同，以问题为导向的健康照顾关注的范围涵盖从健康问题的未分化阶段早期（无临床表现，仅健康危险因素存在）到疾病不同阶段（各种临床表现）的整个历程（见图2-3）；主动提供健康指导和教育、疾病筛查、健康监测和长期的健康管理，有助于健康问题及其相关危险因素的早发现和及时处理，抓住疾病有效控制和治疗的最佳机会，有效阻止疾病的发展。以疾病为导向的治疗最大的不足之处在于被动、间断和缺乏长期连续的健康管理，以问题为导向的健康照顾可以弥补其不足。

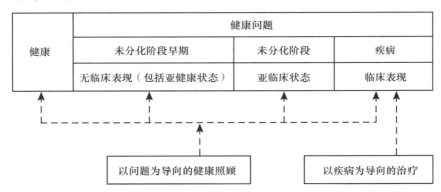

图2-3　以问题为导向的健康照顾和以疾病为导向的治疗所关注的健康问题

3. 满足患者多样化、多层次的健康需求 健康问题常因人而异。个体的生理、心理、社会背景不同，受社会因素、生物行为因素和医疗因素等影响不同，其健康问题不同。同时，随着社会经济的发展和人民生活水平的提高，我国居民对健康的需求呈现多层次性。以问题为导向的健康照顾不仅重视问题本身，还关注导致问题产生的个体或环境的内在、外在原因，准确地把握本质问题，有效地确定和实施优先干预措施。同时，整合治疗方案，满足患者多样化、多层次的健康需求，帮助患者全面恢复健康。

第二节　以健康问题为导向的临床思维

以健康问题为导向的临床思维是指全科医生以明确患者的健康问题为导向，以患者为中心，应用生物医学、临床医学、人文社会科学和行为科学知识，进行与健康问题密切相关的病史采集、体格检查、必要的实验室检测及其他相关的辅助检查，对获取的健康资料和信息进行综合分析、推理判断和鉴别，结合患者的人文素养、家庭和社会背景，初步建立患者的临床诊断，并制定治疗、康复、预防和管理的个体化方案，通过动态地观察患者健康问题的演变，不断地收集和完善各种健康信息，逐步修正临床诊断和临床决策的思维过程。

临床思维是全科医生临床实践能力的一项核心内容，是正确进行临床决策的基础，是提高医疗质量的关键，是评价医疗水平的重要方面。全科医生面对较广的疾病谱，需要掌握科学的临床思维方法，全面地运用发展的眼光认识各种健康问题。

一、临床思维的基本原则

（一）以患者为中心和患者安全第一的原则

在诊疗过程中，以患者为中心，以患者利益最大化为准则；保证患者的健康安全，及时识别和/或转诊威胁患者生命而又可以治疗的严重疾病，把患者的安全放在首位；实施以患者健康问题为导向的诊疗服务，注重患者的预后并进行临床管理。

（二）优先考虑常见病和多发病

尽管患者就诊时的临床表现不同，但健康问题主要集中在常见病和多发病上。疾病谱随不同年代、不同地区而变化。当几种诊断可能性同时存在的情况下，首先考虑常见病、多发病的诊断，这种选择符合概率分布的基本原理，减少误诊的机会。因此，建立诊断假设时，结合患者的性别、年龄、职业、发病季节、家庭背景、工作环境以及地域等，优先考虑常见病和多发病。

（三）密切关注心理社会因素

心理社会因素是引发健康问题的重要原因，而且往往具有明显的隐蔽性。许多患者就诊时仅表现为一些轻微的非特异性症状，并没有生物学或器质性病变，这些患者往往存在一些心理或社会层面的问题，例如受周围人群患同类疾病影响产生的担心、忧虑等。此外，同样的疾病在不同的个体上表现有差异，年龄、性别、体质、心理状况、文化程度等都会对疾病产生影响。全科医生需要密切关注患者的心理、社会因素，充分考虑可能隐藏在患者背后的心理问题，要用生物-心理-社会医学模式的观点去思考和分析。

（四）一元论原则

一元论原则是指用一种疾病解释多种临床表现，揭示疾病的内在联系，把握疾病的本质。如果不能用一种疾病解释患者的临床表现，需要考虑患者可能同时患有其他疾病。

（五）优先考虑器质性疾病

当器质性疾病和功能性疾病在鉴别诊断上较为困难时，应优先考虑器质性疾病，因为器质性疾病后果较为严重，如不及时识别，可能会延误治疗时机。如头痛的患者，需要优先考虑高血压病、脑血管病等器质性疾病，不宜轻率做出如神经性头痛等功能性疾病诊断。

（六）以循证医学为指导

完整地收集、整理和分析各种循证医学资料与证据，掌握第一手资料，尊重事实，全面分析，避免主观性和片面性。例如研究临床指南和专家共识等，而不是凭医生自己的经验或者感觉；克服心理偏移，恰当地综合分析临床资料，判断健康问题，辩证地分析局部与整体、个性与共性的问题，尊重患者的知情权和选择权，制定出最佳的诊疗方案。

（七）注重疾病的预防

针对患者的健康问题，开展个体化的健康教育，提高其健康意识，增进其健康知识，减少健康问题的发生，延缓和控制疾病的进展和恶化。

此外，简化思维程序，抓住健康问题的关键，在小范围内选择最大可能的诊断。尤其是急危重症患者，要及时识别和处理，避免延误病情。另外，对于诊断不明确、病情不严重的患者，需要动态观察疾病的发展情况，不断修正诊断结论。

二、临床诊断的思维模式

在临床实践工作中，主要的临床诊断思维模式有以下八种。

（一）模型辨认法

模型辨认法（pattern recognition）也称类型识别法，是通过临床症状、体征以及其他相关信息对已知健康问题的典型临床表现、诊断标准、图像或模型相符合的患者问题的即刻辨认。此种方法仅靠观察患者即可得出诊断，具有简单、方便的优点。但其应用范围有一定的局限性，仅适用于情况典型的患者或符合唯一疾病模型的患者。在临床实践中，具有典型临床表现的患者并不多见，对于一些非典型患者，如年老体弱、处于疾病晚期、多种疾病共存以及正在接受治疗的患者等，不适用此种模型。

（二）穷尽推理法

穷尽推理法（exhaustive reasoning）也称归纳推理法（inductive method），即无论患者的主诉是什么，医生都需要极其详细地全面询问病史，对患者进行完整的体格检查和常规实验室检查，并对所有生理资料进行细致的系统回顾，然后收集所有的阳性发现并进行归纳推理，得出可能的诊断。在得出最后结论之前，不得提出任何假设。这种方法自然、全面、细致，但耗时长、缺乏效率。

（三）假设-演绎法

假设-演绎法（hypothetical-deductive approach）是 1978 年提出的临床思维方法。假设-演绎法包括两个步骤：第一步，是一个推测的过程，即从患者的最初线索中快速形成一系列可能的诊断假设或行动计划。如利用患者的症状、体征和/或辅助检查结果，推测患者的病变部位、性质，建立一系列初步的假说。第二步，是在上述诊断假设的基础上进一步演绎的过程，推理出需进一步实施的临床检查和实验室检查项目，如有目的地询问病史、体格检查和必要的实验室检查等，再根据检查结果对系列诊断假设逐一进行确立与排除，包括诊断和鉴别诊断，最后得出可能的诊断结果。这种方法具有有效性和高效性，为临床医生常用的诊断策略（见图 2-4）。

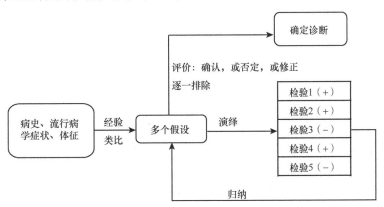

图 2-4　假设-演绎法的操作流程

（四）流程图临床推理法

流程图临床推理法（algorithmic clinical reasoning）是指基于客观、准确的循证证据制定诊疗流程图，如国家的或行业学术组织开发的具有权威性的高质量临床诊疗指南中推荐的流程图等，逐步在流程路线的各个环节的分支点处利用尽可能客观的、准确的数据进行临床推理，逐步明确诊断，做出恰当的诊疗决策。这种方法有助于指导医生形成正确思维，进行完整而有序的推理。

（五）刻画诊断法

刻画诊断法（characterization diagnosis）是通过细致地问诊，对某一种症状的特点进行深刻的描述，以求从症状的共性中找出倾向于某一种疾病的特质。刻画诊断法为印象诊断和进行下一步深入检查提供了方向。该方法的优点是简单方便，仅通过问诊就可构建出某种疾病的诊断框架，不足之处是适用范围较局限，仅适用于具有典型临床表现的一部分疾病或健康问题。

（六）归缩诊断法

归缩诊断法（holed diagnosis）是指逐渐缩小范围。当患者出现若干临床症状时，每一个症状都从某个侧面反映着某一特定疾病的状态。归缩诊断法是通过对多种症状进行导向性综合分析与评估，逐渐缩小判断范围，结合其特异性症状和体征深入分析思考判断，直至具体到某种疾病的评估方法。当然，有时我们的思维判断未必能归缩到一点或一种疾病上，但也将为进一步进行辅助检查提供导向性的依据。例如：发热（定性）→咳嗽（定位）→咳铁锈色痰（定性）→伴右下胸痛（定位），可初步考虑为右下叶肺炎的诊断，再进一步进行肺部听诊和胸部 X 线片加以确认。

（七）菱形诊断法

菱形诊断法（diamond diagnosis）是从某个症状入手，通过发散思维建立多种疾病假设，穷极各种重要的可能性疾病，重点使用伴随症状排除某些可疑诊断，最后落实到某种疾病的诊断思维上。这种思维方法体现了诊断思维的基本程序，即扩展阶段→排除阶段（除外诊断）→认定阶段。因为这一思维过程可用菱形图来表示，故称作菱形诊断法。此法特别适用于无法实施刻画诊断法、归缩诊断法的病例。以血尿为例，其菱形诊断过程如图2-5所示。

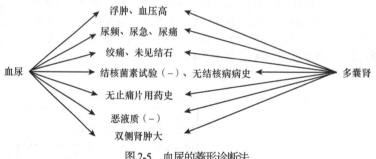

图2-5　血尿的菱形诊断法

（八）三联征诊断法

三联征诊断法（triad symptoms diagnosis）由三种关键的症状、体征和简单的辅助检查三个要素组成，这三种要素可通过定位、定性、确定特征等帮助医生更好地识别疾病。三联征诊断法不仅是一种简单易行的辅助诊断工具，有助于诊断常见疾病，而且还有助于诊断一些罕见性疾病。该方法在澳大利亚等许多国家的全科医生培训中得到了广泛应用。

例如，应用三联征诊断法对某地299例脑膜炎患者进行诊断，通过比较不同组合的三联征对脑膜炎诊断符合度的结果，最终找到最为合理、与正确诊断符合度最高的组合。其中发热提示感染，是定性诊断；头痛是定位诊断，根据头痛进行颈部检查发现的颈抵抗是特异指征（见表2-1）。其他常见诊断三联征的例子见表2-2。

表2-1 299例脑膜炎患者应用三联征诊断法诊断符合度的比较

三联征	例数	诊断吻合率
发热、头痛、颈抵抗	195	65.22%
发热、头痛、呕吐	175	58.53%
头痛、颈抵抗、呕吐	157	52.51%
发热、颈抵抗、精神状况改变	72	24.08%

表2-2 常见诊断三联征举例

三联征			诊断提示
心绞痛	呼吸困难	眩晕	主动脉瓣狭窄
月经不调	肥胖	多毛症	多囊卵巢综合征
不适	夜间多汗	瘙痒	霍奇金淋巴瘤
腹痛	腹泻	发热	克罗恩病
头晕	呕吐	耳鸣	梅尼埃综合征
头晕	失聪	耳鸣	听神经瘤
疲乏	肌肉萎缩	抽筋	低钾血症
发热	寒战	低血压	败血症
不明原因发热	心脏杂音	栓塞	感染性心内膜炎
腹痛	闭经	阴道异常出血	宫外孕
发热	肌痛或头痛	干咳	非典型病原体肺炎
多尿	多饮	皮肤/伤口感染	糖尿病

三、临床思维的基本要求

(一)拥有较高的道德修养

高度负责的道德修养是全科医疗思维的前提条件。只有以患者为中心,具有同情心,时刻关注患者的健康,才能主动地进行全面的临床思考,才能不断把握和完善临床资料,抓住问题所在,认清疾病本质,为患者制定个体化处理方案。

(二)注重加强医患沟通

良好的医患交流互动,密切的医患关系,可以帮助医生及时了解患者的健康状况,获取较多的信息,从而更好地完善患者的处理方案,实现以患者为中心的个体化的健康照顾。

(三)不断学习相关知识

全科医生面对的健康问题范围较广,需要运用系统性思维关注患者的健康。全科医生只有不断地学习,才能更好地实现对患者高质量的健康管理目标。

四、临床思维的基本特征

临床思维具有个体性、不确定性和动态性等特征。社区医疗机构往往可以解决人群中80%以上的健康问题,这些健康问题比专科医生所遇到的健康问题更加广泛和多样化。因此,要求全科医生具有更强的临床思维能力。全科医生的临床思维具有以下特征。

（一）以患者为中心、以问题为导向的临床思维

以患者为中心、以问题为导向是全科医生临床思维的首要特征。以维护患者最高利益为出发点，全科医疗提供以患者为中心的全人照顾、全面的家庭照顾、连续性的照顾、防治结合的照顾、多学科的全方位照顾、生物-心理-社会及环境多维度的长期负责式照顾。在提供医疗服务的过程中，全科医生始终以问题为导向，使"问题"成为病史采集、体格检查、各种辅助检查、并发症和伴发病诊断以及社会心理问题诊断、治疗、康复、健康教育及健康管理等多种服务活动的主线和聚焦点，以确保临床思维的目标性。

（二）运用辩证思维、逻辑思维、系统思维方法全面、综合、整体地认识问题及问题之间的相互关系

运用辩证思维、逻辑思维、系统思维方法看待健康问题，进行符合逻辑的思考，透过复杂的临床表现认识疾病的本质，全面考虑疾病与其他器官系统的相互联系与相互影响，抓住健康问题的主要矛盾，敢于提出不同的诊断假设，并充分进行验证和不断修正，做出临床判断或决策。另外，健康问题受心理、行为、个人及其家庭背景和社会文化等因素的影响，因此，把患者放在特定的心理、社会和环境下对健康问题进行综合分析和推理判断，有利于全面认识和处理健康问题，有利于从整体上给予协调性照顾。

（三）用流行病学和循证医学的理论评价与决策临床问题

全科医疗是以社区为基础所提供的医疗服务。每个社区人群构成不同，地域不同，文化背景不同，健康状况也不同，因此在进行临床诊断时，除了考虑患者的个人、家庭、社会心理等问题，还需要充分考虑患者所处的地域差异、病因学和疾病自然史等，需要运用流行病学的思维方法探讨疾病病因、诊疗和管理策略。另外，任何医疗措施的确定，都应该以科学客观的证据为基础。应用循证医学的方法提出问题，收集临床资料和证据，做出临床诊断，解释各种临床检查结果以及评价决策临床问题，可以最大限度地减少医疗差错。

五、评价临床诊断思维水平的条件

评价临床诊断思维水平与能力的条件主要包括以下方面：①健康问题诊断是否正确、规范和完善；②诊断与鉴别诊断的依据是否充分、可靠；③诊断疾病的推理过程是否符合逻辑；④经验诊断或非逻辑思维诊断是否经过逻辑思维程序加以验证；⑤疾病诊断过程中是否存在思维程序缺失、思维程序不全或思维程序颠倒等现象；⑥疾病的诊断是否单纯依靠诊断仪器、诊断试验等检查方法及其结果而做出。

第三节　以问题为导向的健康照顾的实施

全科医生关注健康的视角并不局限于疾病的临床表现，而是扩展到与居民行为生活方式、生活背景等相关的诸多健康问题；对居民健康问题的诊断不是只停留于单纯疾病的诊断，而是扩展到健康问题性质的确定，包括心理和社会问题。因此，为了提高对不同健康问题的识别能力和诊断效率，全科医生不仅应掌握各种疾病的病因、流行病学特征、自然史、临床表现等知识，也应遵循一定的策略和方法。

一、以问题为导向的诊断策略

（一）充分利用健康档案资料，为诊断提供依据

全科医生面对的健康问题很多处于疾病的早期和未分化阶段，患者并无明显的临床表现。全

科医生可以充分利用个人、家庭、社区的健康档案资料，全面、系统、动态地了解患者的疾病家族史、行为生活方式及其他危险因素等，为诊断提供背景资料和诊断依据，以利于对疾病做出假设和推断。

（二）充分进行医患沟通，获取健康问题诊断的关键性资料

全科医生不仅关注患者的躯体健康，而且关注其心理、社会方面的健康，这些健康问题的产生与个人行为生活方式密切相关。全科医生对心理、社会问题的诊断，更大程度上依赖于医生与患者之间良好的沟通。通过充分交流和沟通，准确地获取诊断的关键性资料，如服务对象在行为生活方式方面存在的问题、既往的健康状况、目前的心理社会问题、健康相关危险因素及本次就诊的原因和期望等，进而从生物学、医学心理学、人文与社会学角度推断可能存在的健康问题的性质及其危险程度。

（三）对健康问题进行初步诊断分类、逐步明确诊断

当全科医生根据已收集的患者资料无法对健康问题做出明确诊断时，应尝试对健康问题进行初步的分类。首先，对患者的健康问题进行定性，即初步判断健康问题是否属于疾病范畴，并对疾病可能的性质和类型进行定性认识，以分清表象问题和本质问题。其次，收集相关的资料，进一步了解健康问题的成因，寻找引起健康问题的关键性环节，对健康问题进行鉴别和评估，做出合理的诊断。

（四）对健康问题进行跟踪和动态观察，逐步修正和完善诊断

许多疾病的初期症状不典型，具有非特异性和隐蔽性，难以据此对健康问题做出明确诊断。疾病的发生和发展过程常遵循一定的规律，在某种疾病出现特异性的临床症状、体征或生物学异常之前，就匆忙下结论和进行处理，可能会导致误诊和误治。面对这种情况，全科医生可以尝试"试验性治疗"，并对患者进行动态观察、跟踪和随访。全科医生在为患者提供动态、连续性的服务过程中，不断加深对问题的认识，并根据收集到的新证据，修改和完善最初的判断与假设，以便实现减少误诊、提高诊断符合率的目的。

（五）建立诊断假设，进行病因推断

患者的一组临床症状可能与一种或几种疾病具有相关关系，全科医生可以根据收集的相关资料对健康问题建立初步的诊断假设。运用流行病学方法，根据每一种诊断假设成立的概率、疾病的严重程度和治疗上的可行性对健康问题进行排序。诊断假设成立可能性最大的排在前面，疾病性质较严重但又可治的或不进行及时治疗将产生严重后果的诊断假设排在前面，而病情相对较轻、自限性或无有效治疗手段的疾病诊断假设应排在后面。之后，继续收集相关资料和信息，对诊断假设进行逐项排除，确立诊断并做出病因推断。

（六）验证诊断假设

全科医生的工作条件和职能定位，要求其熟练掌握和应用验证诊断假设的基本方法：①进一步询问病史。尤其针对几种需要鉴别的诊断假设，应有目的、系统而深入地收集有助于诊断和鉴别诊断的病史相关信息，如有关疾病自然史信息、问题的特征等。此外，还应深入了解患者的背景、既往与目前的健康状况、心理和社会问题、家庭成员的主要疾患及所在社区的疾病流行情况等。②针对性地开展体检。依据需要鉴别的疾病假设，针对性地开展体检，发现可能隐藏的体征。③适当开展试验性治疗，并对治疗效果进行随访、追踪。④密切动态观察患者病情。对患者实施连续动态观察，追踪收集更有价值的临床证据。⑤适时转诊和会诊。必要时，建议患者去上级医疗单位行灵敏度高、特异性强的特殊检查，或到专科医院进行诊疗，协助患者进行转诊。此外，如有可能，寻求

专科或全科医生进行会诊。

二、以问题为导向的诊断模式

全科医生相当于一道防线，负责广大居民的健康，采用有效的诊断模式具有重要的意义。以问题为导向的诊断模式是从患者的早期及轻微症状入手，有利于健康问题的早发现和早干预，有利于对疾病，尤其是慢性病进行病情分析和连续性管理。

（一）国外以问题为导向的诊断模式

国外针对全科医生推出的以问题为导向的诊断模式很多，其中具有广泛影响的是澳大利亚 John Murtagh 教授提出的症状诊断模式。该模式是从全科医疗诊断的安全策略出发，针对患者提出的就诊问题（即症状主诉），采用五步诊断法。以呃逆症状为例，具体如下：

1. 最可能的诊断是什么？ 依据概率进行诊断，常见的病因依次为食物与酒精饮品过量、心理因素（功能性的）、术后反应、胃扩张、膈神经受刺激。

2. 哪些重要疾病不能漏诊？ 根据疾病的严重性提出不能漏诊的重要疾病，包括：肿瘤（中枢神经系统、颈部、食管、肺部的）、膈下脓肿、心肌梗死、心包炎、中枢神经系统病症以及慢性肾功能衰竭。

3. 哪些是经常漏诊的疾病（诊断盲点）？ 临床上容易出现的诊断盲点主要见于以下情况：酗酒、吸烟、吞气症以及胃肠道疾病（食管炎、消化道溃疡、食管裂孔疝、胆囊炎、肝大）。

4. 患者是否患有能伪装成其他病情的疾病？ 例如患者为了引起家人或他人的重视，或者带有其他的情感因素故意表现为呃逆症状。

5. 患者就诊是否还有其他原因？ 例如患者正在应用的药物或药物中的成分诱发呃逆。

（二）我国以问题为导向的诊断模式

全科医生既要根据症状和主诉进行判断，迅速发现可能危及生命的疾病，又要在筛查中发现"无声息"的慢性病，保证患者的健康。结合全科医生的职能特点，首都医科大学公共卫生与家庭医学学院于 2011 年在中华医学会全科医学分会第九届学术年会提出适合我国全科医生的全科医疗诊断模式，该模式是一种以问题为导向的诊断模式，具体如下：

1. 根据概率进行判断 从发生概率高的疾病着手进行诊断和鉴别诊断。例如：女性，65 岁，咳嗽 3 月，进行性加重，少量痰液，痰中带血丝，无声嘶，活动时伴胸闷乏力，吸烟 35 年，每天吸烟 20 只，近半年，体重下降约 10kg。按概率进行诊断，该患者的可能的疾病依次为：肺癌、支气管扩张、慢性心功能不全和慢性支气管炎。

2. 优先排除不可漏诊的疾病 首先排除严重的，可能威胁生命的疾病，即使此类疾病很少见，也要不断加强疾病识别能力。例如腹痛的儿童，患阑尾炎的概率远远低于胃肠炎，但考虑到严重性，阑尾炎应排在第一位。

3. 切勿放过容易漏诊的疾病 若疾病症状并不严重，诊断时容易忽视。但若发展为严重症状，着手干预为时已晚。所以，全科医生对疾病需有早期发现并干预的意识。如，育龄妇女下腹痛或者非经期的阴道出血首先排除宫外孕。

4. 不典型患者的处理 此类患者容易误诊误治，对长时间治疗无效的患者需要换个角度和思路，寻找解决问题的方法。例如，心绞痛患者以牙痛、颈部疼痛或上腹痛为首发症状，须提高心脏问题的警惕性。

5. 心理、社会等隐私问题的处理 心理、社会等隐私问题患者通常不主动陈述，需要医生善于发现，并积极干预医生职责内可以干预的健康问题。

三、全科医生的诊断优势

（一）拥有较好的群众基础

全科医生面对的就医人群相对固定，与患者及其家庭接触时间较长、沟通较多，易于获得更多的有效信息，尤其是心理和社会方面。

（二）可以实现动态性观察

全科医生与患者的签约关系较为固定，长期性的照顾、定期的随访可使全科医生更好地观察疾病或健康问题的动态变化情况和治疗效果，及时调整健康管理方案。

（三）完成协调性的照顾

全科医生有广泛的社会资源，可以充分利用各方面的资源，进行疾病的防治。例如利用家庭或者社区的有利环境帮助患者解决实际的健康问题，最终达到健康照顾的目的。

（四）充分利用地理上优势

全科医生在地理位置上与居民较近，可为预防保健、机会性就医创造更多的时机，有助于及时发现健康问题，诊断并治疗疾病。

（五）提供预防为导向的服务

全科医生长期在社区工作，接触人群较多，有更多机会提供预防保健服务；由于提供的是连续性服务，可根据生命周期、家庭生活周期和疾病周期制订个体化的预防保健计划；全科医生与患者的医患关系较好，可获得更多信息，患者依从性更好；全科医生的预防观念较强，接诊方式有优势，可更好地实现疾病的预防；全科医生具有较好的协调能力，可调动各方力量共同参与，做好慢性病防治工作，节省医疗费用，实现患者利益的最大化。

四、以问题为导向的处理原则

（一）遵循动态、渐进性的处理问题原则，尽可能准确定位问题之所在

社区卫生服务遇到的健康问题多是尚未分化为疾病的健康问题，游弋在健康和疾病之间，即亚健康状态，其表现形式和程度差异很大；部分问题处于疾病的潜伏期或初期，表现为高度的不确定性。因此，对健康问题的演变过程进行动态观察、随访和追踪至关重要，不断收集证据，尽可能准确地定位问题所在，修正和明确问题的诊断，以最大限度地减少误诊的发生。

（二）遵循全面、系统和联系的问题处理原则

全科医生提供"六位一体"的医疗卫生服务，涵盖的健康问题范围广、内容多，采取生物-心理-社会医学模式，从宏观和微观的角度把握健康问题。另外，疾病本身的复杂性使其表现形式多种多样。同一症状可以源自多种疾病，同一疾病也可呈现多种症状。有的疾病可以表现为典型症状，有的疾病也可以以非典型症状出现，甚至以假象出现。因此，全科医生必须遵循全面、系统的问题处理原则，分析患者过去的健康状况、目前的健康问题和危险因素，评估问题的程度及预后。

（三）遵循急则治标、缓则治本、标本兼治原则，寻求问题的根本性解决

当某些疾病引发的症状明显影响患者的生活质量甚至危及生命，或病因不清、对病因无有效治疗方法时，治标具有重要的意义。但是，解决疾病的根本性问题依赖于对病因的根除。因此，全科医生

应辩证地看待对症治疗与对因治疗的关系，妥善地处理好治标和治本的关系，确保从根本上解决问题。

（四）遵循以人为中心的健康照顾原则

全科医疗"以人为中心"的服务模式要求全科医生在提供医疗保健服务的过程中，以维护患者最高利益为出发点，建立互动式、合作式的伙伴关系，共同参与健康问题的评估和临床决策的制定。"以人为中心"的健康照顾既是健康问题诊断过程中个体的影响因素，也是临床诊断的重要资源。具体包括：

1. 充分了解患者就医的目的和期望，对疾病或健康问题的感受和担忧，对自身存在问题的解释与看法，探察患者的心理、社会问题，为健康问题的诊断提供潜在的线索。

2. 充分告知患者，详细说明对问题的看法，拟采取的处理方法、目标与可能的结果，获得知情同意，使患者更好地参与和配合疾病的诊疗和管理。

3. 在针对疾病进行治疗的同时，还应对导致问题产生的各种健康危险因素实施干预，包括为患者提供健康教育、心理指导，帮助患者纠正不良的生活行为方式，指导患者实施自我照顾和自我管理等，体现"以人为中心"的多维服务。

（五）遵循以家庭为基础，以社区为单位的健康照顾原则

全科医学强调以家庭为单位的照顾，了解家庭的结构、功能与关系、家庭环境、家庭生活周期、家庭角色、家庭资源、家庭价值观、家庭重大生活事件等重要因素对家庭成员健康产生的影响，有利于更好地发现健康问题，实施有针对性的照顾。社区的基本构成要素、主要健康问题，可利用资源等可帮助全科医生分析社区健康的主要危险因素，制订重点疾病的干预计划，实行社区共患疾病的集体管理。

（六）遵循优先关注重点人群的健康照顾原则，实现健康的高效管理

在社区人口众多，全科医生相对短缺的情况下，对重点人群进行标注，预警提示，优先关注，不仅可以及时解决其健康问题，避免疾病的快速进展，而且可以降低医疗费用，同时减轻全科医生的工作压力。

（七）遵循保证患者安全、及时处理重点问题、适时转诊的原则

保证患者安全是医生义不容辞的责任，全科医生需要在疾病早期将严重的、危及生命的疾病识别出来。当社区不具备处理某种疾病的条件时，需要及时向上级医疗机构进行转诊。对于留在社区继续观察或治疗的患者，医生需要重点关注、必要时向同事寻求帮助、并告知患者病情可能的进展情况，动态观察患者病情变化，及时完善相关检查，避免漏诊或延误病情，以防患者健康甚至生命受到不必要的损失。但转诊时应掌握一定的原则，目的明确、不可盲目转诊。

五、以问题为导向的健康照顾的案例及分析

【案例 2-1】

患者，男，35 岁，建筑设计师，因长期扁桃体Ⅱ～Ⅲ度肿大，急性化脓性扁桃体炎反复发作到专科医院就诊，每次给予头孢类抗生素输液后，高热消退，咽痛、头痛、四肢肌肉酸痛、全身乏力等临床表现缓解。4 天前，上述问题再次出现，输注头孢类抗生素 3 天，医生建议其炎症控制后行扁桃腺摘除术。患者存在顾虑，担心术后会出现其他新问题，寻求全科医生帮助。

全科医生详细询问了患者的工作、生活和患病情况：患者属于 A 型性格，事业心强，追求完美；工作压力大，作息没规律，经常熬夜；贪凉，冬季室内（有暖气）穿短袖，夏季室温低（空调定在 18℃）；原籍在四川，喜辛辣饮食，饮水少，水果和青菜摄入少，长期大便秘结；基本无体育锻炼。扁桃体长期反复肿大，每遇过度加班熬夜或受凉后出现急性化脓性扁桃体炎，为此感到苦恼。查体扁桃体Ⅲ度

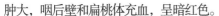

肿大，咽后壁和扁桃体充血，呈暗红色。

全科医生根据上述情况，采用以问题为导向的诊断模式，分析出患者的健康问题为长期扁桃体肥大，急性化脓性扁桃体炎反复发作，问题的原因在于不良的生活方式所致，给予以下处理：

1. 调整生活方式，进行健康教育 ①注意多休息。调整工作压力，尽量多休息，避免熬夜，养成良好的作息习惯。过度劳累后，应及时调整休息。②注意保暖。冬季尽量穿绒衣，夏季空调温度建议在24～26℃。③合理膳食。减少辛辣饮食，多饮水，每天饮水量达到2.5L，多进食富含纤维素的食物，尤其是蔬菜和水果。④坚持每天参加体育锻炼。⑤注意口腔卫生，早晚用淡盐水漱口。

2. 完善检查 行血常规、抗链球菌溶血素 O 抗体、红细胞沉降率、心电图（ECG）和尿常规检查，目的是复查白细胞水平，了解炎症控制情况，以及是否合并风湿热、心肌炎和肾小球肾炎。结果均在正常范围。

3. 药物治疗 小剂量短期口服当归龙荟片，保持大便通畅。

全科医生通过充分调动和发挥患者的主观能动性，让其建立为自己健康负责和管理的观念，改变不良的生活行为方式。1 月后，门诊随访患者，咽后壁无充血，扁桃体无肿大。患者遵医嘱调整生活方式，消除了便秘，1 月内扁桃体炎未再次发作。赞誉全科医生是"最能解决百姓问题的医生"，并主动签约全科医生为家庭医生。

> **【案例 2-2】**
>
> 　　患者，女，65 岁，体重 61kg，身高 162cm。患者 6 年前因间断性头痛，在医院确诊为原发性高血压。规律服用苯磺酸氨氯地平片、盐酸贝那普利片，血压控制在 96～140/70～90mmHg。3 个月前，因和女儿吵架，血压突然升高，最高达 220/116mmHg。在综合医院多次调整降压药，血压波动在 118～190/70～100mmHg，时有头痛，伴头晕、耳鸣和恶心。今来社区就诊，查体：精神差，神情焦虑，血压 192/100mmHg，心率 84 次/分，余未见异常。

追问家庭生活情况，患者老伴去世 6 年，有一女儿，独居。半年前，患者哥哥（空巢老人）因高血压合并脑梗死去世，未被及时发现。患者担心自己突然生病无人知晓，强硬要求女儿每周至少探望一次，并保持时刻电话畅通，女儿工作繁忙，母女关系紧张。3 个月来，睡眠差，不敢服用安眠药物，担心药物依赖和副作用。

全科医生了解情况后，采用以问题为导向的诊断模式，分析出患者的健康问题为血压控制不良，其原因与患者焦虑的心理状况和家庭支持度密切相关。给予以下处理：

1. 调节降压药剂量 苯磺酸氨氯地平片增加 2.5mg，增至 7.5mg/d，每天监测血压 1～2 次。

2. 加强心理疏导 提高患者心理自我调节能力，多理解女儿，对人对事不过于追求完美。和患者女儿沟通，争取家属为患者提供家庭支持和帮助。

3. 积极参与各种活动 介绍患者参加高血压俱乐部，多了解高血压知识，多与患友沟通，学习管理高血压的知识和经验；定期参加社区高血压相关知识的健康教育课；和社区医生签约建立健康档案。

4. 根据情况，每天睡前可以口服 5mg 艾司唑仑片 本案例一方面通过调整药物剂量调节血压。另一方面，通过把患者看成一个完整的人，了解患者的家庭背景，评价患者与家庭之间的相互影响，为患者争取家庭和社会支持。2 周后门诊随访，患者精力好，情绪稳定，睡眠改善，血压控制满意，无不适。

第四节　以问题为导向的健康资料收集和档案记录

一、以问题为导向的健康资料收集

循证医学和以问题为基础的教学法（problem-based learning，PBL）由加拿大提出，在临床实践工作中，要求按以下条目简练地陈述患者的基本情况和收集患者的健康资料，进行临床思维的训练。

1. 患者的姓名、年龄和性别；

2. 就诊日期；

3. 主诉 每个主诉均按下述问题分别叙述：

（1）在身体的哪个部位？

（2）性质如何（急性、慢性、恶性、良性？疼痛性质等）？

（3）数量（频度）、强度？

（4）何时开始的？是否为持续性的（持续时间）或发作性的、进行性的？

（5）什么情况下发生或诱因是什么？是否有前驱症状？

（6）哪些因素可以加剧或缓解病情？

（7）伴随症状？

4．以前是否有类似的主诉？ 如有请回答：

（1）当时做过哪些检查？

（2）当时告知患者是什么原因？

（3）当时是如何治疗的？

5. 对当前疾病有诊断、预后实际意义的、可能会影响到主诉评价或治疗的其他疾病既往史；

6. 上述疾病是如何治疗的？

7. 家庭史（与主诉或疾病治疗有关的）；

8. 社会史（与主诉或疾病治疗有关的）；

9. 患者的：

（1）想法（认为自己患了何病）？

（2）关注（担心什么）？

（3）期望（想象自身将会发生什么）？

10. 就诊时的情况：

（1）急性或慢性疾病？

（2）主诉的严重程度？

（3）期望获得何种帮助？

11. 有关的体格检查结果；

12. 有关诊断试验的结果（为了确证或排除某个诊断）如何根据可靠性、真实性、可接受性、安全性、成本等选择和解释诊断试验；

13. 用一句话简练地概括问题是什么？

14. 你认为最可能的诊断（最主要的假设诊断）是什么？

15. 你还怀疑可能有其他诊断吗（"备选"诊断）？

16. 你打算做哪些诊断性试验来确证主要假设或排除备选诊断？

17. 你估计患者的预后如何（病程、预期可能发生的并发症、结局等）？

18. 你打算给患者进行什么治疗、处置和咨询，包括如何处理可能的、严重的、敏感的问题？如何比较利弊的大小？如何选择适应的治疗方案和可接受的成本？

19. 你将如何监控治疗？

20. 若治疗方案无效果，你还有何应急的计划？

21. 为了解决上述问题你需要进一步学习哪些核心知识及了解患者的哪些背景情况（如病因学方面：如何确定疾病的病因或危险因素及医源性损害？预防方面：如何通过确定和改变危险因素的水平而降低发生疾病的危险？如何通过筛检而早期发现、诊断疾病？）

二、以问题为导向的个人健康档案记录

在以问题为导向的诊疗思维指引下产生了相应的以问题为导向的个人健康档案问题记录（problem-oriented medical record, POMR）。POMR是围绕患者的健康问题和解决健康问题所制定的综合病历记录，由四个部分组成：①数据库，收集了患者的所有信息；②完整的问题列表；③每个问题

的初始计划，以SOAP格式编写；④每日进度记录，按照问题进行组织，并以SOAP格式编写。

SOAP的含义如下：

S（subjective data，主观资料）：代表患者的主观资料，包括患者提供的主诉、现病史、既往史、个人史、家族史、健康行为以及其家庭和工作环境等，医生的主观看法不可加入其中，尽可能用患者的语言描述。该部分须整体看待患者的健康问题，关注患者的健康行为与疾病的关系。

O（objective data，客观资料）：是医生诊疗过程中获得的患者资料，包括体格检查、实验室和其他辅助检查的结果、心理行为测量结果、患者对待健康问题的态度、行为等。

A（assessment，评估）：主要包括诊断、鉴别诊断、目前存在的健康问题、与其他问题的关系以及健康问题的轻重程度及预后等，另外还包括患者目前存在的危险因素，如吸烟、肥胖、少运动；目前疾病的状态评估，如血压控制情况；是否存在并发症；目前患者情况的综合评估，如依从性、家庭支持度、社会压力、是否存在心理问题等。该部分内容是SOAP的核心部分。

P（plan，处理计划）：针对目前存在的健康问题而提出的进一步的诊疗计划、治疗策略（包括用药和治疗方式）、管理级别和随诊要求以及健康教育指导措施。该部分须强调对患者的连续性管理。

以一位54岁女性2型糖尿病患者为例，SOAP病历书写示例见表2-3。

表2-3　SOAP病历书写示例

主观资料（S）	体检发现血糖高5年
	5年前，患者在医院体检时发现血糖升高，空腹血糖（fasting plasma glucose，FPG）8.2mmol/L，餐后2h血糖（postprandial glucose，PPG）12.1 mmol/L，无口干、多饮、多尿、乏力、消瘦、皮肤瘙痒等症状，诊断为"2型糖尿病"。现规律服用格华止（0.5g，tid）治疗。无口干、多饮，无怕热、多汗，无消瘦、乏力，无视物模糊、胸闷、胸痛、恶心、腹胀、泡沫尿、皮肤瘙痒和肢体末梢麻木，无饥饿感、心慌、大汗、疲乏等。平素饮食清淡，控制饮食总量[就诊前一天早晨一个鸡蛋，两片无糖粗粮面包片，一碗杂粮粥；中午一小碗米饭，约2两牛肉；晚上12个饺子；睡前一瓶纯奶]，青菜量比较多，不爱吃水果。每天坚持快步走40～60min。坚持自测血糖。FPG控制在4.6～6.3 mmol/L，PPG控制在4.9～8.1mmol/L。今来社区定期复诊，近半年体重无明显变化。既往体健，父亲患2型糖尿病，无高血压、脑卒中家族史。无巨大胎儿生育史。磺胺类药物过敏。无烟酒嗜好。退休工人，平素心态较好。家庭和睦，经济条件中等，家人关心患者病情，生活无忧，睡眠好。
客观资料（O）	身高163cm，体重60kg，血压128/74mmHg，HR70bmp，律齐。双侧眼睑及下肢无水肿，双侧足背动脉搏动正常。FPG:10.8mmol/L，PPG：14.6mmol/L，GbHA1c：6.8%。2周前，体检结果示总胆固醇（TC）：4.84mmol/L，甘油三酯（TG）：1.65mmol/L，低密度脂蛋白胆固醇（LDL-C）：3.62mmol/L，高密度脂蛋白胆固醇（HDL-C）：1.02mmol/L。肝功、肾功、心肌酶、尿微量白蛋白、心电图、心脏超声检查结果和眼底检查结果均正常，双侧颈动脉内膜增厚。
评估（A）	2型糖尿病，血脂紊乱（高总胆固醇血症；高低密度脂蛋白胆固醇血症），动脉粥样硬化； 血糖控制稳定，饮食、运动、用药的依从性好； 存在年龄、家族史危险因素，血脂紊乱，动脉粥样硬化性心血管疾病发生风险高； 心态好，经济状况可，家庭和睦，家庭资源利用度好。
处理计划（P）	药物治疗：辛伐他汀片：20mg，po（空腹）口服，qn（每晚一次）；阿司匹林肠溶片：0.1g，po（空腹），qd（每天一次）；盐酸二甲双胍片：原方案维持； 继续糖尿病饮食、坚持体育锻炼、保持好心态； 监测：每周至少监测2次血糖，3个月后复查血脂和肝肾功能； 1个月后复诊。

（吴　浩）

思　考　题

1. 临床思维的基本原则有哪些？
2. 社区常见健康问题诊断的一般策略包括哪些？
3. 以问题为导向的健康照顾的处理原则包括哪些方面？

第三章 以人为中心的健康照顾

学习目标

1. 掌握以人为中心的健康照顾的基本含义和基本原则，掌握全科医生接诊中的四项任务。

2. 熟悉全科医生在以人为中心的健康照顾中的作用与优势，熟悉全科医生常用的问诊方式。

3. 了解以疾病为中心健康照顾模式的优缺点，了解生物-心理-社会医学模式下健康的定义与健康观。

以人为中心的健康照顾（person-centered care）是全科医学的基本特征之一。以人为中心的健康照顾与以生物医学模式为指导、以疾病为中心（disease-centered care）的专科医疗模式相比，无论是在服务理念上，还是在服务的内容与形式上都有一定的区别。以人为中心的健康照顾要求全科医生必须遵循生物-心理-社会医学模式，在尊重和理解服务对象（患者、健康人或亚健康人等）的基础上正确认识和评价服务对象的健康问题，要求全科医生与服务对象及其家属协商制订健康干预计划，动员并充分利用各种资源为服务对象提供综合性、连续性、整体性、可及性、协调性以及个体化、人性化的健康照顾服务。为了实现上述服务目的，全科医生除具备良好的医德素养、人文素养和精湛的医术外，还应当具备"以人为中心健康照顾"的相关知识与技能。

第一节 两种不同模式的照顾

【案例 3-1】

李某，男，46 岁，农民，1 个月前因结肠癌晚期去世。1 年前，李某某因车祸腿部骨折，住进了某市一所医院的骨外科病房。病房的主治医生骨科医疗技术水平很高，善于诊治骨伤疾病，在当地小有名气，对患者也非常关心。医生给患者做了手术，对骨折进行了治疗，3 个月后患者"痊愈"出院。出院两周后，患者突然出现肠道便血，排血量较多。随后到附近医院就诊，经结肠镜诊断为结肠癌晚期，已失去手术机会。

问题：

1. 从这一案例中，我们可获得哪些启示与教训？

2. "以疾病为中心的照顾"存在哪些不足？

纵观医疗卫生发展历史，我们会发现医生对服务对象（患者、健康人及亚健康人）的照顾存在着两种不同的模式，即以疾病为中心的照顾模式和以人为中心的照顾模式。这两种模式各有优缺点，在保护服务对象健康过程中两者应相互补充，共同发挥作用。随着人们卫生服务需求的不断增长和医学模式的转变，以疾病为中心的照顾模式越来越多的暴露出其不足和缺陷，这些不足与缺陷可由以人为中心的照顾模式来弥补。

一、以疾病为中心的照顾模式

以疾病为中心的照顾模式是在生物医学模式（biomedical model）的影响和指导下建立发展起来的，在医学历史上曾经占据过主导地位。这种照顾模式常局限于以医院门诊和病房为范围的专科医疗服务模式，医生一般仅着重于认识和分析特定疾病的病理问题，侧重于以疾病为中心来解释患者的健康问题，并且依赖于高度技术化的诊断和治疗手段去处理患者生理上的症状和体征，而对患者心理、社会功能及情感需要方面的问题关注不够，忽略了患者的心理和社会方面的需求，是一种典型的"只见疾病，不见患者"的不完善的照顾模式。另外，以疾病为中心的照顾模式忽略了患者的预防、保健照顾，也忽略了对健康人、亚健康人的健康照顾，缺少健康照顾上的综合性与整体性。

当然，以疾病为中心的照顾模式也具有其他照顾模式所不具备的优势：①该模式接受生物医学模式的指导，以解除痛苦、挽救生命为目标，以处理疾病症状和体征为主要工作，照顾目的比较单纯；②处理疾病问题时采用的主导方法是基于科学还原论的高新技术方法，诊断和治疗手段简单、直观、有效，易于理解和掌握；③对疾病的处理结果可以得到有效科学方法的确认；④该模式使各种高精尖的诊断和治疗技术得到了发展，而这些高度技术化的诊疗手段使许多急危重症得到了有效救治。

但随着医学模式的转变，人们也发现以疾病为中心的照顾模式存在一些重要缺陷。这些缺陷主要表现在：①这种模式只注重疾病，忽略了健康照顾的整体性，对患者的健康照顾，只局限于处理生理症状和体征，忽略了心理和社会功能方面问题的处理，更忽略了生物、心理、社会三方面"合三为一"的整体性处理，难以满足患者的多样化需求，容易引发医患矛盾和纠纷；②以疾病为中心的照顾模式忽略了对健康人群和亚健康人群的照顾。因此，以疾病为中心的照顾模式是一种存在缺陷，不能完全适合于现代社会人群需求的照顾，其缺陷要由"以人为中心的照顾模式"来弥补。

二、以人为中心的照顾模式

以人为中心的照顾模式又称为"整人照顾"或"全人照顾"，是一种重视人胜于重视疾病的健康照顾模式。该理念最初在20世纪50年代末，由英国某教授以"整体诊断"的概念提出。"整体诊断"健康服务理念的提出，打破了"以疾病为中心"服务模式的局限，奠定了以"以患者为中心"进而发展到"以人为中心"的健康照顾模式。到20世纪70年代，"以患者为中心"的服务理念已广泛植根于卫生保健服务尤其是家庭医学服务领域。实践证明，这种服务理念显著改善了患者的健康状况。进入21世纪以来，在生物-心理-社会医学模式（bio-psycho-social medical model）指导下，人们对该照顾模式的认识和需求不断增长，该模式也逐渐占据了主导地位。这种模式是从生理、心理、社会三方面去完整地认识和处理人的健康问题，它将人看作是一个既具有生理属性又具有社会属性的"完整"个体，它将患者看作是有个性、有情感的有机体，而不仅仅是疾病的载体，从而为健康人或患者提供一种全面的、整体的、综合的有效服务。

《WONCA全科医学词典》中对于"以人为中心的健康照顾"的定义为："生物-心理-社会医学模式指导下产生的新的卫生服务模式，医护人员在接诊时应将患者看作整体的人，充分尊重每一位患者，正确处理治疗疾病和管理患者的关系，诊断治疗中须同时了解患者的病情、就诊目的、期望和担心、情感状态、文化价值观及有关的就医背景等，做出整体评价和个体化的干预计划时应与患者协商，获得认同，尽力满足患者的卫生需求"。

不难看出，以人为中心的照顾模式的目的不仅是为了寻找有损伤的器官，更重要的是为了维护服务对象的生理、心理和社会三方面的整体健康，并满足患者生理、心理和社会三方面的需求。为实现这一目的，医生必须从人的整体性出发，全面考虑其生理、心理、社会需求并加以"整体"解决，必须将服务对象视为重要的合作伙伴，以人格化、高度情感化的服务调动患者的主动性，使之积极参与其自身健康维护和疾病控制的过程，从而达到良好的服务效果。

在以人为中心的照顾模式中，全科医生的责任和面临的挑战：①不仅是对病种或知识技术负责，更必须对人负责；②必须与服务对象建立起互动式的医患关系，提供人格化的服务或称人格化的照顾；③熟悉服务人群的生活习惯、环境因素和人文地理等，这样有助于全科医师有的放矢地工作；④有群体观念，其实践应着眼于人群，而不是患者个体；⑤具有预防观念和卫生经济学观念，通过预防疾病和杜绝浪费，使有限的卫生资源得到合理的使用。

第二节　以人为中心的健康照顾

【案例 3-2】

　　张某，男，32岁，未婚，中学教师，大学本科毕业，近日去一家全科医疗诊所就诊，主诉是头晕、疲劳、睡眠不好。测血压 160/110mmHg，患者有高血压史已半年多。1 年前患过肺结核。1 个月前所带高中毕业班参加高考，升学率在全校排名倒数第一，受到学校点名批评，张某感觉压力很大。20 天前，相处两年多的女朋友提出要分手，现在他正处于失恋的痛苦中；半个月前，母亲突然患脑溢血去世，对张某刺激很大。张某是北方人，喜食咸食，并且烟瘾很大，每天吸烟近 3 包；父亲有高血压史。

问题：作为全科医生应如何照顾、帮助这位患者？

　　"以人为中心的健康照顾"是全科医学的主要内容，也是全科医疗的主要特征之一。为服务对象提供"以人为中心的健康照顾"既是生物-心理-社会医学模式的要求，也是人们健康需求不断增长的必然结果。

一、生物-心理-社会医学模式下的健康与健康观

　　健康观是指人们对健康的看法，是医学模式的核心体现。不同医学模式指导下，人们对健康的认识和看法不一样，因而对健康的理解也会有所不同。人们对健康的认识随着医学科学技术的发展和医学模式的变化而不断更新、完善和深入。20 世纪之前，在生物医学模式指导下，人们把健康简单地认为是"没有疾病"，是"一个机体或有机体的部分处于安宁状态，它的特征是机体有正常的功能，以及没有疾病"，疾病则是"失去健康"。显然，人们对健康的这种认识是很不全面的。健康的这一概念不仅陷入了循环定义，而且也没有全面揭示出健康的含义，它忽略了健康的整体性和系统性，忽略了疾病与健康之间的过渡状态以及人们的情感、情绪和社会需要，因此这一概念是片面的、不完善的。

　　1946 年，世界卫生组织（World Health Organization，WHO）提出了健康的新概念，即"健康不仅仅是指没有疾病或虚弱，而是包括生理、心理和社会方面的完好状态。"这一概念从生物、心理、社会三方面去界定健康，避免了在健康问题上将生理、心理与社会分离。这一健康概念不是孤立地从生理方面去考虑健康问题，而是将生理、心理、社会三方面融为一体，综合认识健康的本质。1977 年，美国某教授在《需要新的医学模式：对生物医学的挑战》中批评了生物医学模式的局限性，提出了生物-心理-社会医学模式。1990 年，WHO 提出"一个人在身体健康、心理健康、社会适应良好和道德四个方面都健全"才算健康。进入 21 世纪，医学模式已经由传统的生物医学模式转变为现代医学模式，即生物-心理-社会医学模式。在生物-心理-社会医学模式指导下，人们对健康有了更加全面和深刻的认识和理解。

　　生物-心理-社会医学模式下的健康概念反映了人类疾病谱和死因谱的改变，反映了人们健康需求的普遍提高，反映了医学科学认识论的进步和方法论的综合；它强调了健康的生理、心理、社会三方面的综合性、系统性、完整性及动态性，展现了医学发展的社会化趋势。生物-心理-社会医学模式下的健康概念揭示了医学的目的和使命不仅是诊断和治疗疾病，而且还包括预防疾病、增进健康、延长寿命和提高生命质量。

　　新的健康概念体现了当代医学科学的先进性和科学性。医务工作人员尤其是全科医生应充分认识和理解新的健康概念，在防治疾病、维护健康的过程中，更加注重生理、心理和社会三方面的整体性、综合性服务。全科医生在认识健康问题时不但要从个体出发，还要考虑到整个人群、家庭、社区及社会；不仅要从生理方面考察健康问题，还要认识到心理、社会因素对健康的影响；不仅要做好疾病的临床诊断、治疗和康复工作，更要做好疾病的预防、健康促进及人的心理慰藉工作。

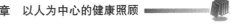

二、全科医生在"以人为中心的健康照顾"中的作用

全科医学提供的服务是"以人为中心的健康照顾"的服务，全科医生在"以人为中心的健康照顾"中起着非常重要的作用。在过去的生物医学模式指导下，传统的专科医生在为患者服务时，所提供的服务内容和所起的作用是有限的，仅包括疾病的诊断、治疗或康复等几个方面，并不能有效提供"全人整体性照顾"。而全科医生除了在疾病的诊断、治疗、康复及预防等方面发挥重要作用以外，还能够发挥以下两方面作用：

（一）坚持"以人为本"观念，充分认识、理解和尊重服务对象

全科医生的服务对象包括患者和健康人两部分。无论是患者还是健康人，都是具有高级生命的人，是完整的不可分割的"整体人"，他们既具有生理属性又具有社会属性，既具有生理活动又具有心理活动，还从事一定的社会活动。由此不难理解，患者和健康人都是生理、心理和社会三方面的统一整合体，而不是生理、心理和社会三方面特性的简单相加。他们不是一个"生化反应的容器"，更不是一架"机器"，是一个个活生生的"人"。他们与医生一样有需要、情感、尊严和权利。他们的生命是宝贵且神圣的。全科医生在服务中应充分认识和理解自己的服务对象即患者或健康人的这些本质特性，对他们的生理特点、心理状况及社会功能等都要做到了如指掌，只有如此才能实现"以人为中心的照顾"的目的，才能满足服务对象的健康需求，才能全面提高全科医疗服务质量。

（二）把服务对象的健康需要、健康需求、价值观念及主观能动性等有机地结合到临床照顾活动中去

全科医生在服务中应主动探究疾患或其他健康问题对患者或健康人的重要性，要了解疾患和患者的具体情景、所处的环境以及就医背景等因素之间的相互关系、相互作用及其规律；要认识并帮助患者决定健康或疾患对他意味着什么，帮助患者科学选择最优治疗方案；通过科学决策，在充分发挥患者在决策中的作用及尊重患者意愿的前提下，帮助患者及服务对象设定最佳健康目标，并帮助患者最大限度实现健康目标。

三、以人为中心的健康照顾的基本原则

（一）既关注患者，也关注疾病

以疾病为中心的健康照顾只关注疾病，忽略了对患者的关注，而以人为中心的健康照顾既关注疾病也关注患者。后者将患者看作是有个性、有感情的"整体的"人，而不仅仅是把患者视作疾病的载体或一个"生化容器"。以人为中心的健康照顾的目的绝不仅限于寻找出有病的器官或病灶，更重要的是维护服务对象的整体健康，延长服务对象的寿命并提高其生命质量。因此，全科医生在医疗实践中首先要关心、了解、尊重和理解患者，向患者提供人文关怀，不仅要用"科学"的方法去诊断和治疗疾病，同时还要用"艺术"的方法了解患者的心理状态和健康价值观，了解患者对疾病的感受以及疾病对患者的影响。事实上，处理患者的心理和社会问题，往往比处理客观的疾病更加复杂和困难。全科医生与患者之间存在持续性服务的关系，这有利于其运用"生物-心理-社会"的系统整体的方法来处理患者的问题。

（二）理解患者的角色和行为

患者角色是指从常态的社会人群中分离出来，处于病患状态，有求医行为和治疗行为的社会角色。患者的行为包括患病行为、就医行为和遵医行为等。医学之父希波克拉底曾经说过"了解你的患者是什么样的人，比了解他们患了什么样的病更重要"，这句名言依然是当今医学界应该遵循的原则和信条。

加拿大某著名家庭医学教授也曾指出："以患者为中心的方法之基本点，是医生要进入患者的世界，并用患者的眼光看待其疾患。而传统的以医生为中心的方法则是医生试图把患者的疾患拿到医生们自己的世界中来，并以他们自己的病理学参照框架去解释患者的疾患。" 我们的祖国医学自古以来也一直强调"治病、救人、济世"的行医理念。因此，以人为中心的健康照顾要求医生们要从心理学、社会学和人类学等方面加深对患者角色的认识与理解，主动探究并明确患者就诊的真正原因，要深刻体会患者的患病体验，关注患者的患病行为、就医行为和遵医行为，理解患者的期望并适时加以指导和帮助，要以患者的健康需求和服务需求为导向，营造温馨、安全的就医环境，尽可能满足患者的各种期望。

（三）提供个体化服务

服务对象需要个体化的整体性服务，以人为中心的健康照顾便体现了个体化整体服务的原则和特点，能够满足服务对象个体化整体服务的需求。全科医生除根据服务对象的需要和特点提供个体化服务之外，还要帮助服务对象协调利用好预防、保健、康复及各种专科服务。

全科医疗实践中，全科医生为服务对象提供的个体化服务包括以下八个方面：①强调对服务对象生理、心理、社会三方面的整体性服务，即全人照顾（holistic care）。生理方面，照顾全身，治疗疾病和保护健康；心理方面，强调临床思维的整体性，不仅治疗疾病本身，还要了解患者得这种疾病的体会，告诉患者去做什么，让患者参与做决定并且尊重他们的选择，从而帮助患者康复；社会方面，从只治疗患者到尽可能多地了解和照顾他们的家人，从而得出一个更精确的诊断，给患者提供更有用的康复建议和健康教育；心灵方面，采集患者精神方面的病史进而了解患者的态度和信念，根据患者的信仰调整治疗，照顾患者在心灵上的需求。总之，全人照顾不单纯追求生物学意义上的诊断和治疗，而是从心理和社会层面给予患者全方位的关怀和照顾。②针对服务对象的个体特征、个人背景、健康问题的性质、主要需求和次要需求等具体情况，选择相应的服务内容与方式，区分各种服务的先后次序，并按照循证医学的要求和原则，为服务对象选择最佳诊疗方案。③针对服务对象的个体化特征，对服务对象施以不同的治疗措施，可能"同病异治"，也可能"异病同治"。④针对不同类型服务对象的人格特征和心理特点，注重启发和调动服务对象的主观能动性，激发服务对象与疾病做斗争的勇气和潜能，树立康复信心，让患者形成良好的患病行为和遵医行为。⑤针对服务对象健康问题的原因及其转归特征，对患者及其家庭成员进行相关问题的健康教育。⑥注重正确区分和处理服务对象的暂时利益与长远利益、局部利益和根本利益、个体利益和公众利益之间的关系。⑦全科医生并不一定能够治愈所有的疾病，也并不一定能够解决服务对象所有的生理、心理和社会问题，但能给服务对象提供心理上、精神上的抚慰和照料；最好的医生是能够把有健康问题的人转变为能够解决自身问题的人，这是全科医生为服务对象提供的个体化服务的最重要体现。⑧全科诊室的设置要一人一室，诊室布置温馨舒适，设施应能体现人文关怀。

（四）尊重患者的权利

患者的权利是指患者接受医疗服务时享有的权利，主要包括生命健康权、人格尊严权、人身自由权、病情及临床决策知情权、索赔权、要求惩戒权、身体权、平等的基本医疗权、决定权、保护隐私权、求偿权、知情同意权、诉讼权等。我国现阶段患者享有以下基本权利：①患者享有人格和尊严得到尊重的权利。②患者享有必要的医疗和护理权利。③患者享有参与医疗和对疾病认知的权利。④患者享有自主决策和知情同意的权利。⑤患者享有拒绝治疗和实验的权利。⑥患者享有医疗隐私权和保密权。⑦患者享有免除一定社会责任（如服兵役、上学、高空作业、坑道作业等）和休息的权利。⑧患者享有获得社会支持、帮助和各种社会福利的权利。⑨患者享有监督自己医疗权利实现和对医疗机构批评建议的权利。⑩患者享有对医疗事故所造成损害获得赔偿的权利，包括请求鉴定、请求调解、提起法律诉讼等。⑪患者享有对自身所患疾病的性质、严重程度、治疗情况及预后有知悉的权利。⑫患者有权对医生的诊治方法和结果提出质疑，有权向卫生健康部门和法律部门提出诉讼。⑬患者享有在医疗过程中发生差错、事故时，提出一次性经济补偿的权利。

尊重并保障患者的权利，是全科医生及其医疗机构应尽的责任和法定义务，也是以人为中心的健康照顾的基本要求。全科医生不仅要掌握患者权利的相关知识，提高自己的人文素养，还应当熟悉并切实遵守相关法律法规。例如，我国在《医疗事故处理条例》中，便规定了患者享有病案资料复印权、共同封存与启封权、共同委托鉴定权、申请再鉴定权、随机抽取专家权、申请回避权、陈述与答辩权、请求调解和处理权、请求赔偿权等具体权利。我国在《侵权责任法》中，规定了患者享有生命权、健康权、隐私权、医疗保障权，患者享有病历资料的查阅、复制权、知情同意权等具体权利。

（五）构建与发展稳定和谐的患者参与式医患关系

调动患者及其家庭主动参与，构建与发展稳定的患者参与式医患关系既是全科医学的核心问题，也是疾病防治和慢性病管理工作的基础条件。否则，也就失去了以人为中心照顾的优势，这种照顾也就不复存在了。为此，必须设法通过建立不同的机制，去巩固并发展这样的医患关系。在保持这种平等的伙伴式医患关系中，首先全科医生要与患者实现信息共享，及时互通有关诊治疾病和预防疾病的信息，并加强对患者的有关健康知识和行为干预的教育。其次，努力提高居民自我管理、自我保健的意识和能力，帮助患者和其家庭成员一道营造良好的家庭健康环境，充分有效地利用其家庭资源，使他们积极、主动地参与到预防和治疗疾病的行列中来。

（六）以服务对象的需求为导向，注重患者安全，强调服务的健康结局

以人为中心的健康照顾总是以服务对象的需求为导向，注重患者安全，不但追求服务的过程质量，更强调通过服务所达到的服务对象的整体健康结局（如痊愈、康复、生活质量、患者满意度、功能丧失、死亡等）。

患者安全文化是指医疗机构为实现患者安全而形成的员工共同的态度、信念、价值观及行为方式。其基本特征有：①患者安全文化应是一种"知情文化"。表现为医院的各级各类人员在患者诊疗过程中，能够及时告知、释疑、安抚患者及家属。②患者安全文化应是一种"公正文化"。医院鼓励医务人员报告其所关切的患者安全问题，提供必要的安全相关信息，在一种相互信任的氛围中，使医疗工作相互协同促进。③患者安全文化应是一种"学习文化"。对医院员工进行培训，包括先进的专业知识和诊疗技术以及构建患者安全文化的组织思路，建立持续改进的医疗体制。

患者安全文化的十个要素是：①医疗机构构建以患者安全为中心的服务理念，善于聆听患者声音，改进流程，承诺为患者提供安全的诊疗服务，促进早日康复；②医疗机构要有完整的、综合的、灵活的团队意识，注重互相协作，相互尊重；③认真负责的管理者，把保障患者安全放在首位，掌握相关知识；④保障医院员工从事合理有序的工作；⑤注重循证医学，为患者提供及时、有效的诊疗服务；⑥创建学习型医院，注重员工培训，不断提升为患者服务的能力；⑦加强医务人员之间以及医务人员与患者的沟通、分享信息，了解患者的需求，增进相互理解，尽可能为患者服务；⑧公开对待不良事件，从不良事件中总结经验，改进流程，不断前进；⑨建立与患者合作的服务模式，聆听患者意见，使其安心就诊，并让患者积极参与医院管理和改进活动；⑩关爱儿童。

满足服务对象的需求和评价卫生服务绩效的落脚点最终均在于服务对象的整体健康结局是否理想。这要求全科医疗中的各种服务必须与服务对象的整体健康结局这一总体目标紧密联系起来，力求公平、及时、经济、有效地利用各种资源维护居民健康，减少临床危险事件的发生，预防过早死亡，提高生命质量，使服务对象及其家庭满意。

（七）以人为中心的健康照顾中对服务对象的评价

对服务对象进行全面评价是以人为中心的健康照顾的基本要求和重要指导原则。对服务对象的全面评价包括对服务对象健康状况的评价、社区评价、社会评价和整体评价几个方面。

服务对象健康状况的评价又包括生物医学评价、心理社会评价和家庭评价等。生物医学评价主要是指对服务对象的健康问题尤其是躯体性问题进行诊断和鉴别诊断。在以人为中心的健康照顾中，为服务对象做出生物医学的评价并着手解决服务对象的躯体问题是全科医生的首要任务。全科医疗实践

证明，绝大多数到全科医生这里来就诊的患者都是因为某种躯体问题，例如发热、咳嗽、腹泻、血压较高或外伤等。治愈患者的疾病或解决患者的躯体性问题是全科医生为患者提供以人为中心健康照顾的基本前提。即使一个躯体症状看上去很有可能是由"心理因素"引起的，全科医生的首要任务还是要先排除这一症状的躯体性原因。有时医生可能并没有发现患者躯体问题的证据，但也不要盲目地否认患者的主观感受和体验，因为患者的主观感受和体验并不一定与其所患的疾病有特异性的联系。不同的人对同一种疾病可以有着不同的主观感受和体验，可以表现出不同的症状。临床实践中常会见到有些患者表现有很严重的症状，但却找不到严重疾病的病理证据，可是这些患者的体验和痛苦却是真实的，并非假装，全科医生有责任去帮助患者摆脱这种痛苦。如果医生盲目否认患者症状和体验的真实性，就会使患者产生不被接纳、不受尊重、不被信任的感觉，从而产生紧张感、不信任感和不安全感，有时还会引发患者严重的焦虑，明显增加患者的痛苦。心理社会评价主要评价服务对象是否存在心理问题、服务对象的心理问题是属于精神疾病还是属于心理障碍，心理障碍是源自躯体还是心理社会因素等；家庭评价主要是筛查、发现家庭问题，分析影响服务对象健康的家庭因素等。

社区评价主要评价工作和生活的社区环境中是否存在影响服务对象健康的因素，如职业因素、饮用水源、环境污染、家庭装修等；社会评价则主要评价影响服务对象健康的社会因素，如经济状况、受教育程度、人际关系等；整体评价主要评价服务对象健康问题的真正原因是什么、真正的问题是什么、真正的患者是谁等。

第三节　以人为中心的健康照顾的实施

全科医学是一种"以人为中心"的健康照顾模式，这种照顾模式的应诊过程及其应诊任务都与"以疾病为中心的照顾"有所不同。

一、以人为中心的健康照顾的应诊过程

以人为中心健康照顾模式的应诊过程主要包括全面收集患者"三维"（即生物、心理、社会三方面）资料、临床判断与评价、医患双方协同制订处置计划、利用各种资源提供服务等四个环节。当前，英国的大部分全科医生在应诊中，围绕"躯体-心理-社会"三维模式，并重点围绕"人"的管理，突出心理-社会二维模型，这有别于其他专科的应诊模式。

（一）全面收集患者生物、心理、社会三方面的"三维"资料

1. 患者的背景资料　背景资料主要包括患者的个人背景、家庭背景和社会背景三方面。只有全面收集患者的背景资料，才能了解患者是什么样的人，才能正确把握和理解患者主诉症状和问题的性质，才能找到问题产生的真正原因，从而采取措施在根本上解决患者的问题。

（1）个人背景：主要包括生理、心理和社会三方面。生理背景包括患者的性别、年龄、疾病与健康状况等，这些背景资料可通过询问病史、体格检查、实验室检查及特殊检查等获得。生理背景资料的收集无论是对全科医生还是专科医生都是重要的，医生可以根据这些资料科学准确的判断患者的生理和病理状况。一般而言，全科医生更加注意患者生理背景资料的宽度、广度及其相互联系和影响，而专科医生则较关注资料的深度。心理背景是指患者的心理状态与特征，主要包括气质与性格、需要与动机、情绪与压力等方面。社会背景是指患者社会层面上的相关状况，包括患者的社会环境如经济、文化、宗教、风俗习惯、人际关系等方面。

（2）家庭背景：主要包括家庭结构、家庭功能、家庭资源、家庭压力事件及家庭危机等方面。家庭是影响患者健康状况、疾病产生与转归的重要因素，家庭因素如家庭结构、家庭关系、家庭资源等均会对患者的健康产生不同程度的影响。例如，一位患原发性高血压的老大娘，因儿媳性格乖戾不孝而致婆媳长期不和，由于婆媳矛盾，其精神可能长期处于紧张、焦虑甚至愤懑状态，口服降压药物治疗高血压的效果会大受影响，血压难以降至正常水平。欲取得理想降压效果，除服降压药物外，医护

人员尚需做儿媳的思想疏导工作，改变其暴戾性情，缓解婆媳矛盾，改善婆媳关系，消除老大娘的精神紧张。可见，有时真正的患者或病因也许并非就是目前的就诊者或其表现出来的原因。

（3）社会及社区背景：是指患者所居住生存的社会及社区环境背景。社会背景包括社会政治制度、经济文化水平、社会支持网络、社会保障制度、人际关系、社会价值观念、风俗习惯、宗教信仰等；社区背景是社会背景的缩影，包括患者所居住社区的环境状况、文化习俗、健康意识、健康资源状况、社区服务网络及管理制度等。

2. 患者的问题 以人为中心的照顾模式要求医生要以问题为导向，关注并切实处理患者的问题，而非仅仅治疗疾病。患者的问题纷繁杂陈，但大体上可归为健康问题和非健康问题两大类。健康问题属医学范畴，确认并处理健康问题是医生应尽的职责；非健康问题不属于医学范畴，有些非健康问题处理起来难度也许较大，并非医护人员及医疗机构的力量之所能及，况且，非健康问题的确认与处理也许并非医生应尽的职责，但因其与健康问题密切相关，医生也应该加以重视并动用各种资源尽力加以解决。

全科医生要用三种"眼光"来分析处理疾病、病患和患病问题。首先，用"显微镜"的微观眼光检查发现个体器官组织上可能的病灶；其次，用"肉眼"观察目前的患者，了解其患病的体验与感觉；最后用"望远镜"的宏观眼光观察分析患者的社会与社区背景，以了解其"患病"状况。如此，全科医生就会树立起"立体式"或"全方位"的思维方式，并将这种思维方式紧密地与患者的需求联系在一起，运用到医疗卫生服务中去。例如，一位40多岁的男性患者因"头痛头晕"而就诊，全科医生一方面要询问病史，为患者做体格检查、必要的实验室检查以及特殊检查以判断"头痛头晕"的生物学原因；另一方面，还要了解患者对"头痛头晕"的感觉和体验，要问清楚患者有什么担心和忧虑，患者也许一直在考虑"我为什么头痛""我会得了严重性疾病吗""我会得了脑炎或高血压病吗""我必须住院吗""我需要手术吗"等问题，这些问题都是患者的感觉与体验，医生应当让患者充分将这些感觉和体验表达出来，给患者一个提出问题的机会；此外，医生还应询问该患者的家庭、社区与社会情况，了解家庭成员、同事、朋友及邻居等对患者"头痛头晕"状况的态度，特别是应考虑到"患者的家庭经济状况如何""他有什么家人来照顾他""他的家人对他的健康状况会有什么担心"等问题，然后有针对性地为患者提供所需要的健康照顾。

3. 患者的患病体验 患病体验（illness experience）是指患者所经历疾患的主观感受，包括不适、痛苦、功能障碍等，特别是患重病后可能会有的力不从心、恐惧焦虑、孤独依赖或厌世轻生等感觉。大多数患者会被患病体验所困扰，造成生活质量下降。患者的患病体验虽带有主观和经验色彩，但一般健康人难以体验。对医生来说，疾患也许仅是一种医学概念而已，而对患者而言，则是一种深刻的、痛苦难熬的体验。全科医生应及时了解和关注患者的患病体验，给予有效的心理抚慰和处理。

患者的患病体验是很复杂的，虽带有一定的普遍性，但也常因人、因病、因时而异。一般来说，患病体验主要表现在躯体与精神、心理与社会两个方面。

（1）躯体与生理方面的患病体验：患者常有生理上的感觉如不适、疼痛、生理功能障碍等；患病体验并非一定与疾患的严重性成正比，个体对症状与不适的反应（阈值）及耐受力也是不同的。因此，当未发现生理和躯体问题的证据时便盲目否认患者的疾患与痛苦的存在显然是不合适的。例如心源性疾病可以引起躯体症状；某些严重性疾病可以使患者丧失理智而出现暴躁易怒表现；某些恶性肿瘤或老年退行性疾病可使患者产生被抛弃感、孤独、与世隔绝感；而艾滋病、癫痫等疾病会使患者有羞耻感等。遇到上述情况，医生不应一味责怪抱怨他们，而应充分理解和同情他们，给予他们更多的爱护和充分的心理抚慰，采取各种措施化解他们的不安与痛苦。

（2）心理与社会方面的患病体验：心理上的患病体验常有心情紧张、焦虑、恐惧、失落、烦躁、易怒、性格变化等。疾患不仅表现为个体心理状态的变化，也会对患者所承担的家庭与社会角色产生影响。例如，许多人患病后常常会考虑"患病后我还能重新回去工作吗""我的病会传染给家人吗""乳腺癌切除术后我丈夫还会爱我吗"等许多问题，这些问题都会给患者带来心理上的紧张与焦虑，甚至影响到家庭和社会角色的功能。在某些特殊情况下，疾病会给患者带来严重后果，例如骨折对于在办公室工作的人来说可能算不了什么，但对于一名职业运动员来说，则危害巨大，他的职业运动生涯可能会因此而终结。因此，医生了解"疾患对患者意味着什么"是十分重要的。

4. 患者的行为、健康信念模式 全科医生在以人为中心的健康照顾中，需要详细了解和掌握患者的行为及其健康信念模式。患者的行为包括患病行为、就医行为及遵医行为等，这些行为的产生多与患者的健康信念模式密切相关。

（1）患病行为：患者的患病行为（illness behavior）分为广义与狭义两种。广义的患病行为是指患者患病后表现出的与疾病有关的所有行为；狭义的患病行为是指患者在就医过程中向医生诉说问题的同时，所表现出的对自身健康状况、医学解释及医疗服务的态度与行为。患者的患病行为与患者的个性特征、生活与文化背景、健康信念模式、疾病因果观、占主导地位的需要层次和生活目的等因素有关。例如，一个经济状况较差的人患了癌症，往往表现为不愿意接受费用昂贵的治疗，甚至表现为不再接受任何治疗；一个经济状况好又享受公费医疗的中年知识分子患了癌症，则意味着其宏伟的人生计划受到重挫，患者可能会希望在剩下的有限时间里最大限度地体现自己的人生价值，因而，患者可能会积极配合治疗，同时对工作还会表现出极大的欲望和热情。

当然，疾患对患者生活的影响是多方面的，这主要包括：①造成了经济拮据；②正常的活动被限制；③搅乱了生活规律；④威胁机体的完整性；⑤威胁个人的生命；⑥导致某种关系的破裂（如恋爱关系、婚姻关系、工作关系等）；⑦丢失了生活的意义；⑧打断了正在执行的重要计划。

（2）健康信念模式：健康信念模式（health belief model）是指人们对自己健康的价值观念，反映了人们对自身健康的关心程度。这一模式有两层含义：一是个人对疾病威胁的感受，包括疾病对个人危害的严重性与程度，以及个人被疾病侵害的可能性（易感性）；二是对疾病防治和保健行为所带来利益的认识。健康信念模式（见图 3-1）的基本理论假设是当认定某一特定疾病对某人威胁很大，而采取就医行为所产生的效益很高，则该人就可能就医，以获得适当的预防或治疗照顾；反之，则可能不会就医。健康信念模式受个体背景因素的影响，如个体的生理、心理、社会背景等因素，也受到外界提示因素的影响，这些外界提示因素可来自医生、传媒、亲友等。

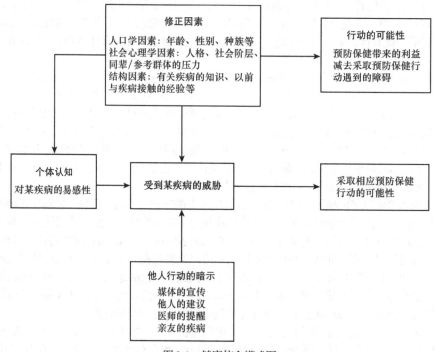

图 3-1　健康信念模式图

健康信念模式关系到患者就医行为的价值与可能性，全科医生应积极主动地了解患者的健康信念模式。要了解患者对自身健康的关心程度，搞清楚患者对相关疾病的严重性和易感性等问题的认识是否正确及认识程度；通过问诊、医患交流等手段了解患者对就医的效益有何考虑，其就医行为是否正确？患者的上述这些认识和想法不仅影响其就医遵医行为，还会影响疾病的转归与预后。总之，只有了解了患者的健康信念，才能从中发现可能存在的问题并予以引导与纠正，帮助患者改变其健康信念模式，从而使患者产生正确的健康行为，减少和杜绝那些因健康信念模式不正确而导致的"过度就医"、"过少就医"及"不遵医行为"等不健康行为。健康信念模式提出了影响患者采取相应的预防保健措施的因素：①对该疾病的严重程度的认识；②针对疾病采取相应的预防措施的利弊得失，采取行动所存在的障碍；③患者采取行动的可能性；④将思想转化为实际行动的触发因素。

5. 患者对医生的期望　患者到诊所、医院或其他医疗机构就诊，必定怀抱一定的期望和目的。了解患者对医生的期望，满足患者就医目的，这也是"以人为中心的健康照顾"的基本要求。患者为什么来就医？患者的就医目的和期望是什么？McWhinney 在《超越诊断》一书中，详细介绍了以下促使患者就医就诊的七个方面主要原因：

（1）躯体方面的不适超过了能够忍受的限度：对疾病引起的不适、疼痛或某些能力的丧失达到了无法忍受的程度，患者就可能就医就诊，去寻求医生的帮助。这种情况大多属于罹患急性或严重的躯体性疾病的患者，尽快解除痛苦、挽救生命就是患者的最大需要。

（2）心理方面的焦虑达到了极限：患者对疾病引起的不适、疼痛或某些能力的丧失尚能忍受，但对症状、体征和疾病的意义产生了误解，引起严重的心理焦虑反应，迫使其寻求医生帮助从而就医就诊。患者有时会直接提出自己所焦虑担忧的问题，希望得到医生的解释、帮助和安慰。有些情况下则是患者会过分强调甚至夸大其痛苦的体验及症状体征的意义，但是缺乏相应的客观证据，这也间接反映了患者心理方面的严重焦虑。

（3）出现了信号行为：患者自认为一些信息和征象与某些疾病有关，例如患者出现了症状或体征，希望与医生一起讨论或做出诊断。这种原因的就医既取决于患者的医疗知识，也取决于患者所持的健康信念模式，同时还和获得医疗卫生服务是否方便、及时等因素有关。

（4）出于管理方面的原因：如就业前体检、开具病假条或医疗证明以及提供民事纠纷的有关医疗信息等而就医。

（5）机会性就医：患者因为其他一些原因到诊所或医院接触到了医生，顺便提及自己的一些症状和体征，称为机会性就医。例如母亲带自己的孩子到诊所看病，借机向医生说出自己的症状与体征等。机会性就医往往可以发现一些早期的病征。

（6）出于周期性健康检查或预防、保健的目的，没有不适和症状。

（7）随访：患者应全科医生的预约而就诊，或是出院后、手术后的随访，多数为慢性病患者。

患者就诊时对医生的期望可分为以下两大类：

（1）共同的期望：这是大多数患者的期望，主要有：①对医生品德和服务态度的期望。②对医生医疗技术水平的期望。③对医生服务技巧、同情心、人文关怀能力的期望。④对就诊结果的期望。

（2）特殊的期望：是指患者带有个性特征的期望，或在特定背景、特殊情况下的患者期望。例如，患者证明自己健康无病或延长病休时间的期望、欲利用某些卫生资源的期望、对某些医生或医疗机构的特殊要求等均属此类。

美国著名人本主义心理学家马斯洛（Abraham H. .Maslow）在他的需要层次理论中指出，人的需要呈金字塔形，由低到高分为五个层次，分别是生理需要、安全需要、社交需要（包括情感归属及爱的需要）、自尊的需要、自我实现的需要。低层次的需要是人的基本需要，满足后再逐渐产生更高一级的需要。患者在生理和安全等低层次需要达到满足后，还会产生哪些需要与患者对自己的定位及所处的情景等因素有关。全科医生应该深入分析不同患者的不同需要，并正确地、适时地加以引导和满足。

6. 收集病史及了解患者相关背景资料时应注意的问题　应客观、准确、完整、及时地收集病史并了解患者相关背景资料，询问病史是发现患者的问题和收集患者主诉、症状、体征及相关背景资料的主要手段。询问病史时，除询问主诉、现病史、既往史、家族史、遗传史、职业史之外，全科医疗中为更详尽地了解把握患者存在的问题，还应特别注意以下两点：

（1）用心倾听，并适时予以确认和反馈：全科医生接诊患者询问病史时，应当用心倾听患者的诉说。聆听患者的主诉是医生给予患者的良好的最初印象，便于进一步建立和谐的医患关系，同时医生只有聆听患者的诉说，才能从中发现问题，找出患者就诊就医之症结和原因所在。另外，诉说对患者来说也是一种求助性行为，具有使患者精神放松和治疗的作用。如果医生不在意患者的诉说，表现出不耐烦情绪，甚至无故打断或终止其诉说，不仅会影响到对患者病情的深入了解，也会使患者对医生产生不满情绪，从而影响和谐医患关系的建立。

（2）开放式引导：临床工作中有两种问诊方式，即封闭式问诊和开放式问诊。封闭式问诊往往有明确的目的和对象，医生常把注意力集中于预先假设的疾病上，围绕患者的主诉进行询问，去寻找证明该疾病存在的依据。这种问诊方式患者的回答多为"是"或"否"等，例如医生问患者："你头痛吗？""大便好不好？""是否有咳嗽？"等等，患者的回答往往局限于"是"、"不好"、"不咳嗽"等。所谓开放式问诊意即在问诊时运用开放式引导的方法，让患者把自己要说的话说完，让患者尽情地"诉说"，使患者充分表述自己对疾病的印象、感觉、体验和担心等，同时，还鼓励患者发表自己的意见和看法。

封闭式问诊易受先入为主的影响而诱导患者，使患者的陈述涉及面较窄，仅局限于医生感兴趣的问题或主诉上，因而有可能遗漏一些重要的线索，同时，这种问诊方式还忽略了对患者生理、心理、社会各方面的主观需要的询问和了解。因此，为了客观、准确、全面、详尽地采集患者病史和背景资料，全科医生接诊时应该先用开放式问诊，运用开放式引导的方法，让患者敞开心扉尽情诉说，医生耐心倾听，从患者的诉说中发现蛛丝马迹，寻找问题所在，待患者将问题诉说清楚并将问题集中于某几种假说之后，医生再适当地运用封闭式问诊逐步地加以判断和鉴别。

开放式引导是开放式问诊的核心理念和方法，其主要的引导问语涉及以下几个方面：①问题发生的自然过程：如"请您告诉我问题是怎样发生的？"等。②问题所涉及的范围：如"您认为这个问题与哪些因素有关？"等。③患者的疾病因果观和健康信念模式：如"您认为这一问题严重吗？""您认为这是怎么回事？"等。④患者对医生的期望和患者的需要："您希望医生能为您做些什么？""您最希望解决的问题是什么？"等。

开放式问诊是全科医生常用的问诊方式，通过开放式问诊，全科医生可以收集到较为客观完整的病史及患者背景资料。在开放式问诊中，全科医生还可以留给自己充足的思考与梳理患者病史及背景资料的机会与时间，有助于从患者和疾病这两个范畴构建病患框架并促进患者参与模式的建立，进而有效地、准确地进行诊断分析。

英国的 Kurtz 教授在其研制的《卡尔加里-剑桥观察指南》（Calgary-Cambridge Observation Guide）里提出了评价医生接诊患者和医患交流能力的指标体系。《卡尔加里-剑桥观察指南》中的评价指标体系由5个方面的55个条目组成，其一级和二级评价框架如下。①启动应诊：A. 初步建立融洽关系；B. 查明患者的就诊原因；②采集信息：A. 患者问题的发现与探索；B. 了解患者的看法；C. 提供应诊框架。③建立医患关系：A. 发展友好互信的和谐关系；B. 患者参与。④解释与计划：A. 提供适当数量和类型的信息；B. 帮助患者准确记忆和理解；C. 取得共同的认识：纳入患者的看法；D. 临床计划方案的制定：医患双方共同决策。⑤结束接诊过程：A. 简要总结此次接诊及医患交流的过程与内容；B. 阐明诊疗计划并征求患者意见；C. 医生与患者共同商定、审核、修改下一步诊疗计划。

（二）体格检查和辅助检查

体格检查和辅助检查是为了获得与患者健康问题有关的客观信息。检查项目应有针对性和目的性，要满足患者的知情同意权，避免不必要的、重复的检查。

（三）临床判断与评价

全科医生充分利用所收集的患者资料、体格检查及辅助检查结果，结合自己的专业知识和临床实践经验，从生物、心理和社会三个角度对患者的健康问题进行正确判断和评价，包括判断健康问题的存在与性质，分清疾病的轻重缓急等。

（四）患者参与临床决策

在对患者问题的性质、原因等进行基本判断和评估的基础上，与患者充分沟通、协商，医患双方共同制订处理方案，确定健康目标，做出符合患者利益的决策。

（五）利用多方资源提供整体性服务

全科医生要利用自身的、团队内部的和外部多学科团队的资源，为患者提供防治结合的整体性服务。

二、全科医生的接诊模式、问诊技巧及问诊评估

全科医生收集患者的心理和社会背景资料，主要借助于开放式问诊方式获得。开放式问诊有时很琐碎，患者阐述的内容很多、很杂，医生怎样从中选择并记录下有价值的线索，则成为全科医生问诊时的一个重要问题。1983 年提出的 LEARN 种族医学文化模型，是应用于全科医疗的以患者为中心的接诊模式。1993 年提出了 BATHE 和 SOAP（to BATHE）两种开放式问诊及记录格式。近年来，英国的全科医学问诊，主要采用 ICE 的问诊方式。

（一）LEARN 全科医生接诊模式

LEARN 全科医生接诊模式，又称为 LEARN 种族医学文化模型。患者和医生的每一次会面都是一次跨文化的讨论，医生对文化的把握可以促进建立互信和信息收集，以便进行准确和完整的诊断和治疗。LEARN 种族医学文化模型强调与健康和疾病相关的文化概念，包括患者对躯体、疾病和治疗的信仰与预期，更加尊重患者自己对疾病的认知和理解，更加重视患者的表达和对疾病处置的看法，因此更能体现以患者为中心的健康照顾理念。包括以下个五步骤：

L（listen，倾听）：全科医生要站在患者的角度倾听，收集患者所有的健康问题及其对健康问题的认知和理解，即患者对疾病的解释模型。

E（explain，解释）：全科医生遵循生物-心理-社会医学模式，用患者能够理解且易于接受的语言解释对上述健康问题的诊断和病因。

A（acknowledge，容许或承认）：全科医生解释病情后，容许患者有机会参与讨论，沟通彼此对病情的看法，承认两者之间的相似和差异，讨论一下重要的分歧，进一步寻找例证进行必要的解释说明，使医患双方对健康问题的看法趋于一致。

R（recommend，推荐）：全科医生按照医患双方达成的共识向患者推荐最优的健康教育、检查和治疗方案。

N（negotiate，协商）：如果患者对检查和治疗建议有疑问，全科医生要和患者就治疗方案进行协商，寻找患者能够接受的妥协方式，最后确定医患双方都能接受的方案。

（二）BATHE 问诊方式

这是一种开放式问诊，从患者的背景、情感、烦恼、自我管理能力等四方面收集心理、社会资料，适用于全科医生。其格式如下：

B（background）：背景。即了解患者的就医背景、心理状况和社会因素等。医生最常问的问题是："最近你的自我感觉怎么样？""最近家里情况怎么样？""最近家里有什么事吗？""从你觉得不舒服到现在，你的生活有所变化吗？"等。

A（affect）：情感。即询问了解患者的情绪、情感及其变化。医生常问的问题有："你觉得家庭生活如何？""对家庭生活有何感受？""最近工作、学习情况怎样？"等。

T（trouble）：烦恼。即主要了解现患问题对患者带来的影响。医生常提的问题是："你最近的烦恼有哪些？""您最忧虑的是什么？""您觉得这些问题对您意味着什么？"等。

H（handling）：处理。是指了解患者的自我管理能力。医生会经常问以下问题："您打算如何处理这个问题？""您是怎样处理这一问题的？""您的家人在处理这一问题时给了您怎样的支持？""您的同事给了您哪些帮助？"等。

E（empathy）：同情。即移情，换位体验，对患者的痛苦和不幸表示理解和同情，从而使患者感

觉到医生对他的理解、支持和关心。医生常常对患者表示真心同情和理解的表达有："是的，您可真不容易啊！""是的，换了谁都会这样！""是的，要那样做的确很难。"等。

BATHE问诊的语言很朴素，但正是通过这些朴实无华的问诊语言，医生就可以很快了解患者的背景、问题产生的原因，并通过问诊医生给予患者心灵上的抚慰和支持。BATHE问诊使患者能充分敞开心扉，医患交流非常深入，并使医疗服务更为有效，尤其适用于对躯体化障碍患者的问诊。

（三）SOAP（to BATHE）问诊方式

这种问诊方式主要用来缓解患者的心理压力和社会压力，最终也能达到BATHE问诊的目的。BATHE问诊和SOAP（to BATHE）问诊常结合使用，使问诊更体现以人为中心的照顾模式的优点。

S（support）：支持。是指医生把患者的问题尽量普通化、正常化，以免引起患者的过分恐惧或对解决问题丧失信心。医生会常对患者说："其实您这病也算不了什么大病。""好多人都会遇到像您这样的麻烦。""您打算从何处入手来处理这一问题呢？"等。

O（objectivity）：客观。指医生科学的、客观地看待患者的问题，医生须保持适当的职业界限和自控，鼓励患者认清问题的现实性，引导患者客观地对待现实问题，并充分了解他们对问题的担忧，最终医生要给予患者克服解决问题的希望。医生常会说道："不要紧，我们一起想办法，问题总会解决的！""别担心，法子总会是有的！""最糟糕的结果又能会是什么呢？请相信我。"等。

A（acceptance）：接受。是指鼓励患者接受现患问题和其他现实，对这些现患问题或其他问题不作出判断，但医生要帮助患者树立起对自身、对家人的乐观态度。医生常说的话会是："对自己不要太苛刻，你已经做得够好的了！""这我们完全可以理解！""没什么大不了的，办法总比困难多。"等。

P（present focus）：关注现在。即鼓励患者关注眼前，不要一味悲叹过去，也不要担心将来，要做好现在应该做的每一件事。医生会说道："如果坚持，会有收获的！""如果换个方式，结果会不会更好些呢？"等。

全科医生以患者为中心的问诊技巧在应诊中起十分重要的作用，国内外非常重视全科医生的问诊训练和考核。如我国香港地区在6年的全科医学专科培训中，第二年对问诊设置了专门的考核。1992年英国开发的莱斯特评估工具（LAP）常被用来评估全科医生的临床应诊能力。LAP评估法从病史采集、体格检查、患者管理、医患关系、预防保健、解决问题及病例记录这7个方面39个考核点对全科医生的临床应诊过程进行综合评估。该工具能够客观地评价全科医生应诊的水平，在临床实践过程中可通过反复评价，不断提出改善策略，来逐步提升全科医生的应诊能力。

（四）ICE问诊方式

一个有效的全科医生能够完整、立体地看待患者的问题。全科要做到以患者为中心的全科医疗，在诊疗中首先要了解患者的ICE。什么是患者的ICE？ICE是idea（想法、主意）、concern（担心、顾虑）和expectation（期望、期待）三个单词的首个字母缩写，What are the patients'ideas，concerns and expectations（ICE）？患者的想法、担忧和期望是什么。患者的ICE其实就是患者每次就诊时内心深处的需求和渴望。我们在每一次诊疗中都要了解患者的想法、担忧和期望，才能解决患者内心的需求，我们的医疗服务才能获得患者的认可和满意。了解患者的ICE是以人为中心的全科医疗实践的开始。了解患者的ICE是全科医生的一门首要课程，也是全科医生的一项核心技能，在全科诊疗中不会了解患者ICE的全科医生是不可能实现诊疗目的的。

那么，在全科诊疗中，如何了解患者的ICE呢？全科诊疗中，大部分患者看医生的想法（idea）不难了解，有的患者会直接说出自己的想法："医生，我膝关节痛了3天，需要止痛药"；"我的降压药快没了，再开3个月药物"。但是，了解患者的担忧（concern）并不是一件简单的事情，如感冒咳嗽的孕妇一般不是关注感冒，而是担忧感冒对胎儿的影响。不是每一个患者都能清楚地说出自己就诊的原因，甚至有的患者没有想过自己的期望，不是很明确自己的目的。要了解患者的ICE，了解患者内心的需求，全科医生要有良好的观察能力和沟通能力，要与患者进行良好交流。

1. 善于倾听 以患者为中心的全科医疗首先要从"以患者为中心"的良好交流开始。良好交流的一个重要前提就是倾听，倾听是一门艺术，我们不仅要倾听话语，还要理解这些话语所包含的意思，并仔细斟酌言外之意。我们要用心地倾听病患的叙述，尽管他们有时候可能很啰嗦甚至令人烦恼，但是其中某句话可能就提供了线索。还要听陪同者的补充，有时候，陪同者会说出本次就诊的原因和期望。倾听时身体可以稍前倾，双眼看病患，边听边点头，表示你在认真倾听，千万不要只看着电脑打字，也不要随意打断患者的话语。在倾听的同时，要观察非语言性的身体动作和姿态，因为在大多数情况下，非语言信息是交流过程的最重要部分，如患者的言行举止，患者的外貌、步态、穿着、年龄等，包括了解与患者一起来看医生的陪同者，陪同者与病患的关系，例如子女陪同老人看医生，说明子女很关心老人，子女很担忧老人的疾病，如果老年患者单独一个人看医生，他可能比较孤单，如果是朋友或其他人员陪同者就诊，可能掩藏着什么。

2. 有效提问 当我们不能确定患者的 ICE 时，我们可以针对性提问：

（1）了解患者的想法（idea）：你今天最需要我解决的问题是什么？能告诉我，可能是什么原因造成的呢？你觉得可能发生吗？你还有没有其他想法？你这样的想法有什么根据吗？很显然，如果你不介意，把你的想法告诉我，对解决你的病痛会有帮助。

（2）了解患者的担忧、关注（concern）：你可能在担心（担忧）什么？能把你的担忧说得具体一些吗？你认为最坏的结果是什么？在你最绝望（最糟糕）的时候，你会做什么？

（3）了解患者的期望（expectation）：你希望我能帮你什么？你觉得最好的方法是什么？你希望我怎么做/如何帮你？

最好在与患者的交流中了解患者的 ICE，尽量避免直接提问：你的想法是什么，你在担忧什么，你期望什么，更没有必要问太多问题，只要全科医生用心观察，积极倾听，适当提问，一般都能了解患者的 ICE。例如，患者刘某到专科就诊时，医生排除了心肺等器官损害，告诉患者"没有心脏病"，但是患者仍胸痛。全科医生接诊后，了解患者的 ICE（想法、担忧和期望），治愈了患者的胸痛。他们的对话如下：

全科医生："刘女士，你好！我是××医生，有什么可以帮你吗？哪里不舒服吗？"

患者："胸痛了3个月，看了了很多专家，他们都说我没病，可是我总是胸痛。"

全科医生："你胸痛有什么特点或者有什么规律吗？"

患者："心情不好时痛的多些，散散步活动活动没那么痛。"

全科医生："你担心什么吗？"

患者："我有心脏病，我可能活不久了"。患者伤心落泪。

全科医生："为什么这么想呢？有什么根据吗？"

患者："我妈妈4个月前因为心脏病去世了"。

全科医生给患者检查身体，仔细查看患者带来的检查资料，复查心电图，心电图无异常。

全科医生："你希望我能帮你什么？"

患者："我还能活多久？我有没有心脏病？"

全科医生："你没有心脏病，心电图也正常，你在医院的检查也正常，你确实没有心脏病，你还担心什么？"

患者："我还是不放心。"

全科医生："你可以记下我的手机号码，如果不舒服随时打电话给我。"全科医生还通俗地讲解了心脏病防治知识，急救方法等。刘某记下全科医生的电话号码放心地回家了。

在病例中，全科医生及时地了解了患者的 ICE：患者因母亲心脏病去世过度关注而胸痛，担心自己突然去世，期望找出胸痛的原因。全科医生给予患者科学地解答，留下电话号码（负责式照顾），要求患者复诊（持续性服务），给予安慰和支持（全人治疗）。不仅治愈了患者的胸痛，也解除了她不必要的忧虑。

在全科医疗中明确患者的想法、担忧和期望，可以让全科医生更准确地了解患者求医的原因，有利于建立良好的医患关系，提高患者的满意度，也可以改善患者对医疗方案的配合度，更愿意接受全

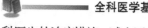

科医生的治疗措施，减少医疗资源的浪费，让患者放心安心。全科医生做到了以患者为中心，才是一个有效的居民健康的守门人。

（五）RICE 模式

在 ICE 的基础上，增加患者就诊的原因（R，reason），即 RICE 问诊模式。通过 RICE 问诊，全科医生可以更深入地了解到患者就诊的原因、疾病对患者生活的影响，以及每位患者对症状或疾病的想法和感受，从而更好地了解患者就诊的需求，最终达到既治病又治人的效果。

（六）PLISSIT 模式

PLISSIT 模式在 1974 年创建，最初是用于治疗性问题的一种辅助手段，但同样适合全科医疗的咨询服务，适用于主诉"感觉不好"的患者。

P（permission giving）：给予许可（大部分性问题是焦虑或压抑所引起的，比如手淫造成焦虑等。因此医生可以利用自己的职业权威性，容许患者继续做以往做过的事情，可以缓解不必要的心理负担）。

LI（limited information）：有限信息（很多人对自己身体功能有错误的认识，从而产生一些不切实际的期望。因此医生可以通过讲解一些正确的医学知识，使患者恢复正常的生理功能）。

SS（specific suggestions）：具体建议（针对每个患者的具体情况，提出相应的医学建议）。

IT（intensive treatment）：强化治疗（只有病因比较复杂的患者，才需要长期治疗）。

全科医生可借鉴 PLISSIT 模式为广大患者提供咨询服务，以解决患者的问题，达到以下目的：①倾听患者的感受和烦恼；②明确问题；③预约下一次的咨询（医患双方初步确定随访频率）；④确定短期和长期的治疗目标；⑤选定一个行动——"试验性行动"；⑥每次就诊时与患者讨论"家庭作业"；⑦评估进展；⑧是否继续或者更换"行动"；⑨完成诊治，或者转诊。

三、全科医生接诊中的四项主要任务

全科医疗是一种以门诊服务为主的服务模式，全科医生在门诊服务中应诊的任务与专科医疗略有区别。具体来说，全科医生在接诊中的主要任务有以下四项：

（一）确认和处理现患问题

这是全科医生应诊中的首要任务。现患问题主要是指患者近期所感觉到的身体不适或怀疑患上了某种疾病。现患问题一般是患者前来就医的主要原因。全科医生在接诊中要正确分析、认识和处理患者的现患问题，这是门诊服务的核心任务。全科医生在确认和处理患者的现患问题时，不仅要靠生物医学知识去认识、诊断患者的疾病性质和严重程度，而且还要从心理、社会等多角度和多层面去解剖、分析患者的就诊原因及就医背景，以充分体现"以人为中心的健康照顾"特点，具体说来要做好以下几个方面的工作：

1. 了解患者是一种什么样的人　全科医生在面对患者时，应首先了解患者是一个什么样的人，要熟悉他们的背景资料，如患者的社会背景、社区背景、家庭背景、个人背景等，只有深入全面地了解了患者的有关背景资料，才能了解熟悉前来就医的患者整体状况，才能与患者建立起一种朋友式的和谐医患关系。全科医生在患者来就诊时可先浏览一下患者的健康档案，以了解患者。

2. 了解患者的就医背景　患者都是在一定的背景下前来就医的，只有了解患者的就医背景，才能真正理解患者的主诉和现患问题的性质，才能发现产生这些问题的真正原因，才能找到真正的问题。

需要了解的就医背景主要有：①患者为什么前来就诊，为什么在这一特定时刻就诊。患者有了疾患并不一定都去就医，患者是否就医受疾病的性质和严重程度、个人的类型和价值观念、家庭和社会背景、家庭资源及卫生服务模式等多种因素的影响。对于这些影响患者就医取向的诸多因素，医生都应有所了解。②患者有哪些需要。全科医生要善于发现和理解患者不同层次的需要，并针对性地采取各种措施和方法给予适宜的最大限度的满足。③患者期望医生为他做些什么。了解了患者的需要以后，医生就可以在尊重患者意愿的基础上了解患者要求医生为他做些什么。患者前来就诊总是带着对医生的期望而来的，他们希望医生能最大限度地满足他们的需要。是需要治疗还是需要预防和保健，抑或是需要对患者进行健康教育？这些决策均需由医生与患者及其家属协商来做出。

3. 分析现患问题的性质 全科医生在充分了解患者及其就医背景的基础上，就可以分析确定患者的现患问题的性质了。全科医生要从系统论、整体论角度去分析认识患者的现患问题，即从患者的生物、心理和社会全方位考虑判断现患问题。患者的现患问题主要根据生物医学、医学心理学、社会医学及社会学等知识去判断认定。

4. 处理现患问题 全科医生在生物-心理-社会医学模式指导下确认了现患问题的性质及有关心理社会背景之后，要针对患者的具体情况和现患问题的特性来制订科学合理的处理方案和计划。现患问题的处理同样要遵循生物-心理-社会医学模式指导，要从系统论、整体论角度出发，去完整地处理现患问题。所以全科医生所制订的现患问题处理方案既包括生物医学疾病方面的治疗、预防措施，也包括心理抚慰、社会功能矫治与康复等措施。为实施"全人照顾"，全科医生制订处理方案时应注意在以下几个方面加强与患者的沟通：①向患者详细解释说明病情，并向患者表示同情，对患者的痛苦表示理解，并给予心理抚慰；②向患者解释所制订的处理方案和措施，征求患者对处理方案的意见和看法，并对患者的意见和看法表示极度的尊重；③就处理方案与患者交换意见，加强沟通，必要时做深入细致的解释说服工作，最终与患者达成共识，并根据具体情况及患者的态度适当调整处理方案；④启发患者的主观能动性，争取患者的自主性，鼓励患者承担起健康自我管理的责任，让患者充分参与处理方案的制订、修改与实施过程。

由于全科医生对现患问题的处理是整体性的、系统性的，并不是单纯从疾病角度出发，没有忽略患者的心理需求和社会功能方面的照顾，所以在确认和处理现患问题时，患者的顺从性、遵医率及对全科医生的信任度和满意度都是非常高的。

（二）对服务对象进行连续性管理

所谓连续性管理是指在时间上的不间断性管理，甚至是对服务对象一生的管理。管理的任务既包括对现患问题的管理，也包括对人的心理、社会各方面的管理，其中以对现患问题的管理为重点。

在确认现患问题并制订实施处理方案之后，全科医生应对现患问题实施连续性管理。连续性管理主要体现在：①对患者行为生活方式的管理，尤其是对与现患问题关系密切的行为生活方式的管理，例如，现患问题以原发性高血压为主的患者，全科医生在完成及时的高血压诊断治疗的同时，应教育劝解患者及其家人控制或减少对食盐的摄入；②患者心理状态的管理，不良心理状态是构成现患问题的重要因素，也是长期连续性管理的主要内容，例如原发性高血压患者，在进行管理时，应教育患者保持愉快、轻松、和谐的心态；③注重社会功能方面的长期管理，例如因现患问题引起的患者的休工休学、社会或家庭角色功能的缺失等方面的管理。

有些现患问题尤其是慢性疾病并非一次短暂的诊治或处理就能解决所有问题，需要长期的、连续的管理。这种连续性的管理可以覆盖患者的各个生活时期，也可以贯穿于患者的一生。

（三）提供预防性照顾

"预防为主"是医疗卫生服务的重要指导方针。全科医生在诊治患者、为患者提供服务的各个环节都应体现"预防为主"策略。尤其是一些慢性病，如高血压、心脑血管疾病、恶性肿瘤及意外伤害等疾病，其预防的意义更为重大，预防效果也更为理想。全科医生应发挥自身预防性照顾方面的优势，将疾病的预防贯穿渗透到健康照顾的整个过程。

（四）改善患者求医、遵医行为

不恰当的求医行为主要表现为求医过多或者求医过少。遵医行为是指患者按照医生的指示或处方进行治疗的行为。全科医生对服务对象现患问题的处理、连续性管理及预防性照顾，都是在患者适当求医、遵医的基础上实施并产生效果的。如果医生为患者制定了科学合理的处理实施方案，但由于患者求医和遵医行为不当，不能与医师协调配合，那么医生与患者对健康的共同期望则会成为泡影。因此，"以人为中心的健康照顾"对于患者的求医行为、遵医行为格外关注，全科医生应想方设法提高患者的遵医率，纠正其不良求医行为，以保证医疗服务的质量。

常见的影响患者求医行为及遵医行为的因素主要有：①患者的思想意识、价值观，尤其是健康观、健康因果观；②患者的心理状态，如对疾病格外敏感；③患者的经济条件与经济能力，当地医疗服务资源的多少、服务模式与水平；④对医生的信任感等。

全科医生改善患者求医行为的主要做法有：①告诉患者在什么情况下应该就医或复诊，在哪些情况下不需要就医，出现哪些问题应当及时转诊等；②针对就医过多的患者，进行心理疏导；③针对就医过少的患者，进行健康观念和疾病知识的教育，提高其对所患疾病危害性的认识。

提高患者的遵医性，要从全科医生、患者和管理方面综合施策。①全科医生方面：提高业务和医德水平，增加患者的信任与满意度，与患者充分沟通交流，建立良好的医患关系，处方用药主次分明，减少辅助性一般药物等；②患者方面：提高患者的认知水平，主动参与治疗方案的制订，动员家属督促患者遵从医嘱等；③管理方面：加强患者教育和管理，组织患者团体活动等。

（赵拥军）

思 考 题

1. 什么是"以人为中心的健康照顾"？
2. 全科医生如何才能为居民提供"以人为中心的健康照顾"？
3. 全科医生应诊中的主要任务有哪些？
4. 以人为中心的健康照顾的"开放式问诊"与"封闭式问诊"有何异同？
5. 以人为中心的健康照顾的能力要求包括哪些方面？

第四章　以家庭为单位的健康照顾

学习目标

1. 了解家庭、家庭生活周期、家庭资源和家庭危机的概念；掌握家庭的定义、类型和功能。
2. 熟悉家庭结构、家庭生活周期对个体健康的影响，家庭访视及其适用范围。
3. 熟悉常用家庭健康评估工具的使用方法和常见家庭问题的处理方式；了解家庭咨询与家庭治疗等服务形式。

【案例 4-1】

王某，男，63 岁，退休主任医师，患高血压病 14 余年，服用"硝苯地平缓释片"血压控制在 130/80mmHg。近日患者血压升高"150～176/100～118mmHg"，去医院就医后，专科医生给予用药半个月患者血压仍难以控制。患者到社区就诊，全科医生详细了解患者背景并绘制家系图后，发现该患者个性刚强、好面子，半个月前因受到单位处分（与领导间有误解）导致失眠，成天闷闷不乐。患者有一远渡异乡 7 年正在攻读博士的儿子（31 岁），儿媳好不容易怀孕四月却胎死腹中。

问题：

1. 患者血压升高的主要原因是什么？
2. 全科医生应给予怎样的处理？

以家庭为单位的健康照顾是全科医学的基本原则之一，是全科医疗服务中最具专业特征的体现，是北美等多个国家把全科医学、全科医疗、全科医生称为家庭医学、家庭医疗、家庭医生的主要原因。以家庭为单位的照顾是对个体和家庭提供服务的过程，全科医生在处理社区健康问题的过程中始终考虑其与家庭各因素的相互作用关系及结果，并积极动员和有效利用家庭资源，灵活运用家庭系统理论为个体和家庭健康问题提供服务。以家庭为单位的照顾是全科医生工作的重点之一，也是区别于其他专科服务的特点之一。以家庭为单位健康照顾的方式主要有家庭咨询、家庭治疗、家访、家庭病床、家庭康复与护理等。

第一节　概　　述

家庭（family）是个人主要的生活背景和场所，是影响个人健康的重要因素，也是维护个人健康的有效资源。以家庭为单位的健康服务不仅把家庭中所有的成员都作为服务对象，而且还要考虑家庭与个人健康之间的互动关系。只有维护了家庭的健康，才能有效地维护个人的健康。

随着社会的变迁和工业化、都市化的不断发展，人们的家庭观念发生了明显的变化，家庭结构日趋简单，核心家庭取代了传统的大家庭，家庭的许多功能逐渐向社会转移，对社会和医疗服务提出了越来越多的要求。家庭与个人健康之间的关系也逐渐引起人们的极大关注。将医疗保健服务引入家庭，提供完整的家庭保健服务已成为现代医学的一个新观念，这也是全科医学产生与发展的重要基础。家庭保健服务的理论与技术是全科医学的核心内容。

一、家庭的定义、类型、结构

（一）家庭的定义

家庭的定义随着社会结构与功能的变迁而不断变化。原始社会中，家庭就等于社会，一个氏族部落就是一个大家庭、一个小社会，实行群居群婚制。进入奴隶社会后，家庭与社会开始分离，一夫一妻和一夫多妻制并存于世。我国的封建社会经历了两千多年的发展，在此期间形成了根深蒂固的传统家庭观念。由于我国直接由封建社会进入社会主义社会，封建社会传统的家庭观念对中国当代家庭的影响仍很深刻。2011 年之前，我国实施的计划生育政策使独生子女家庭成为中国的主要家庭形式。在经历了从高生育率到低生育率的迅速转变之后，人口老龄化成为我国人口的主要矛盾。2011 年 11 月，中国各地全面实施"双独两孩"政策；2013 年 12 月，中国实施"单独两孩"政策；2015 年 10 月，中国共产党第十八届中央委员会第五次全体会议公报指出：坚持计划生育基本国策，积极开展应对人口老龄化行动，实施"全面两孩"政策。2021 年 5 月 31 日，中共中央政治局召开会议，审议《关于优化生育政策促进人口长期均衡发展的决定》，指出进一步优化生育政策，实施一对夫妻可以生育三个子女政策及配套支持措施。因此，目前的家庭结构特点也随之改变，不同于独生子女家庭。在评价中国家庭的基本特征时，必须考虑其历史与现实背景因素。

家庭作为社会活动基本单位的地位始终未变，但是至今没有一个家庭的定义能包含当代社会中存在的所有家庭形式。传统上根据家庭的结构和特征，将家庭定义为：在同一处居住的，靠血缘、婚姻或收养关系联系在一起的，两个或更多的人所组成的单位。根据我国婚姻制度和《婚姻法》的有关规定，家庭的定义是：一对成年男女，由于相互恋爱，自愿组合在一起生儿育女。这个概念适合我国大多数的家庭，但不包括单亲家庭、独身或独居家庭、同性恋家庭等。随着社会结构和功能的发展变化，家庭的定义和观念也随之发生变化。1997 年某教授提出："家庭是通过血缘、婚姻、收养关系联系在一起的，或通过相互的协议而生活在一起的两个或更多的人组成的一个社会系统，家庭成员通常共同分享义务、职责、种族繁衍、友爱及归属感。"现如今根据家庭的结构和特征，人们将家庭定义为：能提供社会支持，其成员在出现身体或情感危机时能向其寻求帮助的一些亲密者所组成的团体。它包含两层含义：第一层是在同一处居住的，靠血缘婚姻或收养关系联系在一起的，两个或更多的人所组成的单位；第二层是通过生物学关系、情感关系或法律关系联系在一起的一个群体。

家庭的特点包括：①行为共同性，是指起床的时间差不多，睡觉的时间差不多，吃饭的时间一致。②角色稳定性，是指在家里扮演的角色，在一定时间内是相对比较稳定的。③关系情感性，是指家庭成员的关系靠情感维系。

从家庭的发展历史来看，关系健全的家庭应包含八种家庭关系。①婚姻关系：传统的家庭都是由成年男女通过合法的婚姻而建立的，姻缘是联结家庭的中心纽带。②血缘关系：血缘关系是最古老的家庭关系，原始社会的氏族家庭就是一种血缘家庭，家庭总是以血缘关系而延续、扩展的。③亲缘关系：家庭以姻缘关系、血缘关系为基础而发展亲缘关系，大家庭中的亲缘关系最为集中和复杂，庞大的亲缘关系也提供了丰富的家庭内部资源。养子、养女、继父、继母、干爹、干妈、岳父、岳母、公公、婆婆等都是以亲缘关系为纽带而联结的家庭关系。④感情关系：婚姻、家庭必须以感情为基础，恩格斯说过："没有感情的婚姻是不道德的婚姻。"婚姻、家庭一旦失去了感情色彩，便失去了灵魂和其应有的作用。家庭是一个避风港，只有充满温馨和爱心的家庭才能成为避风港。⑤伙伴关系：夫妻双方既是性生活配偶，又是生活中的伴侣。家庭中的伙伴关系是以感情、爱情为基础的，实际上是一种爱的伙伴。⑥经济关系：家庭经济是社会经济积累与消费的重要形式，个人消费总是以家庭为单位的，家庭是社会最基本的经济消费团体。⑦人口生产关系：人口生产是家庭独一无二的功能，任何其他的社会团体都不能承担这一功能。⑧社会化关系：家庭承担着培养合格的社会成员的责任，存在着榜样与模仿、教育与被教育、影响与被影响的关系。实际上，社会上存在着大量关系不完整全的家庭，如单亲家庭、同居家庭等。

（二）家庭类型（family type）

家庭是父母子女彼此相依、共同生活的场所，成员之间在情感及身体上有共同的承诺，它比其他社会团体更重视和爱护感情关系。按照家庭中的代际数量和亲属关系的特征将家庭分类是最常见的分类方法。根据这一标准分类，主要有以下几种家庭类型：

1. 夫妻家庭（conjugal family）　指只有夫妻二人组成的没有子女的家庭（childless or childfree family），包括丁克家庭（Dink family）、空巢家庭（empty nest family）以及未育夫妻家庭等。夫妻家

庭以夫妻二人的感情生活为中心，对感情的要求较高，有向其他家庭转变的极大可能性。

2. 核心家庭（nuclear family）　核心家庭是由父母及其未婚子女包括养子女组成的家庭。特征是规模小、人数少、结构简单、关系单纯，便于做出决定，也便于迁移，但同时可利用的家庭内外资源也少，一旦出现危机，因得到家庭内、外的支持较少而易导致家庭解体，对医护人员依赖性较强。核心家庭占主导地位是现代社会的显著特征。据统计，核心家庭占我国城市家庭的80%。核心家庭是现代社会中比较理想和主要的家庭类型。

3. 拓展家庭（extended family）　拓展家庭包括主干家庭、联合家庭、联合主干家庭。它是存在血亲、姻亲或者收养关系的两代以上的亲人所组成的家庭。

（1）主干家庭（stem family）：又称直系家庭（linear family），是父母与已婚子女组成的家庭，其家庭在垂直的上下代中有两对或两对以上夫妇，即由两对或两对以上夫妻组成、每代最多不超过一对夫妇且中间无断代的家庭。其特点是介于核心家庭与复合家庭之间。其中由父母、一对已婚子女及第三代人组成的家庭形式较多见。

（2）联合家庭（joint family）：又称复合家庭（composite family），指家庭中由任何一代含有两对或两对以上夫妻的家庭，如父母和两对已婚子女组成的家庭或兄弟姐妹结婚后不分家的家庭。联合家庭相当于由两个或两个以上核心家庭平行组成的大家庭，家庭结构较为复杂，在中国大部分地区这种家庭已经很少存在了。其特点是规模大、人数多、结构复杂、关系繁多，难以做统一的决定。但可利用的家庭内外资源较多，遇到危机时，有利于提高适应能力。家庭成员对医护人员的依赖性不强。

（3）联合主干家庭（joint linear family, joint stem family）：是由一对已婚夫妻，至少一位夫或妻的父母或者祖父母，至少一对夫或妻的已婚兄弟姐妹，及其他未婚亲属所组成。

4. 其他类型家庭　①单亲家庭（single-parent family）：单亲家庭或叫单身父母家庭，是父母单方及其子女或收养的子女组成的家庭，包括未婚有孩子及未婚领养孩子组成的家庭；②重组家庭（blended family, reconstituted family）：重组家庭或叫继父母家庭（step-family），由再婚而组成的家庭，包括来自以前婚姻的子女及再婚所生育的子女；③特殊家庭：包括独居家庭、同居家庭（unmarried partners）、同性恋家庭（gay or lesbian family）、抚养家庭（foster family）、隔代家庭（grandparent family）、多个成人组成的家庭等。

（三）家庭的结构

家庭结构（family structure）是指家庭内在的构成和运作机制。家庭作为一个系统，各个成员之间及与外部环境之间，存在着相互作用和影响，主要表现以下六个方面：家庭界限、家庭角色、家庭权力结构、家庭气氛与生活空间、家庭沟通类型、家庭价值观。其中任何一方面受到影响，其他方面也会发生相应变化。

1. 家庭界限（family boundary）　如果把家庭比作社会的细胞，则家庭界限相当于细胞膜，是指家庭成员对外活动的共同准则。例如，中国有句俗话说："家丑不可外扬。"大多数家庭都不允许其成员在外人面前谈论家庭的隐私；有客人时，夫妻避免吵架；夫妻双方必须遵守爱情和性生活专一与排他的原则等。家庭借助于家庭界限来维持它的稳定性。但是家庭要真正维持其稳定性，使家庭成员得到发展，还必须具有一定的开放性。不同的家庭之间，其界限的通透性有很大的差异。

家庭界限极端通透时，家庭过于对外开放，家庭形式十分散漫，缺乏有效的防御机制，家庭成员之间的关系十分淡薄，家庭的外部资源丰富，而家庭的内部资源不足。当家庭中某一成员患病时，大多数情况下由于得不到家庭的有效支持，导致患者常过分依赖于医生的帮助和家庭外部资源的支持。

当家庭的界限极端不通透时，家庭与外界隔离，缺乏正常的社会交往和信息交流，家庭成员的独立性往往被剥夺而过分依赖于权力中心，被迫参与家庭活动，家庭成员难以得到正常发展。家庭内部资源丰富，而家庭外部资源缺乏。当家庭中某一成员患病时，能得到家庭的有效支持，家庭能做出适当的反应，但患者及家庭与医生之间的合作较为困难，不易建立信任感。这种家庭在开始阶段问题较少，随着家境的变迁，子女相继长大成人，家庭矛盾冲突会越来越多，且常伴有家庭成员的身心障碍和行为问题。

2. 家庭角色（family role）　　角色是一个人行为的社会标准。是社会对个人职能的划分，是一种对每个处在这个位置上的人所期待的、符合规范的行为模式，代表着每个人的身份。角色是社会客观赋予的，而不是自己认定的。家庭角色是家庭成员在家庭中的特定身份，代表着他在家庭中应执行的职能，反映他在家庭中的相对位置以及与其他成员之间的相互关系，如父亲、母亲、儿子、女儿等。每个家庭成员通常在不同的时间、空间里同时扮演着多种不同的角色，如妻子、母亲等。角色赋予家庭成员在家庭和社会中一定的权利和责任，如传统观念中母亲的角色是照顾和教育子女，做家务等。然而，随着社会文化、特定的家庭教育等因素的变化，家庭角色也在不断变化。

（1）角色学习（role learning）：包括学习角色的责任、义务、权利和学习角色的态度与情感。角色学习常因周围环境的积极反应而得以强化和巩固，也会因周围环境的消极反应而对其进行否定或修饰。角色学习是无止境的，需要不断适应角色的转变。到了学校里为学生，必须遵守做学生的行为规范；成年结婚后，成了妻子的丈夫，孩子的父亲，就应该学习如何做合格的丈夫和父亲。

（2）角色期待（role expectation）：是指社会或家庭期望在其中扮演某个角色或占有某种地位的人能够表现出来的一组特殊行为，是社会结构与角色行为之间的桥梁。例如，社会和家庭期望一家之主的父亲这一角色，能参加工作，挣钱养家糊口，维持家庭在社会上的声誉和地位，教育子女，计划家庭生活，必要时做出明智的决定。角色期待包括两个方面的内容，一方面是传统的角色期待，即在个人没有扮演这一角色之前就已经存在的；另一方面是具体的角色期待，即在个人扮演这一角色之后才出现的。例如，做子女的一套行为规范是早已存在的，是整个社会所有家庭的子女必须遵守的。而这个家庭的父母对自己的子女还有期望，如努力学习，考上大学，将来成为社会的栋梁之材等。可见，角色期待也意味着人们对个体的关心、信任和鞭策，是个人实现某种角色的动力。一旦个体认知并认同了某种角色期待，这种角色期待就会成为个人实现角色的内部动力。在这种情况下，角色成功的可能性更大。当然，角色期待不是一些特殊行为的清单，而是极其复杂的行为模型，包括了认知、态度和感情等的总和。

（3）角色认识（role recognition）：是根据一个人所表现出来的行为（言语、表情、姿态）来认识他（她）的地位或身份，包括对角色规范的认知、对所扮演角色的认知和关于角色扮演是否恰当的判断。我们常常将扮演某个角色的人的言行与我们所认同的这一角色的行为规范进行比较，然后判断这个人是军人、农民、学生、教授还是其他什么身份。同时，评价这个人的言行是否合格。

（4）角色冲突（role conflict）：是指因角色期望的矛盾而使个体在角色扮演上左右为难的现象。第一，这可能是由不同的人对一种角色产生相互矛盾的角色期待所引起的。例如，父亲希望儿子静心读书，少结交朋友，而母亲却希望儿子广交朋友，培养广泛的兴趣、爱好。第二，可能由一人同时身兼几个角色时引起的冲突。例如，婆媳吵架时，作为儿子和丈夫的男人夹在中间不知所措。第三，可能由新、旧角色更替引起的冲突。例如，父亲年老退休后，儿子成了主要的养家糊口的人，家庭的权力中心也就发生了转移。儿子要求有更多的自主权去处理内外事务，而父亲却不放心，常常过多地干涉儿子的决定。第四，可能由角色人格与真实人格之间的矛盾引起的冲突。例如，一位思想激进、具有反抗精神的开放女性进入一个旧式家庭做儿媳妇，家庭的传统观念与新女性的反抗精神就会引起明显的冲突。

每个家庭成员在家庭中的一切行为都与各自特定的角色有着密不可分的联系。因此，每个家庭成员都应对自己的家庭角色有所认知，尽力履行家庭和社会所赋予自己的角色行为，同时掌握角色的技巧，适应角色的变化。如父亲因意外伤害而卧床不起，儿子不得不辍学去工作赚钱，承担父亲以前所承担的角色。这时就需要他适应家庭期待的角色转变，维护家庭的正常功能。反之，假如儿子实现不了家庭其他成员对他的角色期待，那么就会发生角色紧张、角色冲突或角色缺失，进而影响家庭成员的身心健康。

家庭角色的功能是影响家庭功能和家庭健康的重要因素之一，全科医生进行家庭评估时，判断家庭角色是否具有充分功能时，通常依据五点标准：①家庭各成员对某一角色的期待趋于一致；②家庭各成员适应自己扮演的角色模式；③角色期待能满足成员的心理需要，符合自我发展的需要；④家庭角色具有灵活性，在发生角色转换时都能适应转换的角色规范；⑤家庭角色的模式符合社会规范，能被社会认可。

3. 家庭权力结构 家庭权力结构是一个家庭成员影响、控制和支配其他成员现存的和潜在的能力，即一般意义上的一家之主。家庭权力结构反映了谁是家庭的决策者以及做出决策时家庭成员之间相互作用的方式。常见的家庭权力结构（family authority structure）有四种类型：

（1）传统权威型：权力来源于家庭所在的社会文化传统，是约定俗成的。例如在男性主导社会里，父亲通常是一家之主，家庭其他成员把父亲视为权威人物，而不考虑他的社会地位、职业、收入、健康、能力等。

（2）工具权威型：是指权力属于负责供养家庭、掌握经济大权的人的这种情况。如父亲下岗由母亲赚钱供养家庭，权力自然由父亲转移到母亲，母亲被认为是这种家庭的权威人物。

（3）分享权威型：家庭成员分享权力，协商决定家庭事务，是现代社会所推崇的类型，这种家庭又称民主家庭。

（4）情感权威型：在家庭感情生活中起决定作用的人被视为权威人物，其他的家庭成员因对他的感情而承认其权威。如中国的"妻管严"家庭即为此种类型。

家庭权力结构并非一成不变，它随家庭生活周期及社会的变迁而改变。家庭权力结构是全科医生进行家庭评估、家庭干预的重要参考资料。只有了解了家庭的决策者，与之协商，才能有效地提供建议，实施干预。

4. 家庭气氛与生活空间 家庭气氛主要指感情气氛，主要是通过家庭成员之间的交往表现出来的，如说话的语气、表情、动作、交往的频度和深度、交往的内容和形式等。家庭的感情气氛决定于家庭成员间相爱的程度、个人的表现风格、表达能力和个性以及家庭养成的交往习惯等。生活空间包括居住面积和空间及空间在家庭成员之间的分配。居住面积与个人健康、个人发展、家庭关系和家庭功能之间有着密切关系。正常的家庭生活需要一个合适的共同生活空间。家庭成员在家庭中是否有一块属于自己的空间领地也非常重要。例如夫妻生活需要一个独立、安静、封闭的空间领地，否则会影响夫妻间的感情交流和性生活质量；孩子也需要一块属于自己的空间领地，可以充分发挥自己的想象力，并避免过早接触成人的世界和生活；老年人更应该有一块属于自己的空间领地来休息、思考和回忆，以便安度晚年。领地的划分反映着家庭的感情气氛，例如，如果夫妻各自占有自己的领地而没有共同生活空间则表明夫妻关系不协调等。

5. 家庭沟通类型（family communication type） 家庭成员间的沟通方式是家庭成员间交换信息、沟通感情和调控行为的手段，也是维持家庭正常功能的重要途径。沟通过程是通过发送者（S，sender）、信息（M，message）和接受者（R，receiver）完成这一传递轴，问题可能出现于这一系统的任何一个部分，例如发送者没有清楚地表达出信息，这个信息可能是模棱两可的，或者接受者没有听清楚或没有理解这个信息或对信息产生了误解。有三种水平的沟通方式：

（1）根据沟通的内容是否与情感有关，分为情感性沟通与机械性沟通。沟通内容与感情有关，则称为情感性沟通，如"我爱你"。沟通内容仅为传递信息或与居家活动有关，则称之为机械性沟通，如"把盐拿过来"。家庭成员之间的沟通以感情沟通为主，旨在满足感情需要为目的。

（2）根据沟通时表达信息的清晰程度，分为清晰性沟通与模糊性沟通。前者的表达是清楚、明白、坦率的，如"我很想你"。后者的表达是掩饰的、混淆不清的，如"你不在的时候时间过得很慢"。

（3）根据沟通时信息是否直接指向接受者，分为直接沟通与间接沟通。直接沟通必须清楚地表明所指的接受者，如"我不喜欢你"。间接沟通没有针对某个接受者，而是泛指一些人，而深层的含义是针对某个人，如"我不喜欢不把别人放在眼里的人"，又称掩饰性和替代性沟通。

当家庭成员之间出现沟通障碍时，一般感情沟通最先受影响，而如果连机械性沟通也失败了，家庭将陷入困境。家庭沟通不同于任何社会场合的沟通，家庭成员之间应多采取明白而直接的沟通方式，少采取掩饰而间接的沟通方式。有时，家庭问题的根本原因往往就是沟通方式的问题。

6. 家庭价值观 家庭价值观是家庭判断是非的标准、对事物价值所持的态度或信念，受传统观念、社会伦理道德和法律规范以及教育水平、社会地位、经济状况等因素的影响。它影响着家庭成员的感觉和思维方式，也规范了家庭成员的行为方式。如每个家庭都有自己的健康观，一个重视健康的家庭，就会在日常生活中采取适当的预防保健措施，摒弃不良生活方式，并积极应对健康问题对家庭功能所造成的影响，维护家庭健康。了解家庭的价值观，特别是健康观，全科医生才能确认健康问题在家庭中受重视的程度，制订出切实可行的干预计划，有效地解决健康问题。

二、家庭的功能

家庭是个人与社会联系的最基本的单位，同时与这两个方面发生联系，因此家庭具有满足个体需求和社会最基本需求的功能。现代家庭的主要功能有以下六个方面：

（一）满足感情需要的功能（affective function）

家庭成员通过相互理解，交流内心的深层情绪与感受，形成共同的感情基础；家庭成员通过相互关怀、支持，享受家庭之外无法得到的精神安慰与寄托，从而缓和与协调个人与社会之间的某些紧张关系；家庭成员通过共同的娱乐活动，调节心身，恢复体力，并增强家庭成员间的亲密程度。

（二）生殖和调节性活动的功能（function of procreation and regulating sexual activity）

性的需要是人类基本的生理需要，大多数人通过建立家庭满足性欲。家庭是保证合法的、被社会承认的性生活的前提。家庭在保证夫妻正常性生活的同时，又借助法律、道德和习俗的力量来限制家庭之外的各种性行为。从性爱的要求到两性结合组成家庭，再到生儿育女，已成为自然的家庭行为链条。家庭生育子女、传宗接代是家庭自产生以来所特有的功能。

（三）抚养和赡养功能（function of nurturing children and supporting the elderly）

抚养是指家庭成员之间的相互供养、帮助和救援，这体现了家庭成员相互间应尽的家庭责任和义务。赡养是指子女对家中长辈的供养和照顾，体现了下一代人对上一代人应尽的家庭责任和义务。

（四）社会化功能（socialization function）

社会化功能主要是指家庭传授给家庭成员（主要是孩子）社会技巧的知识，发展他们建立人际关系的能力，学会如何与同代和异代人相处，胜任自己的社会角色等。家庭社会化是个人完成社会化过程的基础，家庭也是完成社会化任务的最合适的场所。

（五）经济的功能（providing economic stability）

家庭是一个自给自足的自然经济单元，也是社会最基本的消费单位。家庭必须为其成员提供充足的物质资源，如金钱、生活用品、居住空间等。只有具备充足的经济资源，才能满足家庭成员的生理需要和医疗保健、健康促进的需要。

（六）赋予成员社会地位的功能（function of gaining social status）

父母合法的婚姻给子女提供了一个合法的地位，家庭成员还能依靠家庭背景获得某种社会地位的功能。

三、家庭对健康的影响

家庭是个人健康和疾病发生、发展的最重要的背景，全科医生主要为个人提供医疗保健服务，但全科医生总是在家庭的背景上来观察和处理个人的问题。家庭与健康的关系是密切而复杂的，家庭对健康和疾病的影响是多种因素共同作用的结果。家庭可以通过遗传、环境、感情、支持、社会化等途径来影响个人的健康，个人的疾患也可以影响家庭的各方面功能。

（一）家庭对健康和疾病的影响

家庭对健康和疾病的影响可从以下八个方面来考察：

1. 遗传和先天的影响 每个人都是一定的基因与环境之间相互作用的产物，许多先天性疾病是通过基因而继承下来的，如血友病、地中海贫血、G-6-PD 缺乏症、白化病等。一些疾病是由母亲在怀孕期间受到各种因素的影响而产生的。母亲怀孕期间就受到家庭的影响，家庭影响因素通过母亲的情绪——神经内分泌轴而影响胎儿的生长和发育。研究表明，怀孕期间严重焦虑的母亲所生的婴儿有神经活动不稳定的倾向。胎儿分娩过程中使用的一些手术操作也是一种危险因素。由先天性因素（如胎内感染、怀孕期间用药或射线照射等）所致的婴儿残疾，将会给儿童的身心健康造成直接的影响。

2. 家庭对儿童发育及社会化的影响 家庭是人们生活得最长久、也是最重要的自然环境和社会环境。个人心身发育的最重要阶段（0～20 岁）大多是在家庭内完成的。儿童躯体和行为方面的异常与家庭有密切的关系。例如，父母亲情的长期剥夺与三种精神问题有关：自杀、抑郁和社会病理人格障碍。3 个月至 4 岁这段时间是儿童心身发育的关键时期，父母亲对儿童的影响也最深刻，全科医生应该劝告家长尽可能避免在此期间与孩子长期分离，当分离不可避免时，就采取一些必要的措施，尽量减少儿童心灵上的创伤。在这一时期，父母的行为对儿童人格的形成有很大的影响，例如，生活在父母因感情不和而经常打架或父亲经常虐待母亲的家庭中的儿童容易形成攻击性人格。

3. 家庭对疾病传播的影响 疾病在家庭中的传播多见于感染。家庭成员居住在一起，接触比较紧密，接触机会比较多，因此凡是通过接触、空气和水传播的疾病都可以在家庭成员之间传播。

4. 家庭对疾病发生、发展的影响 研究证明，许多疾病发生前都伴有生活压力事件的增多，如压力水平高而支持水平低的孕妇出现产科并发症的比例升高。有严重家庭问题的男性产生心绞痛的概率比那些家庭问题较少的人高出 3 倍；在有较高焦虑水平的男性中，能得到他们妻子更多支持和爱的那些人产生心绞痛的危险性明显低于那些得不到妻子支持和爱的人。

5. 家庭对疾病治疗、转归的影响 对于成年人的大部分疾病来说，丧偶、离婚和独居者的死亡率均比结婚者高得多。家庭的支持对各种疾病尤其是慢性病和残疾的治疗和康复也有很大的影响。在功能良好的家庭中有慢性疾患的儿童比功能不良家庭中的儿童生活得更愉快，有更好的食欲，这对疾病的康复大有益处。

6. 家庭成员间健康信念的相互影响 家庭成员的健康信念往往相互影响，一个家庭成员的求医行为受另一个家庭成员或整个家庭的影响。家庭的支持也常影响家庭成员求医的频度，某一家庭成员频繁就医或过分依赖于医生和护士往往表示家庭有严重的功能障碍。

7. 家庭对生活习惯和行为方式的影响 有资料表明，共同居住的家庭成员经常会出现同样的健康问题，即使他们并不是亲属关系。诺丁汉大学的研究人员对 8400 对已婚夫妇的健康报告进行分析后，发现那些患有哮喘、忧郁症、溃疡或高血压等疾病的人，他们的配偶出现同样病症的危险性也非常高。夫妻之所以遇到同样的健康问题，源于他们共享同样的饮食、生活方式和环境。研究人员发现：一个家庭成员的健康状况会影响其他家庭成员的健康。家庭中的成员具有相似的生活习惯和行为方式，一些不良的生活习惯和行为方式也常成为家庭成员的"通病"，明显影响家庭成员的健康。

8. 家庭环境对健康的影响 家庭环境中比较重要的因素就是拥挤程度。过分拥挤所引起的家庭成员的身心障碍远比对疾病传播的影响重要得多。过分拥挤可使家庭成员产生压抑和沉闷感，使家庭成员之间的活动和交往无法保持适当的界限和距离，也常使原有的矛盾激化且不易解决；孩子更容易接触到成人的弱点，难以与父母产生认同；夫妻之间的性活动和感情交流明显受限制，可导致关系紧张及多种性功能障碍，如阳痿、早泄、冷阴、性交困难等；儿童过早观察到父母的性活动，可在心理上出现早熟和过分害羞的现象，并影响父母与孩子之间的交往；在拥挤的家庭中长大的儿童常喜欢群居，不喜欢独自追求生活目标；由于家庭中没有足够的活动场所，儿童常喜欢成天在外游荡，较少受父母的约束，不仅影响亲情关系的发展，而且也不利于儿童的社会化（如接受纪律约束并产生责任感）。另外，家庭与邻居的关系、住房的牢固程度、社区环境的卫生和治安情况等都将影响家庭成员的身心健康。

（二）影响的可能机制

1. 家庭对健康的影响的途径

（1）直接影响心理和生理的途径：家庭因素如家庭压力或生活事件等，直接影响个体的情绪状态，从而导致机体发生病理、生理变化，出现病态表现。在家庭压力事件等多种因素的作用下，通过中枢神经系统、内分泌系统和免疫系统，影响和（或）改变生理活动，引起相应的器官发生器质性病变。其中，心理因素既可以是主要病因，又可以是重要诱因。

（2）影响行为的途径：家庭影响着个体的健康相关行为，如饮食、锻炼、吸烟、遵医等，而这些行为又影响着个体的健康。

2. 家庭成员在情感、血缘、经济和生活空间等方面存在密切联系

（三）常见的与健康有关的家庭事件

1. 家庭冲突 任何家庭都有可能发生家庭冲突。家庭如何应付和解决冲突的方式反映了家庭的功能状态。全科医生面对的身体症状、行为与心理问题有时正是家庭冲突的表象和线索。

2. 离婚事件 离婚可引起极大的悲伤或产生愤怒、自我否认等，而孩子是最易受离婚事件影响的成员。1/2 以上的孩子产生忧虑的情绪并可持续多年，低龄儿童要产生畏缩心理而出现生活问题、学习问题和情感问题。年龄稍大的孩子可能会直接卷入监护权之争而出现人格等方面的问题。

3. 严重疾病与伤残 严重疾病与伤残对家庭生活有着重大影响，对家庭成员来说主要是如何改变各自的行为表现与角色以应付变化，然而这种调整与变化可能会引起家人的身心疲惫及疾患。

4. 丧失亲人 丧失亲人是严重的感情创伤性事件，对身心两方面都可能造成极大影响。

5. 贫困 贫困家庭的发病率与死亡率均较高。在一些贫困地区，由于医疗设施的落后，交通不便、过分拥挤、无安全饮用水、卫生意识与卫生条件差等因素的影响，使一些疾病的发病率与死亡率明显增加。

6. 移民或家庭远距离迁移 移民或家庭远距离迁移是家庭重大事件，对家庭成员的身心都可能造成影响。随着我国改革开放及城镇化不断发展，家庭迁移变得更为普遍。

7. 失业 失业意味着失去收入和改变社会地位及丢失自信心，家庭收入中主要来源人的失业对个人和家庭的打击更大。

第二节　家庭健康问题评估

一、家庭生活周期

家庭和个体一样，有其产生、发展和消亡的过程。大多数家庭都将经历一定的生活周期，面对一些共同的、可以预测的家庭问题。这种家庭遵循社会与自然的规律所经历的产生、发展与消亡的过程，称为家庭生活周期（family life cycle）。

（一）含义

家庭生活周期通常经历恋爱、结婚、怀孕、抚养孩子、孩子成年离家、空巢、退休、独居、死亡等阶段。有学者根据家庭结构来分，可有新婚期、成员增加期、成员扩展期、独立期、退休与死亡期等 5 个阶段。据家庭的功能将家庭生活周期分为八个阶段：新婚、第一个孩子出生、有学龄前儿童、有学龄儿童、有青少年、孩子离家创业、父母独处（空巢期）和退休（见表 4-1）。家庭的生活周期是与个体的发育时期交织在一起的。但在一些特殊的场合，家庭并不经历生活周期的所有阶段，可在任何一个阶段开始或结束，如离婚和再婚。

表4-1 家庭生活周期及重要的家庭问题

阶段	时间	定义	家庭问题
新婚	2年	男女结合	1. 性生活协调 2. 计划生育 3. 双方互相适应及沟通 4. 面对现实的困难 5. 适应新的亲戚关系
第一个孩子出生	2年6个月	最大孩子为0～30个月	1. 父母角色的适应 2. 经济问题 3. 生活节律 4. 照顾幼儿的压力 5. 母亲的产后恢复
有学龄前儿童	3年6个月	最大孩子为30个月到6岁	儿童的身心发展问题
有学龄儿童	7年	最大孩子为6～13岁	儿童的身心发展，上学问题，性教育问题，青春期卫生
有青少年	17年	最大孩子为13～30岁	青少年的教育与沟通（代沟问题）、社会化，青少年的性教育及与异性的交往、恋爱
孩子离家创业	8年	最大孩子离家至最小孩子离家	父母与子女的关系改为成人与成人的关系，父母感到孤独，女主人应发展个人社交及兴趣
父母独处（空巢期）	15年	所有孩子离家至家长退休	恢复仅夫妻两人的生活，女主人特别孤寂难过，计划退休后的生活，在精神和物质上给孩子们支持，重新适应婚姻关系，与孩子的沟通问题，维持上下代的亲戚关系
退休	10～15年	退休至死亡	经济及生活的依赖性高，老年的各种疾病，衰老和面对死亡（适应丧偶的悲伤）

（二）根据家庭生活周期预测家庭问题

每一个家庭在不同的生活时期都会面临一些共同的问题，尤其是在生活周期的转折阶段，可能会出现一些适应困难或家庭问题，由于以上问题是可以预测的，因此，家庭可以事先采取预防措施或作好应付准备，以免陷入危机状态。全科医生预测家庭问题的条件是：①掌握有关家庭动力学的知识；②有丰富的家庭生活和家庭保健经验；③了解家庭生活周期及其转变；④了解家庭的结构和功能状态；⑤了解家庭的内外资源；⑥了解家庭的生活事件。预测问题是全科医生工作的一部分，仅需花极少的时间，却可以收到很好的效果。全科医生可以通过警告处于某一阶段或情景中的个人或家庭将遇到什么生活事件，使他们了解自己即将面临而还没意识到的问题，并在应付或解决问题方面提供必要的指导，以便维护个人和家庭的健康。

在家庭生活周期中没有恋爱和丧偶独居这两个阶段，其实这两个阶段对家庭保健来说具有十分重要的意义。恋爱是建立家庭的准备阶段，配偶的选择将直接影响到家庭的内在结构与功能。处于热恋中的男女双方常对未来的家庭生活寄予过高的期望，追求双方在人格、价值观方面的相似，而忽视个性与能力互补的重要性，常过分表现各自的优点，隐藏各自的缺点，对婚后的角色适应、责任、义务、亲戚关系、经济和社交等问题往往认识不足。另外，婚前的性行为、怀孕也会给双方的身体、精神健康带来不良的影响，更影响到未来家庭生活的美满程度。全科医生若能为一对热恋中的或准备结婚的情侣提供一些相关的咨询和教育，会使他们充分意识到所存在的问题和即将遇到的困难，从而变得更现实。在老年期，丧偶对生者是一个致命的打击。英国的一项调查表明，在丈夫去世后的6个月内，5500名55岁的寡妇，有213人也相继去世。全科医生可以告诉家庭的其他成员，丧偶者将经历什么样的悲伤时期，家庭为丧偶者提供固定的医疗、经济、精神和社会生活资源的重要性，以便帮助丧偶者顺利地渡过悲伤时期。

（三）根据家庭生活周期提供预防性的家庭保健服务

1. 新婚时期　夫妻双方从不相识到共同生活，首先必须适应角色的转换。婚姻必须面对的适应问题有七点：①做出决定的模式；②经济来源与支配；③学习沟通与接纳对方的感受；④在物质与精神上做好为人父母的准备；⑤学习夫妻生活所必需的人际交往技巧，建立共同的社会关系；⑥建立解决问题的共同合作模式；⑦建立共同的生活习惯，分担家务。如何在婚姻生活中保持适当的自主性、合作性和良好的适应性是这个阶段成败的关键。同时，在婚姻成功因素的研究中发现，夫妻双方的家庭背景是决定婚姻成败的主要因素。

新婚时期的预防保健应该从婚前检查开始，首先是性生活知识、优生优育指导和遗传性疾病的咨询与教育，还应该介绍家庭与健康的关系，引导他们进入家庭保健系统。婚姻问题是这一阶段心理问题的重心，但不能只考虑到夫妻两方面，必须把他们原来的家庭与人际关系甚至社会因素考虑在内，以便帮助新婚家庭平安地渡过这段既甜蜜又充满危机的时期。

2. 第一个孩子出生

（1）新生儿的预防保健服务包括以下六个方面。①预防接种；②详细的体检：及早发现可以治疗的先天性疾病，观察其病程发展情况；③观察心身发育情况：是否有异常或迟缓的现象；④营养评估：询问母亲的喂养方法，婴儿进食情况，纠正错误的营养习惯；⑤预防意外伤害的发生；⑥维护心理的正常发育：各种感官刺激是婴儿认知发展所必需的动力。

（2）母亲方面：主要是产后的身体恢复与照顾，如产道清洁、伤口愈合、产后活动、避孕方法的选择与使用等；同时注意心理、家庭方面，让母亲学会处理婴儿的生活与健康问题，减轻母亲的焦虑，以及婆媳关系、夫妻关系的重新适应。

3. 学龄前儿童期

（1）防止意外伤害与感染是这个时期儿童的重点问题：处理上应以一级预防为主，保证家庭环境的安全、营养的均衡调配和良好习惯的建立。

（2）监测和促进生长发育：身体发育的速度较前减慢，但智能的发育却明显加速。语言学习与智力开发是这个时期儿童的关键性工作。提供足够的感官刺激与人际活动是帮助发展的条件，游戏学习是最佳的途径。这一时期是人格发展的重要阶段。模仿是儿童人格发展的最大特征，因此，父母的思想、性格和行为对这个时期的儿童具有重要意义，应提醒父母为儿童提供一个好的榜样和环境。

4. 学龄儿童期

（1）合理社会化：学龄儿童开始离开父母的怀抱，与家庭之外的环境、个人接触，开始学习与适应社会规范、道德观念，与别人沟通，建立父母、家人之外的人际关系，由生硬而渐渐成熟。另外，在认知能力上大有进步，自我中心的成分减少，自主能力逐渐形成，自尊心已明显形成。对道德与良知的判断力是通过家庭、学校和社会逐步学习而形成的。

（2）引导学习：学校不仅是传授知识的地方，更是学习社会化的桥梁。学龄儿童开始努力学习做事，从成果中享受满足。

（3）健康问题：应该学校与家庭兼顾，以意外事故、感染、身体发育、营养、智力发育等问题为工作的重点。

5. 青少年期　青春期教育和性教育：①心理方面，青少年面对的最大任务是建立自我认同和独立自主的自我形象，要求与家庭建立新的人际关系和交往方式（成人的沟通方式）。由于青少年的认知能力已发展成熟，具有独立思考、判断的能力，但他们的认知能力仍具有自我中心的色彩，比较执着于理想状态，难以在理想与现实中取得协调，因而造成与家庭或社会产生冲突的矛盾。父母的教养态度与青少年的发展和适应也有很大的关系。权威型与放纵型的父母容易教养出人格有缺陷的青少年，释权型的父母培养出具有自信、自律、独立与负责人格的青少年。②生理方面，青少年在身高、体重、体型（肌肉骨骼的发育与脂肪的分布）上发生重大变化。另外，第二性征出现，性器官发育成熟与性功能开始（月经与遗精）。全科医生除了在性知识方面提供必要的教育与咨询外，还应注意体格发育的个体差异和所产生的心理障碍。

6. 子女离家期　子女离开家庭后，家庭结构和家庭关系均发生较大变化。子女的离开，使两代人间的关系松弛，子女对父母的仰仗及父母对子女的支配也相应减少，父母生活重心开始转移，由子女身上重新转移到配偶身上，一些尘封已久的矛盾可能会重新触发而产生新的危机。由于子女的管教与养育大多由母亲承担，这种改变对母亲的影响较大，可产生失落、无奈、无所依靠的感觉，严重时可演变成各种心身疾病。全科医生必须让父母了解"分离"是不可避免的，要协助家庭调整生活的重心及夫妻关系，帮助处理因不良适应而产生的心理症状。

7. 空巢期

（1）定期体检：随着年龄的增长，老化的过程开始感觉到，中年人大多开始注意身体状况的变化，如体力的减退、食量减少、睡眠时间与性质发生改变、视力听力减退、反应缓慢、记忆力衰退、性功能减退，女性停经等。应该为中年人提供周期性健康检查，特别注意一些与年龄有关的疾病，如心血管疾病、关节炎、骨质疏松、前列腺肥大等。以达到早期发现、早期诊断和早期治疗的目的。

（2）关注心理社会方面的问题：中年人开始关心死亡的问题，对死亡的态度会严重影响中年人的健康。在事业发展方面，大多数中年人会把年轻时的梦想和目前的成就做一个比较，由此产生的压力会引发健康问题。在婚姻生活上，夫妻关系和性生活的重新适应常出现新的危机。更年期综合征是这一阶段的特征性表现，除了接受精神、行为治疗外，必要时应考虑使用药物治疗。中年期之后便是老年期，为了安享晚年，中年期必须有所准备，经济上的准备应是最先解决的问题。除此之外，最大的问题是苦闷，所以，在中年时期应该开始培养休息、娱乐方面的兴趣与嗜好，并积极参与社会活动，扩大社会联络，增加社会资源，以充实生活、避免孤独的产生。

8. 老化家庭期　退休、祖父母的角色、疾病、依赖、失落与孤独是这一阶段的主要问题。面对各种潜在的失望时，维持自我的完整性是这一阶段的主要内容。

（1）退休：在社会中失去生产者的角色、经济收入的减少都可能带来额外的压力，若能继续维持其在家庭中的角色，则对自己退休的适应困难较少。

（2）角色：祖父母身份对老年夫妇是一种重要的经历。看着孙子女的成长使他们重新回忆起以前养儿育女的经历，进而回顾并接受个人以往的生活，特别是为人父母时的满足与成就、各种期望与失败，祖父母常将其自恋的自我形象投射于孙子女身上，以满足其生存的本能愿望。

（3）疾病与依赖：这是老年人非常关心的问题，害怕身体及精神的异常、害怕慢性疾患的折磨、害怕身体功能的退化，这样的担心常占据他们的心境。这一阶段的疾病大多数为慢性，也较难以康复，而且也可能出现配偶一方患病导致婚姻关系的不平衡。当年老的夫妻感觉到能力的衰减（如生病、记忆力减退）时，依赖在两代关系中逐渐占据重要地位。

（4）失落：这是老年人常面对的问题。朋友和亲戚逐渐去世，配偶一方死亡，剩下的人感觉到更加失落、无助和孤独，因此增加了此时的自杀率与死亡率。

二、家 庭 资 源

家庭及个人在发展过程中总会遇到各种困难及各种压力，情况严重时可能会导致家庭危机（family crisis）。这时就需要动员家庭所有成员在物质上和精神上予以支持，以维持家庭的基本功能。这种为维持家庭基本功能，应付紧张事件和危机状态所需要的物质和精神上的支持被称为家庭资源（family resources）。家庭资源的充足与否，直接关系到家庭及其成员对压力及危机的适应能力。家庭资源可分为家庭内资源和家庭外资源。

（一）家庭内资源

1. 经济支持（financial support）　指提供必需的生活资料、支付医疗保健费用、负担社会活动费用等能力。

2. 维护支持（advocacy）　指家庭对个人的信心、名誉、地位、尊严、权利的维护与支持。

3. 健康防护（medical management）　指家庭维护个人的健康、做出正确的医疗决定和反应、照顾患病的家庭成员的能力以及家庭成员的健康信念和自我保健能力。

4. 情感支持（love support）　指家庭的感情气氛、家庭成员间相爱的程度、相互关怀、相互照顾、满足感情需要、提供精神慰藉的能力。

5. 信息与教育（information and education）　家庭成员相互之间存在着潜移默化的影响。家庭要为个人提供必要的信息，培养每个成员的生活与社会活动技能，最终获得个性的发展与成熟。

6. 结构支持（structural support）　家庭提供适当的空间领地、生活设施和角色位置，提供交往机会和实践场所，以便满足个人发展的需要。

（二）家庭外资源

1. 社会资源（social resources）　亲朋好友、同事、领导和社会团体的关怀、支持与爱护。

2. 文化资源（cultural resources）　文化教育、文化传统和文化背景的支持等。

3. 宗教资源（religious resources）　宗教信仰、良心、道德、宗教团体的支持。

4. 经济资源（economic resources）　工作、职业、经济来源、社会赞助、保险支持等。

5. 教育资源（educational resources）　社会教育制度、教育水平、教育方式和接受教育的程度等。

6. 环境资源（environmental resources）　近邻关系、社区设施、空气、水、土壤、公共设施、环境控制等。

7. 医疗资源（medical resources）　医疗卫生制度、医疗保健服务的可用性、服务水平、家庭对医疗服务的熟悉程度等。

全科医生可通过与患者、家属会谈或家访等方式，了解患者家庭的资源状况，评估可利用的家庭内、外资源的丰富程度，必要时可将结果记录下来，存入健康档案。当家庭内资源不足或缺乏时，全科医生应充分发挥其协调者的作用，帮助患者及家庭寻找和利用家庭外资源。

三、家 庭 危 机

（一）生活压力事件

家庭是提供生活资源的重要场所，同时也是绝大多数人遭受压力事件的重要来源。有学者调查了43个最常见的生活压力事件，要求被调查者按事件给个人和家庭形成压力感的大小和适应的难易排序。结果发现，绝大部分生活压力事件都来源于家庭内部。生活压力事件可粗略地被分为四类：

1. 家庭生活事件　如丧偶、离异、家庭成员的健康变化、家庭矛盾与和解、新的家庭成员的加入等。

2. 个人生活事件　包括伤病、生活环境与习惯的改变、获得荣誉或违法行为等。

3. 工作生活事件　包括退休、失业、下岗、调动或调整工作等。

4. 经济生活事件　包括经济状况的较大变化、中奖、大额贷款或还贷款等。

压力的大小通常难以测量，可通过观察重要生活事件对家庭、个人及健康状况发生、发展的影响来反映压力的程度。研究发现令人高兴的生活事件同样可以产生重大压力，而同样的生活事件对不同家庭和个人产生不同的压力。另外，不同的社会文化背景对生活事件的压力会有不同的评价。

（二）家庭危机

生活事件作为压力的源头作用于个体和家庭，会导致两者调适不良，发生功能障碍或进入病态。因此，家庭无论功能如何，都将在其发展过程中不断地应对那些威胁家庭完整性、发展甚至生存的紧张事件，称家庭压力事件。家庭对压力事件的认识程度及应对压力事件的家庭资源的多少，决定了家庭对压力的调适能力。如果家庭无法应对紧张事件，家庭的正常功能就会遭到破坏，家庭便陷入危机状态即家庭危机（family crisis）。家庭危机大多来源于家庭内部的生活压力事件，家庭生活事件是最常见的社会心理因素，主要来源于家庭生活环境及与维护家庭有关的因素，包括恋爱受挫、家庭人际关系不良、生活困难、离婚、家庭成员伤亡等。某机构对5000多人进行了社会心理调查，把人们在社会生活中所遭受的事件依据身体的承受力归纳并划分等级，发现在所有的生活事件中，配偶死亡是对人的心理影响最重要的事件。一般来说，家庭危机依照引发因素不同，可大致分为四类：

1. 意外事件性危机 主要是家庭外部的意外事件如死亡、孩子遭绑架等，其特点是不可预见，也不常发生。

2. 家庭发展性危机 主要是家庭生活周期变化带来的。分为无法避免的原因和可避免的原因，前者如结婚、生子、孩子入学、退休、丧偶等；后者如未成年子女的性行为、离婚、通奸等，其特点是可预见，并常发生。

3. 依赖性危机 主要是长期依赖于外部力量，如靠救济生活、慢性病患者的家庭等，其特点是经常出现，也可以预见。

4. 家庭结构性危机 主要是家庭内部结构改变引起的，如酗酒家庭、暴力家庭、通奸家庭，及反复用离婚、自杀、离家出走应对普通压力的家庭，其特点是不可预见，但可以反复发生。

家庭对生活压力事件的反应模式见图4-1，家庭危机的常见原因见表4-2。

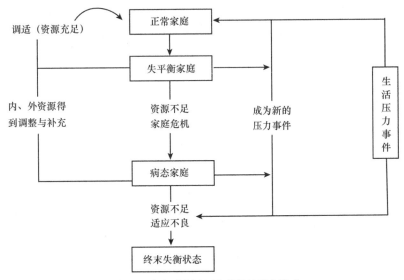

图4-1 家庭对生活压力事件的反应模式

表4-2 家庭危机的常见原因

危机类型	一般情况	异常情况
家庭成员增加	结婚、孩子出生、领养幼儿	意外怀孕
	亲友搬来同住	继父、继母、继兄弟姐妹搬入
家庭成员减少	老年家人或朋友死亡	子女离家出走
	家人因病住院	家人从事危险活动（如战争）
	家人按计划离家（如孩子入学、外出工作等）	夫妻离婚、分居或被抛弃
	同龄伙伴搬走	家人猝死或暴力性死亡
不道德事件	违反社会/社区/家庭的规范	酗酒、吸毒
		对配偶不忠、通奸
		被开除或入狱
地位改变	家庭生活周期进入新阶段	代表社会地位的生活条件的改变（如汽车、住宅、工作环境）
	加薪，升、降职位	
	搬家、换工作（单位）、转学	失去自由（如沦为难民、入狱）
	事业的成败	失业、失学
	政治及其地位的变化	突然出名或发财
	退休	患严重疾病、失去工作能力，没有收入

第三节　家庭的健康评估工具

家庭评估（family assessment）是家庭健康照顾的一个重要组成部分，是根据家庭相关资料，对家庭结构、功能、家庭生活周期等做出的评价，其目的是了解家庭的结构和功能状况，分析家庭与个人健康之间的相互作用，掌握家庭问题的真正来源，为解决个人和家庭的健康问题提供依据。

家庭评估包括家庭结构评估和家庭功能评估两个方面，这两者通常是不可分割的，有什么样的家庭结构就会有对应的家庭功能状态，家庭功能也可以反过来影响家庭的内在结构。

家庭评估有客观评估、主观评估、分析评估和工具评估等几种类型。客观评估是指对家庭客观的环境、背景、条件、结构和功能进行了解和评价，如家系图。主观评估是指用自我报告或主观测验等方法分别了解家庭成员对家庭的主观感觉、印象、愿望和反应，如家庭圈、家庭关怀度指数[APGAR问卷，即 adaptation, partnership, growth, affection, resolve 五个单词首字母的缩写]。分析评估是指利用家庭动力学原理、家庭系统理论和家庭发展的一般规律来分析家庭的结构和功能状况，推测家庭与个人健康之间的相互作用机制和家庭问题的来龙去脉。工具评估是指利用预先设计好的家庭评估工具来评价家庭结构和功能的状况。

目前在全科医疗中广泛应用的家庭评估方法有：家庭关怀度指数（APGAR 问卷）、家庭功能评定量表（family assessment device，FAD）、家庭亲密度和适应性评价量表（family adaptability and cohesion evaluation scales，FACES）、家庭环境量表（family environment scales，FES）、PRACTICE 评估模型、家系图、家庭圈和家庭评估模型等。APGAR、FAD、FACES、FES 和家庭圈主要反映某一家庭成员对家庭功能状态的主观感觉，多用于家庭功能的筛检。家系图主要反映家庭的客观资料，而 McMaster家庭评估模型则用于有功能障碍的家庭的整体评估。以上方法虽然都只涉及家庭评估内容的某些方面，但相互之间可以取长补短，全科医生在实际工作中应根据具体需要而加以选择。家庭评估的内容主要有以下几方面。

一、家庭基本资料

（一）家庭基本资料

主要包括以下几个方面：

1. 家庭的环境　包括：

（1）家庭的地理位置：在居住区的位置，离学校、商店、车站、公路、医院、派出所、邮电局等社区机构的距离。

（2）周围环境：工厂、空气、绿化、用水、土壤、噪声、震动、辐射等。

（3）居家条件：居住面积、空间分配、居住设施、卫生条件、安全程度、舒适程度、潜在的危害、饮用水、厕所、食物来源、厨房设施和烹调方法等。

（4）邻里关系

（5）社区服务状况

2. 每个家庭成员的基本情况　可列表填写，项目包括姓名、性别、年龄、家庭角色、职业、文化程度、婚姻状况、主要的健康问题等。

3. 家庭的经济状况　家庭的主要经济来源、年总收入、人均收入、年总开支、年积累数额、消费观念、经济目标。

4. 家庭生活史　主要的家庭生活事件、家庭生活周期、家庭问题、家庭成员的健康问题等。

5. 家庭的健康信念和行为　包括：

（1）生活方式、健康维护和健康促进：例如吸烟、酗酒、食物和营养、体育锻炼等。

（2）疾病预防：例如免疫接种、疾病筛检、预防性的口腔保健、儿童保健、妇女保健、老年保健、计划生育等。

（3）是否有能力提供主要疾患的自我保健。

（4）如何选择卫生保健的类型以及得到这种保健的经济能力。

（5）对健康的关心程度、是否能及时做出求医决定、家庭是否能对个人的疾患做出适当的反应、家庭照顾患者的能力如何。

6. 医疗保健服务资源的可用性、可及性、熟悉程度和利用程度

（二）家庭背景记录要素（CHERESH）

C（culture）指文化，重点是国籍、种族、信仰及其对行为方式的影响；

H（home）指家庭环境，如自然位置、邻里关系、居住类型；

E（economic）指经济状况，如家庭收入、就业；

R（religion）指宗教，是家庭文化和家庭史的重要部分；

E（education）指教育，家庭成员受教育程度与健康服务成果和资源利用呈正相关；

S（system）指家庭系统动态学，如家庭习惯、成员间关系；

H（healthcare resources）指健康服务资源。

二、家庭关怀度指数（APGAR 问卷）

根据家庭功能的特征，设计了"家庭关怀度指数"量表，问卷分两个部分：

第一部分：测量个人对家庭功能的整体满意度，共 5 个题目，每个题目代表一项家庭功能，简称 APGAR 问卷（见表 4-3）。

表 4-3　APGAR 家庭功能调查问卷

名称	含义	问题	得分
适应度（adaptation）	主要反映家庭遭遇危机时，个人和家庭利用家庭内外资源的情况如何	当我遇到问题时，可以从家人得到满意的帮助	0-1-2
合作度（partnership）	主要反映家庭成员间互相分担责任和做出决定的方式如何	我很满意家人与我讨论各种事情以及分担问题的方式	0-1-2
成长度（growth）	主要反映家庭成员在身心发展与自我实现方面如何获得家庭其他成员的支持和指导	当我希望从事新的活动或发展时，家人都能接受且给予支持	0-1-2
情感度（affection）	主要反映家庭成员间相爱的程度	我很满意家人对我表达感情的方式以及对我情绪（如愤怒、悲伤、爱）的反应	0-1-2
亲密度（resolve）	主要反映家庭成员间共享相聚时光、金钱和空间的情况	我很满意家人与我共度时光的方式	0-1-2

以上 5 个问题有 3 个答案可供选择，若答"经常这样"得 2 分，"有时这样"得 1 分，"几乎很少"得 0 分。将 5 个问题得分相加，总分 7～10 分表示家庭功能良好，4～6 分表示家庭功能中度障碍，0～3 分表示家庭功能严重障碍。另外，通过分析每个问题的得分情况，可以粗略了解家庭功能障碍的基本原因，即哪一方面的家庭功能出了问题。

第二部分：了解受测者与家庭其他成员间的个别关系，分良好、较差、恶劣 3 种程度。

以上方法属于患者自我评价的一种类型，主要反映个别家庭成员对家庭功能的主观满意度。这种方法简便易行，可在 5 分钟内完成，一般用于门诊患者的家庭功能筛检。"家庭关怀度指数"可以帮助全科医生了解患者可能得到的家庭照顾或支持的程度，"关怀指数"较高表明患者能得到良好的家庭照顾或支持。相反，患者将更依赖于医疗保健服务。应该注意的是，个人对家庭的满意度不能完全反映家庭功能的实际状况；儿童与父母对家庭的期望和满意程度明显不一致；婚姻满意度会随着家庭生活周期的转变而变化。

三、家庭亲密度和适应性评价量表（FACES）

家庭亲密度和适应性评价量表（FACES），也是一种主观的评估方法，其分别于 1982 年和 1985 年修订为 FACES II 和 FACES III。其中适应度描述家庭受内外因素影响时进行结构重组、适应变化的能力，分为混乱型（chaotic）、灵活型（flexible）、结构型（structured）和僵硬型（rigid）。凝聚度反映家庭成员之间感情的联系及其各自的自主性，分为缠结型（enmeshed）、联结型（connected）、分离型（separated）和破碎型（disengaged）。当适应度和凝聚度达到平衡时，家庭功能状态最佳。

四、PRACTICE 评估模型

PRACTICE 评估模型是以问题为中心的家庭评估工具，常用于评估医疗、行为和人际关系等问题。其具体含义如下：

P（presenting problem）：展现家庭中存在的问题。

R（role and structure）：家庭角色和家庭结构。

A（affect）：健康问题与家庭之间的互相影响。

C（communication）：家庭成员交流情况。

T（time in life circle）：家庭所处家庭生活周期的阶段。

I（illness in family, past and present）：家庭的疾病史（包括既往史和现病史）。

C（coping with stress）：家庭应对压力的情况。

E（ecology）：家庭生态学（家庭关系与社会支持等）。

五、家 系 图

家系图（family genogram）是反映家庭结构、家庭健康史、家庭成员的疾病间有无遗传联系及社会资料的家族树状图谱。家系图一般由三代或三代以上人组成，从上到下辈分降低，同代人之间从左到右年龄降低，夫妻之间一般男左女右。在每个人的符号旁边注上年龄、出生或死亡日期、遗传病或慢性病等资料，还可以根据需要，在家系图上标明家庭成员的职业、文化程度、家庭的决策者、养家糊口的人、照顾患者的人、家庭中的重要事件及成员的主要健康问题等资料。一般可从家系图中获得以下几个方面的资料：家庭人数；家庭的结构类型；家庭生活周期；家庭关系；居住情况；遗传病的发病情况；家庭成员的基本资料。家系图由于变化较小，是了解家庭客观资料的最佳工具，是家庭档案的重要组成部分，一般可在 5~15 分钟内完成，其内容可不断积累、修改，在全科医疗中有较高的实用价值。详见第九章。

六、家 庭 圈

家庭圈（family circle）是一种家庭功能评估方法，由某一家庭成员自己画的关于家庭结构与家庭关系的图谱，主要反映一个家庭成员对家庭关系的感性认识、情感倾向、家庭成员间关系的亲密程度以及与重要社会网络的联系。全科医生先让患者画一个大圆圈，表示患者所处的家庭，在大圆圈的适当位置上（代表患者在家庭中的地位）画一个小圈表示患者自己，然后在其周围的合适位置上画几个小圆圈或其他标志代表家庭中的其他成员，圈的大小代表家庭成员的权威性或重要性的大小，圈与圈之间的距离代表相互之间关系的亲疏程度。全科医生必须向患者做出保证，家庭圈无关对或错。在患者画圈的时候，医生可离开房间，一般只需要 10~15 分钟，画完后，要求患者解释家庭圈的含义，同时，全科医生可询问一些与家庭关系有关的特殊问题，如距离与亲密度的关系、决定权、角色关系、交往方式、个人界限以及家庭生活史的变化情况等。通过家庭圈的讨论，全科医生可以了解患者的情感反应和可能存在的与家庭有关的心理、社会问题。家庭圈所反映的只是患者当前对家庭关系的主观感觉，是极易变化的，尤其是在家庭生活周期的转变阶段或家庭成员发生严重疾病时。家庭圈是一种了解家庭结构与功能的简单方法，可作为拜访功能障碍家庭的出发点。如图 4-2 反映，这个家庭中父亲是家庭中最重要的人物，其次是母亲，患者与母亲的关系较为紧密，与父亲的关系较疏远。

七、McMaster 家庭评估模型

McMaster 模型阐明了一个家庭维持正常功能活动的基本条件和过程。这一模型认为，每一个家庭都必须执行一些基本的任务，如将食物摆在桌子上、提供休息场所和养育子女等。要完成以上任务，家庭必须具备以下几个方面的能力（见图 4-3）：首先是有能力解决各种各样的问题，家庭应该是解决

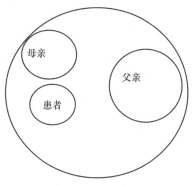

图 4-2　家庭圈示例

问题的有效单位；要解决问题，家庭成员必须进行成功的交流，并通过分派角色任务，使大家去做他们应该做的事；在解决问题的过程中，家庭成员还必须用家庭中特有的方式进行感情交流，并相互关心和照顾，而且考虑到家庭成员个性发展的需要；家庭必须有能力适当地控制其成员的行为。以上任何一个环节出现问题时，均可导致家庭出现功能障碍。McMaster 模型为我们提供了家庭功能整体性评估的一种基本思路，可供全科医生评价家庭功能时做参考。

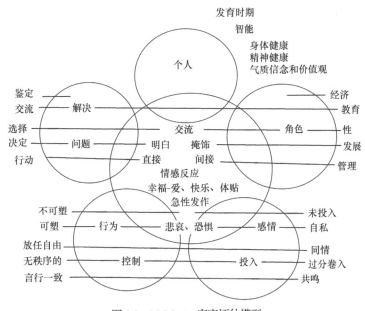

图 4-3　McMaster 家庭评估模型

八、家庭外资源评估——ECO-MAP 图

把家庭作为对象，调查家庭外资源有关成分的有无以及有多少，并记录各种成分与家庭的联系强度，然后进行归类汇总，可以用 ECO-MAP 图来表示（见图 4-4）。图中圈的大小表示资源的多少，不同的连线表示联系的强度。

九、家庭动力学评估

家庭动力学评估（family dynamics measurement），是根据家庭动力学的基本原理，对组成家庭内在结构的各个部分分别进行评价，最终找出家庭问题的根源。

1. 家庭界限评估　家庭与外界的联系怎样、外人进入家庭的难易程度、家庭对外部资源的利用程

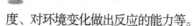

度、对环境变化做出反应的能力等。

2. 家庭的权力结构 通常由谁来做出决定、做出决定的方式、家庭统一行动的能力、做出决定的能力、解决问题的能力、家庭成员的独立性和自由度有多大、个性发展的要求是否被考虑在内等。

3. 家庭角色 家庭角色的扮演情况、角色的适应性和弹性、角色的行为标准和认同。

4. 家庭的空间领地和感情气氛 是否有足够的空间、是否有各自的领地、睡眠安排和保密程度怎样、是否能满足个性发展的需要；家庭成员相爱的程度、表达方式、投入程度、共鸣的程度、感情满足程度等。

5. 交往方式 感情交往的方式、是否采取明白而直接的方式、感情交往是否有障碍、家庭成员的交往能力怎样。

6. 家庭资源 家庭内、外资源是否充足、是否能充分利用、缺乏什么资源、缺乏的程度如何等。

7. 价值观与生活目的 包括家庭和个人的价值观及其生活目的。

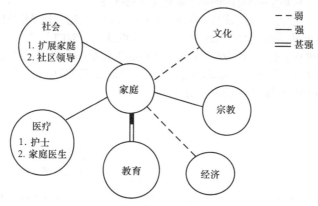

图 4-4　评价家庭外资源的 ECO-MAP 图

第四节　全科医疗服务中常见家庭问题及处理原则

一、根据家庭生活周期预测家庭问题

家庭在每一个发展阶段都有特定的发展任务（specific developmental tasks）。当然，也存在特定的、可预见的家庭问题。家庭问题的出现一般有三个时期。①预测时期：问题还未发生，但根据家庭所处周期和一般的规律及相关的理论，问题是可以被预见的，且这种预测是有根据的，事情的来龙去脉也相当清楚。②筛检时期：问题正在发生，但还不明确，可以通过各种有效的检测手段显示出来（如通过家庭功能的 APGAR 评估、家庭圈等）。③有症状期：问题已经比较严重，常通过明显的家庭功能障碍或家庭成员的躯体症状、情绪反应、社会适应不良等表现出来。

每一个家庭在不同的生活时期都会面临一些共同的问题，尤其是在生活周期的转折阶段。可能会出现一些家庭问题，因为生活周期的每一次转折对家庭来说都是一种紧张刺激，每一个家庭都必须应付这些紧张刺激。由于以上问题是可以预测的，因此，家庭可以事先采取预防措施或做好应付准备，以免陷入危机状态。预测问题常常是全科医生每一次行医的部分工作，这仅需花费极少的时间，却可以收到很好的效果。

二、寻找家庭功能障碍的线索

全科医生可以从以下五个方面寻找家庭功能障碍的线索：

1. 全科医生应该对反映家庭功能障碍的重要线索保持高度敏感性。

2. 认真询问家庭生活史如家庭生活周期和家庭生活事件并预测家庭问题。

3. 从患者的就医行为推测家庭问题的存在：①患者对医生过分依赖。②执行医嘱困难。③经常因轻微的症状反复就诊。④症状的严重性与痛苦程度不相符。⑤患者的症状或疾患无法用生物医学原理来解释。⑥有明显的精神障碍或行为问题。⑦经常由其他家庭成员陪同就诊。⑧儿童和青少年出现不良行为如自杀、酗酒、偷窃等。

4. 与父母行为（parenting）有关的线索。如儿童期有对父母的不满体验，早婚、单身父子或母女等；父母有精神疾患或有某方面的不成熟行为，父母有犯罪记录；早熟儿童，残疾儿童，母亲意外怀孕而出生的儿童、过分爱哭的婴儿等。

5. 慢性疾患不明原因地加重或病情一直得不到有效控制。

三、处 理 原 则

（一）完整背景的处理原则

脱离背景的问题往往是令人费解的，同样的问题在不同的背景下将会有不同的意义。例如，孤零零的一条长椅，很难说清它的用途，放在公园里是供游人坐的，放在会议室里是供开会的人坐的，放在食堂里是吃饭时坐的。只有把问题放回到它原来的背景下，才能得到一幅完整的图画，问题的来龙去脉才能一目了然。脱离背景去观察问题，不仅难以把握问题的本质，更难理解问题的意义。"为了正确地理解一件事情，我们有必要在它所处的环境之中和之外去观察它，以掌握事物的整个变异范围"。患者的完整背景应该包括社会背景、社区背景、家庭背景、个人背景和疾患背景。这些背景资料大部分都已记录在健康档案中或留在全科医生的印象中，患者就诊时，全科医生只需花几分钟时间去复习或回忆，便可获得关于患者的完整印象。在转诊时，这些背景资料也可提供给专科医生作为参考。

（二）以家庭为单位的处理原则

"以家庭为单位的健康照顾"（family as a unit of care）原则是全科医学作为一门独特学科的重要基础，如果忽视"家庭"这一要素，全科医学便丧失了它鲜明的专业性特征。家庭与个人健康的关系已越来越密切，健康的个人应该生活在一个健康的家庭中。21世纪的中国家庭大多是由独生子女夫妇组成的家庭，这是一种"超负荷家庭"。一对独生子女夫妇不仅要照顾4~6个老人和1~2个自己的子女，而且要应付更紧张的生活、工作和社会压力。为了维护这些家庭及其成员的健康，全科医生走进家庭已成必然趋势，而且具有十分重要的社会意义。因此，"以家庭为单位"的健康照顾将是我国21世纪医学的重要特征。以"家庭为单位"的理由是：

1. 家庭是一个完整的系统，家庭内的所有成员之间相互影响 一个家庭成员的健康问题必将影响家庭的其他成员。例如，妻子在夜间频繁咳嗽使丈夫无法入睡，休息不好使丈夫的高血压变得难以控制。许多疾病可以在家庭中流行，如流感、肺结核、肝炎、寄生虫病、神经质。有时，来看病的不一定是真正的患者，而只是受患病的家庭成员影响最深的人，真正的患者是家庭的其他成员或整个家庭。例如，丈夫因严重的焦虑症频繁就医，最终的原因却是其妻得了甲状腺功能亢进症，妻子的易怒、暴躁和夫妻关系的突然紧张使丈夫产生了严重的焦虑。因此，只有以家庭为单位，才能发现真正的病因和真正的患者。

2. 个人与家庭之间存在相互作用 家庭是个人最重要的生活环境，也是个人疾患的重要背景。家庭可以通过遗传、社会化、环境和情感反应等途径影响个人的健康或疾病的发生、发展和转归；个人的健康问题也可影响整个家庭的内在结构和功能。例如，养家糊口的人得了绝症，家庭便处于一种危机状态。有时，个别成员的健康问题可能是家庭功能障碍的一种反应。例如，儿童的非特异性腹痛可能是夫妻关系不和的一种表现。这时，如果不解决家庭问题，就无法从根本上解决个别成员的健康问题。

3. 家庭如"患者"（family as a patient） 家庭是一个完整的系统，当它有严重的功能障碍或处于一种危机状态时，就像一个患者一样。家庭问题往往不是个别成员的问题，而是所有成员的共同问题，每一个成员对家庭问题都负有一定的责任。家庭问题也将对所有的成员产生不良的影响。

4. 家庭是解决个人健康问题的重要场所和有效资源 患病的成员往往要求家庭做出一定的反应，如适当改变家庭角色、生活习惯、空间分配、感情交流方式等。家庭的支持可以增加患者对医嘱的依从性，家庭还可以提供有关疾患的重要线索。例如，婴幼儿患病时主要由家人提供线索。

5. 以家庭为单位可以扩大全科医生的服务范围，提高全科医生的服务效益和服务水平。

第五节　以家庭为单位的健康照顾的方式

全科医生在其医疗实践活动中，将全科医学的核心理论之一"以家庭为单位的健康照顾"应用于个体患者和家庭的医疗照顾过程，在考虑和处理健康问题的全过程中始终考虑健康问题与家庭各因素间的相互作用关系及结果，积极动员和有效利用家庭资源，灵活运用家庭系统理论为个体和家庭健康问题的照顾服务。这是全科医生工作的重要特点之一。

家庭照顾要向照顾对象提供常规的医疗咨询和治疗，还要把整个家庭作为一个"患者"，综合考虑家庭对其成员疾病的影响以及两者之间的相互作用，在整个家庭的范围内，提供咨询、教育、治疗和预防。

一、家 庭 咨 询

（一）家庭咨询的概念

1. 咨询　咨询（counseling）是通过人际交往和人际关系而完成的一种帮助过程和教育过程，它不是要代替人们做出决定，而是帮助人们做出决定。首先，咨询是一种面对面的交往过程，咨询者（counselor）通过运用自己的交往技巧和相关知识来帮助人们认识问题，做出正确的决定，最终有效地解决问题。其次，咨询需要建立一种相互信任、平等相处的人际关系，咨询者不是以权威、决定者、解决者的身份从事咨询活动的，而以朋友、帮助者、教育者的身份从事咨询活动，咨询者不可能代替被咨询者去解决问题，问题最终还是要靠被咨询者自己去解决。因此，不能把被咨询者放在过于被动的位置上，而应充分发挥他们的主观能动性。另外，咨询包含一系列相关的支持活动，要运用各种不同的交往手段，最终产生多种效应，例如咨询者可能用自己的亲身经历去感化对方，可能用丰富的知识和形象的比喻去说服对方，可能用同情、关心和感情上的共鸣去取得对方的信任，可能用自己的期望和无微不至的关怀去激励对方改变自己的行为。因此，咨询是一种综合性的服务，而且也是一种更具艺术性的服务。

2. 家庭咨询　家庭咨询（family consultation）的对象是整个家庭，而不是家庭中的某个人。家庭咨询的内容是家庭问题，家庭问题不是某个或几个成员的问题，而是所有成员的共同问题，往往是一种家庭关系问题。这种关系问题往往有一个核心，这个核心可能是家庭中的某种关系，如夫妻关系、婆媳关系、父子关系、母女关系等。核心之外还有一个影响面，这就包括家庭的所有关系和所有成员。引起家庭冲突的原因是多种多样的，而且往往是多种因素共同作用的结果。然而，家庭问题的根本原因往往是家庭成员间的交往方式问题。其他原因可能是：①缺乏知识；②缺乏技能；③认知错误；④资源缺乏；⑤感情危机；⑥遭遇紧张事件。当家庭处于良好的功能状态时，家庭本身可以有效地解决家庭问题。当家庭处于功能障碍状态时（如家庭成员之间不能有效地交流），家庭本身就无法有效地解决家庭问题，往往会使家庭处于危机状态。另一种情景是外界或内部的干扰超出了功能状态良好的家庭的应付能力，这也会使家庭处于危机之中。处于危机状态的家庭便需要全科医生提供必要的帮助，这种帮助可能就是家庭咨询，也可能是家庭治疗。实际上，家庭咨询和家庭治疗是一个不可分割的、连续的过程。全科医生可以采用类似 BATHE 的模式进行家庭医疗咨询辅导（详见第三章第三节）。

3. 家庭咨询者的条件　包括：①良好的个人品质；②掌握丰富的知识；③掌握娴熟的技能；④掌握丰富的个人生活经验和家庭生活经验；⑤掌握丰富的家庭咨询和家庭治疗经验。

（二）家庭咨询的内容

家庭咨询通常包括以下内容：

1. 家庭遗传学咨询　包括遗传病在家族中发病的规律、婚姻限制、生育限制、预测家庭成员的患病可能等。

2. 婚姻咨询 夫妻之间的相互适应问题、感情发展问题、性生活问题、角色扮演问题、生育问题等。

3. 其他家庭关系问题 如婆媳关系、父子关系、母女关系、兄弟姐妹关系、继父、继母、领养子女的关系等。

4. 家庭生活问题 孩子出生、孩子离家、退休、丧偶、独居等。

5. 子女教育和父母与子女的关系问题 儿童青春期的生长发育问题、与父母的关系适应问题、角色适应与交往方式问题、独立性与依赖性的平衡问题、人生发展与父母期望问题等。

6. 患病成员的家庭照顾问题 家庭成员患病的过程和预后、家庭应做出什么反应、家庭照顾的作用和质量等。

7. 严重的家庭功能障碍 往往是家庭成员间的交往方式问题或家庭遭遇重大的生活事件。

（三）家庭咨询的作用

家庭咨询的作用包括：

1. 教育（education） 全科医生虽然一直扮演教育者的角色，但在家庭咨询中的教育不是针对个别患者的，而是针对所有的家庭成员，针对整个家庭。在解决家庭问题时，针对家庭的教育才更有效。家庭教育的内容包括家庭动力学、儿童发育、应付家庭生活中的紧张事件、处理精神或躯体疾患、与家庭讨论他们的问题、对成员的疾患做出反应等。

2. 预防（prevention） 通过超前的教育来预防问题的产生，超前教育使家庭提前做好了应对准备。家庭在任何一个生活周期内，都会遇到一些特殊的、需要应对的问题，全科医生完全可以预测到这些问题，因此，对家庭进行预防性的教育是具有针对性的、完全有必要的，而且往往非常有效。

3. 支持（support） 支持是家庭咨询的核心功能，它与家庭咨询的另外3种功能都有关。处于危机状态的家庭最需要的帮助就是全科医生的有效支持，这种支持可以体现在多个方面、多种形式上，例如，帮助家庭预测问题并做好准备、倾听家庭成员诉说、帮助家庭成员表达感情、帮助家庭成员进行有效的交往、指导家庭组织起来克服困难等。

4. 激励或鞭策（challenge） 家庭咨询的另一个重要功能就是激励家庭改变不良的行为方式或交往方式。

二、家 庭 治 疗

家庭治疗（family therapy）包括家庭咨询的所有内容，但比家庭咨询更广泛、更全面，家庭咨询是在家庭治疗的基础上发展起来的。与家庭咨询一样，家庭治疗也涉及教育、预防、支持和激励，但家庭治疗更着重于帮助家庭应付在改变相互作用方式中遇到的抵触，实际上，当家庭咨询未能解决这种抵触时，就必须启动家庭治疗了。

从本质上看，家庭治疗是一种综合性的、广泛的家庭关系治疗，治疗者通过采取有效的干预措施，影响家庭动力学的各个方面，从而使家庭建立新型的相互作用方式，改善家庭关系，最终维护家庭的整体功能。全科医生要提供家庭治疗服务，必须接受专门的训练，而家庭治疗一般不作为全科医生的训练内容，全科医生只需掌握家庭咨询的技能。然而，了解家庭治疗的基本框架和基本原理，是开展家庭咨询服务的重要基础。

（一）家庭缓冲三角

大多数家庭关系紧张都相对集中于家庭中的一对人或两个家庭成员身上，如婆媳关系紧张、夫妻关系紧张、父子关系紧张等。而且，大多数家庭关系紧张都有一种要涉及第三者的倾向，否则，这种关系紧张就很难得以缓解。这个第三者通常也是家庭中的一个成员，其作用相当于一种缓冲或调和者，可暂时将家庭关系紧张的焦点从两个人身上转移到第三者身上，从而减轻紧张的程度，即形成家庭缓冲三角（family buffer triangle）。这种倾向使家庭关系紧张在家庭中形成一种三角结构，这是家庭解决自身关系问题的一种结构形式。由于家庭内的三角结构可以暂时缓解家庭关系紧张，家庭成员常不知不觉地重复利用它，并希望以此来维护家庭的正常功能。在传统的大家庭中，这种三角结构很容易形成，因此家庭关系紧张比较容易被缓解。而在核心家庭中，这种三角结构很不容易形成，如果家庭中只有一对夫妇，没有第三个人，就不可能形成三角结构，这是核心家庭的关系紧张不容易得到缓解的重要原因。在核心家庭中，儿童往往成为夫妻关系紧张的"挽救者"，但儿童也因此成为最大的受害者。实际上，在家庭系统中形成的三角结构通常是一种无效的应付机制，关系紧张只是被暂时转移或暂时缓解而已，并不能被完全消除，其结果不利于家庭问题的彻底解决。例如，夫妻在吵架时，孩子开始摔东西或诉说腹痛，出于无奈，夫妻暂时停止争吵。儿童的心身障碍常常是夫妻痛苦关系的挽救者，但这种三角结构只是暂时把夫妻的注意力从他们自身的痛苦关系上转移到有问题的孩子身上，并没有真正解决夫妻之间的关系问题。家庭内三角结构的有效性也决定于第三者的缓解能力，例如，婆媳关系紧张时，往往要涉及作为儿子和丈夫的男人身上，如果他能有效地调解婆媳关系，则可暂时缓解婆媳关系紧张。而如果他没有能力调解这种关系，那么，他自己会成为婆媳关系紧张的最直接受害者。因此，家庭中的这种三角结构在缓解关系紧张时常常要付出惨重的代价。实际上，第三者、挽救者本身也是受害者，而且往往是受影响最严重的家庭成员。全科医生在诊所中接触到的很多患者都可能是家庭三角结构的第三者，有人称之为家庭关系紧张的"替罪羊"。来看病的人往往是受家庭关系紧张影响最深的第三者，而真正的"患者"却是家庭中的另两个人或整个家庭。

（二）家庭治疗三角

家庭在遭遇关系紧张时，另一个倾向是在家庭之外寻找第三者，尤其是核心家庭。帮助核心家庭中的夫妇解决关系紧张的第三者往往是他们双方都比较信任的一位朋友、领导、亲戚、邻居或同事，即家庭治疗三角（triangulation of family therapy）。当紧张关系中的一方或家庭三角结构中的第三者出现症状、疾患或疾病时，家庭或个人会主动寻求医生的帮助，而大部分医生都只把注意力集中于个人的疾病或疾患上，并不关心其背后的家庭关系紧张问题。全科医生或家庭治疗者会主动去寻找患者背后的家庭问题。而如果医生要成为家庭紧张关系的挽救者，就必须与家庭建立一种有效的、立体的治疗三角，即医生或家庭治疗者作为家庭寻找的第三者。家庭治疗三角不同于家庭内的缓冲三角，缓冲三角是一种平面三角，三方均处于家庭内的同一个平面上，无法清楚地认识家庭系统内部的问题，就像一起走进一个迷宫一样。而家庭治疗三角是一种立体三角，治疗者或医生站在家庭平面之外，作为家庭问题的"旁观者"，对于家庭问题来说，往往是"旁观者清，当事者迷"。治疗者站在一个俯视的角度上，可以清楚地观察到家庭问题的来龙去脉，这是家庭治疗者成功地帮助家庭解决问题的重要基础。建立治疗三角的关键是全科医生与家庭建立相互信任、平等合作的关系，而治疗三角的有效性部分决定于治疗者的知识、技能、态度和品质。

（三）家庭治疗的过程

家庭治疗也是治疗者与家庭面对面交往的过程，通过交往，治疗者了解家庭的动力学过程，评价家庭的功能状况，鉴定家庭问题的性质和原因，然后，帮助家庭制订干预计划，并与家庭合作，实施干预计划，最后评价干预的效果，及时调整干预计划和措施。家庭治疗的过程可归结为以下五方面：观察（observation）、会谈（interview）、家庭评估（family assessment）、干预（intervention）和评价（evaluation）。家庭治疗是以上过程交替进行、逐渐达到改善家庭功能之目的的一种系统支持程序。

1. 观察　观察就是治疗者用心去看、去听、去感受的过程。观察有两种类型，一种是诊断性的，目的是进行家庭结构和功能评估；另一种是评价性的，即评价干预的效果。

2. 会谈　会谈是家庭治疗的核心，它既可以是诊断性的，也可以是治疗性的，还可以是评价性的，有时会谈是为了配合观察。

3. 家庭评估　包括家庭结构和功能评估。治疗者可以通过观察来了解家庭的客观资料，通过交谈来了解家庭的主观资料和每个成员对家庭的主观满意度，最后利用一些评估工具，对家庭的结构和功能进行全面、综合的评估，并对家庭问题做出临床判断：家庭问题的性质、原因、来龙去脉以及各种影响因素和反应。

4. 干预　干预是治疗者与家庭就同一个目标而进行的有效合作。

5. 评价　指干预效果的评价。通过观察、会谈和家庭评估，了解家庭治疗的效果。同时，还应了解家庭在转变过程中遇到的抵触和困难，并及时调整家庭治疗计划，采取更有效的干预措施。

三、家　访

（一）家访的作用

家访（home visit）是全科医生主动服务于个人和家庭的重要途径，家访是全科医生重要的服务方式，对全科医生具有特别重要的意义和作用。主要是：

1. 通过家访，全科医生能接触到没有就诊的患者和健康的家庭成员，接触早期的健康问题或全面评价个人的健康危险因素，有利于全科医生做出早期诊断并提供综合性的预防保健服务；了解到客观、真实的家庭背景资料；能鼓励家庭对个人的疾患做出适当的反应。

2. 家访可以满足一些特殊患者（如老年人、残疾人、长期卧床的患者、不愿住院的患者、临终患者等）及其家庭对医疗保健服务的需求，方便了群众，降低了医疗费用，而且往往能取得比住院更理想的效果。

3. 家访有利于观察患者对治疗的反应、患者执行医嘱的情况，有利于评价家庭照顾的质量，有利于指导患者在家庭中获得康复，而以上活动可以丰富全科医生的实践经验。

（二）家访的适应证

家访的适应证包括：

1. 某些急症病　例如：一过性的严重疾患，转诊医院前的治疗，如减轻疼痛、复苏、心源性哮喘的急性处理。

2. 行动不便、长期困于家中的慢性病患者　如脑卒中偏瘫、多发性硬化症、类风湿性关节炎、行动不便的老年人等。全科医生上门服务有利于慢性病患者的治疗和康复，预防行动不便的老年人发生意外。

3. 出院患者的评估和继续治疗　大多数住院患者在恢复期的早期阶段就出院了，这些患者仍需要在家庭中继续接受治疗，并在家庭的照顾下逐渐康复。通过家访，全科医生可以正确评估患者的适应或恢复情况以及所遇到的问题、对医嘱的顺从性、对药物的反应情况等，以便及时调整治疗方案。

4. 为临终患者及其家庭提供服务　临终患者在自己熟悉的家庭环境中面对死亡会显得更平静。全科医生可以在家访时为临终患者提供必要的医疗服务和临终关怀服务，还可以为处于悲伤、混乱中的家庭成员和处于危机中的整个家庭提供必要的指导、援助和保健。

5. 有心理社会问题的患者及不明原因地不遵医嘱的患者　全科医生通过家访可以了解患者家庭背景资料，找到问题的真正原因，做出正确的诊断或判断。

6. 家庭结构和功能的评价　在诊所中评价家庭的功能常常不如在家庭中评价那样准确和全面。患者在家庭中能更轻松地表达他们的感情，会揭示出一些深层的感情矛盾和家庭危机。只有通过家访，全科医生才能发现另一个人的存在和患者尚未注意到的问题。

7. 实施家庭咨询和治疗　系统的家庭治疗常涉及家庭的每一个成员，只有在全体成员共同参与的情况下才能取得理想的效果。家庭治疗在家庭原有的环境中进行最理想。因此，家访是实施家庭治疗的最有效手段。

8. 有新生儿的家庭　一般的新生儿母婴访视是由妇幼保健医生完成，某些情况下也可能由全科医生进行。

（三）家访的种类

家访的种类有如下三种：

1. 评估性家访 目的是对照顾对象的家庭进行评估，通常是一次性的，常用于有家访问题或心理问题的家庭，以及年老体弱患者家庭环境的考察。

2. 连续性照顾家访 目的是为患者提供连续性的照顾。常定期进行，主要用于患有慢性病或行动受限的家庭病床患者以及临终患者。

3. 急诊性家访 目的是处理临时发生的紧急情况，多为随机性的。

四、家 庭 预 防

全科医生可以通过多种方式开展家庭预防（family prevention）。家庭预防工作的内容与疾病的三级预防一致。常见的家庭预防工作内容见表4-4。

表4-4　三级预防在家庭中的实施

预防级别	内容
一级预防	1. 生活方式相关疾病
	2. 健康维护
	3. 家庭生活教育
二级预防	1. 医生同患者共同监测健康
	2. 鼓励患者及时就医
	3. 监督患者遵守遗嘱
三级预防	1. 对慢性病的家庭成员，既督促其遵守医嘱，又使其保持适当的独立活动能力
	2. 对患慢性病的家庭成员带给家中的变化，全体家人做出相应的调整
	3. 对家人患重病或临终所带来的家庭危机做出调整

五、家 庭 病 床

家庭病床（family sickbed，family care bed）是社区卫生服务的重要形式之一，主要是将家庭作为护理服务进行的场所，在家中设置病床，满足适宜在家中进行治疗和康复的患者的护理需求，让患者在自己所熟悉的家庭环境中接受医疗和护理服务。家庭病床对于特殊人群（如老年人、儿童、妇女、残疾人等）和特殊疾病（如老年病、慢性病、精神病等）的治疗和康复具有方便、经济、有效等特点。家庭病床患者的分布主要以循环系统、呼吸系统、心血管系统、神经系统疾病多见，运动系统、消化系统疾病次之。

在我国，家庭病床目前还没有统一的准入标准，2010 年上海市发布的《上海市家庭病床服务规范》、2019 年四川省发布的《四川省家庭病床管理服务规范（试行）》、2021 年深圳市发布的《深圳市家庭病床管理办法（试行）》等地方标准，对家庭病床的服务机构要求、服务对象、收治范围、服务内容、环境要求、服务方式、服务收费、机构管理、工作制度、质量控制等进行了规定。

家庭病床所面对的疾病具有不可治愈但可有效控制的特征，其临床的工作程序主要以观察研究与评估家庭病床患者的生命体征为核心。常见的家庭病床服务项目分类见表4-5。

家庭病床服务离不开团队服务的方式，但目前主要有三种模式：①线性管理模式，即家庭病床工作人员由家庭病床科统一管理，其特点是统一领导，便于管理，人员相对固定，质量控制有保证；②分块式管理模式，即分散在社区卫生服务的团队服务中，由团队成员分担工作，其特点是全科医师都参与服务，但人员相对分散，质量相对难以控制管理；③条块结合的团队服务管理模式，即统一管理与分散相结合，为上述两种模式的综合，其特点是统一领导，便于管理，人员相对固定，质量控制有保证。

表4-5　家庭病床服务项目分类

分类	举例
上门服务项目	上门评估建床、上门出诊、常规上门查床诊疗等
检查项目	血常规、尿常规、粪常规、心电图、B超等
基础护理项目	肌肉注射、皮下注射、压力性损伤护理、吸氧、雾化吸入等
康复项目	各类物理治疗、作业疗法等
中医项目	针刺、灸法、推拿等
药品服务项目	合理开具西药、中成药、中药饮片等
指导评估服务项目	慢性病健康指导、康复评定、中医养生指导等
安宁疗护服务项目	居家探访、协调家庭病床患者的治疗和照顾方案、提供不同的支持治疗等

六、家庭康复

对临床治疗后或急性期后慢性病患者以及老年人、残疾人，在家庭提供一些适宜、及时的家庭康复（rehabilitation at home）服务，可控制或延缓残疾的发展，减少残疾带来的生理、心理、社会功能的负面影响，提高生活自理能力和生命质量。家庭康复不同于医院康复，它是由全科医生在家庭环境中开展，不涉及复杂的技术，而是充分利用现有的资源，对患者进行康复训练。其目的是使疾病好转或痊愈，生理功能得到康复，心理障碍得到解除，使残疾者能更多地获得生活能力和劳动能力，达到全面康复。

（一）家庭康复的内容

家庭康复是全面康复，其主要内容有：①开展宣传教育，提高家庭成员对康复的认识，同时激发社区居民，患者及其家属参与康复的意识；②以社区和家庭为基础，对需要康复的患者采取相应的康复措施，包括运动训练、生活自理能力训练、劳动技能训练、语言能力训练、体能训练和物理治疗，以及开展心理咨询、家庭保健及社会服务等，改善生活自理能力和劳动能力，提高其生命质量；③协调社区有关部门，开展教育康复、职业康复、社会康复，促进全面康复的实现。

（二）家庭康复的原则

家庭康复应遵循以下原则：①对象需考虑不同种类、不同程度的残疾者；②以患者及其家属为中心，主要场所为患者家庭；③康复工作越早开始效果越好；④应用正确的康复知识和技术。

七、家庭护理

全科医疗中常采取家庭护理完成其居家患者的照顾，通过家庭护理（family nursing）可以向家庭传递有关健康的知识、技能，满足家庭的需要，维持家庭的正常结构和功能状态，使家庭及其成员达到最佳的健康水平。

家庭护理的内容有如下方面。①观察病情变化。根据病情测量生命体征并记录。②保持各种管道畅通，做好记录。③熟悉患者的病情、治疗及护理措施。④做好家庭基础护理，要求做到"六洁""五防""三无""一管理"。"六洁"指的是口腔、脸及头发、手足、皮肤、会阴、床单清洁。"五防"指的是防褥疮、防体位性低血压、防呼吸系统感染、防泌尿系统感染、防交叉感染。"三无"指的是无坠床、无烫伤、无粪石。"一管理"即膳食管理。⑤必要时家里要备一些常用的急救药品及设备，定时更换消毒，并严格执行无菌技术操作。⑥记录各项护理内容，以备查询。

（何　坪）

思 考 题

1. 以自己家庭情况为资料，解释家庭与健康的关系。
2. 以自己家庭情况为资料，分析家庭的结构、功能与生活周期。

第五章　以社区为范围的健康照顾

学习目标

1. 掌握社区卫生服务的基本概念、基本内容及服务方式。
2. 熟悉社区诊断的主要内容、社区诊断的步骤和社区诊断报告撰写。
3. 了解社区的概念、特点、构成要素、社区影响健康的因素，以社区为导向的基层医疗照顾。

社区是影响个人及其家庭健康和疾病的重要背景，社区影响健康的因素包括社区的自然环境、社会环境、卫生服务及社区组织结构等。全科医生在处理个人或家庭健康问题时需要运用社区卫生服务的基本原则和方法，研究健康与疾病发生、发展的社区背景及其特点，了解社区群体对卫生服务的需求和利用情况，合理利用社区资源，通过有计划的社区干预，有效地控制疾病在社区的流行，从而提高社区居民的整体健康水平。以社区为范围的健康照顾将以个人为中心、家庭为单位的基层临床医疗，扩大到与社区、群体水平的预防保健和健康促进相结合的综合性的健康照顾。全科医生首先要收集社区的健康信息，通过社区诊断发现社区的主要健康问题，分析社区内影响该问题的各种因素，设计可行的解决方案，动员基层医疗单位和社区的力量实施并开展评价。

第一节　社区概述

一、社　区

（一）社区的定义

不同的学者与社会组织对社区（community）的概念和内涵有着不同的理解。早在19世纪80年代，德国学者汤尼斯在《共同体与社会》中曾将社区定义为"以家庭为基础的历史共同体，是血缘共同体和地缘共同体的结合"。20世纪30年代，我国著名社会学家费孝通将社区定义为"是若干社会群体（家庭、氏族）或社会组织（机关、团体）聚集在某一地域里形成一个生活上相互关联的大集体"。从提供基层卫生服务的角度，目前多采用世界卫生组织（WHO）于1978年召开的"基本卫生保健国际会议"上提出的定义，"社区是以某种经济的、文化的、种族的或某种社会的凝聚力，使人们生活在一起的一种社会组织"。

社区是一个共同体，是地缘共同体、婚姻共同体、经济共同体、文化形态共同体、政治共同体和军事共同体，其核心是人们具有某种内在的联系，其范围可大可小，人群的数量可多可少。社区具有共同的地域环境，共同的利益，共同的服务设施，面临共同的问题，拥有共同的需求等，使得社区居民常有交往，相互支持与合作，共谋发展。

社区的特点：①社区是一个能够自身运行、并满足基本需求的功能单位；②社区是一个与其他机构可以相互交流、形成社会互动的单位；③社区是一个在风俗习惯、文化背景或某些特征方面具有一致性的单位；④社区是一个人们聚集在一起、共谋发展的社会单位。

（二）社区类型

社区有两种类型：地域型社区和功能型社区。

地域型社区是以地理范围为基础的，由不同的个体或者家庭生活在相邻空间，发生相互合作关系而形成，社区的大小往往因时、因地、因需要的不同而有不同界定，"大"可到一个省（市），甚至是一个国家或若干个国家；"小"可到一个居委会或村委会，甚至是一个自然村或一个单位。WHO认为一个有代表性的社区，人口数在10万～30万人，面积在0.5万～5万平方公里。在我国一般将社区分为城市社区与农村社区，将社区的概念引入到城市管理中，开展社区建设工作是在 20 世纪 80 年代。社区卫生服务是社区建设的重要内容，一个卫生服务社区一般指一个街道或一个居委会辖区。地域型社区不等同于行政区域，二者既有联系又有区别。有的行政区与社区在地域上可能是重合的，如我国城市街道和农村的乡镇是行政区，又由于它的主要社会生活是同类型的，所以常把它们称为社区。不同的是行政区是为了实施社会管理、依据政治、经济、历史文化等因素，人为地划定的，边界比较清楚；而社区则是人们在长期共同的社会生产和生活中自然形成的，其边界比较模糊，有时同一社区可划分为不同的行政区，而同一行政区也可包含不同的社区。

功能型社区不是因生活空间的邻近，而是不同的个体因某种共同特征（包括共同的兴趣、利益、价值观或职业等）发生相互联系而形成的，如志愿者协会、弱势群体、企事业单位、军队、学校等。一个或几个功能型社区可以嵌套在一个地域型社区内。以上两种社区类型均是全科医生的服务对象。

（三）社区的构成要素

尽管不同社区的人口规模、地域大小不同，社区的构成一般都包括下列五个基本要素：①人群；②地域；③服务设施；④精神、文化背景；⑤管理机构。

1. 具有某种社会关系的一定数量的人群　人群是社区的主体，他们既是社会产品的创造者和消费者，又是社会关系的承担者。想了解一个社区，首先应该明确社区的人口学特征和社会关系特征。

2. 一定的地理范围　地域是社区成员的活动场所，为社区及其成员提供自然环境背景和资源。

3. 社区内的各种服务设施　属于社区的物质要素，是社区成熟度的标志，包括生活服务设施、生产设施、交通设施、通信设施、文化体育设施和医疗卫生设施等。

4. 社区特有的精神、文化背景　社区精神是群体化的意识，社区是社会的缩影，相当于一个"小社会"，社区人群间的强大认同感、归属感和凝聚力形成了社区人群的社区意识，社区意识是社区得以存在和发展的内在要素，它是人们在社区这个特定的地域性社会生活共同体中长期从事物质与精神活动的结晶，它渗入到社区生活的各个方面。社区文化是社区发展过程中的一种历史现象，包括道德素质、规章制度与法律、教育科技与艺术、传统习俗、生活行为方式、宗教等。

5. 相应的管理机构和制度　用以协调和控制各种社会关系，是社会活动的调节器，促进社区的发展。

构成社区的各基本要素之间既相互独立又相互联系、相互作用，形成了不同社区特定的结构和整体特征。生活在同一社区的人们就有相同的自然环境、社会环境、文化背景等，具有相似的生活方式、社会心理和共同的利益等，因而个体或家庭的健康问题有其特定的社区背景，同一社区居民具有相似的健康问题，而不同社区的健康问题则存在差异。

（四）健康社区

"人人健康"的基础是"健康社区"。健康社区（healthy community）是指能不断地创造安全、舒适、满意、愉悦和健康的生活、工作、休闲条件，充分利用社区资源鼓励人们参与健康管理，为社区居民提供方便高效的社区健康服务，引导健康消费，建立健康家庭，减少和消除不良健康行为，使社区居民互相支持，发挥自身最大潜能的社区。健康是人全面发展的基础，关系千家万户的幸福，健康也是国家文明的标志，社会和谐的象征。通过建立健康社区，倡导"人人为健康、健康为人人"的健康社区新理念，以社区为单位提高人类健康水平和生活质量，有利于提高全民族的健康素质。创建健康社区是以人为本的系统工程，其终极目标就是促进人的全面发展。2016 年 6 月 15 日，中国医师协会、中国社区卫生协会和中国医疗保健国际交流促进会等共同在京启动"健康社区"项目，进一步推动我国社区卫生服务能力建设。美国某学者提出理想的健康社区应至少包括下列 11 项条件：①干净、安全、高品质的生活环境；②稳定且可持续的生态系统；③强而有力且互相支持的社区；④对影响生活和福利等决策有高度的参与；⑤能满足城市居民的基本需求；⑥能通过多种渠道获得不同的经验及资源；⑦多元化且具有活力及创新的都市经济活动；⑧能保留历史古迹并尊重地方文化；⑨具有城市远景，是一个有特色的城市；⑩提供市民有品质的卫生与医疗服务系统；⑪市民有良好的健康状况。

二、社 区 医 学

20世纪20~30年代，在英国等西方国家，公共卫生服务逐渐走向以社区为实施单位，开始强调不同社区的自主性与需求，并认识到社区资源在公共卫生服务中的重要作用，有人曾将这部分工作称为社区卫生（community health）。到20世纪40~50年代，流行病学、社会医学和预防医学逐渐兴起，社区卫生与这些学科结合，形成了一门以社区人群的健康为研究和服务对象的医学学科，英国于20世纪60年代率先将其称为社区医学。到20世纪60~70年代，社区医学已成为西方国家大部分医学院校正式设立的一门课程，并建立了专门的研究和教学机构，社区医学教育一度成为医学教育改革的一个热点。与此同时，又有人将社区医学与基层医疗相结合，建立了一种以社区为导向的基层医疗（community-oriented primary care，COPC）服务模式，在北美引起了人们的极大关注。另外，家庭医疗（全科医疗）同时将基层医疗与家庭、社区等要素相结合，形成了一门整合生物医学、行为科学和社会科学等领域的最新研究成果和通科医疗成功经验的综合性医学学科——家庭医学（全科医学）。可见，社区医学、COPC与家庭医学几乎在同一时代交叉重叠着产生，而最终，家庭医学以其理论的系统性、实用性、综合性和先进性得到了人们更广泛的推崇。

三、社区影响健康的因素

社区是个人及其家庭日常生活、社会活动和维护自身健康的重要场所和可用资源，也是影响个人及其家庭健康的重要因素。社区环境条件的优劣直接影响人的健康，甚至影响到许多疾病的传播和流行，全科医生是提供"以社区为范围的健康照顾"的主要执行者，了解社区的物质环境、社会环境、社区文化及行为等因素对社区居民健康的影响，便于全科医生去发现与挖掘社区人群的健康问题，通过社区服务网络，能有组织地动员群众参与，依靠社区群众自身的力量，改善社区的卫生环境，加强有利于群体健康发展的措施，达到提高社会健康水平的目的。全科医生对于疫情防控起到十分重要的作用。

（一）社区自然环境因素

无论是地域型社区还是功能型社区，其成员都均有一定的生活和生产的地域空间和环境，其健康受环境中的物理、化学和生物等因素的影响。影响地域型社区的物质环境因素源于空气、水、土壤和食物等，特别是其区域内工、农业生产排放的有毒有害物质。目前人类社会在经济增长方面付出了很大的代价，空气污染、水污染、食品安全问题等已经给人类的健康造成了很大的困扰。如20世纪50年代，日本熊本县水俣湾的渔民流行一种原因不明的中枢神经性疾病，称为"水俣病"，导致残疾或者死亡，经多年研究确认是由于一家氮肥厂将大量含汞的废水排入水俣湾所致。

（二）社区社会环境因素

1. 社区人口数量、结构和流动性与健康　人口不仅是构成社区的最基本的要素，而且与社区人群的健康息息相关。衡量一个社区人口数量的多少的常用指标是人口密度，人口密度过大不仅意味着环境污染相对严重，还加重社会负担，加重教育与卫生事业的负担，进而影响人口质量；人口稀少地区往往交通不便，环境恶劣，缺乏文化教育和卫生服务设施，因而不能很好地保护居民健康。人口的结构主要指人口的性别、年龄、婚姻、受教育水平、职业等结构；性别比平衡是社会安定的基础因素之一，性别比例失调则是滋生社会问题的根源之一；社区人群的年龄构成影响到社区的整体健康状况，年龄组人群的生理功能、心理特征、所承担的社会角色与功能、生育观念、风俗习惯等各不相同；稳定的婚姻状况为夫妻双方提供了更多的社会支持；受教育程度不同，人的生活方式、健康观、价值观也存在着差异，从而影响人群健康状况；不同职业者的工作方式和工作环境不同，在不同的职业场所接触到有害有毒物质不一样，且不同职业带来的职业紧张程度也不同，进而影响到人们的心理和精神状态。人口流动主要是指人口在地理空间位置上的水平变动和社会阶层上的垂直变动；人口流动对居民健康造成的影响程度及性质取决于社区环境、自然条件及人口特点，流动人口的一些特殊卫生问题，给社区卫生服务工作提出了新的要求，如传染病的控制，计划生育工作等。

2. 社区经济发展水平和居民的社会阶层与健康　社区的经济状况是社区居民赖以生存和保持健康的基本条件。社区经济因素通过影响与人群健康状况有关的其他社会因素，如工作条件、生活条件、营养状况、文化教育、卫生服务等影响人群的健康。人群健康与社区经济的发展具有相互促进的双向作用：一方面社区经济的发展促进人群健康水平的提高；另一方面，社区经济的发展必须以人群健康水平的提高为先决条件，居民健康状况的改善可以大大减少医疗卫生费用，减少因病而带来的经济损失，提高劳动生产效率。社区经济发展水平越高，居民的生活工作条件、卫生状况、保健水平也随之明显改善。在疾病谱上，主要表现为传染病、营养相关性疾病、寄生虫病和地方病的发病率明显下降；在健康指标上，主要表现为出生率、死亡率、婴儿死亡率、孕产妇死亡率下降，而平均期望寿命显著增加。社区经济发展在促进居民健康水平提高的同时，也带来了新的健康问题，如环境污染和破坏严重、不良行为和心理压力突出、社会负性事件增多、社区人口流动增加、新型有毒有害物质、城市拥挤、人际关系紧张等。

社会阶层是指一个人在社会上相对于其他人所处的地位。阶层主要是指社会经济阶层，从社会学的角度分析，阶层主要由个人经济收入、受教育程度、价值观念、工种、卫生服务的利用、生活习惯及环境等因素来决定。一般来说，社会阶层越低的群体，其健康状况越差，其主要原因是社会阶层较低的人群收入低，生活贫困，居住条件、卫生条件和环境安全都较差，他们比高阶层的人群遭受更多的负性社会因素影响，在遭受精神刺激时又不能获得足够的社会支持帮助；低阶层的人群的受教育水平普遍低于高阶层人群，影响了他们处理应激的能力，同时也较难形成良好的卫生习惯；低阶层者接受医疗卫生保健的机会少，容易造成疾病病程的延长，影响健康水平。随着我国经济水平的整体提高，社会的形式更趋于多样化，不同社区群体之间的职业、经济收入、文化程度和生活方式的差别逐渐扩大，其对健康的影响也显得日益重要，作为全科医生，有必要加强社会阶层与健康问题间的关系探讨，这对于改善卫生服务，提高社区人群整体健康水平具有针对性意义。

3. 社区文化与健康　社区文化因素主要包括风俗习惯、思想意识、宗教、生活方式、价值观、行为规范、道德法律以及文化教育等。风俗（custom）是特定地域的特定人群在长期日常生活中自然形成的、时代沿袭的习惯性行为模式。风俗对健康有正反两方面的影响。有些文化能促进健康，例如《朱子家训》中"黎明即起，洒扫庭除，要内外整洁"就有利于居民养成良好的生活规律，提供干净整齐的生活环境。但是有些文化危害居民健康，如我国不少地区盛行宴请宾客带有强制性敬酒行为，实属陋习，严重影响自身及他人的身体健康。

思想意识是人们对客观世界认识的理性化产物，其核心是世界观。它决定人们其他观念的形成，如人生观、道德观和价值观等。个体思想意识的形成，一方面来源于其生活经历和实践，另一方面受社区观念的影响，因此思想意识具有个别性和社会普遍性。一个大力提倡健康、集体主义的思想意识的社区，其成员的基本行为取向必定倾向于促进健康的行为；相反，一个颓废的、思想意识混乱的社区，其成员必定存在大量危害健康的行为，如吸烟、未婚先孕、自杀等。

宗教是人类在自然和社会特定的条件下产生的信仰体系，是以神的崇拜和旨意为核心的信仰和行为准则的总和。宗教伦理和教义以观念意识注入人的思想，强烈地影响人的心理过程及行为。宗教宣扬的是唯心主义，但不可否认的是，不同的宗教宣扬的人生观不同，对健康产生的影响也不相同。如虔诚的基督教徒患者往往能坦然面对绝症，从而减轻了疾病带来的精神压力。佛教的坐禅、道教的内丹和印度的瑜伽均可以使人放松身心、处于极佳的宁静状态，有助于一些疾病的治疗和康复，也有助于提高生活质量。很多宗教提倡禁欲，反对婚外性行为，有利于性病的控制。

4. 社区行为、人际关系与健康　行为和生活方式是影响健康的最重要的因素，个体的行为和生活方式是在社会发展中形成的，大部分取决于社会或社区中的主流文化、价值观，并且随着社会或社区的发展而不断改变。社区成员因具有共同的自然、社会、文化背景，而呈现出类似的特有的行为、生活方式、态度和健康观等。随着人们对疾病认识的逐渐深入，行为与健康的关系越来越清晰并显示其重要性。据世界卫生组织报告，全球50%以上死亡与不良行为生活方式有关，绝大多数慢性病、失能和早死，都是由于环境和行为因素造成的。

社区人际关系是社区居民在生产与生活中结成的人与人之间的关系。家庭关系、邻里关系、朋友关系、工作关系等构成了一个社会网络，人们从这个社会网络中获得社会支持，社会支持是一个人从社会网络中获得的情感、物质和生活上的帮助。在 2020 年新冠肺炎疫情发生发展过程中，社会网络与社会支持对于疫情防控、公众负面情绪的疏导以及对部分个体面对严重突发事件所出现的严重心理应激反应具有良好的调节作用。有研究表明，社会支持越多，总死亡率越低，妊娠妇女并发症减少，分娩时间越短，冠心病的发病率越低。同时社会支持有利于疾病的康复，有利于生命质量的提高。

（三）社区卫生服务及组织机构因素

高质量的社区卫生服务对维护和促进健康的作用毋庸置疑，而社区内卫生服务机构的数量、质量、种类、配置、布局及居民就医方便程度，卫生服务人员的数量、业务素质，卫生服务团队的服务理念、模式，服务能力与水平等与社区内个体和群体的健康水平密切相关，发展社区卫生服务是逐步实现人人享有基本医疗卫生服务的重要基础和根本措施。

维护和促进社区健康不仅是卫生服务部门的责任，还需要个体和家庭的参与，以及政策制定者、管理人员等利益相关者的协作。随着我国人口老龄化的加剧，以及社会管理体制的转变，人们越来越依赖社区提供健康服务，社区内的各种组织机构（包括政府和非政府组织）提供多种社区服务，满足人们日常生活和健康的需求。

第二节 以社区为导向的基层照顾

以社区为导向的基层照顾（community-oriented primary care，COPC）是全科医生实施以社区为基础的健康照顾的主要方法，也是当前我国推进全科医疗服务与家庭医师责任服务的重要特征。

一、COPC 概述

（一）COPC 起源

COPC 是一种将公共卫生理论和基层医疗实践相结合的方法和模式，其雏形可以追溯到 20 世纪 20～30 年代。最初采用 COPHC（community-oriented primary health care），后改为 COPC（community-oriented primary care）。20 世纪 50 年代，在南非政府资金的支持下，通过对多种医疗相关从业人员进行有计划的训练，组织医疗团队，提供包含医疗、保健、预防医学等多层面的医疗服务，证实 COPC 的医疗模式可以有效促进社区居民的健康状态。他认为，社区的健康问题与社区的生物性、文化性、社会性特征密切相关，健康服务不应局限在患者和疾病上，而应注意与社区环境和行为的关系。20 世纪 70 年代之后，COPC 的发展主要是在美国，多所著名大学医学院在政府基金的支持下，在亚利桑那州的印第安人保留区，肯塔基州、密西西比州、马萨诸塞州的贫穷社区进行 COPC 的大型研究计划，都证实有显著成效。之后，作为基层医疗的成功经验被推广使用。

（二）COPC 的概念

关于 COPC 的概念，2001 年某学者将 COPC 定义为一种方法，它利用流行病学、临床医学、预防医学和健康促进等原理和技术，在社区范围内，为个体和群体提供综合性的基层卫生服务。目前多认为，基层医疗重视社区、环境、行为等因素与健康问题的关系，把服务的范围由狭小的临床治疗扩大到流行病学的社区的观点上来照顾，这种基层医疗的模式即 COPC。COPC 重视社区环境和生活行为等因素与健康的关系，将以个体为单位的诊疗服务和以群体为范围的卫生干预有机地结合起来。

COPC 是在传统的医疗实践中产生的，是基层医疗实践与流行病学、社区医学的有机结合，它体现了多学科间的相互交叉与融合，打破原来基层医疗仅为个人主动求医的患者提供诊疗服务的传统医疗模式，拓宽了基层医疗的范围，基层医生在执行 COPC 时，首先要搜集社区的健康信息，通过社区诊断发现社区的主要健康问题，分析社区内影响该问题的各种因素，设计可行的解决方案，动员基层医疗单位和社区的力量实施并评价。COPC 对现代的基层医生提出了新的要求，要求一线的基层医生必须以生物—心理—社会医学模式为指导，必须掌握临床医学、流行病学、社区医学、卫生统计学、社会医学、卫生经济学和社会科学等多种相关学科的方法与技术，立足于社区，针对社区的健康问题，以预防为导向，同时关心就医者和未就医者，强调对社区全体居民的长效健康照顾责任制。

（三）COPC 的基本要素

1. 一个能够提供可及性、综合性、协调性、连续性和负责性卫生服务的基层医疗机构，如社区卫生服务中心或者乡镇卫生院。

2. 一个特定的社区或人群，目标社区可以是地域型社区也可以是功能型社区。

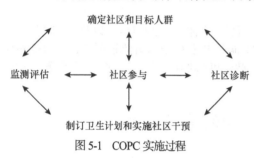

图 5-1　COPC 实施过程

3. 一个 COPC 的实施过程，主要包括确定社区和目标人群、社区诊断、制订卫生计划和实施社区干预、监测评估，以社区参与为核心（见图 5-1）。COPC 是一个动态的、周而复始的循环过程，通过持续的质量改进和提高来提升社区居民的健康水平。

COPC 形成了立足于社区、以预防为导向、为社区居民服务的新型基层医疗模式，其重心是社区保健，全科医疗的重心是临床医疗，两者的有机结合使全科医疗原则更容易贯彻到基层医疗服务中去。COPC 的良好开展除要满足其基本要素外，还需满足其他相应条件，如社区基层医疗必须发展出能独立自主、具有经济效益的组织架构；参与的医师要具有使命感以及勇于接受挑战的决心和团队合作精神；开发 COPC 适用且容易学习应用的工具，以方便社区调查、公共卫生研究等工作的进行。

（四）实施 COPC 的意义

1. 有助于全科医生在实践过程中全面认识、了解所在社区健康状况　医生在医院及门诊中所接触的患者只是社区人群中有健康问题或疾病中的小部分，全科医生必须面向所服务的社区全部人群，既关心就医者，也应关心未就医者和健康人，只有从整体上了解社区居民的健康问题，才能有效维护社区居民的健康。

2. 有助于全科医生完整、系统地理解个人及其家庭的健康或疾患　因为社区是个人及其家庭健康或疾患产生的重要背景条件，如果全科医生忽视社区背景因素的作用，就有可能使医生在诊疗方面出现困难，或走入误区。实施 COPC 过程，全科医生可以了解患者的社会背景因素，更好地对患者进行流行病学调查，有助于对患者疾病致病源进行判断，缓解患者紧张情绪，减少院内感染和进一步传染的风险。

3. 有助于"社会大卫生大健康观"的落实　所谓"社会大卫生大健康观"是指卫生健康工作是全社会的事业，需要动员全社会的力量共同参与，而不能仅靠卫生健康一个部门来完成，实施 COPC 能充分调动社区一切资源，以最大限度地满足社区居民追求健康的要求，同时，对社区资源的利用程度是 COPC 工作取得成效的关键。

4. 有助于有效控制疾病在社区群人群中的流行　无论是传染病还是非传染病，要控制其在人群中的流行水平，都需要从社区人群的水平上采取相应的措施，充分发挥社区动员能力，实施网格化、地毯式管理，群防群控，稳防稳控，有效落实综合性防控措施，控制疾病传播。实践证明从社区人群采取措施是正确的，全科医生通过对本社区疾病流行状况和因素的掌控，可以有针对性地采取人群防治措施，从而有效控制疾病在社区人群中的流行。

二、实施 COPC 的基本步骤

COPC 的实施就是从个人疾病的诊疗活动扩大到社区医学服务的过程。COPC 的实施要遵循以需要为导向的原则，进行社区诊断，确定健康问题的重点，寻求解决问题的方法，并根据自己所拥有的资源制定适合于自己社区特点的健康项目，在执行项目过程中加强监测和评价。全科医生实施 COPC 的基本步骤为六个相互联系的阶段（见图 5-2）。

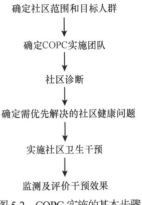

图 5-2 COPC 实施的基本步骤

（一）确定社区范围和目标人群

定义目标社区和人群是实施 COPC 的起点，要确定这个基层医疗保健单位服务的范围及覆盖的人群，社区服务的范围可以是某个街道、居委会、乡（镇）、村委会等范围内的人群，即为某一特定的社区人群；COPC 的社区服务对象应该是社区范围内的整个人群，特别是不常来看病的人群，而不仅仅是常来就诊的患者。基层服务单位及社区服务对象的确定是全科医生提供 COPC 的必要条件。

（二）确定 COPC 实施团队

按照 COPC 的基本要素，在实施 COPC 过程中，要确定一个基层医疗保健单位，该医疗单位最好是全科医疗单位，在我国全科医学体系中，可以确定为社区卫生服务机构。基层卫生服务机构是提供卫生服务的基本组织，是 COPC 实施的前提与基础，也是 COPC 的主要承担方及依托方。提供 COPC 需要一个多学科的工作团队，社区卫生服务机构是主体，政府机构、非政府机构、医学院校和其他社会组织或学术机构提供技术和经费等其他方面的支持，通过共享利益、质量、公平性和成本-效益等协调合作者之间的分歧，通过专业的教育机构提供培训或者自身的实践经验的积累提升服务能力和服务范围。COPC 实施团队以街道（乡镇）和社区（村）干部、社区卫生服务中心和家庭医生为主，鼓励居民和志愿者参与，组成专兼职结合的工作队伍，实施网格化、地毯式管理，责任落实到人，对社区（村）、楼栋（自然村）、家庭进行全覆盖，落实防控措施。

（三）社区诊断

社区诊断（community diagnosis）又称社区卫生诊断或社区需求评估，社区诊断的具体内容和方法详见本章第三节。

（四）确定需优先解决的社区健康问题

通过社区诊断，可以发现一个社区在一定时期内面临着众多健康问题需要解决，卫生服务的供方由于卫生资源的限制，大多数的社区都不具备同时解决所有人群的所有健康问题的人力、物力及财力。所以，必须根据一定的原则来明确某些优先解决的健康问题，针对需要优先解决的健康问题，集中有限的资源来全面综合地解决其中的一个或者几个健康问题。只有这样，才能最大限度地发挥有限资源的作用。确定需优先解决的健康问题时应遵循下列原则。①普遍性：某健康问题在社区中是否普遍存在，通常以某种问题发生频率来表示，即从发病率或患病率的高低来评价。②重要性：根据健康问题造成危害的严重程度和意义来判断其重要性，决定是否需要在近期内解决；也可把政府强烈关注并出台了相关政策的健康问题列为优先解决的问题。③可行性：判断是否为优先解决的健康问题，还要考虑其可行性，一方面要求问题可以干预，即能够通过某些特定的措施或活动加以解决或改善；另一方面要求现有的人力、物力及财力等资源充足，且干预方法与目前的民族、文化、宏观政策等没有明显冲突。④效益性：在相对固定的资源条件下，解决某健康问题可取得明显的社会效益与经济效益。

（五）实施社区卫生干预

实施社区卫生干预是为了解决社区需优先解决的健康问题而有组织、有计划开展的一系列社区健康活动，是实施COPC的目的。主要是通过现代卫生管理的理论与方法，针对社区内影响居民健康的主要卫生问题，规划与配置社区内的社会资源和卫生服务资源，目的在于创造一个健康的社区环境，引导社区居民建立良好的生活、行为习惯，通过干预降低影响健康问题的因素，提高社区生活质量。实施社区卫生干预是一个综合化的过程，包括确定目标与指标、确定干预的目标人群、确定实现目标的策略、确定项目实施的场所、确定影响因素、设计时间进度与资源配置。实施社区卫生干预是一个动态的过程，包括启动项目、计划制订、计划执行以及收尾工作，同时需要多部门之间的联动配合与协作。但是干预的细节问题取决于健康问题的本身，包括是什么、做什么、达到什么目标、由谁来做等。

（六）监测及评价干预效果

控制过程是贯穿于整个卫生干预的过程，而建立一个监测与评价系统是保证COPC工作质量的重要措施之一，监测与评价系统包括指定的项目、指标、方法、时间、实施团队及责任人等，所有内容均需明确在计划中。监测是指根据预先设定工作目标和操作标准等观察计划执行情况，可以随时了解工作进展情况，为评价收集资料和提供依据，必要时对工作做一些适当的调整，值得注意的是监测过程贯穿于工作的始末。评价是COPC过程的最后一步，评价是针对计划而言的，以计划的目标为标准，对整个项目的各项活动的开展和实施、适合程度、效率、效果、费用等进行分析比较，判断项目中进展程度是否达到设定的目标，为决策者和参与者提供有价值的反馈信息，以改进和调整项目的实施。评价工作不是简单的评比，需要卫生管理学、卫生经济学、社会学等多门学科的理论与方法的密切结合。评价工作既需要严格的科学设计，又要根据实际情况灵活运用，做到原则性与灵活性相结合。评价本身不是目的，而是通过评价进一步改进和调整项目的活动，用成功的信息鼓励参与者，使更多的人投入到干预活动中来。

实施COPC是一个渐进的、不断发展和完善的过程，尤其需要全科医生转变观念，更新知识和服务技能。根据COPC实施情况，一般把COPC分为五个发展阶段和等级。

0级：无社区的概念，不了解所在社区的健康问题，只对就医的患者提供非连续性的照顾。

1级：对所在社区的健康统计资料有所了解，但缺乏社区内个人健康问题的资料，根据医生个人的主观印象确定健康问题的优先顺序以及解决方案。

2级：对所在社区的健康问题有进一步的了解，有调查得到的社区健康问题资料，具有制定计划和评估的能力。

3级：通过社区调查或建立个人健康档案，能掌握所在社区90%的个人健康状况，针对社区内健康问题采取措施，但缺乏有限的干预策略。

4级：对社区内每一个居民均能建立个人健康档案，掌握个人健康问题，采取有效的预防保健和疾病治疗措施，建立社区内健康问题收集和评价系统，有解决社区健康问题能力和协调管理社区资源的能力。

三、社区卫生服务

（一）社区卫生服务概述

1. 社区卫生服务定义　社区卫生服务（community health service，CHS）是社区建设的重要组成部分，是在政府领导、社区参与、上级卫生机构指导下，以基层卫生机构为主体，全科医师为骨干，合理使用社区资源和适宜技术，以人的健康为中心、家庭为单位、社区为范围、需求为导向，以妇女、儿童、老年人、慢性病患者、残疾人、贫困居民等为服务重点，以解决社区主要卫生问题、满足基本卫生服务需求为目的，融预防、医疗、保健、康复、健康教育、计划生育技术服务功能等为一体的，有效、经济、方便、综合、连续的基层卫生服务。

2. CHS 的起源与发展 CHS 的起源最早可以追溯到 20 世纪 40 年代的英国，1945 年，英国议会正式批准了《国家卫生服务法》，明确提出在英国实行由政府税收统一支付的医院专科医疗服务、社区卫生服务和全科医生制度，于 1948 年正式实施，并建立了国家卫生服务体系（national health service，NHS），在这一体系下，凡是有收入的英国公民都必须按照全国统一标准缴纳保险和享受免费服务。相对于医院而言，最初的社区卫生是把非住院服务称为社区卫生服务。20 世纪 50 年代后期，医疗技术的快速发展使得精神病患者可以接受在家治疗、康复服务，既便利于患者本人和家属，又可以节省国家医疗费用支出，于是社区卫生服务首先在这一领域中发展起来，而后又扩大到老年人、孕产妇、儿童及残疾人，服务的内容也由医疗、康复扩大到预防、保健及健康教育。到了 20 世纪 60 年代，英国进入老龄型社会，全国一半以上的医疗费用和医院床位被老年人占用，政府不堪重负，为了减轻重担，英国国家卫生行政部门将 NHS 中一部分资金转移到地方政府，用于进一步发展社区老年卫生服务。20 世纪 70 年代以后，政府会根据卫生资源的供求矛盾将有限资源向弱势群体倾斜。

澳大利亚建立了覆盖全人口的社区卫生服务，所有居民免费享有相关的医疗、预防、保健、康复、健康教育和生育技术服务，尤其对老年人进行家庭照顾的社区规划，保证了老年人接受服务的公平性、持续性和经济性。

德国、比利时、法国、荷兰和卢森堡等国家为了减少医院的床位，节约医疗费用将医疗服务的重点转移到家庭，服务的对象包括出院后的患者、慢性病患者、60 岁以上的老年人等，主要内容有医疗服务和由家庭护理机构、护理院所提供的护理服务。

我国社区卫生服务的雏形可以追溯到 1981 年中美两国专家在上海市进行的卫生服务调查。但直到 1988 年，WONCA 主席 Dr. Rajakumar 建议中国开展全科医学后，我国的社区卫生服务工作才有了实质性的进展。1997 年 1 月，全国卫生工作会议做出的《中共中央、国务院关于卫生改革与发展的决定》中指出："改革城市卫生服务体系，积极发展社区卫生服务，逐步形成功能合理、方便群众的卫生服务网络。"1999 年底，国家十部委出台了社区卫生服务的有关政策。2000 年初，原卫生部又对社区卫生服务的有关政策进行了规定。2006 年，国务院召开全国城市社区卫生工作会议，审议并通过了《国务院关于发展城市社区卫生服务的指导意见》，将发展社区卫生服务作为优化卫生资源配置，缓解群众看病难、看病贵问题的突破口和切入点。2011～2013 年，原卫生部办公厅开展创建全国示范社区卫生服务中心活动。2017 年，国家卫计委开展创建全国百强社区卫生服务中心活动，有力地推动了我国社区卫生服务的发展。

（二）CHS 的对象、任务及目标

1. CHS 的对象 社区卫生服务机构服务对象为辖区内的常住居民、暂住居民及其他有关人员。具体来说分为以下五类：

（1）健康人群。WHO 指出：健康不仅是没有疾病和虚弱，而且是一种躯体上、心理上和社会适应方面的完好状态。因此，健康人群应该是躯体健康、心理健康（又称精神健康）和具有良好的社会适应能力，社区卫生服务应在健康人群中积极开展健康促进工作，重在健康保护和健康教育，使人群形成良好的健康行为和生活方式。

（2）亚健康人群。在生理、心理、社会三维健康与有明显疾病的两类人群之间还存在一种介于二者之间的亚健康人群，虽然这类人群没有明显的疾病，但呈现体力降低、反应能力减退、适应能力下降等。

（3）高危人群。是暴露于明显对健康有害因素的人群，其发病概率明显高于其他人群。包括：

1）高危家庭的成员：①单亲家庭；②吸烟、酗酒者家庭；③精神病患者、残疾者、长期重病者家庭；④功能失调濒于崩溃的家庭；⑤受社会歧视的家庭。

2）具有明显的危险因素的人群，例如肥胖、吸烟、酗酒、吸毒、运动不足、睡眠缺乏规律等。危险因素的存在，可使发病概率增加，使已有疾病加重。

（4）重点保健人群。指由于各种原因需要在社区得到系统保健的人群，如妇女、儿童、老年人、残疾人、慢性病患者等。

（5）患者。患有各种疾病的患者，一般多为常见病、多发病的患者，尤其是常见的慢性非传染性疾病患者。

2. CHS 的任务

（1）提高人群健康水平、延长寿命、改善生命质量。通过对不同人群采取促进健康、预防疾病、系统保健与健康管理、疾病的早期发现、诊断治疗和康复、优生优育等措施提高人口素质和人群健康水平、延长健康寿命、改善生命质量。

（2）创建健康社区。通过健康促进，使个人、家庭具备良好的生活方式和行为，在社区创建良好的自然环境、社会心理环境和精神文明环境，紧密结合社区服务和社区健康，创建具有健康人群和健康环境的健康社区。

（3）提供健康保障。保证区域卫生规划的实施，合理利用卫生资源，满足人民群众的基本卫生服务需求，为医疗卫生体制改革和城镇职工基本医疗保险制度改革奠定基础。

3. CHS 的目标　我国社区卫生服务定位于以社区为范围的健康照顾，因此其主要工作就是满足社区居民基本的医疗卫生服务需求，通过社区基本医疗服务机构提供最基本的健康保障服务，以达到提高社区居民的健康水平、改善社区居民的生存质量，其最终目标就是：人人享有基本医疗服务，家家拥有社区家庭医生。

（三）CHS 的基本内容及服务方式

1. CHS 的基本内容　社区卫生服务以满足群众需求，保护和促进人民健康为出发点，但是在不同地区，工作内容有所侧重，《城市社区卫生服务机构管理办法（试行）》（卫妇社发〔2006〕239 号）中指出社区卫生服务应具备"六位一体"的功能。"六位"是指：健康教育和健康促进、社区预防、社区保健、常见病和慢性病治疗、社区康复、计划生育技术指导；"一体"是指社区卫生服务中心（站）提供上述综合、连续的优质服务。对社区居民而言，社区卫生服务机构主要提供两类卫生服务：基本公共卫生服务和基本医疗服务。

（1）基本公共卫生服务：是指由城乡基本医疗卫生机构向全体居民提供的，公益性的公共卫生干预措施，主要起疾病预防控制作用。基本公共卫生服务的对象不仅是患者，还包括社区人群中的健康个体。国家基本公共卫生服务均等化是指每位中华人民共和国的公民，无论性别、年龄、种族、居住地、职业、收入，都能平等地获得基本公共卫生服务。可以理解为人人享有服务的权利是相同的，居民在需要获取相关的基本公共卫生服务时，机会是均等的。但是并不意味着每个人都必须得到完全相同、没有任何差异的基本公共卫生服务。目前国家提供的基本公共卫生服务中很多内容是针对重点人群的，如老年人、孕产妇、0～6 岁儿童、高血压等慢性病患者健康管理等，因此，均等化并不是平均化。国家基本公共卫生服务项目，是促进基本公共卫生服务逐步均等化的重要内容。国家根据经济社会发展状况，考虑政府财政的最大支持能力，先确定对国家基本公共卫生服务项目的经费补偿标准。在此基础上，国家找出对居民健康影响大、具有普遍性和严重性的主要公共卫生问题，根据居民的健康需求、实施健康干预措施的可行性及其效果等多种因素，选择和确定优先的国家基本公共卫生服务项目，努力做到把有限的资源应用于与居民健康关系最密切的问题上，使基本公共卫生项目工作取得最佳效果。2009 年，我国启动 9 项国家基本公共卫生服务项目。2017 年，增加到 14 项（见表 5-1），并制定《国家基本公共卫生服务规范》（第三版）。2018 年，国务院办公厅印发《关于印发医疗卫生领域中央与地方财政事权和支出责任划分改革方案的通知》，明确将国家基本公共卫生服务项目和新划入的原重大公共卫生和计划生育项目中的妇幼卫生、老年健康服务、医养结合、卫生应急、孕前检查等内容合并为基本公共卫生服务。为做好改革衔接，确保各项工作顺利实施，国家卫健委研究起草了《新划入基本公共卫生服务相关工作规范》（2019 年版）。新划入的基本公共卫生服务相关工作共包括 19 项工作。其中，地方病防治、职业病防治和重大疾病及危害因素监测等 3 项工作为每年确保完成的工作，其余 16 项工作由各省份结合本地实际实施。2020 年，根据新冠肺炎疫情防控需要，国家卫健委等三部门印发《关于做好 2020 年基本公共卫生服务项目工作的通知》，要求各地基层医疗卫生机构要在疾控和其他专业公共卫生机构指导下，积极会同乡镇（街道）、村（居）委会做好辖区新冠肺炎疫情风险管理、发热患者筛查和相关信息登记、报告以及处置工作。要针对新冠肺炎疫情特点和形势，统筹做好疫情防控和基本公共卫生服务工作，及时完善新冠肺炎康复患者健康档案信息，做好孕产妇、儿童、老年人、慢性病患者等重点人群健康管理，确保居家失能、入住养老机构等老年人及时获得相应服务。加强对辖区人群开展疫情防控的健康教育，调动全员参与疫情防控的主动性和积极性。

表5-1　2017年国家14项基本公共卫生服务项目一览表

序号	类别	服务对象	服务内容
一	建立居民健康档案	辖区内常住居民，包括居住半年以上的户籍和非户籍居民	1.建立健康档案；2.健康档案维护管理。
二	健康教育	辖区内常住居民	1.提供健康教育资料；2.设置健康教育宣传栏；3.开展公众健康咨询服务；4.举办健康知识讲座；5.开展个体化健康教育。
三	预防接种	辖区内0~6岁儿童和其他重点人群	1.预防接种管理；2.预防接种；3.疑似预防接种异常反应处理。
四	0~6岁儿童健康管理	辖区内常住的0~6岁儿童	1.新生儿家庭访视；2.新生儿满月健康管理；3.婴幼儿健康管理；4.学龄前儿童健康管理。
五	孕产妇健康管理	辖区内居住的孕产妇	1.孕早期健康管理；2.孕中期健康管理；3.孕晚期健康管理；4.产后访视；5.产后42天健康检查。
六	老年人健康管理	辖区内65岁及以上常住居民	1.生活方式和健康状况评估；2.体格检查；3.辅助检查；4.健康指导。
七	慢性病患者健康管理（高血压）	辖区内35岁及以上原发性高血压患者	1.筛查；2.随访评估；3.分类干预；4.健康体检。
	慢性病患者健康管理（2型糖尿病）	辖区内35岁及以上2型糖尿病患者	1.筛查；2.随访评估；3.分类干预；4.健康体检。
八	严重精神障碍患者管理	辖区内诊断明确、在家居住的严重精神障碍患者	1.患者信息管理；2.随访评估；3.分类干预；4.健康体检。
九	结核病患者健康管理	辖区内确诊的常住肺结核患者	1.筛查及推介转诊；2.第一次入户随访；3.督导服药和随访管理；4.结案评估。
十	中医药健康管理	辖区内65岁及以上常住居民和0~36个月儿童	1.老年人中医体质辨识和中医药保健指导；2.儿童中医药健康指导。
十一	传染病和突发公共卫生事件报告和处理	辖区内服务人口	1.传染病疫情和突发公共卫生事件风险管理；2.传染病和突发公共卫生事件的发现和登记；3.传染病和突发公共卫生事件相关信息报告；4.传染病和突发公共卫生事件的处理。
十二	卫生计生监督协管	辖区内居民	1.食源性疾病及相关信息报告；2.饮用水卫生安全巡查；3.学校卫生服务；4.非法行医和非法采供血信息报告；5.计划生育相关信息及时报告。
十三	免费提供避孕药具	辖区内居民	1.省级卫生计生部门作为本地区免费避孕药具采购主体依法实施避孕药具采购；2.省、地市、县级计划生育药具管理机构负责免费避孕药具存储、调拨等工作。
十四	健康素养促进行动	辖区内居民	1.健康促进县（区）建设；2.健康科普；3.健康促进医院和戒烟门诊建设；4.健康素养和烟草流行监测；5.12320热线咨询服务；6.重点疾病、重点领域和重点人群的健康教育。

（2）基本医疗服务：全科医生向社区居民及家庭提供的基本医疗服务，在社区卫生服务中占有重要地位。与传统的基层医疗相比较，社区基本医疗服务的最大特征是以患者为中心、以家庭为单位、以社区为范围的连续性、协调性的主动医疗服务。社区基本医疗服务包括：①一般常见病、多发病诊疗、护理和诊断明确的慢性病治疗；②社区现场应急救护；③家庭出诊、家庭护理、家庭病床等家庭医疗服务；④转诊服务；⑤康复医疗服务；⑥政府卫生行政部门批准的其他适宜医疗服务及其他与社

区卫生服务相关的中医药服务。

2. CHS 的服务方式　社区卫生服务是有别于综合性医院、专科医院及专业预防保健机构的基层卫生服务。它的特点是贴近居民、就近就医、防治结合、综合服务，充分体现积极主动的服务模式。在社区，提供卫生服务需依据不同地理环境、服务需求、人口特征、服务地点等选择服务方式，主要服务方式有：

（1）主动上门服务：在做好健康教育宣传的基础上，与居民建立健康保健契约式关系；在社区卫生调查和社区诊断的基础上，对重点人群开展慢性病干预。对合同服务对象和慢性病干预对象定期上门巡诊，及时处理发现的健康问题，为其提供保健服务。

（2）开设家庭病床：根据居民的需求，选择适宜的病种，开设家庭病床，进行规范的管理和服务。随着现代医学模式的转变，社区家庭病床服务正从单纯的医疗服务型向预防、康复、保健、健康教育、临终关怀、医疗护理型转变；从单纯的家庭医疗服务患者向为社会群体服务转化。其服务对象不分年龄、性别、疾病类型，提供包括生理、心理和社会功能恢复等多个方面的服务。随着我国人口老龄化进程的加快，慢性非传染性疾病增多，现代家庭人员结构改变及其人力、经济、时间各方面的承受能力的变化，家庭病床服务具有很大的发展空间。

（3）方便就近诊疗：为社区居民就近提供一般常见病、多发病的诊治服务。向社区居民公布联系电话，提供预约和家庭出诊服务，做到方便快捷。

（4）医疗与预防保健结合：社区卫生服务机构除了为社区居民提供免疫接种、妇女保健、儿童保健等专项预防服务外，全科医生和社区护士等社区卫生服务专业人员还应当在诊治疾病中，建立并充分发挥居民健康档案的作用，向居民提供家庭保健指导；向患者讲解疾病的转归和发展趋势，如何进行预防和日常的保健措施，耐心地接受居民的健康咨询，将健康教育和卫生保健知识的传播有机地融入医疗服务之中，帮助社区居民形成良好的卫生习惯和健康的生活方式。营造"每个人是自己健康第一责任人""我的健康我做主"的良好氛围。

（5）实施双向转诊：向社区居民提供就医指导，与综合性医院和专科医院建立合作关系，及时把重症、疑难杂症患者转到合适的医院诊治，同时接受综合性医院和专科医院转回的慢性病和康复期患者，进一步进行治疗和康复。

（6）信息咨询服务：居民常常对自身及家人的疾病和健康问题很关心，社区可以提供咨询服务。形式主要有两种：一是网络形式，通过网络连接获取所需信息，居民每日通过疫情防控平台了解每日确诊人数及确诊病例的相关轨迹。办理电子健康卡出入社区及公共场所。网络平台对于疫情防控起到十分重要的作用。二是专线电话咨询，向居民介绍其服务项目、联系方式、收费标准、疾病防治知识等，方便居民获得所需的医疗保健信息。

社区卫生服务机构应根据社区居民的需求变化，不断探索新的服务方式，以满足居民的卫生保健需要。

3. 发展社区卫生服务的意义　大力发展社区卫生服务，构建以社区卫生服务为基础、社区卫生服务机构与医院和预防保健机构分工合理、协作密切的新型卫生服务体系，对于坚持预防为主、防治结合的方针，优化卫生服务结构，方便群众就医，减轻费用负担，建立和谐医患关系，具有重要意义。

（1）提供基本医疗卫生服务，满足人民群众日益增长的医疗卫生服务需求，提高人民健康水平的重要保障。社区卫生服务覆盖广泛、方便群众，能使广大群众获得基本卫生服务，也有利于满足群众日益增长的多样化卫生服务需求。社区卫生服务强调预防为主、防治结合，有利于将预防保健落实到社区、家庭和个人，提高人群健康水平。

（2）深化卫生改革，建立与社会主义市场经济体制相适应的卫生服务体系的重要基础。社区卫生服务可以将广大居民的大部分基本健康问题解决在基层。积极发展社区卫生服务，有利于调整卫生服务体系的结构、功能及布局，提高效率，降低成本。2019 年，《国家卫生健康委办公厅关于县级疾病预防控制等专业公共卫生机构指导基层开展基本公共卫生服务的通知》要求各级疾病预防控制等专业公共卫生机构，特别是县级疾病预防控制等专业公共卫生机构针对基层医疗卫生机构开展的有关基本公共卫生服务进行指导、培训，目的是切实发挥基层医疗卫生机构基本医疗和公共卫生服务的职能，不断提高基本公共卫生服务质量和水平，使城乡居民有更多的获得感、幸福感和安全感。形成以社区卫生服务机构为基础，大中型医院为医疗中心，预防、保健、健康教育等机构为预防、保健中心，适应社会主义初级阶段国情和社会主义市场经济体制的城市卫生服务体系新格局。

（3）建立基本医疗保险制度的迫切要求。社区卫生服务可以为参保居民就近诊治一般常见病、多发病及慢性病，帮助参保居民合理利用大医院服务，并通过健康教育和预防保健，增进居民健康，减少发病。既保证基本医疗，又降低成本，符合"低水平、广覆盖"原则，对基本医疗保险制度长久稳定运行，起重要支撑作用。

（4）加强社会主义精神文明建设，密切党群、干群关系，维护社会稳定的重要途径。社区卫生服务通过多种形式的服务为群众排忧解难，使社区卫生人员与广大居民建立新型医患关系，有利于加强社会主义精神文明建设。积极开展社区卫生服务是为人民办好事、办实事的德政民心工程，充分体现全心全意为人民服务宗旨，有利于密切党群、干群关系，维护社会稳定，促进国家长治久安。

四、社区卫生服务与全科医疗的关系

社区卫生服务与全科医疗既有密切的联系又有所区别，两者主要的区别概括为以下几方面。

（一）服务内容、范围不同

全科医疗是一种基层医疗的服务模式，是社区卫生服务的核心内容和基本任务，其服务内容侧重基本医疗并将与公共卫生服务相关的内容（如预防、保健、康复、患者教育等）整合于其临床实践之中；而社区卫生服务的内容比全科医疗更宽，它包括基本医疗和公共卫生服务，即针对全体公众提供基本医疗、预防、保健、康复、健康教育和计划生育技术指导等"六位一体"化的服务，这是社区卫生服务机构应承担的服务内容。

（二）实施服务方式的侧重点不同

全科医疗的服务对象不区分患者的性别、年龄和病种，全科医疗的原则是以人为中心、以家庭为单位、以社区为基础的健康照顾。从个人健康服务扩大到家庭、社区服务，主动为社区中的每一个人和家庭服务，为患者及其家庭提供综合性、连续性、可协调性、人性化以及一体化的基本医疗服务，从而维护社区健康；而社区卫生服务则是根据以需求为导向的原则，通过了解社区不同人群的健康状况、特征及变化趋势，从而明确人群中的主要健康问题以及这些健康问题的成因，通过制定并实施社区健康服务项目，且不断地改善社区生态环境，来提高社区居民的健康水平及生存质量。

社区卫生服务的工作人员由全科医生、公共卫生医生、社区护士、社区相关专业卫生技术人员和管理人员等组成。开展社区卫生服务工作需要以团队合作的方式进行，而全科医生、公共卫生医生和社区护士是团队中的核心和关键人员。

（三）全科医生开展社区卫生服务的意义

1. 全面了解社区人群健康问题的性质、形式和公众的就医行为　医生在诊所或者医院中接触到的疾患或患者，仅是社区中所有健康问题或患者中的一小部分（约30%），大部分患者通过各种形式的自我保健获得痊愈。在维护个人及其家庭的健康方面，医生所起的作用十分有限，个人及其家庭的主观能动性起决定性的作用，现代医学却忽视了这一点。

2. 全面了解个人及其家庭健康和疾患的重要背景　只有在社区的背景上观察健康问题，才能系统且完整地理解个人及其家庭的健康和疾患，忽视社区这一背景因素的作用，难免会使医师在诊疗方面走进误区。

3. 同时关心求医者、未求医的患者和健康的人　通过提供以社区为范围的健康照顾，才能更有效地维护社区居民的健康。很多情况下，求医者可能没有十分严重的健康问题，而未求医者的问题不一定就不严重，在未求医者中常隐藏着更多的危险性或难以解决的问题，例如贫困、迷信、不良的健康信念和疾病因果观、对医务人员的不信任等，因此，未求医者的问题往往更严重地影响社区居民的健康状况。另一方面，只治病而不防病是不符合卫生经济学观念的，而且也使医疗保健服务难以取得理想的效果。

第三节　社区诊断

一、概　述

全科医疗的一个突出特点是在社区场所向居民提供"长期负责式的照顾"。社区诊断是社区卫生服务的向导，只有通过全面、完整的社区诊断，了解和掌握社区卫生服务的需要、需求以及社区卫生资源的利用状况，才能确定本社区卫生服务要解决的健康优先问题与干预的重点人群和因素，合理利用有限的卫生资源，从而制订切实可行的社区卫生服务计划、治理社区卫生问题，有效地维护和提高社区全体居民的健康。

（一）社区诊断的概念

社区诊断（community diagnosis）又称社区卫生诊断或社区需求评估，是社区卫生工作者运用社会学、人类学和流行病学等定性和（或）定量的研究方法，全面收集和分析社区有关健康问题的资料和社区卫生资源及卫生服务的提供与利用情况，找出社区存在的主要健康问题及其影响因素，为制订社区干预计划提供依据的过程。

社区诊断是制订社区卫生服务计划、组织社区保健的前提。全科医生进入一个社区开展全科医疗服务时，首先必须了解这个社区，获得组织社区卫生保健和为个人及其家庭提供服务所需要的社区基础资料。只有通过社区诊断才能确定社区中的主要健康问题和资源的可用程度，确定社区健康问题的优先顺序和策略。

（二）社区诊断与临床诊断的异同

临床诊断以患者为对象，以疾病诊疗为目的，通过对患者的"视、触、叩、听"结合临床检查以确定病名，进行个人诊断；社区诊断是借用临床诊断这个名词，与临床诊断的思路基本相似，但是在观念、方法和内容上有明显的不同。社区诊断是社区卫生工作者以促进社区健康可持续发展为目的，兼顾群体和个体、卫生服务的供方和需方，利用科学的方法收集社区内人群健康状况、社区卫生资源及卫生服务的提供与利用情况等资料来对社区健康状态进行描述，通过诊断找出存在的卫生问题并确定社区内优先卫生问题的过程。社区诊断是医学发展的一个标志，体现了社会-心理-生物医学模式的战略思想。社区诊断不同于临床诊断，主要区别见表5-2。

表5-2　社区诊断与临床诊断的比较

项目	临床诊断	社区诊断
1. 对象	个人	社区=人群+环境
2. 问题表现	症状、体征	事件、态度、健康及卫生状况
3. 方法	据既往史、主诉及现病史作临床推断	社区文献资料
		人口统计方法
		社会学方法
		流行病学方法
		卫生统计方法
		行为测量法
		社会医学定性和定量调查

续表

项目	临床诊断	社区诊断
4. 资料来源	询问病史	居民自发反映
	体格检查	健康档案记录
	实验室检查	日常医疗活动日志
		社区调查
		社区筛查
5. 结果	确定病名	发现社区主要健康问题和可利用资源
	找出病因	找出问题的主要影响因素，确定需要优先解决的健康问题
	为确定个人所患疾病、制订药物、手术等治疗方案提供依据	形成社区诊断报告，撰写社区卫生服务计划，为社区干预提供依据

（三）社区诊断的目的及意义

社区诊断旨在了解社区人口、社会与自然环境等特征；发现并确定社区个体与群体的主要健康问题，明确社区干预的重点人群；发现社区的主要卫生问题及造成这些卫生问题的可能原因和相关影响因素，确定需优先解决的卫生问题；调查并分析居民卫生知识水平、卫生服务需求与利用及对社区卫生服务的满意度；总结并评价社区卫生资源的状况、供给与利用效率以及社区解决卫生问题的能力；为制订本社区卫生服务工作规划和开展社区卫生服务效果评价提供基线数据。

如同临床诊断需要一个正确的诊断后才能开出有效的处方，要提供优质、高效、居民满意的社区卫生服务，全科医疗服务团队首先要有一个全面、正确的社区诊断。据此了解社区卫生服务需方、供方及社区环境状况，寻找"社区病因"、开出"社区处方"，方能针对社区个体与群体主要的健康问题及社区的主要卫生问题有的放矢，充分利用现有的卫生和社会资源，制订适宜的社区卫生干预计划和措施，从而促进社区居民的健康。同时为政府及卫生行政部门等制订社区卫生相关政策、配置卫生资源提供重要依据。因此，社区诊断既是宏观上政府决策、科学制订社区卫生工作规划、合理配置卫生资源的必要前提和重要依据，也是微观上合理组织社区卫生服务、提供优质高效的社区卫生服务的必要前提和重要保障。

（四）社区诊断的主要内容

社区诊断的主要内容有社区基本特征、人口学特征、社区居民健康状况、健康相关危险因素、社区经济状况与生活服务设施、政策环境、社区资源及其可利用程度等。

1. 社区基本特征　包括：①社区类型，一般指功能性社区、地域性社区，城市社区、农村社区、城乡接合部社区等；②家庭基本资料，包括家庭户数、家庭类型、家居环境与条件等；③自然环境，一般了解社区所在地的地形、地貌、地理位置、气候，社区的安全饮用水普及率、环境污染（大气、水、土壤环境）等。社区基本特征资料可以从统计部门或政府相关部门获得。社区的基本情况通过各种途径在总体上影响居民健康。

2. 社区人口学特征　包括：①人口绝对数，指社区居民的户数、总人口数、常住人口总数、流动人口数等；②人口构成，指年龄、性别、职业、文化程度、民族、婚姻状况、就业、抚养等方面；③动态人口，指社区居民出生率、死亡率、生育率、迁入率、迁出率、人口增长率、人口自然增长率等。社区人口学资料可通过人口统计部门、统计局、公安部门、单位人事部门等渠道获得。全科医生一般可从社区的社会人口学角度对社区的健康状况有初步的、整体性的了解。

3. 社区居民健康状况　主要从以下五个方面来反映社区全人群及重点人群常见的健康问题：①传染病发病情况，如发病率、患病率、年龄别性别发病率或患病率、疾病别发病率或患病率、疾病谱、疾病严重程度及其丧失劳动能力程度、影响疾病的因素等；②死亡情况，如总死亡率、死亡专率、年龄别性别死亡率、新生儿死亡率、婴儿死亡率、孕产妇死亡率、疾病别死亡率、死因构成和死因顺位等；③疾病负担情况，如平均期望寿命、不同病因的寿命损失年、伤残生存人年、伤残调整生存人年、生命质量、就诊和住院情况、人均卫生服务费用等；④社区居民卫生服务需要、需求与利用情况，如两周患病率、慢性病患病率、伤残情况、平均休工或休学天数、就诊率、住院率、平均住院天数、预防接种率、妇女儿童系统管理率等；⑤社区居民对卫生服务的期望和满意度。

4. 健康相关危险因素　包括两个方面：

（1）影响居民健康状况的行为与生活方式，如社区居民关于社区主要健康问题的知识、态度、行为现状，吸烟、酗酒、超重、不参加体育锻炼、不合理膳食结构、高血压、高血脂、生活与工作的紧张度、不良的防御机制、缺乏定期健康检查、性格特征等。

（2）影响健康危险因素存在或消失的因素，包括：①倾向因素，指促进个体行为改变的因素，如价值观、健康观等；②促成因素，指促进个体行为实现的技术和资源，是可能成为现实的先决条件；③强化因素，是在行为发生之后出现的，来源于家庭、社区和社会的因素。

5. 社区经济状况与生活服务设施　主要包括社区整体的经济发展水平、产业结构、社区居民的年人均收入、年户均收入、人均国内生产总值、消费支出构成以及医疗费用负担形式等。社区生活服务设施包括公共设施、交通状况、休闲场所和环境卫生状况等。

6. 社区政策环境　分析对社区卫生服务有利或不利的政策、法规，即评估现有政策对执行项目活动的支持或障碍，是为了对未来社区干预的组织和管理能力、资源、时间安排、政策的受益面及实际覆盖面等方面有比较清楚的把握，有利于完善组织与政策，包括社会经济发展政策、现有社区发展政策、社区建设相关政策和社区卫生相关政策等，了解执行情况如何，覆盖面有多大等。

7. 社区资源　指的是社区内能促进社区发展的各种要素的总和，是社区解决问题、满足需求或需要的能力，是社区赖以生存和发展的基础，社区资源及其可利用性与居民健康水平相关。社区诊断需要了解哪些社区资源有利于社区居民健康水平的提高，这些社区资源的可利用程度如何。全科医生在社区水平为个体和群体提供照顾，均需利用特定的社区资源以解决特定的健康问题，维护和促进个体、家庭和群体的健康。一般来说，社区资源包括：

（1）社会经济资源：社会经济资源的多寡和分布直接影响着卫生保健服务的提供、利用和服务质量。社会经济资源如社会的结构、经济发展水平、公共设施、交通状况、医疗保健制度等。

（2）机构资源：机构资源的利用和开发有利于社区卫生服务的供给，也有利于社区成员的积极参与，为全科医生提供连续性、协调性服务提供了基础。机构资源包括卫生机构和非卫生机构两方面。卫生机构指的是卫生行政机构、各级医疗机构（医院、社区卫生服务中心、卫生院、诊所）和防保机构（疾病预防控制中心、妇幼保健所、健康教育所），另外还有红十字站、疗养院、私立诊所等。非卫生机构主要指社会福利机构、慈善机构、文化机构、教育机构，以及社会团体，如工会、各种协会和宗教团体等。分析这些机构实施干预项目的意愿及其实施后的利益和损失，有无实践经验和组织能力、经费和可能的来源、时间、工作人时数、相关技能、组织的承诺、为项目活动提供的空间及其他附属设施，干预项目与本社区卫生规划的关系，政府卫生行政部门对干预项目的重视程度和资源投入状况，有利于在卫生服务计划中设置合理的激励和控制点。

（3）人力资源：人力资源是提供社区卫生服务的基本保证，卫生人力的数量、质量和工作效率对维持社区人群健康水平起决定性作用。人力资源包括医生（专科医生、全科医生、公共卫生医生、康复医生）、护士、技师、药剂师、健康教育师、营养师等卫生服务专业人员；也包括热心于社会卫生服务的其他人士，如志愿者、街道与居委会成员、教师、宗教团体成员等。2009～2018 年，得益于基层卫生改革和人才培养使用激励政策，基层卫生技术人员的数量有显著的上升，学历水平也逐年提高，但基层卫生人力的发展速度显著低于二、三级医院，基层医疗卫生机构卫生技术人员在全国卫生技术人员总量中所占比例呈下降趋势。全科医生数量方面，至 2018 年，我国拥有全科医生 30.9 万人，但中部和西部地区每万人口全科医生数仅分别为 1.73 人和 1.66 人，离政策目标仍有一定差距。在全科医生质量方面，目前我国全科医学教育尚缺乏系统性和完善的考核和激励机制，导致技能培训与实际工作不相匹配，部分全科医生缺乏全科临床思维，为患者提供连续性基本卫生保健服务的能力有限，无法有效满足居民健康需求。

（4）社区行动潜力：社区行动潜力是决定实施社区健康行动计划成功与否的力量所在，也是增强居民自我保健意识与健康促进的根本。社区健康行动潜力主要包括社区信念、社区意识、社区权力结构及作用、社区组织的活动、社区民众对卫生事业的关心程度、社区行动方式、社区人口素质与经济能力等。

二、社区诊断的步骤

社区诊断主要分四个步骤，即设计准备，资料收集，整理分析，撰写社区诊断报告。

（一）设计准备

社区诊断是由政府主导的一项公共卫生项目，原则上以行政区（或县级市）为单位计划部署、以街道社区为范围具体实施。在具体实施前需进行科学安排、周密设计，包括制订社区诊断工作计划，确定开展社区诊断的社区以及统一部署和实施安排。需制订实施方案，主要内容包括：明确社区诊断的目的及意义，确定目标社区和目标人群；确定社区诊断的内容、对象和抽样方法，确定资料的收集方法、资料汇总与统计分析方法，组织领导，实施步骤、进度以及保障措施。尤其是要明确时间进度安排、经费预算方案和监测质控方案。在实施前需做充分的组织准备、人员培训、社区动员以及物质准备。

（二）资料收集

资料收集是社区诊断的重要内容，是做好社区诊断的关键环节。收集社区诊断资料，是为了明确社区中主要危害人群健康的问题，并为以后制定社区卫生服务计划、社区卫生政策和措施提供依据。像临床诊断一样，社区卫生服务者需要收集从个人、家庭到社区各个层面多角度的资料，为确保社区诊断结果的正确性，资料收集必须是原始的、真实的、可靠的，且收集的资料必须具有代表性、地域性和灵敏性。根据社区诊断目的收集特定社区和人群的相关资料。社区诊断的目的可以是普适性的，也可以是特异的。在不同时期、不同社区，工作目标不是千篇一律、固定不变的。例如，在甲社区亟须解决儿童生长发育问题，乙社区欲解决营养问题。本节介绍的社区诊断内容为针对整个社区开展全面社区诊断所需了解的内容。

全科医疗服务提供者可以从不同渠道收集不同的资料，一般资料收集方法包括：

1. 现有资料　包括各个部门和系统的统计报表、经常性工作记录和既往做过的调查研究报告，可以从卫生行政部门、统计部门、卫生服务机构、民政部门、公安部门、科研院校等机构收集。利用现有统计资料的优点是方便、易得，但在针对性、完整性、准确性等方面不能完全满足社区诊断的需要，只适用于社区的初步诊断。统计报表如法定传染病报表、职业病报表、医院工作报表、疾病监测资料、生命统计资料等；经常性工作记录如卫生机构的门诊诊疗日志、病历、医学检查记录、个人及健康档案、健康体检资料等，公安部门的人口、出生、死亡资料和交通事故等伤害登记资料；卫生行政部门疾病现患率资料、卫生统计信息、卫生年鉴、有关政策、组织、机构的有关文件等均可作为社区诊断资料。既往做过的调查研究如科研院校的疾病现患及危险因素的调查和研究结果、统计部门的人口普查资料、既往的社区筛检结果等。

2. 专项调查　在现有资料无法满足社区诊断需要时，全科医疗提供者需要进行一次社区筛查、专项调查来充实信息。社区筛查是指用简便、易行的工具和方法，早期发现临床前期的疾病或危险因子，从而达到早期治疗或改变危险因子的目的。社区筛查是疾病三级预防策略的关键性环节，即在疾病的临床前期做好早期发现、早期诊断、早期治疗的"三早"预防工作，针对传染病，还要做到早报告、早隔离的额外预防工作，即"五早"。筛查的结果可帮助了解社区的一些健康现象，但花费较大，而且并非所有的疾病或危险因子都可适用于筛查，筛检出的疾病也不一定能得到较好的追踪和治疗，而筛检出的假阳性和假阴性其危害更大。专项调查优点是可以对特定的问题及其影响因素进行深入细致的研究，缺点是要耗费大量的人力、物力和财力，容易因设计失误而导致偏倚。专项调查的方法视定量资料和定性资料的不同采用的方法也不相同：

（1）定量资料的获得方法：定量资料一般通过调查问卷获得，根据收集资料时具体方法的不同，可分为问卷访谈法和自填问卷法两类。①问卷访谈法是由调查者根据事先设计的调查问卷对调查对象逐一进行询问来收集资料，问卷访谈法又可以分为面对面访谈和电话访谈。其优点是调查员可以解释问卷中易误解或不理解的内容，使调查结果的针对性更强，问卷的回收率也很高，缺点是非常耗费时间、人力和物力。②自填问卷法是调查者将问卷当面发给或邮寄给调查对象，调查对象按要求填写完后交给或寄回给调查者。其优点是比较节省时间和费用，缺点是被调查者遇到问题时无法得到准确的回答，调查的质量得不到较好的保证，问卷的回收率低。根据研究者想了解总体或样本信息，调查方法还可以分为普查和抽样调查两类。①普查也称全面调查，是将组成总体的所有观察单位全部加以调查。其优点是可以得到总体参数，没有抽样误差，缺点是工作量大，耗资多。②抽样调查是从全部调查对象中抽取一部分观察单位进行调查，并根据样本的结果对总体做出估计和推断的一种调查方法。其优点是节省时间、人力和财力，缺点是存在抽样误差，具体抽样的设计、计算较繁。

（2）定性资料的获得方法：定性资料的收集方法主要包括观察法、深入访谈法和专题小组讨论三类。①观察法：是观察者根据研究课题，有目的地用眼睛、耳朵等感觉器官，直接或间接地对研究对象进行观察来收集有关资料的方法。依据观察者是否参与观察对象的活动可以分为参与性观察和非参与性观察。其优点能够获得比较真实、生动、及时的资料，收集到一些无法言表的材料，但其受时间、观察对象及其自身的限制，不适用于大面积调查。观察者只能观察外表现和某些物质结构，不能直接观察到事物的本质和人们的思想意识。观察研究常常难获得"有说服力"的统计量，以致观察研究的结果不能外推。②深入访谈法：是根据访谈提纲，通过与研究对象的交谈了解其对某些问题的想法、感觉和行为。访谈对象主要包括社区行政领导中的关键人物、主管领导、医务人员、专家与学者，即主要是掌握本社区卫生事业开展的重要资源的人。其优点为操作非常简单和方便可行、信息量大、灵活性高、使用范围广、控制性强；主要缺点是成本较高、时间长、结果难以进行定量研究、隐蔽性差、访谈对象受周围环境影响大。③专题小组讨论：是通过召集一小组（通常为6～12人）同类人员，对某一研究专题进行无结构的讨论，得出深入结论的一种定性研究方法。专题小组讨论对象可以是本社区卫生人员、本社区的居民代表、本社区的行政管理工作人员等。该方法经济、易行，能在相对短的时间内直接听取目标人群的意见，反馈及时，从而获取对一些有关问题的深入了解。但是易受被访者心理因素及环境影响，比较费时。参加者不具有代表性，且保密性差，在发言时容易受其他人的影响，所说的话不一定代表每个参加者自己的意见。

（三）整理分析

在开始分析之前应先对收集到的资料的可靠性、完整性和准确性进行质量评价。通过数据的整理，逻辑检错，垃圾数据处理等手段，把原始的、分散的无序资料条理化、系统化，变为可供分析的数据库。

1. 定量资料　可以进行卫生统计描述，用统计指标、统计表、统计图等方法，对资料的数量特征及其分布规律进行描述。发病和死亡资料通常按年龄、性别、种族、年代及其他有关死亡的变量分组后进行分析，并与相类似社区、省市和全国的资料进行比较。分析整理行为危险因素资料时，要特别注意在本社区中存在的较其他省市或全国水平偏高的不良生活行为，或导致较高死亡、伤残和疾病原因的有关行为。

2. 定性资料　主要采用归纳综合法、因素分析法等进行分析，按内容进行分类，在每一类中再根据问题被提出的频率来简单确定问题的严重程度，并分出层次。除此之外，还可以使用较为复杂的分析方法，如健康危险因素评价、人群健康状况评价、生命质量评价以及卫生服务综合评价等方法进行综合分析。

（四）撰写报告

社区诊断报告是根据所收集资料的汇总统计结果，对一定时期内某一特定社区的主要健康问题及其危险因素，以及疾病、资源、环境等进行科学的、客观地描述，评价卫生资源的供给与利用效率以及社区环境的支持保障能力，并把所发现的问题报告或反馈给不同的机构和部门，从而确定本社区优先干预项目，为下一步社区干预打下基础，逐步解决社区主要卫生问题的综合性报告。因为社区诊断报告是进一步制订和实施社区卫生服务计划的基础，全科医疗是具有人格性、协调性、社区参与性的服务。所以，在撰写社区诊断报告时要注意：采取形象生动的方式，尽可能地让更多的人了解情况；健康问题影响的人群及其分布情况，严重程度，干预措施，以及需要相关部门提供的帮助和支持等问题要具体清楚。另外，针对不同的对象，报告内容要有所区别。例如，写给卫生服务人员和卫生管理人员，报告要求专业性较强，调查与分析方法要写详细；写给居民、居委会和其他的政府部门的报告要求简化调查分析情况的介绍，而强调诊断结果的内容。具体操作流程图见图 5-3。

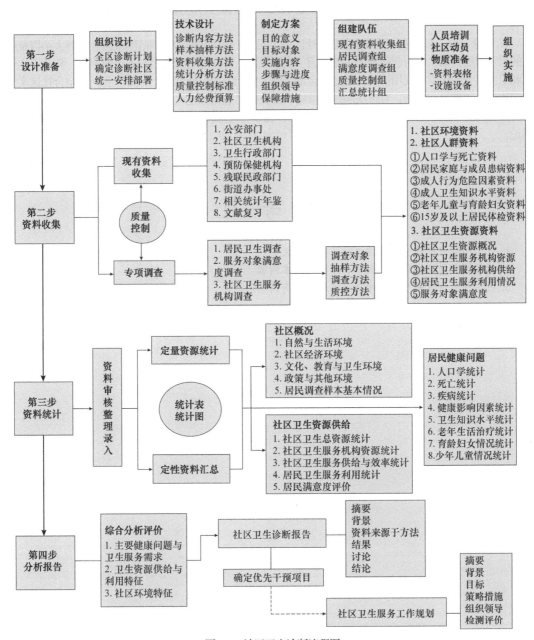

图 5-3　社区卫生诊断流程图

三、社区诊断报告的基本框架

社区诊断报告一般包括如下内容：调查的目的、内容、资料来源、方法及调查人群；调查的结果和分析；诊断出现有的主要健康问题及其危险因素；社区可利用的资源；解决这些主要健康问题的策略和方法。

社区诊断报告的基本框架一般包括题目、摘要、正文、参考文件等部分。其正文内容一般包括：

1. 背景　包括调查目的及组织实施过程；

2. 资料来源与方法　包括资料收集对象、方法、数据处理方式或方法。

3. 结果　从社区环境、社区卫生资源、社区人群等方面进行综合性分析（详见社区诊断的主要内容）；

4. 讨论　第一，通过分析明确主要的社区卫生问题。包括问题的影响范围或涉及人群大小以及问题的严重程度；第二，引起问题的主要原因、次要原因、哪些是可变原因和不可变原因，相关卫生资源和卫生服务的提供和利用情况，通过社会动员解决该问题的可能性等，针对主要问题结合社区实际确定优先干预项目；第三，对解决问题的策略和方法提出意见和建议。

5. 结论　在讨论的基础上，从社区居民、社区卫生服务机构、社区环境三个方面做出明确结论。

（袁兆康）

思　考　题

1. 什么叫健康社区？建立健康社区有何意义？
2. 请简述社区卫生服务的概念和服务的基本内容。
3. 什么叫社区诊断？社区诊断与临床诊断有何不同？

第六章 以预防为导向的健康照顾

学习目标

1. 掌握疾病的三级预防策略、全科医生临床预防医学服务的观念、临床预防医学服务的概念、健康咨询的原则、筛检试验的概念。

2. 熟悉周期性健康检查的概念和原则、健康教育及健康促进的概念。

3. 了解健康危险因素的评价、健康促进的内容和策略。

临床与预防的实践证明，临床医学与公共卫生是密不可分的，只有开展以健康为中心，以预防为导向，以社区适宜技术为支撑的医疗保健服务，才能满足社区居民不断增长的卫生需求。在基层医疗卫生服务过程中，预防医学的知识与技能已成为全科医生在社区卫生服务中必备的技术素质和要求。因此，全科医生在社区卫生服务中，必须坚持以预防为导向的健康照顾的理念，学习和掌握预防医学相关知识和技能，才能更好地向社区居民提供连续性、协调性、综合性的卫生服务，以提高全体居民的健康水平。

第一节 临床预防医学服务概述

一、预防医学的概念

1. 概念 预防医学（preventive medicine）是医学的一个分支。它是以环境-人群-健康为模式，运用基础医学、环境医学、人文社会科学等相关学科的理论，应用流行病学、卫生统计学、毒理学等研究方法，研究自然和社会环境因素对健康的影响及其作用规律，制订疾病的防治策略和措施，并针对影响健康的主要危险因素实施有效的干预，达到预防和控制疾病或伤害、保护和促进健康目的的一门综合性学科。

2. 预防医学的思想基础 预防医学的思想来源于人类与疾病斗争的实践，也贯穿于人类与疾病斗争的始终。古希腊名医希波克拉底在其所著的《空气、水和居住地》中就详细论述了疾病预防与环境的关系。我国在先秦时期的《黄帝内经》中就提出了"圣人不治已病治未病，不治已乱治未乱"，东汉张仲景也将"治未病"者称为"上工"，充分体现了在当时基本的预防医学思想，这些哲学观构成了预防医学的思想基础。

3. 预防医学实践 法国的巴斯德研究了鸡的霍乱病和牛羊的炭疽病及狂犬病等，并用减弱细菌毒力的实验首先进行了预防疫苗的研究；英国医生斯诺论证了宽街霍乱流行与水井的病因关系；1856 年英国第一次开设公共卫生课程，预防医学形成了较为完整的理论和方法，建立了独立的学科体系；19 世纪前，世界范围内传染病横行，人类在与传染病斗争的过程中，加深了传染病病因及传播途径的了解；19 世纪末到 20 世纪初，人类在战胜天花、霍乱、鼠疫等烈性传染病的经验中，逐渐认识到免疫接种、隔离检疫、垃圾粪便无害化处理、安全用水等有效的社会性预防措施对控制传染病的作用，并认识到预防疾病的效益远远大于个体的治疗。

第二次世界大战结束至 20 世纪以来，由于现代工业化、都市化带来的人口集中，居住和交通拥挤，生活压力，社会关系复杂多变，导致人们的行为和生活方式发生了较大的变化。心脑血管疾病、恶性肿瘤、糖尿病、慢性呼吸系统疾病和精神疾病等慢性非传染性疾病等的发病率和患病率逐年上升，已经成为世界几乎所有国家成年人最主要的死因和疾病负担。

我国的防病形势仍然不容乐观，部分曾被控制住的疾病也重新出现流行扩散趋势，如肺结核、性病、血吸虫病等；一些新发传染病也已在我国出现并造成流行，如艾滋病、严重急性呼吸综合征、人感染高致病性禽流感、甲型 H1N1 流感等。传染病仍然对我国人群健康构成重大威胁，我国仍将面临慢性病高发和传染病流行双重的严峻形势，体现以预防为导向的疾病控制工作就显得尤为重要。

二、疾病的三级预防策略

三级预防（three-level prevention）是根据疾病的自然史，以消除健康危险因素为主要内容，以促进健康为目的提出的公共卫生策略。环境因素、人类生物学因素、生活行为方式和卫生服务可及性及其相互作用决定个体和群体的健康状况，病因或危险因素的持续作用和治病效应的累积导致健康问题或疾病的发生发展，出现痊愈、缓解、慢性化、加重、死亡等不同的健康结局。疾病的自然史是指在不给予任何治疗或干预措施的情况下，疾病从发生、发展到结局的整个过程。疾病自然史是一个连续的过程，一般可分为易感期、发病前期（潜伏期）、发病期（临床期）和发病后期（转归期）四个阶段。每一个阶段都为疾病预防提供了机会。根据疾病自然史，在疾病发生发展的不同阶段，采取适当的预防措施来延缓或阻止疾病发生发展，提出了三级预防策略。

社区疾病的预防依赖于对特异性致病因素、暴露方式、分布特征及疾病自然史的了解来制定其相应的预防措施。2020年，新型冠状病毒肺炎疫情再一次凸显基层医疗卫生机构在疫情防控中的"关口"作用。基层医务人员虽然较少承担其诊治工作，但长期处于健康促进和疾病诊疗的第一线，与群众联系密切，对所在社区的居民、环境、卫生条件等较为了解，有助于开展对确诊患者、疑似患者、无法排除感染可能的发热患者、确诊患者的密切接触者"四类人员"的排查，及时发现、隔离、报告、转诊患者或疑似患者，是疫情防控工作的重要力量。

1. 第一级预防　第一级预防（primary prevention），又称病因预防，是指在疾病易感期采取措施去除病因或减少危险因素暴露，提高机体免疫力，阻止疾病发生，降低疾病发病率。

社区卫生服务中的第一级预防包括个体预防和社区预防。个体预防的措施，包括个体化的健康教育，自我保健，个性化的不良的行为与生活方式干预（如戒烟、健康均衡饮食、减少饮酒量、运动）等；社区预防的措施包括社区居民的健康教育讲座，特殊人群（妇女、儿童等）保健，环境（空气、水、土壤）的保护和治理（如有效处理污物和工业废物），预防接种和计划免疫，根除传播媒介（如根除蚊子来预防疟疾），高危人群危险因素的干预等。开展健康宣教是基层医疗卫生机构的重要职责，有助于提高居民健康素养和疾病防控意识。在疫情期间，基层医疗卫生机构可借助网络、广播、海报等多种传播形式向社区居民宣传疫情防控知识，提高居民自我防范意识。

2. 第二级预防　第二级预防（secondary prevention），又称临床前期预防，是指在疾病的临床前期做好早期发现、早期诊断、早期治疗的"三早"预防工作，针对传染病，还要做到早报告、早隔离，即"五早"。第二级预防的目的是控制、防止或减缓疾病的发展和恶化，防止疾病的复发或转为慢性，从而使疾病有可能及早治愈或减缓加重。

3. 第三级预防　第三级预防（tertiary prevention），是指临床预防或发病后期预防。对已患某病者，及时治疗，防止病情恶化，防止并发症和伤残；对丧失劳动力和残废者，通过功能康复、心理康复、家庭护理指导等，尽可能地保护和恢复机体的功能，促进其身心康复，提高生命质量并延长寿命，降低病死率。

三、临床预防医学服务

（一）全科医生临床预防医学服务的观念

世界卫生组织在《公共卫生的新挑战》中举了一个非常生动的"想想上游情景"的例子：医务工作者相当于一个站在急流边上的救护人。当看到沿河而下的落水者（患者）时，他们就跳下去把他们救上来，接着，又有另一名落水者沿河出现了。所以，他们整天在忙于救护落水者，而没有时间走到上游去看看，为什么有那么多的人掉到水里去，这些落水者是故意掉到河里，还是被推下了水，或由于偶然的事故所致？针对这些原因，应该做些什么？作为一名医生，只要求成为一名合格的救护人的想法是不够的。实际上，在对一个患者的评价与管理中，无不包含着预防的成分。所以，全科医生在社区卫生服务实践中要具有临床预防医学服务的观念。

1. 将临床预防医学服务落实在日常医疗服务中 全科医生在全科医疗诊疗过程中，应当将所承担的预防医学服务内容（基本公共卫生服务项目）落实在日常的医疗服务中。一方面，全科医生对就医的患者不仅需要处理现患疾病，还应对其健康状况或疾病存在的危险因素进行评估，据此制定出预防保健方案。另一方面，全科医生还应将每一次就诊机会看成是提供预防医学服务的最佳时机。

2. 全科医生提供临床预防医学服务的优势 在以患者为中心的医学服务模式下，全科医生将预防医学服务的内容融入每一次诊疗服务中，要利用自身的优势提供临床预防医学服务。

（1）地域优势：全科医生工作在社区，与社区居民有较多的接触机会，因为预防医学服务通常是连续性服务的过程，因此地域优势为提供预防医学服务工作成为可能。随着国家分级诊疗政策的落实，社区卫生服务制度的完善，居民到社区卫生服务机构就诊的机会将会大大增加，这就为全科医生提供预防服务创造了更有利的条件。

（2）服务人群相对固定的优势：全科医生服务于相对固定的人群，根据为每位居民建立的比较完整的健康档案，可以充分了解到就诊患者的健康状况或疾病发生发展的各个阶段，可以提出有针对性的预防保健和诊疗计划，同时，也为预防医学服务的实施奠定了基础。

（3）基于全科医学独特的服务模式：全科医生在社区卫生服务过程中提供最具独特的连续性（从生到死）服务、综合性（六位一体）服务、全方位（生理、心理和社会）服务、协调性服务和个体化的服务模式，以及采用独特的以问题为导向的医疗记录和照顾模式，彼此信赖的医患关系，为真正实现防、治、保、康一体化健康照顾奠定了良好的基础。

（4）较强的沟通、管理和协调能力优势：全科医生所承担的任务是常见病和多发病的诊疗和转诊，各类人群（疾病的高危人群、儿童、妇女、老年人及慢性病患者）的管理、医疗保健系统及健康保险系统的首诊等，这些工作都需要较强的沟通能力、管理能力和协调能力，全科医生所接受的这些教育和训练使他们最有能力在社区提供较为完善的临床预防医学服务。

（5）知识和技能结构的优势：全科医生所接受的教育和训练，使他们既掌握临床知识和技能，又懂得预防保健知识和技能，因而最适宜于提供防治结合的临床预防医学服务。

3. 个体预防与群体预防相结合 当全科医生在为个人及其家庭提供服务时如发现某健康问题在社区中有流行倾向时，要思考该问题是否有在社区人群流行的可能，要及时开展流行病学调查，查明该问题的分布和原因，及时利用社区内外的各种资源加以控制，防止问题的进一步扩大。另外，全科医生还必须经常进行社区诊断，掌握本社区的人群健康状况和社区环境状况，制订合理的社区卫生规划，促进全体社区居民的健康水平。

（二）临床预防医学服务的概念

临床预防医学服务（clinical preventive medicine services）又称个体预防（individual prevention），临床预防服务是预防医学的重要组成部分。对于因不同原因来就诊的患者，全科医生应主动地评估危害其健康的各种因素，并加以处理，将预防性服务作为全科医生日常诊疗工作中的重要内容。因此，临床预防医学服务可以定义为：在生物-心理-社会三维的医疗服务模式下，通过在临床场所对"健康人"和无症状的"患者"的健康危险因素进行评价，实施个性化的预防干预措施来预防疾病和促进健康。临床预防医学服务是第一级预防和第二级预防的结合，是临床与预防一体化的卫生服务。通过降低健康危险因素的强度来达到维护与促进健康的目的，它有效地弥补了临床医学与预防医学间的断痕。

（三）临床预防医学服务的特点

临床预防医学服务具有公共卫生的理念，但与公共卫生相比，临床预防医学服务的对象更强调患者的个体化。与临床医学针对疾病的诊疗相比，临床预防医学服务更积极地关注疾病的预防；另外，两者的服务对象亦不同：临床预防医学服务对已患病者或未患病者均提供预防照顾，而临床医学一般只服务于已患病者。概括起来，临床预防医学服务具有以下特点：①以临床医生（尤其是全科医生）为主体；②服务对象个体化；③强调在患者诊疗过程中提供机会性预防；④强调第一级预防和第二级预防的结合。

（四）临床预防医学服务的实施原则

在实施临床预防医学服务的过程中，应遵循以下原则：①重视危险因素的收集，从影响健康的因素来考虑预防策略；②医患双方共同决策，并以相互尊重的方式来进行教育和咨询；③注重综合性和连续性；④以健康教育与咨询为先导；⑤合理选择健康筛检的内容；⑥根据不同年龄阶段的特点开展针对性的预防服务。

第二节　临床预防医学服务的内容

全科医生的临床预防医学服务的主要内容有免疫接种、健康咨询、筛检、化学性预防等。

一、免疫接种

人类在通过免疫接种控制和消灭重大传染病（如天花、脊髓灰质炎和麻疹等）方面取得了卓有成效的成就。预防接种也被公认为最有效、最经济、可行、特异的预防传染病的措施，预防接种的意义已被世界各界广泛接受。

（一）免疫接种的概念

免疫接种（immunization）是一种已证实的可以控制甚至消灭某些疾病的第一级预防措施，通过将疫苗、免疫血清、γ球蛋白等接种于人体，使其产生主动免疫或被动免疫，从而获得对某种传染病的特异性免疫能力，提高个体或群体的免疫水平，预防和控制传染性疾病的发生和流行。免疫接种分为应急性接种和计划性接种。

应急性接种是在疾病传播流行威胁时所进行的接种，可选择最易感人群作为接种对象，对传染源周围易感者进行接种以形成免疫屏障。

计划性接种也称计划免疫，是指根据某些传染病的发生规律，将有关疫苗，按科学的免疫程序，有计划地对特定人群进行免疫接种，使人体获得对这些传染病的免疫力，从而达到控制、消灭传染病的目的。1982年，我国原卫生部颁布的"全国计划免疫工作条例"，将百日咳疫苗、白喉类毒素、破伤风类毒素混合制剂（简称百白破混合制剂），卡介苗，脊髓灰质炎活疫苗，麻疹活疫苗列为儿童基础免疫项目。流行性乙型脑炎疫苗、流行性脑脊髓膜炎多糖菌苗、钩端螺旋体菌苗、伤寒、副伤寒菌苗等制品的应用，各地可根据相应传染病的流行情况，做好人群预防接种。这与WHO提出的扩大免疫计划（expand program immunization，EPI）是一致的。2002年，原卫生部又将乙肝疫苗列入全国儿童计划免疫。2007年，原卫生部"扩大国家免疫规划实施方案"将甲肝疫苗、流脑疫苗、乙脑疫苗、麻腮风疫苗纳入国家免疫规划，对适龄儿童进行常规接种。在重点地区对重点人群进行出血热疫苗接种；发生炭疽、钩端螺旋体病疫情或发生洪涝灾害可能导致钩端螺旋体病暴发流行时，对重点人群进行炭疽疫苗和钩体疫苗应急接种。通过接种上述疫苗，预防乙型肝炎、结核病、脊髓灰质炎、百日咳、白喉、破伤风、麻疹、甲型肝炎、流行性脑脊髓膜炎、流行性乙型脑炎、风疹、流行性腮腺炎、流行性出血热、炭疽和钩端螺旋体病等15种传染病。国家免疫规划疫苗儿童免疫程序表（2016年版）见表6-1。

表 6-1　国家免疫规划疫苗儿童免疫程序表

疫苗种类	接种年（月）龄														
名称	出生时	1个月	2个月	3个月	4个月	5个月	6个月	8个月	9个月	18个月	2岁	3岁	4岁	5岁	6岁
乙肝疫苗	1	2					3								
卡介苗	1														
脊灰灭活疫苗			1										3		
脊灰减毒活疫苗				1	2										
百白破疫苗				1	2	3				4					
白破疫苗															1
麻风疫苗								1							
麻腮风疫苗										1					
乙脑减毒活疫苗								1			2				
或乙脑灭活疫苗[1]								1,2			3				4
A 群流脑多糖疫苗							1		2						
A+C 群流脑多糖疫苗												1			2
甲肝减毒活疫苗										1					
或甲肝灭活疫苗[2]										1	2				

注：1. 选择乙脑减毒活疫苗接种时，采用 2 剂次接种程序。选择乙脑灭活疫苗接种时，采用 2 剂次接种程序；乙脑灭活疫苗第 1、2 剂间隔 7～10 天。

2. 选择甲肝减毒活疫苗接种时，采用 1 剂次接种程序。选择甲肝灭活疫苗接种时，采用 2 剂次接种程序。

（二）免疫接种的种类

1. 人工主动免疫　人工主动免疫（artificial active immunization）是用免疫原物质抗原接种人体，使人体产生特异性抗体的免疫。人工主动免疫接种后约 2～3 周即可产生免疫力，持续时间 1～5 年。人工主动免疫的接种时间一般要求在传染病流行前数周进行，从而使机体有足够的时间产生免疫反应的抗体。人工主动免疫制剂主要有全病原体疫苗、成分疫苗和 DNA 疫苗。

（1）全病原体疫苗：这类疫苗包括减毒活疫苗和灭活疫苗。①减毒活疫苗：由无毒、弱毒菌株或病毒株制成。如麻疹疫苗、卡介苗、脊髓灰质炎疫苗等。减毒活疫苗的作用类似于自然感染，其优势在于它还可导致减毒株在易感者之间的传播，增加免疫人群的覆盖率，产生的抗体滴度较高，维持时间相对较长。但可能增加减毒株恢复毒力的可能性，产生水平传播。因此对这类疫苗，必须实施严格监测；②灭活疫苗：用人工方法将细菌灭活，但仍保留抗原性。如灭活的脊髓灰质炎疫苗。灭活疫苗的优点是制备方便、易于保存，但缺点是需多次接种。

（2）成分疫苗：用生物、化学方法提取或基因工程表达病原体的某种（某些）抗原成分，制备成疫苗，如白喉类毒素疫苗、基因表达的乙肝表面抗原疫苗等都属于这类疫苗。

（3）DNA 疫苗：利用基因工程技术，将病原体的抗原基因构建入合适的载体，然后直接将 DNA 接种于机体，产生特异性免疫抗体。它是近年来的第 3 代疫苗，具有高效、持久、广谱、价廉、无致病性等特点。

2. 人工被动免疫　人工被动免疫（artificial passive immunization）是将含有抗体的血清或其制剂直接注入机体，使机体立即获得抵抗某种传染病的能力。但被动免疫保护的时间较短，一般仅能维持 2～3 周，主要用于接触者紧急预防。常用的人工被动免疫制剂有：①免疫血清：指抗毒素、抗菌和抗病毒血清的总称。这种血清含大量抗体，进入机体后可及时产生免疫保护作用。但其在体内停留和作用的时间都较短。由于免疫血清为动物血清，含大量异体蛋白，容易产生过敏反应，因此，在接种时，必须进行免疫血清过敏试验，试验阴性者方可使用；②丙种球蛋白：由健康产妇的胎盘与脐带血或健康人血制成，可用于预防甲型肝炎、麻疹等。

3. 被动主动免疫　兼有被动免疫和主动免疫的优点。是指先进行被动免疫，保护易感者不发病，再进行主动免疫，使其获得持久的免疫力。主要用于应急情况下的一种免疫方法，如发生紧急疫情时用于保护婴幼儿或年体弱者的易感人群。

免疫接种工作是一项涉及面广，内容丰富，需要医疗卫生单位、基层卫生机构、政府主管部门，以及街道、社区、家庭乃至个人的多方面协调合作的系统性工程。免疫接种的关键是要制定计划，包括检测、实施、管理、评价等多项内容。

二、健 康 咨 询

健康咨询（health counseling）是对咨询对象就健康和疾病相关问题提供的医学服务指导。是咨询人员通过交流，开展有针对性的健康教育，以改变咨询对象的行为生活方式，消除或减轻影响健康的危险因素，预防疾病、促进健康、提高生活质量。

健康咨询是开展以预防为导向健康照顾时最常用的方法之一，通过与咨询对象建立相互信任的咨询关系、确定与评估所涉及问题的危险因素、共同商讨并制订解决问题的行动方案，并针对咨询对象对方案的落实情况进行持续跟进，以达到形成健康的行为和生活方式、预防疾病、促进健康的目的。

（一）健康咨询的基本模式——"5A"模式

许多国家的临床预防服务指南均建议医生使用"5A"模式来开展健康咨询，帮助患者改变各种不良的卫生行为和生活方式。

1. 澳大利亚皇家全科医师学院（Royal Australian College of General Practitioners，RACGP）"5A"模式的基本步骤

（1）询问（ask）：通过询问，确定有无危险因素。

（2）评估（assess）：评估危险因素的水平与个体健康状况的关联性，根据患者情况和（或）检查目的做好准备。

（3）建议（advise）：提供有关健康危害的相关信息、行为改变的益处等，包括提供纸质宣传资料、开具生活方式的处方，给出简要的建议，并进行针对性的沟通。

（4）协助（assist）：为患者找出行动可能遇到的障碍，帮助确定正确的策略、解决问题的技巧及获得社会支持（包括药物性治疗、自我监测等）。

（5）安排（arrange）：转诊到具体的服务机构，社会支持团体，明确随访的时间、方式与行动计划，最终患者通过自己的行动计划，达到既定的目标。

2. 加拿大和美国"5A"模式的基本步骤　2002 年，在美国国家癌症研究所早期工作的基础上，加拿大预防保健工作组（Canadian Task Force on Preventive Health Care，CTFPHC）提出了一个框架来指导医生和健康保健系统，用他们的常用方法来帮助需要行为辅导干预的患者。2002 年，美国防服务工作组（US Preventive Services Task Force，USPSTF）采用了该框架，即"5As"，用于评估行为辅导干预的作用。"5As"框架是一个强大的工具，能帮助医生发展和评估他们的行为改变干预，USPSTF为许多特定行为的改变干预提供循证指南。

（1）评估（assess）：询问或评估行为健康风险和因素，后者指能影响行为改变的目标和方法选择的因素。

（2）建议（advise）：给予明确的、特定的、个性化的行为改变建议，包括个人健康利弊的信息。

（3）达成共识（agree）：根据患者的兴趣和改变行为的意愿，共同选择合适的治疗目标和方法。

（4）协助（assist）：使用行为改变技术，通过获取行为改变的技巧、信心以及社会或环境支持来帮助患者达到既定目标，适当的时候辅以治疗（如烟草依赖的药物治疗、避孕药物或节育器）。

（5）安排（arrange）：安排随访（亲自或通过电话）以提供持续支持和帮助，必要时调整治疗计划，包括转诊到专门的治疗。帮助患者改变不健康行为的干预经常需要反复进行。

"5A"模式适用所有行为改变的健康咨询，但在针对不同的咨询对象和咨询内容时，其每个步骤的咨询内容是有所不同的。由于人们的行为可处于行为改变的不同阶段，在实施"5A"模式时，可以从任何一个步骤开始。

（二）健康咨询的原则

1. 取得咨询对象信任的原则 咨询者应通过对咨询对象的关心和爱护，赢得信任，建立起良好的信任关系，才能使患者敞开心扉，谈论自己存在的问题。

2. 个性化原则 由于咨询对象的种族、宗教信仰、习俗、年龄、性别、教育程度和社会阶层等不同，健康状况也存在着较大的差异，咨询者应首先了解其健康信念、期望和担忧、就医行为和遵医行为，再确定个性化咨询内容和方式。

3. 充分告知的原则 要提高被咨询者的依从性和咨询的效果，必须充分告知要采取干预措施的目的、预期效果以及产生效果的时间。还需要告诉咨询对象采取的干预措施有可能受到的各种因素的影响，避免其失去信心而影响遵医行为和干预效果。此外，也应充分估计干预措施本身的有效性和负面影响，如果可能出现副作用，咨询对象不仅应该知情，还要做好防范预案，增加咨询的预期效果。

4. 有限目标，行动方案具体化的原则 在为咨询对象制定目标时，必须从有限目标开始，制订个性化、可行性的实施方案。制定的行动方案应该十分具体，具有可操作性。当遇到挫折，应分析产生的原因，及时发现方案有可能存在的偏差，增强其改变不良行为的信心，从而达到咨询的目标。

例如，国家卫健委发布《关于印发新冠病毒肺炎患者、隔离人员及家属心理疏导和社会工作服务方案的通知》中，健康咨询的实施措施为：①广泛开展科普宣教；②在医院和隔离点开展心理评估和疏导；③保证心理疏导与治疗连续性；④为有需求的居家人员提供社会和心理支持；⑤开展困难人员生活扶助与支持；⑥加强病亡者家属关爱和心理支持；⑦及时发现处置高危风险。

5. 不良行为替代的原则 帮助咨询对象选择不良行为的替代行为也是行之有效的手段之一，通常建立新的行为比消除已有的行为更容易。例如控制体重，往往建议咨询对象先从适度增加身体运动水平开始，之后才是改变现有的饮食习惯，减少能量的摄入。

6. 恰当运用医生权威性的原则 咨询对象往往认为医生是健康方面的权威，一般情况下他们对医生都是十分信任的。因此，可以采用简单、具体的方式告诉他应该做什么、不应该做什么，目标是什么、如何做、多长时间能取得效果等。有些咨询对象对自己改变行为缺乏信心，需要医生适时地提供同情、支持和帮助，建立新型的伙伴关系，更能促使咨询对象接受医生的建议，付诸行动，体现出咨询的效果。

7. 获得咨询对象承诺的原则 在与咨询对象共同制定干预计划时，应鼓励他们做出实施干预计划的承诺，如什么时候开始实施运动计划、如何做、什么时候达到某个目标等。医生需要和被咨询者共同评估行为改变中可能遇到的障碍，并寻求解决办法。另外，咨询对象做出了承诺，医生就有监督检查的理由，尽管这个承诺不具有法律的强制性，但也具有一定程度的约束作用。

8. 通俗易懂原则 咨询对象大多不具备医学基础知识。因此在健康咨询时，采用咨询对象看得明白、听得懂的语言表达咨询的内容，深入浅出，把深奥的医学、科学道理与日常生活用语、俗语、地方话等联系起来，用咨询对象能理解的方式进行表达和交流，尽量不用难以理解的医学术语。

9. 激励原则 咨询对象受兴趣、动机、求知欲的影响，健康咨询的一个重要任务就是利用激励手段激发咨询对象的求知欲望，促进他们主动参与制定干预计划。利用反馈手段及时了解干预效果并做出评价，充分肯定咨询对象在改变行为过程中的每一点进步，激发他们改变不良行为的决心。

10. 有效性原则 在进行健康咨询时，要特别注重咨询的有效性。咨询不仅要有针对性，还要考虑干预行为是否会增加其他疾病或伤害发生的风险、干预的内容对降低预期危险行为是否有效等。

11. 团队协作的原则 温馨的环境和融洽的团队有利于获得咨询对象的信任。咨询是一个团队的责任，需要全科医生、护士、专科医师、公共卫生医师、营养师和其他卫生人员的共同努力。全科医生有责任有义务协调团队资源为咨询对象进行更广泛的健康咨询活动。例如，为做好传染病患者、隔离人员及家属心理疏导和社会工作服务，促进患者身体与心理同步康复，各地上级精神卫生医疗机构和社会工作行业组织应当派具备心理援助技术能力的精神科医师、心理治疗师、社会工作师对社区工作人员、志愿者、心理专干等人员开展精神卫生知识培训，分别对街道和社区工作提供技术指导和专业督导。

（三）健康咨询的内容

健康咨询的内容常因地区、因人而异，咨询者应重点关注如何建立健康的行为及生活方式；患者的健康信念、就医行为、遵医行为；常见传染病的预防；慢性非传染性疾病危险因素、预防、治疗、保健和康复；药物治疗的有关知识；卫生服务的利用等。预防常见慢性非传染性疾病的健康咨询内容见表6-2。

表6-2 常见慢性非传染性疾病的健康咨询内容

项目	咨询内容
成人肥胖	合理饮食；适量运动；经常测量体重、腰围；预防妇女产后肥胖；老年人预防体重持续增长等
高血压	合理饮食，特别是低盐饮食；坚持适量运动；戒烟限酒；减轻体重；定期监测血压；避免情绪过于激动等
糖尿病	帮助患者判断是否是糖尿病高危人群；监测血糖；合理饮食；适量运动；保持健康体重，BMI控制在24以下等
心血管疾病	预防和控制高血压及糖尿病；合理饮食；戒烟限酒；适量运动；避免过度劳累；注意气温变化与身体保暖；避免情绪过于激动；定期健康维护；识别突发症状，及时就医等
脑卒中	预防和控制高血压；预防和治疗各种心血管疾病；预防和治疗糖尿病；预防和控制血脂异常；戒烟限酒；控制体重；定期健康维护；识别突发症状，及时就医等
癌症	健康的饮食；戒烟限酒；适量运动；保持正常体重；改善居室通风条件；预防和治疗人类乳头状瘤病毒、乙肝病毒、丙肝病毒、幽门螺杆菌等有关病毒和细菌感染；职业防护；避免长时间强烈阳光照射；保持周围环境卫生；定期健康维护；识别可疑症状；及时就医；采取有针对性预防措施等

三、疾病筛检

（一）筛检试验概念

筛检试验（screening test）是应用快速简便的测试、体格和实验室检查等方法，在健康人群中发现未被识别的可疑患者、健康缺陷者及高危个体的一项预防措施。筛检试验不是诊断试验，它是把健康人和患者（疑似患者、有缺陷的人）区别开来的方法，它仅是初步检查，是早期发现患者和高危个体的一种方法。对筛检试验阳性还应进一步确诊和必要的治疗。

筛检的目的主要是早期发现某些可疑疾病，以便进一步诊断、治疗，这属于预防医学的第二级预防范畴。筛检是全科医生必须掌握的非常重要的早期发现疾病的手段，因为这对于及时控制疾病的发展，提高治疗效果，降低治疗费用，有效合理地利用卫生资源都非常重要。此外，筛检还可用于发现处于高危因素的人群，以便能早期发现危险因素，避免疾病的发生，可以达到一级预防的目的。

（二）筛检的分类

按筛检对象范围可分为：

1. 人群筛检 是指用一定筛检方法对一个人群进行筛检，找出其中可能患该病的人，然后，对其进一步诊断及治疗。如先用尿糖测定筛检出可疑糖尿病患者，再用其他方法（如血糖测定）以确诊，然后加以治疗。

2. 多次（级）筛检或联合筛检 在人群筛检中，同时应用多种筛检方法进行筛检（串联和并联）试验，可以同时用多种筛检方法诊断一种疾病或多种疾病，以提高筛检的灵敏度和特异度。

3. 定期健康检查或目标筛检 对特定暴露的人群（如铅作业工人）、高危人群、职业人群定期进行健康检查，以早期发现患者，及时给予治疗。

4. 病例搜索或机会性筛检 筛检的对象不应仅局限于与患者主诉相关的一些疾病的筛检，全科医生应有针对性地对患者可能存在高危危险因素进行筛检，即全科医师对来诊者采用其他筛检方法，以发现与主诉无关的疾病的方法。

（三）筛检的应用原则

一项筛检计划的实施必须遵循以下原则：

（1）被筛检的疾病或缺陷是当地重大的卫生问题，如发病率、死亡率、致残率高，疾病负担重的疾病；

（2）对被筛检的疾病或缺陷有进一步确诊的方法与条件；

（3）对发现并确诊的患者及高危人群有条件进行有效的治疗和干预，且应该统一规定标准；

（4）被筛检的疾病、缺陷或某种危险因素有可供识别的早期症状和体征或测量的标志；

（5）被筛检疾病的自然史明确，可以在易感期、发病前期或潜伏期进行早期干预；

（6）筛检试验必须要快速、简便、经济、可靠、安全、有效；

（7）有保证筛检计划顺利完成的人力、物力、财力和良好的社会环境条件；

（8）有连续而完整的筛检计划，能按计划定期进行；

（9）要考虑整个筛检、诊断和治疗的成本和收益问题；

（10）筛检计划应能为目标人群接受，有益无害，尊重个人的隐私权，制定保密措施，公正、公平、合理地对待每一个社会成员。

四、化学性预防

化学性预防（chemoprevention）是指对无症状者使用药物、营养素（包括矿物质）、生物制剂或其他天然物质作为第一级预防措施，提高人群抵抗疾病的能力，防止某些疾病的发生。其中最常见的例子就是对结核菌素皮试（OT 试验）阳性但无临床症状者应用抗结核药物，以预防结核病。

其他常见的化学预防方法见表 6-3。

表 6-3　常用化学预防方法

化学免疫方法	适用病症
妊娠早期服用叶酸	神经管畸形
绝经后妇女服用雌激素	骨质疏松症，心血管疾病
异烟肼	肺结核活动期
小剂量阿司匹林	心脑血管疾病
人工瓣膜置换术前用抗生素	心内膜炎
长期卧床患者皮下注射肝素	静脉血栓
富含铁的强化剂	缺铁性贫血

五、预防性治疗

预防性治疗（preventive treatment）指通过应用一些治疗的手段，预防某一疾病从一个阶段进展到更为严重阶段，或预防从某一较轻疾病发展为另一较为严重疾病的方法。前者如早期糖尿病的血糖控制（包括饮食和身体活动等行为的干预以及药物治疗）预防是避免将来可能出现更为严重的并发症；后者如手术切除肠息肉，预防发展为大肠癌等。对已经出现临床症状和体征的患者，应积极治疗，减少伤残，促进康复，延长寿命，提高生命质量。

第三节　健康危险因素评估

健康危险因素评估（health risk factor assessment）是一种用于描述和评估个体的健康危险因素所导

致的某一特定疾病或因为某种特定疾病而死亡的方法和工具。它研究人们在生产环境、生活环境和医疗卫生服务中存在的各种危险因素对疾病发生和发展的影响程度，通过改变生产和生活环境，改变人们不良的行为生活方式，降低危险因素的作用，达到延长寿命的目的。健康危险因素评估的目的是促进人们改变不良的行为生活方式，降低危险因素，提高生活质量和改善人群健康水平。

一、健康危险因素的概念、分类及作用特点

（一）健康危险因素的概念及其分类

1. 健康危险因素的概念　健康危险因素是指在机体内外环境中存在的与疾病发生、发展及死亡有关的诱发因素，即能使患病的危险性增加的因素。

2. 健康危险因素的分类　健康危险因素的种类是错综复杂的，为便于在卫生保健工作中应用危险因素及对危险因素进行科学分析，通常把健康危险因素分为以下四类：

（1）环境危险因素：包括自然环境因素和社会环境因素，自然环境危险因素包括物理性、化学性、生物性危险因素等，分布广泛。社会环境危险因素中最突出的是经济落后带来的贫困问题。贫困造成恶劣的生活环境、卫生设施不足、营养不良、受教育机会减少，并在此基础上导致社会地位低下、精神压抑、社会隔离、失业等生存压力，往往造成"贫""病"交加，健康状况低下。如果经济增长与人口增长不协调，则会进一步制约经济发展，严重影响人群健康水平。

（2）行为危险因素：指由于自身行为生活方式而产生的健康危险因素。通过对死因顺位和疾病谱的分析表明，不良行为生活方式对健康的危害程度日益突出。如吸烟、酗酒、不良饮食习惯、不洁性行为及缺乏体力活动等都是诱发各种疾病的行为危险因素。统计资料表明，排在死亡原因的前四位疾病（心脏病、肿瘤、脑血管病和意外伤害），都在不同程度上与人类的行为生活方式相关。

（3）生物遗传危险因素：随着分子生物学和遗传基因研究的进展，遗传特征、家族发病倾向、成熟老化和个体敏感差异学说等都有了新的科学依据，即人类生物遗传是影响健康的重要因素。目前已发现许多疾病都与遗传致病基因有关，而绝大多数疾病的发生都是遗传因素和环境因素共同作用的结果。

（4）卫生服务中的危险因素：卫生服务中影响健康的危险因素是指卫生系统中存在的各种不利于保护和增进健康的因素。如卫生资源配置不合理，公共卫生体系不健全，疫苗生产、保存、使用不当，医疗技术低，诊断手段不先进，误诊、漏诊，滥用抗生素和激素，医疗事故和医院内感染，医疗保健制度不完善等都是不利于人群健康的因素。

应当指出，能对疾病与健康危险性施加影响的因素并不总是消极的和有危害的。在环境、行为生活方式、生物遗传和卫生服务四个方面中，同样存在着积极的、起保护作用的因素，例如平衡膳食、体育锻炼等。理想的健康危险因素评估应当既考虑危险因素也包括保护性因素的评估。

（二）健康危险因素的作用特点

健康危险因素的作用是复杂的，了解其对健康影响的作用特点，有利于加深对危险因素的认识，对防治疾病，尤其是慢性病的预防有重要意义。

1. 潜伏期长　健康危险因素产生危害的潜伏期取决于它的数量、性质、接触时间。人群长期反复接触危险因素之后才发生疾病是慢性病的发病特点。例如，肺癌患者的吸烟史往往长达数十年、核电站爆炸引起核物质泄漏所导致的危害需数年才能发生等。潜伏期延长使危险因素与疾病之间的因果联系不易被确定，给疾病预防工作带来一定困难。但由于经过长时间接触暴露因素以后才发生疾病，同样又为危险因素干预提供了机会。

2. 联合作用明显　在慢性病的发展过程中，往往有多种危险因素同时存在并产生联合作用的情况，使其致病危险性增强。如吸烟者同时接触石棉或有害金属粉尘，肺癌的发生概率要比单纯吸烟者增加几倍或十几倍。

3. 特异性弱　危险因素对健康的作用往往是一种危险因素与多种疾病有联系，也可能是一种慢性

病是多因素共同作用的结果；不像传染病那样由特异的病原体引起。由于健康危险因素致病的特异性弱，加上个体差异的存在，因而容易被人们忽视，不便于针对性预防的进行。

4. 广泛存在 危险因素广泛存在于人们的日常生活中，从人类的胚胎期直到死亡的各个环节，无时无刻不在受着健康危险因素的影响。尤其是社会心理因素、环境危险因素和行为生活方式中存在的危险因素，往往是潜在的、不明显的，需要经过长期暴露才能产生明显危害作用，这就增加了人们认识危险因素的困难。有些不良行为已形成习惯难以改变，必须加强健康教育和健康促进，才能有效地控制和干预危险因素。

二、健康危险因素评估分类

根据健康危险因素评估的对象和性质，可将其分为个体评价和群体评价两类。通常采用自填调查表或生物医学测定的方法来进行。

1. 个体评价 健康危险因素的个体评价，主要通过比较实际年龄、评价年龄（依据年龄和死亡率之间的函数关系，从死亡率水平推算得出的年龄值）和增长年龄（通过努力降低危险因素后可能达到的预期年龄）三者之间的差别，了解危险因素对寿命可能影响的程度及降低危险因素后寿命可能增长的程度。

评价年龄高于实际年龄，说明被评价者存在的危险因素高于平均水平，即死亡概率可能高于当地同年龄性别组的平均水平；反之则低。增长年龄与评价年龄之差数，说明被评价者接受医生建议后采取降低危险因素的措施，可能延长寿命的年数。根据实际年龄、评价年龄和增长年龄三者之间不同的量值，评价结果可以分为以下四种类型：

（1）健康型：被评价者的评价年龄小于实际年龄者，说明其个体危险因素低于平均水平，预期健康状况良好。如被评价者实际年龄为50岁，其评价年龄为48岁，说明其个体危险因素低于平均水平，即50岁的个体可能处于48岁年龄者的死亡概率，其预期健康状况良好。

（2）自创性危险因素型：被评价者评价年龄大于实际年龄，说明危险因素高于平均水平，并且评价年龄与增长年龄之差值大。如被评价者的实际年龄为42岁，评价年龄为45岁，增长年龄为38岁，评价年龄与增长年龄之差值为7岁（较大），说明危险因素属自创性，通过自身的行为改变降低和去除危险因素，有可能较大程度地延长预期寿命。

（3）难以改变的危险因素型：被评价者的评价年龄大于实际年龄，但评价年龄与增长年龄之差较小。如被评价者实际年龄45岁，评价年龄50岁，增长年龄49岁，评价年龄与增长年龄之差值为1岁。其个体的危险因素主要来自生物遗传因素与既往及目前疾病史。通常不易于改变这些因素，因此，降低这类危险因素的可能性小，延长预期寿命的余地不大。

（4）一般性危险型：评价年龄接近实际年龄，其危险因素接近于轻微危害程度，降低危险因素的可能性有限，增长年龄和评价年龄接近。

除此之外，尚可对某一特殊危险因素进行分析。例如仅控制超体重的危险因素，用同样的方法计算增长年龄，从评价年龄与增长年龄的差值大小说明超体重的危险因素对个体预期寿命可能影响的程度。

2. 群体评价 群体评价是在个体评价的基础上进行，可进行以下三方面的评价与分析：

（1）人群的危险程度：根据个体评价的结果（健康型、自创性危险因素型、难以改变的危险因素型和一般性危险型），可将人群分为健康组、危险组和一般组三种类型。根据人群中上述三种类型人群所占比重确定哪一种人群危险程度最高，而将其列为健康促进的重点对象。一般而言，某人群处于危险组人群越多，危险水平越高，越应重点加以干预。

（2）危险因素属性分析：个体评价后，通过计算属于自创性能够消除的危险因素以及属生物遗传和疾病史等难于消除的危险因素之间的比例，可估计通过健康促进能够提高健康水平可能预期的效果。例如，某市居民中男性危险因素中88%属于能消除的自创性危险因素，可通过改变不良的行为生活方式而降低危险水平，而女性则主要为过去疾病史及家庭遗传史等不易消除的危险因素。因此，对男性居民进行旨在建立健康生活方式的健康教育较女性更为迫切。

（3）分析危险因素对健康的影响：分析多种危险因素对预期寿命可能影响的程度，发现其中对人群健康影响最大的危险因素，从而有针对性地制订预防措施。因为有些因素虽然对预期寿命影响不大，但在人群中分布范围较广，对人群总体的危害程度严重，则须加以重视。

总之，健康危险因素评价是进行疾病预防及健康促进工作的一种重要技术和手段，因其方法简便易行且结果直观，对个体可以促进建立健康的生活方式，对群体可以有针对性地发现高危人群，提出防治工作的重点危险因素、重点疾病和重点对象，而被广泛应用于临床预防服务中。

三、健康危险因素的干预与管理

1. 健康危险因素的干预 健康危险因素干预是指应用临床医学、预防医学、行为医学、心理学、营养学和其他健康相关学科的理论和方法对个体和群体的健康危险因素进行控制和处理，达到预防疾病、促进健康、延长寿命的目的。

健康危险因素干预的核心是改变不良的生活行为习惯，养成健康的生活方式。对一般人群进行健康教育，对高危人群要进行非药物治疗的个体化指导，对疾患者群采用健康促进诊疗管理模式，对健康危险因素进行综合干预，改变单纯依靠药物治疗的传统做法。

健康危险因素干预服务体系具体包括"采集健康状况信息"、"健康状况评估预测"、"建立电子健康档案"、"设计健康指导方案"、"跟踪干预"等五大步骤，对服务对象的健康进行多层次、全方位的系统管理。

2. 健康管理 健康管理即对个人或人群的健康危险因素进行全面检测、分析、评估，提供健康咨询和指导，以及对健康危险因素进行干预的全过程（详见第十章）。

第四节　全科医生的群体性预防

一、健　康　教　育

健康教育（health education），指在调查研究的基础上，采用健康传播和行为干预等方法，促使个人和群体掌握卫生保健知识，树立健康观念，自愿采纳有利于健康行为和生活方式的教育活动和过程。简言之，健康教育就是提供如何达到或维持良好健康状态的有关信息。健康教育的目的是消除和减轻健康的危险因素，预防疾病，促进健康和提高生活质量。健康教育起源于教育学，从概念上看，健康教育是有计划、有组织、有系统、有评价的教育和社会活动，其核心是通过教育使受教育者获取健康知识、树立健康意识和信念，建立健康行为和生活方式，达到"知-信-行（knowledge-attitude-behavior and practice，KABP）"的统一。

与卫生宣教不同，实施健康教育的前提是调查研究，基本策略是信息传播和行为干预，因此，卫生宣教仅为健康教育的策略之一。健康教育作为卫生保健的战略措施已经得到全世界的公认，越来越多的证据表明健康教育在增进群体健康水平方面起到重要的作用。健康教育是一项投入少，产出高、效益大的事业，它可使人民利用有限的卫生资源产生最大的经济和效益，并具有持久性、多重性和潜效性。当然，健康教育也存在自身的局限性：从影响健康的因素看，环境因素（包括自然环境、社会环境）难以通过健康教育来改变；而且许多不良的行为和生活方式受经济条件、文化背景、社会习俗和卫生服务等影响，还与工作、居住条件、饮食习惯、环境状况、社会规范等密切相关，受多种因素的影响，难以单纯通过健康教育达到目的，还需要家庭和社会的大力支持。

《国家基本公共卫生服务规范（第三版）》规定社区卫生服务机构的健康教育内容有：①宣传普及《中国公民健康素养——基本知识与技能（试行）》。配合有关部门开展公民健康素养促进行动；②对青少年、妇女、老年人、残疾人、0～6岁儿童的家长、农民工等人群进行健康教育；③开展合理膳食、控制体重、适当运动、心理平衡、改善睡眠、限盐、控烟、限酒、控制药物依赖、戒毒等健康生活方式和可干预危险因素的健康教育；④开展高血压、糖尿病、冠心病、哮喘、乳腺癌和宫颈癌、结核病、肝炎、艾滋病、流感、手足口病和狂犬病、布病等重点疾病健康教育；⑤开展食品安全、职业卫生、放射卫生、环境卫生、饮水卫生、计划生育、学校卫生等公共卫生问题健康教育；⑥开展应对突发公共卫生事件应急处置、防灾减灾、家庭急救等健康教育；⑦宣传普及医疗卫生法律法规及相关政策。

二、健 康 促 进

（一）健康促进的概念

健康促进（health promotion）是指运用行政的或组织的手段，广泛协调社会各相关部门以及社区、家庭和个人，使其履行各自对健康的责任，共同维护和促进健康的一种社会行为和社会战略。

美国健康教育学家格林教授提出：健康促进是指一切能促使行为和生活条件向有益于健康改变的教育、环境和支持的综合体。其中的教育指健康教育；环境包括社会的、政治的、经济的和自然的环境；社会与政治的支持包括政策、法规、财政、组织等。1986 年，在加拿大渥太华召开的第一届国际健康促进大会发表的《渥太华宪章》中的解释为"健康促进是促使人们维护和改善他们自身健康的过程，是协调人类与环境的战略。"

健康促进是全科医疗的核心特征之一，即促进和鼓励个人及社区将真正的健康视为理想状态，并采取健康行为来维持。全科医生是促进居民贯彻"知-信-行"KABP 模式的最佳人选。K（knowledge）是指知道、了解。全科医生通过有效的健康教育使居民了解哪些是有利于健康的因素，哪些是损害健康的因素，这是健康促进的基础。全科医生应充分了解社区居民的健康问题、生活方式、文化程度、健康理念等，选择合适的教育形式，例如借助宣传手册、图文、视频等方式进行知识宣教，有针对性地开展健康促进工作。A（attitude）是指信念和态度。健康教育不仅在于使居民了解健康知识，还需使其建立健康的信念，树立对健康的正确态度，这是健康促进的动力。全科医生应采用多种方法，例如通过电话、随访等方式强化宣教，了解居民思想动向，对不良情绪进行有效疏导，纠正并转变其错误认知，使得居民在获取知识的同时，采取积极的态度，对知识进行有根据的独立思考，对健康产生强烈的责任感，逐步形成信念，最终支配行动。BP（behavior and practice）是指行为、行动，这是健康促进的目标。知、信、行之间有必然的联系，知晓了健康知识，才会树立对健康的信念，才会有促进健康的行动。全科医生可通过多种方式巩固居民的知识和信念，指导居民改变行为（例如改变生活习惯、提高治疗依从性等），定期评估居民健康状况以了解成效。

根据《国务院关于实施健康中国行动的意见》（国发〔2019〕13 号），要求到 2022 年和 2030 年，全国居民健康素养水平分别不低于 22% 和 30%。2019 年，我国居民健康素养水平为 19.17%，尚有较大的提升空间。

（二）健康促进的基本特征

1. 健康教育是健康促进的基础　健康教育是以健康为中心的全民教育，需要社会人群自觉参与，通过自身认知态度和价值观念的改变，采取有益于健康的行为和生活方式。从原则上讲，健康教育最适于那些有改变自身行为愿望的人群。

2. 健康促进涉及整个人群和人们社会生活的各个方面　不仅仅限于某一部分人群或某一疾病的危险因素。

3. 在疾病的三级预防中，健康促进强调一级预防甚至更早阶段　即避免暴露于各种行为、心理、社会环境的危险因素之中。

4. 人群的健康知识和观念是主动参与的关键　通过健康教育激发领导者、社区和个人参与的愿望，营造健康促进的氛围。

5. 健康促进客观支持和主观参与于一体　健康促进不仅包括了健康教育的行为干预内容，还强调行为改变所需的组织、政策、经济、法律支持等各项策略，对行为改变的作用比较持久，并且带有约束性。

（三）健康促进的基本内容

1. 健康促进的研究领域　按照《渥太华宪章》提出的原则，健康促进涉及以下五大活动领域：

（1）制定能促进健康的公共政策：健康促进超越了卫生保健的范畴，要加快将健康融入所有政策，各级党委、政府应当把人民健康放在优先发展的战略地位，将健康理念融入各项政策及其制定过程，不仅是财政、税收、教育、卫生、科技等方面的具体政策，还包括经济、社会、文化、生态、政治、外交等方面的宏观政策，整个公共政策体系都要增加"健康意识"。各部门各行业要加强沟通协作，形成促进健康的合力，真正普及健康生活、优化健康服务、完善健康保障、建设健康环境、发展健康产业。

（2）创造支持性环境：人类的健康与环境密不可分，健康促进必须创造一个安全、舒适和愉快的工作和生活环境，以保证社会环境和自然环境有利于健康的发展。

（3）加强社区性行动：充分发动社区的力量，挖掘社区的资源，使其积极有效的参与，帮助他们充分认识自己的健康问题，并提出解决的方法。

（4）发展个人技能：通过提供健康信息，帮助人们有效地维护自身的健康和他们的生存环境，并提高人们做出有利于健康的选择技能，每个人都承担起自己健康第一责任人的职责。

（5）调整卫生服务方向：健康促进涉及政府许多部门，卫生健康部门尤其要调整卫生健康服务的方向，卫生健康部门的作用不仅仅是提供临床治疗服务，还应该将预防与健康促进作为卫生健康服务的重要组成部分。

"预防为主"一直是我国卫生健康工作方针的重要内容，但尚有不少问题亟待解决，包括加强区域性和全国性预防体系建设，加强公共卫生基础能力建设，加强预防医学科学研究基地与团队建设等。

2. 健康促进的内容　健康促进的内容甚为广泛，至少可以从下列三方面展开。这三方面构成了健康促进的基本内容，同时也形成了健康促进的三个突破口：

（1）场所健康促进：如社区、学校、工作场所、市场等；

（2）特殊人群健康促进：如贫困人口、儿童与青少年、老年人、妇女等；

（3）特定问题或事件健康促进：如吸烟、药物滥用、饮食与营养、体育活动、精神卫生、传染病、供水与卫生设施等。

（四）健康促进的实施策略

1986年《渥太华宣言》里明确提出了三个主要策略促进健康的发展，即政策倡导、赋权和协调。联合国儿童基金会在以上三个策略的基础上，进一步提出"社会动员"是健康促进的核心策略。

1. 社会动员（social mobilization）　这是健康促进的核心策略。为实现"2000年人人享有卫生保健"的宏伟目标，联合国儿童基金会（United Nations International Children's Emergency Fund，UNICEF）制定了"社会动员"的纲领。社会动员分为领导层的动员，社区、家庭与个人的动员，非政府组织（non-governmental organization，NGO）的动员和专业人员的参与四个层次。

2. 倡导（advocacy）　倡导政策支持（卫生健康部门和非卫生健康部门对群众的健康需求和有利于健康的积极行动负有责任），激发群众对健康的关注，促进卫生资源的合理分配并保证健康作为政治和经济的一个组成部分，倡导卫生及相关部门努力满足群众的需求和愿望、积极提供支持环境和方便，使群众更容易做出健康选择。

3. 赋权（empowerment）　健康是基本人权，健康促进的重点在于实施健康方面的平等，缩小目前存在的资源分配和健康状况的差异，保障人人都有享受卫生保健的机会与资源。应对个人赋权，给群众提供正确的观念、知识和技能，促使他们能够正确地、有效地控制那些影响自己健康的有关决策和行动的能力，解决个人和集体的健康问题，在选择健康措施时能获得稳固的支持环境（包括知识、生活技能和机会）。

4. 协调（mediation）　需要协调所有相关部门（政府、卫生健康和其他社会经济部门、非政府与志愿者组织、地区行政机构、企业和媒体）的行动，与社会团体及卫生健康人员的主要责任是协调社会不同部门共同参与卫生健康工作，组成强有力的联盟和社会支持系统，共同协作实现健康目标。例如，在2020年新冠病毒肺炎救治过程中，建立中西医结合救治协同工作机制。组建省级专家组时要含有一定比例的中医专家，指导区域内传染病防控和医疗救治工作。各传染病救治机构要按要求，建立中西医协同机制平台，把中医药参与诊疗方案制定、联合查房、多学科会诊、病例讨论纳入医院管理制度中。

2005年8月，在泰国曼谷举行的第六届国际健康促进大会通过了《曼谷宣言》。《曼谷宣言》是

21 世纪全球化健康促进发展战略的纲领性文件。它对全球化形势下的健康促进观念、原则和行动战略做了明确的阐述和分析。其主要内容是：①重申健康是基本人权，获得最高标准的健康是每个人的基本权利之一。改善健康和卫生保健的平等性政策与伙伴关系应当是各国发展的核心；②健康促进是公共卫生的一项核心职能，健康促进的发展有助于应对传染病、非传染病及其他健康危险；③各级政府和官方人员、民间组织、私立部门、公共卫生机构以及国际组织是实现健康促进战略目标的至关重要的人群、团体和组织；④自制定《渥太华宪章》以来，全球健康促进的背景发生了显著变化，当今影响健康的关键因素主要有：国家内部和国家之间不断增多的不平等现象、全球环境的变化以及城市化和商业化、消费和通讯模式的变化等。这些变化影响着人们的工作条件、学习环境、家庭模式以及社会结构、社会文化等，形成对健康的进一步挑战；⑤为了应对全球化挑战，各国政府、联合国相关机构以及其他组织，包括私立部门必须做到政策的一致性，认真履行有关健康的国际协定和条约；⑥为了促进向更健康的世界发展，必须采取强有力的政治行动、广泛的参与和持久的倡导。倡导以人权和团结为基础的健康；投资可持续的应对健康决定因素的政策和基础设施；在政策制定、领导作用、健康促进措施、知识传播和普及等方面均须加强能力建设；加强卫生立法以确保健康危害的防范，使人人获得健康和幸福的平等机会；⑦建立伙伴和同盟关系，与公立、私立、非政府组织、国际组织以及民间社会建立伙伴与同盟关系，使健康促进可持续发展有组织保障；⑧对 21 世纪全球健康目标"人人享有基本保健"，提出了四项主要承诺：一是使健康促进成为全球发展议程的中心；二是使健康促进成为各级政府的一项核心责任；三是使健康促进成为社区和民间组织的一个主要重点；四是使健康促进成为公司规范的一项基本要求。

2016 年 11 月，由世界卫生组织和中国国家卫计委联合主办的第九届全球健康促进大会在中国上海举行。会议发布《2030 可持续发展中的健康促进上海宣言》，对我国的健康素养工作和评测工作提出了新的要求。监测工作要进一步地总结经验，不断地完善评估工作，不断地完善评价标准，不断地完善我国的监测评价方法。

（五）社区健康促进的设计、实施和评价

1. 社区健康促进的设计 健康促进规划的设计模式有很多种，其中应用最为广泛的是劳伦斯·格林（Lawrence W. Green）于 1980 年提出的 PRECEDE-PROCEED 模式。PRECEDE-PROCEED 模式可分为两个阶段：PRECEDE 阶段（Predisposing, Reinforcing, and Enabling Constructs in Educational /Environmental Diagnosis and Evaluation），指在教育/环境诊断和评价中应用倾向、促成及强化因素，即诊断（或需求评估）阶段；PROCEED 阶段（Policy, Regulatory, and Organization Constructs in Educational and Environmental Development），指执行教育/环境干预中应用政策、法规及组织手段，即执行阶段。该模式的特点是从结果入手，用演绎的方式进行思考，即从最终的结果追溯到最初的起因，因此该模式能为健康促进规划、执行及评价提供一个连续的步骤。

2. 诊断（或需求评估）阶段（PRECEDE） 该阶段强调对问题的识别和干预效果的针对性，包括社会评估、流行病学评估、行为与环境评估、教育与组织评估、管理与政策评估等步骤。

（1）社会评估：从估测目标人群的生活质量入手，评估他们的需求和健康问题；最好由目标人群亲自参与自身的需求和愿望的调查，因他们所经历的各类社会问题是生活质量最实际、真实的写照。

（2）流行病学评估：通过流行病学和医学调查确认目标人群特定的健康问题和目标。

（3）行为与环境评估：确认与第二阶段选定的最值得重视的健康问题相关行为和环境问题，因这些危险因素需要通过干预加以影响。环境因素对个人来说是外部的因素，是个体无法控制的，但可通过人们的行动改善环境，以支持健康的行为。这里的环境因素包括物理环境、政治环境、社会环境和经济环境。健康教育也包括通过影响群体行为而直接作用于环境。因此，健康促进规划不能仅限于群众的行为改变，同时应认识到强大的社会力量对规划执行是至关重要的。

（4）教育与组织评估：为制定教育与组织策略用于健康促进计划以促进行为和环境的改变，应从影响行为与环境因素着手。根据健康和行为的大量研究，有数百种因素能潜在地影响其特定的健康行为。这些因素可归纳为三类：

1）倾向因素（predisposing factor）：是产生某种行为的原因和动机，包括个人或群体的知识、信念、

态度、价值观以及理解等。倾向因素可看作是"个人"的偏爱和特质，它可以使行为产生某种趋向。

2）促成因素（enabling factor）：是促使行为发生、使动机得以实现的因素，包括卫生保健服务资源、政策和法律支持、个人保健技能或执行计划中的障碍等可能促使行为与环境改变的各种因素。

3）强化因素（reinforcing factor）：是在行为之后，使行为得以巩固和加强的因素，包括奖励、惩罚，对个体行为有直接影响的人如朋友、长辈、配偶、教师、医师等。

研究这三类因素的主要目的在于正确地制定教育策略，即根据各种因素的相对重要性及资源情况确定干预重点。

（5）管理与政策评估：评估组织与管理能力及在计划执行中资源、政策、人员能力和时间安排。通过社区开发、协调、完善组织与政策，以利于规划的顺利开展。

3. 执行阶段（PROCEED）　包括健康促进的实施和评价等步骤。

（1）健康促进的实施：包括以下内容：

1）社区开发（community development）：是在当地政府的组织领导下，提高群众参与社区工作的积极性以及发展社区成员间的相互支持；依靠自己的力量去实现项目目标，动员社区资源，规划社区行动，进一步发展与改善社区经济、社会、文化状况。社区开发的目标主要包括建立领导机构、积极动员人群参与、加强网络建设、部门间的协调和制定政策支持项目的开展。

2）项目技术培训：其目标是：①提高开展项目管理、检测和评估的技能；②改善行为危险因素和死因监测的技能；③强化健康教育项目的基本知识；④提高师资队伍的培训技能。

3）社区为基础的干预：是有效整合多个要素，最大限度地开发社区资源的过程，是促使个体行为改变的核心步骤，也是社区健康促进的前提。

4）项目监测与质量控制：指对计划本身、执行过程的合理性和科学性进行评估，良好的质量控制和监测体系是健康教育和健康促进取得成功的保障。监测和质量控制的内容主要包括以下六个部分：①合理评估健康促进规划设计者的职能；②建立专家小组审查制度，定期对规划执行情况进行评估；③评估资料收集和保存的合理性；④加强内容审计；⑤广泛征集社会意见；⑥组织人员实地考察项目执行情况等。

（2）健康促进的评价：是全面监测计划执行情况，控制实施质量，确保计划实施成功的关键性措施，也是评估计划是否成功，是否达到预期效果的重要手段。评价不是在计划实施结束后才进行，而是贯穿于计划实施的全过程。完整的评价包括：

1）形成评价（formative evaluation）：是对健康促进规划进行评价的过程，是一个完善计划避免失误的过程，可以在评价计划设计阶段进行目标人群选择、策略确定、方法设计等，其目的是评价规划是否符合实际情况。形成评价的方法有：文献法、档案法、专家咨询、专题小组讨论等。

2）过程评价：是对计划的全过程进行的评价。包括监测、评估计划执行中的各项活动是否按计划要求进行；计划实施是否取得预期效果；及时发现计划执行中的问题，而有针对性地对计划以及干预方法、策略等进行修订，使之更符合客观实际，保证计划执行的质量和目标的实现。过程评价的主要内容：①教育干预是否适合于教育对象，并为他们所接受；②教育干预是否按照计划方案的方法、时间、频率进行，干预的质量如何；③教育材料是否按计划方案要求发放至目标人群，教育覆盖率是否达到要求；④目标人群是否按计划要求参与健康教育活动，存在的主要问题及原因；⑤信息反馈系统是否健全，各项监测记录是否全面、完整、系统，符合质量要求；⑥计划实施过程有无重大环境变化和干扰因素，对计划执行的影响如何。

过程评价的指标：①项目干预活动的类型、干预次数、每次持续的时间等。如发放健康教育材料的种类、批次、数量；②健康教育材料拥有率（拥有某种健康教育材料的人数/目标人群总人数）；③健康教育干预活动覆盖率（接受某项干预活动的人数/目标人群总人数）；④目标人群参与情况（实际参加某项干预活动的人数/应参加该项干预活动的人数）。

过程评价的方法：①观察法：直接观察各项健康教育活动，并进行评价；②会议交流法：按阶段召开计划管理人员、执行人员会议，交流、讨论各方面的信息，对计划执行情况进行阶段性评价；③调查法：可采用批质量保证抽样法对目标人群的有关情况进行定量调查，也可使用快速评估法对计划实施情况做定性调查、评估；④追踪调查法：以跟踪工作日志的形式对各项活动进行调查，主要跟踪记录活动的日期、内容、目的要求、活动地点、持续时间、活动组织者、目标人群参与情况等。

3）效果评价：是针对干预的作用和效果进行评估。根据干预变化的时效性，可分为近期、中期和远期效果评价。

近期效果评价主要是对知识、信念、态度的变化进行评估。主要指标有：卫生知识知晓率（知晓某项卫生知识人数/被调查的总人数）、卫生知识合格率（卫生知识测试达到合格标准的人数/被测试的总人数）、卫生知识平均分数（被调查者卫生知识测试总分之和/被调查的总人数）、健康信念形成率（形成某种信念的人数/被调查的总人数）等。

中期效果评价主要是指目标人群的行为改变，评价的指标有：健康行为形成率（形成某种特点健康行为的人数/被调查的总人数）；行为改变率（在一定时期内某项行为发生定向改变的人数/观察期开始时有该行为的人数）。

远期效果评价是对健康促进规划实施后产生的远期效应进行评价。包括目标人群的健康状况、生活质量的变化。主要评价指标有：反映健康状况的指标，如①生理指标：包括身高、体重、血压、血色蛋白、血清胆固醇等；②心理指标：包括人格测量指标（E.M.P.L 量表）、智力测验指标（智商）、症状自评量表（SCL-90）等；③疾病与死亡指标：包括发病率、患病率、死亡率、病死率、婴儿死亡率、平均期望寿命等。反映生活质量的指标，如生活质量指数（PQLI）、ASHA 指数、功能状态量表（ADL）、生活质量量表（LSI）等。

4）总结评价（summative evaluation）是对整个规划的总结性概括，通常综合形成评价、过程评价、效果评价以及其他相关资料。从成本-效益比、各项干预活动的完成情况等方面进行综合评估，从而得出该规划是否有必要重复、扩大或终止的结论。

三、周期性健康检查

健康检查是整合临床医学和预防保健的实质性措施。第二次世界大战后，各种健康检查中心和防癌检查机构纷纷建立，使健康检查在治疗工作中得到普及。但由于居民缺乏医学常识，不知该做何种检查，所以常常是全身检查，缺乏针对性，造成资源浪费。1975 年，Frame 和 Carlson 注意到常规的健康检查缺乏充分的科学基础，在对 36 种疾病的危险因素、治疗进展和筛检的可用性研究的基础上，提出根据年龄和性别，采取选择性健康检查的方法。1976 年，加拿大卫生福利部组织专家组（Canadian Task Force）对现行体格检查的利弊进行了严格的科学评价，以提供有效的健康促进和疾病预防的服务，于 1979 年正式发表了他们对 78 种疾病检测方法的系统总结，提出了以周期性健康检查为核心的"终身预防医学计划"，提倡依照不同年龄和性别进行健康检查。1994 年，该专家组又发布了覆盖 81 种疾病的《加拿大临床预防服务指南》。1984 年，美国预防服务专家组（U.S. Preventive Services Task Force, USPSTF）成立，它纳取加拿大临床预防服务的理论和方法，运用系统的方法评价临床预防服务措施的效果，提出定期体格检查和其他预防措施的临床预防服务方案。1989 年，USPSTF 出版了《临床预防服务指南》（第 1 版），对 60 种疾病筛检等措施进行系统地论述，于 1996 年出版第 2 版，后来又间断发布指南的更新内容。2009 年和 2011 年，分别出版《临床预防服务指南 2009》和《临床预防服务指南 2011》，此后系统的全身体格检查，逐渐被周期性健康检查所取代。

（一）周期性健康检查的概念

周期性健康检查（periodic health examination，PHE）是运用"临床预防服务指南"事先设计好的格式化健康筛检表格，针对不同年龄、性别而进行的终身健康检查计划。它着眼于第一级和第二级预防，以无症状的个体为对象，早期发现病患或危险因素、及时采取防治措施，从而减少发病，延长寿命和提高生活质量。

在设计周期性健康检查计划时，必须参考有关的流行病学资料：①在本地区内，危害居民健康的主要疾病和问题有哪些，可预防的程度怎样；②在无症状的人群中，这些疾病和问题能否被早期检测出来，检出后能否取得显著的预防和治疗效果。例如，在 2020 年为找到新冠病毒肺炎感染者的传播途径，政府出台政策鼓励居民到定点医院进行核酸检测。这一政策，有利于发现无症状感染者，并对其采取相应措施遏制新冠肺炎疫情的进一步传播；③这些疾病和问题好发于哪些高危人群；④对各年龄、性别组的人群应该做什么检查，检查的方法、内容和时间间隔；⑤针对特殊人群，是否有必要做某项筛查，可以采取哪些预防措施。

例如，针对一位 35 岁男性农民，应该根据以下四个方面设计健康检查计划，以便确定做哪些常规检查，检查的方法、内容和时间间隔：①35 岁以上的成人一般好发哪些疾病；②35 岁以上的男性一般会有什么特殊的问题，应采取什么预防措施；③成年农民一般会有哪些特殊的问题，是否能采取预防措施；④针对这位 35 岁的男性农民的具体健康状况（过去的、现在的健康状况和健康危险因素），预测将来可能会发生什么问题，应采取什么预防措施。最后，为这位农民设计出一张周期性健康检查表，年龄在 35～65 岁之间，包括一系列检查项目或预防措施，同时，注明采取各项检查或预防措施的时间间隔和 1 年内的次数，并随时记录实施情况。全科医生在为来就诊的患者提供服务时，应浏览一下周期性健康检查表，了解一下是否有必要做某项筛检或采取某种预防措施。

（二）周期性健康检查的内容

我国还未建立起比较成熟的临床预防服务指南，也没有建立起统一规范的周期性健康检查项目，目前社区全科医生进行周期性健康检查，可以参考国外的周期性健康检查表。

国外周期性健康检查表采用主要有以下几种：由 Breslow 和 Somers、Frame 和 Carlson、美国癌症协会（American Cancer Society）、加拿大预防保健专业工作组（Canadian Task Force on Preventive Health Care，CTF-PHC）和美国预防服务工作组（U.S. Preventive Service Task Force，USPSTF）提出。

下面列举加拿大周期性健康检查工作组经过多年循证研究制定的从产前检查直到 75 岁以上的人群的周期性健康检查项目，可供我国社区全科医生参考。

1. 针对出生前和围生期妇女的预防服务项目

（1）常规的产前 B 超检查；

（2）妊娠糖尿病筛检；

（3）低出生体重胎儿的预防；

（4）胎儿神经管缺陷的一、二级预防；

（5）出生前的唐氏综合征（Down syndrome）筛查；

（6）胎儿生长发育检测。

2. 针对不同年龄儿童的预防服务项目

（1）先天性高苯丙氨酸血症筛检；

（2）儿童先天性甲状腺功能低下筛检；

（3）婴儿和幼儿无症状尿路感染；

（4）婴儿贫血的检查；

（5）铅暴露的检查；

（6）学前视力和听力筛查；

（7）儿童虐待的一级预防；

（8）儿童肥胖的筛检。

3. 针对成人的预防服务项目

（1）成人无症状者的尿微量蛋白检查；

（2）心理和生活方式疾病的预防；

（3）抑郁症的筛查；

（4）交通事故的预防；

（5）体育运动咨询；

（6）糖尿病的筛检；

（7）肥胖的预防；

（8）甲状腺疾病或癌的筛检；

（9）激素替代疗法预防妇女骨质疏松症；

（10）高血压筛检；

（11）腹主动脉瘤的筛查；

（12）无症状的颈动脉疾病筛查；

（13）HIV抗体的筛查；

（14）传染性疾病，如淋病的预防、结核病的筛查和化学预防；

（15）癌症筛检或预防（肺癌、乳腺癌、结肠或直肠癌、膀胱癌的筛检，口腔癌、皮肤癌、胰腺癌、宫颈癌、卵巢癌和睾丸癌的预防）。

4. 老年人的预防服务

（1）家庭和娱乐场所伤害预防；

（2）老年虐待二级预防；

（3）视力损伤筛检；

（4）老年高血压筛检。

（三）开展周期性健康检查应注意的问题

1. 任何周期性健康检查计划表中的项目都并非一成不变的，在使用国外的周期性健康检查表时应根据当地具体情况及服务对象的年龄、性别、患病种类、病情，特别是存在的主要危险因素及影响程度等进行检查项目的调整。

2. 现行的"临床预防服务指南"亦非绝对不变，随着医学的发展、新的证据的出现，"临床预防服务指南"亦会不断进行相应的补充和完善。

（刘金宝）

思 考 题

1. 简述临床预防医学服务的概念和特点。

2. 咨询的概念与原则是什么？

3. 化学性预防的概念是什么？举例说明常用的化学预防措施有哪些？

4. 筛检的定义是什么？筛检时应遵循的原则有哪些？

5. 全科医生提供预防性服务的优势有哪些？

第七章 循证医学在全科医学中的应用

学习目标

1. 掌握循证医学及规范化行医的概念。
2. 熟悉全科医学常用的循证医学方法及规范化行医的基本实践过程。
3. 了解循证医学的背景和证据质量分级以及临床路径的基本原理。
4. 了解全科医学科学研究的目的和开展科学研究的学科基础。
5. 了解全科医学科学研究的基本步骤和主要研究方法。

循证医学（evidence-based medicine，EBM）是 20 世纪 90 年代以来在临床医学实践中发展起来的一门新兴学科。在西方发达国家，全科医学是医疗体制中最大的医学学科，也是医疗体系的基础学科。以循证为基础的全科医疗是近年来全科医学发展的新趋势。本章在对循证医学的背景、概念进行概述的基础上，重点介绍全科医学中常用的循证医学方法、循证医学在全科临床中的应用及规范化（标准化）行医的基本实践过程。同时，对循证医学在全科医学科学研究的应用也作了介绍。

第一节 循证医学概述

一、循证医学与规范化行医的概念

国际著名循证医学的推动者，循证医学创始人之一 David Sackett 教授于 1996 年在《英国医学杂志》上发表专论，提出循证医学的定义是 "通过系统研究，自觉、明确、明智地运用目前的最佳证据，结合各个临床专家可利用的最佳外部临床证据，来决策各个患者的诊疗措施"。2000 年，Sackett 教授对循证医学的定义补充了 "制定诊疗方案要结合医生专业知识和尊重患者的意愿"，将循证医学重新定义为 "慎重、明确、明智地运用目前能够获得的最佳研究证据，结合医生的个人专业技能和多年临床经验，并考虑患者的价值观和愿望，将三者完美结合，制定出患者的诊疗措施"。Sackett 定义包含了三层意思：①强调医生必须去寻找 "证据" 为患者诊治，即 "循证"；②医生必须结合自己的专业知识；③尊重患者的选择权。

循证医学的英文原文是 evidence-based medicine，直接翻译是 "以证据为基础的医学"，因此，也有人将循证医学译为 "实证医学" 或 "证据医学"。循证医学的核心思想是医疗决策，包括患者的诊治，医学指南和医疗政策的制定等，应在现有的最好的临床研究依据基础上做出，充分体现临床医学的科学性。与之对应的传统医学是以经验医学为主，根据非实证性的临床经验及个人对疾病的理解来诊治患者，体现的是经验性医学。当然，循证医学并非要取代临床技能、临床经验和医学专业知识，而是强调医疗决策应建立在最佳临床研究证据基础上，让诊疗计划具备科学基础。

循证医学的临床目标是选择最佳的诊疗方案，循证医学在全科医疗中的应用就是全科医生规范化行医的过程。从全科医学的角度，循证医学的定义可以理解为：全科医生正确、负责地应用当前最好的医学证据，结合自己的专业知识，并考虑患者的意愿为患者制定最佳诊疗方案。从定义可以看出，循证医学强调的是证据（evidence）而不是经验（experience）。从全科医学的角度，规范化行医的定义是：按照医学指南、医学综述及可靠程度高的临床研究等循证医学依据制定标准，使每个全科医生的行医行为规范化。

二、循证医学与规范化行医的背景

循证医学的观念源于 20 世纪 80 年代，一些流行病学专家和临床医师发现，以往由经验医学模式进行的一些临床研究设计很不严谨，如病例较少、观察时间较短、评价指标单一等。因此，所得结论往往有一定偏差。若以此为依据，可能会导致临床诊治的严重失误。于是，一些流行病学专家和临床医师合作，对临床研究重新设计修正，取得了一批科学性很强的研究成果，纠正了一些错误的观念，为临床上提供了一些可以遵循的科学证据。1992年，《美国医学会杂志》发表了循证医学工作组对循证医学的全面阐述。1995年，美国医学会和英国医学杂志联合创办《循证医学》杂志，标志着循证医学已成为一个独立的学科体系。

循证医学引导着临床医师由单纯经验医学思维向遵循科学证据的思维转变，这是一个观念的转变，是诊疗思维上的一个飞跃，大大促进了临床医生素质和诊疗及研究水平的提高。近30年来，在循证医学模式的导引下，总结研究出了一批有价值的治疗方案和疾病的防治指南。由于医学指南是在大量可靠程度高的临床研究基础上完成的，常常代表某种疾病诊治的标准。医学指南为医生提供了一条快速、便捷的"循证"通道。

循证医学的应用引导了以科学为基础，规范化行医的概念。循证医学所获证据科学性强，可信度高，这是传统经验医学无法比拟的，因此，循证医学可极大地提高医疗质量。目前一些发达国家均以循证医学为指导，制定临床指南和医疗法规，使广大患者享受到最佳的医疗保健服务，这就形成了规范化行医的实践运动。值得指出的是循证医学并不排斥经验医学，两者应是相辅相成，取长补短。循证医学要求临床医师更好地应用现代最新成果，做出最佳诊疗的决策。然而，医学诊治的前提必须是临床医生准确无误地判断患者所面临的，迫切需要解决的临床情况，这就要求医生必须具有良好的专业知识，自觉地积累临床经验，具有敏锐的临床洞察力。如果临床判断失误，甚至临床诊断搞错，必然导致张冠李戴，此时，任何最佳证据也等于零。在循证医学的实践活动中，医生是循证医学的主体，医生的临床技能与经验是应用循证医学，实践规范化行医的先决条件。一方面，循证医学证据来源于临床医生的经验的积累、分析与综合；另一方面，循证医学证据的应用也依赖于临床医生的临床经验。

循证医学应该遵循"以患者为中心的原则"，在循证的过程中要让患者参与。患者参与是指患者参与临床决策，主导价值观和期望，以及临床诊治方案的实施，选择适合患者、并且经济上可承受的方案。循证医学提倡从患者的角度出发，为患者服务，最大限度地使患者满意。患者参与可以激发患者的主观能动性，达到最佳的诊疗效果。

三、循证医学的证据质量分级

证据是循证医学的基石。循证医学中的证据主要指对人的临床研究的证据。遵循据是循证医学的基本要素和本质所在。循证医学的关键在于循证医学应用者应尽可能应用当前最可靠的临床研究证据。循证医学证据质量影响着医疗进步及患者的干预效果和生活质量。循证医学的论证强度分类有很多种，各种分类有不同的侧重点。

（一）治疗研究分级

通常治疗研究依据可按质量和可靠程度可分为以下五级，可靠性依次降低。

第一级：系统评价或Meta分析，按照特定病种的特定疗法收集所有质量可靠的随机对照试验后所做的系统评价或Meta分析，是可靠程度最高的临床研究证据，因此，对临床治疗的指导性价值最大。

第二级：随机对照研究，单个的样本量足够的随机对照试验结果，可靠性也很高，对临床治疗的指导性价值强。

第三级：非随机对照研究，设有对照组但未用随机方法分组的研究，有一定的可靠性，对临床治疗有一定价值。

第四级：描述性研究，无对照的系列病例观察研究，其可靠性降低，但也有参考价值。

第五级：专家共识，由行业专家达成的一致意见，人为因素较重，可靠性低，仅供参考。

（二）莎诗曼分级

美国学者莎诗曼（Jeff Susman）将循证医学证据分为以下三级，论证强度依次降低。

A：随机对照试验，荟萃分析（Meta 分析），设计良好的系统性综述。

B：病例对照研究或队列研究，回顾性研究，某些非对照研究。

C：统一的意见，专家指南，常规操作和观点。

（三）SORT 分级

2004 年，《美国家庭医学》杂志联合美国的多家学术杂志和全科医学组织，提出了属于家庭医学领域的循证医学推荐分类法（Strength of Recommendation Taxonomy，SORT），并建议使用 SORT 对家庭医学和基本保健领域的论文进行质量评价。在 SORT 中，相较于传统的以疾病为导向的结局（如血压、血液化学、生理功能、病理表现等），以患者为导向的结局（如发病率、死亡率、症状改善、成本降低以及生活质量），被赋予了很高的权重。SORT 强调使用以患者为导向的结果来衡量发病率或死亡率的变化，具体如下：

A 级：是具有一致性的、高质量的、以患者为导向的证据，包括验证过的临床决策规则，基于高质量研究的系统综述，高质量的诊断性队列研究；结果一致的、基于随机对照试验（randomized controlled trial，RCT）研究的系统综述，高质量的个体 RCT 研究；有高质量随访的预测性队列研究。

B 级：是不一致的或质量有限的、以患者为导向的证据，包括未验证的临床决策规则，基于低质量研究或发现结果不一致的研究的系统综述，低质量的诊断性队列研究或诊断性病例对照研究；基于低质量的临床试验或发现结果不一致的研究的系统综述，低质量的临床试验、队列研究、病例对照研究；基于低质量的队列研究或发现结果不一致的研究的系统综述，回顾性队列研究或随访较差的预测性队列研究、病例对照研究、病例系列研究。

C 级：是指共识，以疾病为导向的证据，包括通常操作、专家意见，为诊断、治疗、预防和筛查的研究而进行的病例系列研究。

第二节　全科医学常用的循证医学方法

一、医　学　指　南

医学指南（clinical practice guideline）可分为两类：①由相关方面专家和权威基于共识制定的，称为基于共识的医学指南（consensus-based medical guideline），是早期的传统的医学指南编写方法，是论证强度较低的专家意见；②以循证医学为依据制定的，称为基于循证医学的医学指南（evidence-based medical guideline）。这种指南采用了大量高质量的系统综述、荟萃分析及 RCT 证据，可被视为高质量的临床决策规则，是当前处理某种疾病的金标准，也就是指导临床医生规范化行医的临床指南（也称为医学指南）。现代医学指南总结高质量的循证依据和最新的资料，以规范化行医和提高医疗质量为目的，帮助医生决定诊治方案。

每个国家可根据自己的情况，建立自己的医学指南。西方发达国家，特别是美国，医疗高度规范化，医学指南非常发达，并成为规范化行医的依据。由于美国、欧洲等发达国家的医学指南引用的数据较坚实，发展中国家常常借鉴应用。国际影响较大的医学指南主要有国际的专业学会、欧盟专业协会以及美国等发达国家的专业协会制定的行业指南。例如，2020 年 5 月，国际高血压学会（International Society of Hypertension，ISH）发布的《国际高血压实践指南》（ISH2020 Global Hypertension Practice Guideline）；2020 年 8 月欧洲心脏病学会（European Society of Cardiology，ESC）发布的《2020ESC 非ST 段抬高型急性冠脉综合征指南》《2020 ESC 心房颤动指南》《2020 ESC 运动心脏病学和心血管疾病患者的体育锻炼指南》《2020 ESC 成人先天性心脏病指南》等。自 1989 年以来，澳大利亚皇家全科医学学会（RACGP）均会发布《全科医学预防活动指南》（Guideline for Preventive Activities in General Practice），以支持基本保健中基于证据的预防活动。但对某些疾病，欧美发达国家缺乏强有力的循证医学数据时，可借鉴对这些疾病循证医学数据强的国家的指南。例如，乙型肝炎，亚洲国家多见，乙型肝炎亚太指南循证数据较强，借鉴意义较大。同样，由于我国是乙型肝炎大国，我国的乙型肝炎指南循证医学数据较强，对我国全科医生指导意义较大。

虽然近年来我国医学指南在逐步完善，但与西方发达国家比，尚较落后。我国的医学指南由专家团队编写，一般数年不定期更新一次。随着我国分级诊疗政策的推进，对基层医疗机构全科医生的慢性病诊治和管理水平有了更高的要求。我国已发布的适用于基层医疗的临床指南有：①2017年，国家心血管病中心发布《国家基层高血压防治管理指南》；②2018年，中华医学会糖尿病学分会发布《国家基层糖尿病防治管理指南（2018）》；③2013年，中华医学会呼吸病学分会发布《中国支气管哮喘防治指南（基层版）》；④2015年，中华医学会呼吸病学分会发布《阻塞性睡眠呼吸暂停低通气综合征诊治指南（基层版）》等。上述指南特别针对基层医疗机构而制定。全科医生应当加深对指南的理解，提高指南的依从性，并自觉地按照指南规范化行医，从而规范疾病的诊治和管理。

二、医 学 综 述

　　医学综述，是由作者根据特定的目的或兴趣，围绕某一题目收集相关的医学文献，采用定性分析的方法，对文献进行分析，结合自己的观点和临床经验进行阐述和评论，总结成文，可为某一领域提供大量的新知识和新信息，以便读者在较短时间内了解某一专题的研究概况和发展方向，解决临床实践中遇到的问题。许多临床问题并非都有对应的指南。在没有临床指南的情况下，这些高质量的综述也可作为可靠的循证医学依据。

　　综述虽然不是指南，但也可以带给我们最新的诊疗方法。有的医学问题如水肿、体重减轻等没有相关指南，也没有行业内高质量的系统综述。《美国家庭医生杂志》（American Family Physician）常发表最新医学临床综合征的综述。这些综述由学术型全科医生撰写，对常见的临床综合征的诊治有很强的指导作用，也有很大的国际影响力，为指导全科医生诊治临床综合征提供诊断和治疗的思路。必须强调的是，因为综述不是指南，不具备法律效应，在采用综述推荐的最新诊疗方法时，应该与患者沟通，达成共识，方可实行。根据综述的撰写过程和循证质量，可将综述分为三类。

（一）叙述性综述

　　叙述性综述（descriptive review）是根据特定目的，认真阅读、收集大量的有关文献，采用定性分析方法，分析和评价文献的观点，分析判断、综合归纳，整合内容，撰写成文。

　　1. 叙述性综述的优点　叙述性综述以多个不同主题的研究内容为分析与推导结论的基础，故具有区别于原创性研究论文的明显特征。其优点如下：

　　（1）论证范围扩大：在分析总结多个不同原创研究内容的过程中，叙述性综述可得出适应范围更广、层次更高的结论。其解释的问题一般超出单个原创性研究所涉及或探讨的范围。

　　（2）论证可信度增强：叙述性综述的论证力度与多个研究中提供证据的个数与质量成正比，即使有少数研究受偶发事件冲击，但多个研究均受此影响的可能性不大，因而叙述性综述比单个原创论文论证力度更大，可信度更高。表面上看与单个原创性研究的结论一样，但叙述性综述的结论是在综合多个研究结果后做出的判断，其论证力度是单个原创性研究结论所无法比拟的。

　　（3）方法多样性：科研方法的设计与应用目的在于探索和发现真相与事实，但科研方法常常存在缺陷，影响研究，阻碍真实结果的获得。叙述性综述不仅可选用多项研究内容，还可选用多种方法的研究内容，关注多种方法学多样性研究结论，综合考虑方法学多样性及其缺陷多样性，得出合理的结论。

　　（4）关注阴性结果：如原创性研究的结果为阴性，发表的可能性降低。然而，某研究领域阴性结果，或者"无阳性结果"常常出现在叙述性综述中。这些"阴性结果"提示哪些问题尚待一步研究和解答，是叙述性综述是否有发表价值的重要参考。

　　2. 叙述性综述的缺陷

　　（1）文献量不足：叙述性综述对基本文献的数量和质量要求不高，检索的覆盖面和彻底性均难以达到系统综述所需文献数量和质量的要求，尤其是在获取数量不足的情况下易于错失高质量文献。以这样质量的文献为基础所建立的综述知识库，其结论的可靠性降低，易于产生偏见与偏差。

　　（2）证据描述不充分：叙述性综述所涉及的证据缺乏具体要求，没有规范流程，其证据引用与描

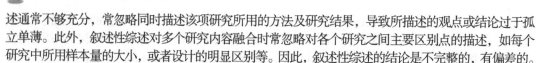

述通常不够充分，常忽略同时描述该项研究所用的方法及研究结果，导致所描述的观点或结论过于孤立单薄。此外，叙述性综述对多个研究内容融合时常忽略对各个研究之间主要区别点的描述，如每个研究中所用样本量的大小，或者设计的明显区别等。因此，叙述性综述的结论是不完整的，有偏差的。

（3）确认偏差与主观整合：人们习惯偏向证实自己现有的想法或假说，此倾向性称为"确认偏差"。叙述性综述论文的写作者常常重点搜集支持自己观点的文献，其结果容易导致确认偏差。叙述性综述将不同研究内容按某种理论或知识等的内在逻辑加以归纳、总结，称为"主观整合"。叙述性综述作者常常是某个领域的专家，理解和掌握该领域丰富和前沿的知识。这些专家容易犯的错误是主观整合，重复和归纳现有的理论与观点，缺乏客观整合与创新的循证证据探索。

（4）忽略缺陷评价：研究的结论受所用方法及其研究结果中的缺陷影响，可导致对研究结果的不同解释，缺陷评价显得尤其重要。叙述性综述常常忽略对这些缺陷的评价。

（二）系统综述

系统综述（系统评价）（systematic review），是对一个明确问题的综述评价，它使用系统的方法来查找、收集国际上所有的相关研究，进行严格评价，筛选出符合要求的研究文献，进行定量或定性的综合分析，得出综合可靠的结论。其一般集中于一个临床问题，要求全部证据，有明确的检索策略，有明确的纳入标准，严格评价，证据重复性良好。

1. 系统综述的优点　系统综述具备叙述性综述的优点，可克服叙述性综述的缺陷，是更高质量的综述性论文。其突出优点如下：

（1）系统综合性：系统综述既要以某一专题的发展为纵线，反映当前课题的进展纵深；又要对国内外研究进行横向比较。收集资料全面，流程规范，循证依据更全面、精准、更有层次和逻辑，系统综合循证数据成文，可把握本专题发展规律和预测发展趋势。

（2）整体评述性：系统综述比较专门、全面、深入、系统地论述某一方面的问题，对所综述的内容进行综合分析和评价，作者的观点和见解与综述的内容构成整体。对某个问题的整体评述，产生行业指导作用。

（3）学术先进性：系统综述不是写学科发展的历史，而是要搜集最新资料，获取最新内容，将最新的医学信息和科研动向总结成文，具有学术导向的先进性。

2. 系统综述的编写过程

（1）制定目标：根据已掌握的资料选择具有重要意义但结论尚不肯定的题目，制定系统综述要达到的目标。

（2）选择检索工具：国际、国内的检索工具繁多，各有特点。国内常用的有中国知网、万方数据和维普资讯等，国际常用的有 PubMed，Medline，Index Medicus 等。

（3）初步检索：选择关键词及关键词组合，使用检索工具进行初步检索。

（4）筛选文献：确定纳入和排除标准，根据初步检索结果，首先阅读摘要，按纳入和排除标准进行初筛。初筛选出的文献要阅读全文，必要时联系原文作者，根据相关性和原文研究质量进一步筛选。

（5）分析综合：合格的文献，由两名及以上的人员提取数据，必要时交叉核对，整理好的数据分为定性和定量两部分，输入系统评价管理软件。

（6）归纳结果撰写综述：将分析结果归纳，按系统综述要求撰写综述。

（7）系统综述国际规范：系统综述实际是一项前瞻性研究，应撰写计划书，保证其前瞻性，而不是回顾性。系统综述的严谨性和可信度很大程度上取决于预先设定和准备使用的方法，也就是计划书。目前国际上均要求系统综述及后面介绍的荟萃分析，按一定的规范撰写计划书，这就是系统综述和荟萃分析计划书优先报告（preferred reporting items for systematic reviews and meta-analyses，PRISMA）。现在循证医学很热门，参与循证医学的人员多，问题随之出现，其中最为突出的两个问题就是系统综述的不透明性和选择性报告偏差。采用注册、规范计划书的方法，能够在一定程度上降低系统综述的不透明性和选择性报告偏差。《科学引文索引》（Science Citation Index，SCI）收录的杂志一般只接收有注册和计划书的系统综述投稿。

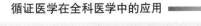

（三）荟萃分析

荟萃分析（meta-analysis）与系统综述是互相关联的概念，两者采用的文献收集方法相似。其区别主要是荟萃分析对某一问题，根据研究的相似性，采用多中心数据，制定统一标准，作定量统计分析。荟萃分析本身就是一个研究过程，它系统地合并来源于若干个独立的原始研究数据，使用统计分析方法，定量分析，得出总结性、可靠性的结论，是对前人的研究进行科学总结。荟萃分析与系统综述是相辅相成的，荟萃分析通常是一个系统综述过程的重要组成部分，但系统综述也可没有荟萃分析而独立存在。一般来说，荟萃分析有以下几个步骤：

1. 确定问题　这是荟萃分析中最重要的步骤。临床问题主要来源于临床实践，特别是有争议的重要临床问题。在确定问题时，应明确四个要素（PICO），即 PICO 模型或原则（详见第七章第四节）。问题确定后，要制定计划，包括综述的题目、背景、目的、文献的检索方法、选择标准、评价方法等。计划一般要经过同行评议、严格执行，避免临时改变而导致偏差。

2. 检索文献　系统、全面地收集所有与研究主题相关的文献是荟萃分析与叙述性综述的重要区别。按计划，采用系统的检索方法进行检索，尽可能收集已经发表和未发表的所有语种的文献。

3. 选择文献　根据计划拟定的纳入和排除标准，从收集到的所有文献中检出能够回答研究问题的文献。文献选择应分三步进行：①初筛：根据文献的题目和摘要等信息筛除明显不合格文献。②细筛：阅读全文，确定是否合格。③取舍：对于阅读全文后仍不能确定的文献，可联系作者获得有关信息后再作取舍。

4. 质量评价　评价文献的质量是指对每篇文献的原始设计、实施和分析过程中防止和减少偏差程度的评估。文献质量评价包括内部真实性、外部真实性和影响因素的解释。为避免偏差，通常要求有两人分别对文献质量进行独立评价。

5. 汇集数据　制定数据提取表，对纳入文献进行数据提取，内容包括：①基本信息：题目、作者、来源、评价者等信息。②关键信息：研究的合格性、研究对象特征及地点、研究设计、样本选取、数据分析、偏差控制、研究设施等。③结果测量：随访失访情况、结果事件发生情况或均数、标准差等信息。

6. 报告结果　通常使用定量整合的方法，分析资料并报告结果。

7. 解释结果　解释必须基于研究的结果，包括论证强度、推广应用性、干预措施的利弊、对实践的指导作用和意义等。

8. 更新荟萃分析　指在荟萃分析发表以后，定期收集新的资料，按前述步骤对所有数据进行重新分析、评价和更新，使该荟萃分析反映最新的研究成果，为实践提供最好的证据。更新荟萃分析通常比从头重新开始更有效。

三、循证医学网站

循证医学网站是一些专门的机构建立的医学知识网站，目的是将医学知识网络化。在西方发达国家，循证医学网站非常发达并成为医生必不可少的行医工具。循证医学网站管理机构有组织地安排一些医学专家撰写权威性的医学综述，形成最新的诊治方案。在美国，UpToDate 及 E-Medicine 循证医学网是医生医学知识更新、规范化行医的循证医学工具网。目前，百度文库科普性较强，但尚不能作为规范化行医的指导。丁香园专业性较强，网上公布的行业指南对规范化行医有意义，但这些指南已经是公开发表的指南，很少有专家专门撰写的综述性文章，不足以充当医生规范化行医的循证医学网。因此应加强我国循证医学网建设，以适应现代循证医学发展的需要。

为了方便大家查询循证医学有关资料，现将一些循证医学网介绍如下。

1. Cochrane　英国 Cochrane 系统评价，是评价人员按照统一工作手册所完成的系统评价，质量较高，国际影响力较大。目前 Cochrane 协作网（Cochrane Collaboration）主要进行一些常见病的追踪研究和系统评价。网址：https://www.cochrane.org/。

2. UptoDate　是美国建立的一个协助医师进行诊疗决策的数据库。其收录的专题综述（Topic Reviews），全部由主编和医师作者撰写。是由作者们浏览同行认可的（peer-reviewed）期刊再加上专业、经验和意见而成的，是综合的、有质量的综述，清晰的阐述证据，然而推荐没有特别分级，专家意见常常混杂在循证医学证据中。需付费，有多种接入方式，它是美国住院医师规范化培训指定的循证医学工具网。网址：http://www.uptodate.com/home。

3. 循证医学评价（Evidence Based Medicine Reviews，EBMR） Ovid 科技公司制作的付费数据库，以 Ovid 在线和光盘形式发表，是目前指导临床实践和研究的较好证据来源。网址：https://www.ovid.com/。

4. 美国国立卫生研究院（National Institutes of Health，NIH）**卫生技术评估与导向发布数据库** 该数据库是一个关于干预措施疗效 NIH 导向发布（NIH consensus statements）及卫生技术评估的数据库，可在互联网上查询。网址：http://odp.od1nih.gov/consensus。

5. 临床证据（Clinical Evidence，CE） CE 由《英国医学杂志》出版，针对具体的临床疾病列出有效、无效或可能有效的干预措施及其研究证据（系统评价、RCT、队列研究及其参考文献）。网址：http://www.bmj.com。

6. Essential Evidence Plus 是经过滤、整合的循证医学数据库，季度更新，可搜索各类循证医学资源，包括以患者为导向的证据（Patient-oriented Evidence Matters，POEM），Cochrane 摘要，35 个诊断计算器和辅助工具，循证医学指南的总结等。网址：www.essentialevidenceplus.com。

7. National Guideline Clearinghouse 由美国卫生与人类服务部（Department of Health and Human Services）提供，Agency for Healthcare Research and Quality（AHRQ）赞助，由专业机构编写的医学指南，经常更新。网址：www.ngc.gov。

8. DynaMed 这是围绕 3000 个临床题目组织的临床参考工具，以循证的手段系统综述 500 多个医学杂志，提供有用的文献总结。网址：www.ebscohost.com/dynamed。

9. Family Physicians Inquires Network 利用结构化、批判性的综述作为循证医学工具，解答虚拟社区的临床问题，证据评分清晰，有多个合作组织，综合的临床内容，系统通过搜索寻找所有新的实践推荐。网址：www.fpin.org。

10. 丁香园（DXY） 原名《丁香园医学文献检索网》或《丁香园医学主页》，始建于 2000 年，是一个医学知识分享网站。该网站将已发表的文献整理公布于网上，包含医学指南，是中国医务工作者应用较多的循证医学网。网址：http://www.dxy.cn/。

第三节　应用循证医学规范化行医

每一个患者都希望得到价有所值的医疗服务，每个医生都希望能供高质量的医疗服务。怎样才能实现呢？循证医学能帮助患者知情选择，也能帮助医生提高医疗质量。应用循证医学规范化行医，减少医疗纠纷，帮助政府决策、合理配置和高效使用卫生资源，继而形成良好的重证据、重科学、重成效的规范化医疗体系。

一、全科医生规范化行医的基本实践过程

（一）针对具体患者提出临床问题

全科医生在行医过程中，一定会遇上许多问题。针对某个患者，提出有待解决的具体问题是规范化行医基本实践过程的开始。临床问题可分为以下三种类型：

1. 临床诊断问题 在临床工作中，医生遇到的问题首先是"患者可能有什么病？诊断是什么？"回答这个问题需要医生的基本功：准确地描述症状，全面正确地归纳体征，选择适合的辅助检验项目，综合有关资料，运用已有的临床知识，做出初步诊断。初步诊断使病情资料的搜集有了明确的目的和方向。初步诊断是通过类比、联想或直觉等思维方法形成的。初步诊断形成后，进一步获得新的资料，包括进一步检查及辅助检查。新资料可能支持，也可能不支持初步诊断，还要从不同角度进行周密的思考和推导，或对初步诊断进行补充修改，这个过程在全科临床病案讨论会上往往表现得最典型。初

步诊断具有不确定性，只有取得了疾病存在的直接证据，才能算确诊。

2. 临床治疗问题　临床工作中，医生遇到的治疗问题有两方面：①"患者的病能有哪些治疗？"回答这个问题，医生需要广博的知识。医学院毕业后，医学知识主要是教科书上知识的翻版。作为执业的全科医生，必须不断学习充实自己。阅读常见病的最新指南并积极参与毕业后教育以更新和丰富全科医生临床知识；②"患者应该做什么样的治疗？"这是一个对特定患者应该采取什么样的特定治疗的问题。这需要全科医生掌握各种疗法的疗效及副作用，结合患者个体差异性，分析并比较各种治疗措施的优缺点，提出所有可供选择的、重要的诊疗方案。要正确判断对每一个具体的患者什么是最重要的，可以做什么，不可做什么，应该做什么。医生必须进一步详细地了解患者，考虑患者的生活质量、个性心理特征、家庭及经济状况等，从而采取一个既有科学根据，又有价值取向的最优诊疗方案。正因为如此，《西氏内科学》一直都强调：医学既是一门科学，又是一门艺术。

3. 临床预后问题　临床工作中，医生遇到的另一个重要问题是"患者的预后怎样？"预后是患者最关心的问题，也是全科医生常常需要给患者解释的问题。许多疾病的预后取决于治疗方案及患者对治疗的依从性。要尽量为患者选出最佳诊疗方案并教育患者采纳。在满足这一前提下，再讨论预后问题。查阅疾病的最新的有关预后的循证医学数据，是回答患者关于临床预后问题的科学方法。

当全科医生医学知识不足时，可以阅读相关的文献，在阅读中提出问题。提出问题可以很简单，比如高血压的诊断标准是什么？二级高血压首选什么药？问题也可以比较复杂，比如头晕的鉴别诊断？

（二）采用循证医学方法查阅文献

全科医生带着问题，采用循证医学方法查阅文献。首先查阅相关指南。值得强调的是必须查阅最新的指南，因为医学界已达成共识，最新的医学指南是规范化行医的依据。例如要回答高血压的诊断标准是什么以及二级高血压首选什么药，全科医生必须查阅最新的高血压指南。然而，有的医学问题，并没有相关指南指导，全科医生不得不查阅相关的医学综述。例如要搞清楚最新的头晕鉴别诊断，全科医生可查阅头晕的综述。综述首推行业中权威人士或权威机构所撰写的系统综述。如果查阅综述结果还不满意，全科医生可查阅循证医学网站。实际上，循证医学网站上登载的主要也是非正式发表的综述性文章。全科医生实际查阅循证医学的过程，常常打破上述顺序。

（三）制定患者的诊疗计划

全科医生经查阅相关循证医学依据后，问题得到回答。按照相关循证医学依据制定出某个患者的诊疗计划。这些诊疗计划可能与教科书写的不同，也可能与传统的经验相矛盾。全科医生必须以科学的态度，高度的责任感和对患者的同情心，保证其制定的规范化行医治疗计划有利于患者。在美国，全科医生行医必须按照循证医学依据进行规范化行医，医疗保险系统充当监管机构。如果全科医生不按循证医学依据进行规范化行医，很快会收到监管机构的通知，要求全科医生学习有关循证医学文献，改进医疗质量。如果全科医生不在规定的时间内改进，保险公司可能停止付费。

（四）与患者沟通达成共识

"患者是医生的上帝"。全科强调以患者为中心的医疗（patient-centered care）。以患者为中心的医疗支持患者及家属积极参与医疗方案的设计及个人诊疗方案的决定。美国医学研究所（Institute of Medicine，IOM）对以患者为中心的医疗定义是"尊重和回应每个患者的偏好、需要和价值，提供医疗服务，保证患者的价值指导所有的临床决定。"

全科医生必须按照循证医学依据进行规范化行医。每个患者有特殊性及个人需要。全科医生制定的规范化行医方案应该得到患者的认可。全科医生要以患者听得懂的语言与患者沟通，详细解释规范化行医方案，告示患者相关的循证医学依据和可能存在的利与弊，让患者参与相关讨论并做出决定。如果患者有认知功能障碍不能做出决定，全科医生必须与患者的法定代言人，例如患者的家属沟通达成共识。必要时，请患者或患者的法定代言人签字同意。

（五）实施

全科医生制定的规范化行医诊疗计划经患者或患者的法定代言人同意后即可实施。患者的同意包括口头同意和书面同意两种方式。一般诊疗计划实施只需患者或患者的法定代言人口头同意。对于比较复杂或可能有争议的诊疗计划，最好获得患者的书面知情同意书。由于规范化行医方案可能与习惯的经验医疗方案不同，实施时，要注意医疗团队自身的协调。良好的沟通，包括医生与护士及医生之间的沟通，是全科医生规范化行医诊疗计划顺利实施的保证。

以上介绍了全科医生规范化行医的基本实践过程。举例说明如下：

王太太，60岁，×年×月×日，步入某全科诊室。全科张医生询问病史及体检后写出以下病历：

主诉：胸痛10天。

现病史：胸骨后痛10天，4/10级，阵发性，与运动有关，持续1分钟左右。无咳嗽，无发热，无反酸，无嗳气。

既往史：高血压，最高血压190/120 mmHg，服氨氯地平；糖尿病，服拜糖平。

家族史：父亲冠心病，母亲糖尿病。

个人史：抽烟1包/天/20年，偶尔喝酒少许。

体格检查：

生命体征：体温36.2℃，脉率88次/分，呼吸18次/分，血压186/108mmHg，身高160cm，体重70 kg，BMI 27kg/m^2。

一般情况：良好；头颅五官：无异常；颈部：颈软，甲状腺不大；心脏：心音有力，律齐，无病理性杂音；肺部：呼吸音清，无哮鸣，无啰音；腹部：腹软，肝脾未触及，无压痛；四肢：无畸形，双脚无溃疡；神经精神：无异常；皮肤：无异常。

辅助检查：未查。

规范化行医的基本实践过程如下：

1. 提出临床问题

（1）"患者可能有什么病？诊断是什么？"张医生有一定的医学基本功，他准确地描述症状，全面正确地归纳体征，做出初步的诊断是：①胸痛；②高血压；③糖尿病。

（2）初步诊断的提出使病情资料的搜集有了明确的目的和方向。为进一步获得新的资料，张医生开出了心电图，胸片，血常规，尿常规，血生化检查。检查结果：心电图见 V_3-V_4 导联 ST 段压低。胸片无异常。血常规及尿常规无异常。血生化空腹血糖 9.0mmol/L，总胆固醇 6.0mmol/L，LDL 3.0mmol/L。张医生提出关于临床诊断的问题："胸痛原因是什么？""高血压分级？""血脂正常吗？"关于临床治疗的问题："患者需要转诊吗？""降压药用得合理吗？""是否需要降脂药？"关于临床预后的问题："患者有生命危险吗？"。

2. 采用循证医学方法查阅文献 张医生带着问题，打开手机上网查阅文献。查阅最新冠心病防治指南，患者应该做心肌酶及心肌损伤标记物检测，张医生所在基层医疗机构不能检查。查阅最新高血压防治指南，患者高血压是 3 级很高危，现处于高血压危象，符合住院降压指征。患者目前有一定的生命危险。张医生停止进一步查阅文献，马上制定当前诊疗计划。

3. 制订患者的诊疗计划 张医生按照相关循证医学依据制定出患者的当前诊疗计划。经解释，患者完全同意张医生的计划。利用与某三甲医院全科的绿色通道，患者转到全科病房。全科病房多次检测心肌酶及心肌损伤标记物正常，心电图持续显示 V_3-V_4 ST 段压低。糖化血红蛋白 8.0%，尿微量白蛋白正常。双源 CT 提示冠状动脉前降支狭窄 80%，患者拒绝冠脉造影。经积极降压，高血压危象得以控制，并已排除急性冠脉综合征。3 天后，患者转到张医生所在基层医疗机构，张医生继续照顾此患者。

4. 与患者沟通达成共识 张医生进一步查阅循证医学依据（规范化行医的基本实践过程，每一步的顺序可根据患者的实际情况相互穿插）。查阅最新高血压防治指南，患者高血压 3 级很高危，符合联合用药指征。患者有高血压合并糖尿病，应应用血管紧张素抑制剂。张医生打算增加患者的氨氯地平剂量并加用贝那普利。查阅糖尿病指南，患者糖化血红蛋白未达标，指南推荐二甲双胍是首选药，张医生打算给患者加用二甲双胍。查阅最新心血管病防治指南，患者符合阿司匹林预防指征，张医生打算给患者用阿司匹林。查阅最新血脂管理指南，患者有糖尿病及高血压，LDL虽然在"正常值范围"仍然需用他汀治疗，张医生打算给患者用立普妥。张医生把治疗计划告诉患者，患者说自己经济不宽裕，希望用国产药。张医生将氨氯地平改为国产苯磺酸氨氯地平，立普妥改为国产阿托伐他汀，贝那普利、二甲双胍及阿司匹林都改为国产制剂。算下来，药费比从前便宜多了。患者完全同意张医生的治疗计划。

5. 开始实施 张医生的治疗方案已获患者同意。一般治疗方案实施只需患者或患者的法定代言人口头同意就可执行。张医生积极与团队医生与护士沟通保证其按照循证医学依据规范化行医方案顺利实施。张医生全面评估患者的病情，进一步查阅了有关文献，结合循证医学依据，制定出患者的全科诊疗计划如下：

（1）全面的诊断及对应的处理

①冠心病伴心绞痛：必要时硝酸甘油舌下含化，择期搭桥或支架手术。

解读：患者胸骨后疼痛，心电图见 V_3-V_4 导联 ST 段压低，双源 CT 提示冠状动脉前降支狭窄 80%，可确诊为冠心病伴心绞痛。心绞痛患者，硝酸甘油舌下含化，必要时用，是指南推荐的缓解症状的首选方法。择期搭桥或支架手术是指南推荐的根治性介入治疗方法。

②高血压 3 级很高危：苯磺酸氨氯地平+贝那普利。

解读：高血压，最高血压 190/120mmHg，确诊为高血压 3 级很高危，苯磺酸氨氯地平是钙离子拮抗剂（CCB），贝那普利是血管紧张素转换酶抑制剂（ACEI）。CCB+ACEI 是高血压指南推荐优先选择的联合治疗方案之一，并且 ACEI 是高血压合并糖尿病首选的降压药，其可预防糖尿病性肾病。

③2 型糖尿病：拜糖平+二甲双胍，视网膜检查。

解读：患者有糖尿病史长期服用拜糖平，糖化血红蛋白 8.0%，提示血糖控制不达标。加用二甲双胍，这是糖尿病指南推荐的首选药，且可降低心血管风险。预防糖尿病常见并发症是全科医生的责任，眼底检查每 1～2 年一次，筛查糖尿病视网膜病变。

④血脂异常：阿托伐他汀。

解读：血脂异常指南推荐 LDL-C 是降脂治疗的靶点，高血压伴糖尿病 LDL-C 应控制在 1.8mmol/L 以下。患者 LDL-C 3.0mmol/L，提示血脂不达标。他汀类药物是指南推荐的降脂治疗首选药。阿托伐他汀是强效的他汀类药物之一。

⑤烟草瘾：戒烟教育。

解读：烟草瘾是抽烟的规范化诊断术语（ICD-10）。抽烟首选的治疗是戒烟教育。

⑥肥胖：饮食控制，等张运动。

解读：肥胖首选的治疗是生活方式改变，其中饮食控制和等张运动是主要的治疗方法。

⑦脑卒中很高危：阿司匹林。

解读：高血压 3 级很高危，并发冠心病和糖尿病，属脑卒中很高危人群，指南推荐阿司匹林预防缺血性脑卒中。

（2）预防接种：肺炎疫苗、流感疫苗。

解读：患者患慢性病包括糖尿病、高血压、冠心病，免疫功能降低，应接种肺炎疫苗，流感疫苗。

（3）健康维持：乳房照片，宫颈抹片，大肠镜，骨密度检查。

解读：相关循证医学推荐，40 岁以上妇女应该做乳房钼靶摄像筛查乳腺癌，每年一次，连续进行。30～65 岁应做宫颈抹片+人类乳头状病毒检查每五年一次。50 岁以上，男女都应做乙状结肠镜每五年一次，或结肠镜每十年一次。女性绝经后应该做骨密度检查，筛查骨质疏松。

以上举例介绍了全科医生规范化行医的基本实践过程。全科医生可参照此案例对其他临床问题进行练习。练习时要注意灵活运用，时间穿插，提高效率。在全科医生规范化培训时，规范化培训的全科医师需反复训练规范化行医的基本实践过程，养成规范化行医的习惯，为未来的行医生涯奠定规范化的基础。

二、临床路径

（一）临床路径的概念

临床路径（clinical pathway）是指针对特定疾病建立规范化行医的流程，是循证医学应用的特殊方

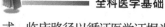

式。临床路径以循证医学证据为指导，由权威机构组织制定。临床路径比指南更简洁，易操作，针对性强，用规定的诊疗流程、规范医疗行为，降低医疗成本，提高医疗质量。

（二）临床路径的历史背景

美国是医疗费用增长最快的国家之一。美国政府为了遏制医疗费用的不断上涨，1983 年以法律的形式确定了同一种疾病诊断相关分组（Diagnosis-Related Groups，DRGs）患者均按同样的标准付费，与医院实际的服务成本无关，只有在所提供服务花费的成本低于国家标准时，医院才能盈利。在这样的背景下，1985 年波士顿新英格兰医疗中心的 Karen Zander 采用"临床路径"降低成本。这种方法可缩短住院天数，节约费用，达到预期治疗效果。新英格兰医学中心因此成为美国最早采用临床路径的医院。临床路径受到了美国医学界的重视，许多医疗机构纷纷效仿，不断发展，逐渐成为保证医疗质量，节约资源的规范化行医模式。

（三）临床路径的国际趋势

由于临床路径可降低成本，保证医疗质量，简化规范化行医过程，临床路径现被许多发达国家和地区采用。临床路径应用逐渐形成国际化趋势。

在欧洲，20 世纪 90 年代末，英国国家卫生服务部（NHS）提出"临床管理"（clinical governance）。临床路径的理念就是这一过程的原动力。英国因此成为最早发展临床路径的国家之一。后被称为"整合保健路径"（integrated care pathway，ICP），标志着英国推广临床路径的进一步完善。德国政府自从 2000 年通过了法定的医疗改革法案后，采取了循序渐进的方法，推进医疗改革。2000 年，德国政府对美国和澳大利亚临床路径进行深入的研究，制定了一套适合德国的临床路径系统。与此同时，比利时的 8 家医院信托会启动比利时-荷兰临床路径网络（Belgian Dutch Clinical Pathway Network，BDCPW）。该项目的主要目的是支持比利时和荷兰的医院在自己的组织机构内部发展、实行并评估临床路径，开展临床路径的教育，支持多学科团队的工作，促进研究及国际合作。

我国于 2009 年 12 月启动临床路径应用。由原卫生部牵头，各省组织试点。到目前为止，临床路径主要在大型教学医院试点。

（四）临床路径的基本过程

1. 内容制定　临床路径开始由权威机构组织专家制定，在实施过程中，对临床路径的内容和表格，如治疗、检验、饮食、活动、护理、健康教育和变异记录等方面进行评估，依据各医疗机构的情况设计具体流程。

2. 标准化医嘱　标准化医嘱是指依据某一特定病种制定出基本的、必要的、常规的医嘱。标准化医嘱与临床路径的内容相对应，相对全面化、程序化，且方便实施。

3. 电脑化操作　临床路径是质量控制和经费控制的工作模式。在临床路径的实施过程中，应将某病种所需要的检查输入电脑套装化，方便操作，避免漏检或多检，从而达到质控与控费的目的。

4. 宣传教育　临床路径常需多学科合作。在实施临床路径之前应对各专业人员进行说明，参与人员明确各自的角色和职责，沟通协调以达成共识。同时也要向社会、患者和家属说明临床路径相关内容。

5. 追踪评估　在临床路径实施过程中，要对临床路径进行结果评估，评估项目通常包括：住院天数，再住院率，医疗费用，平均成本，医疗质量，临床效果，患者及家属满意度，工作人员的满意度，资源的使用，并发症发生率及死亡率等。除了对临床路径的预期结果，需要不断监测和评估外，临床路径应随着医学与社会的发展，不断地发展，因此对某病种的临床路径也需要进行不断地追踪与评估。

6. 修订补充　临床路径必须先试运行，实行中对临床路径进行检测，发现问题，适时修正，逐步制定相对完善、合理并切实可行的临床路径。临床路径的目的是为患者提供最佳的照顾，因此临床路径实施后，应评估临床路径的结果，及时加以修改和补充。

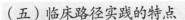

（五）临床路径实践的特点

临床路径一旦制定，即可投入实施，同时，要在实际应用中不断更新，不断遵循相关指南、循证医学的进展来调整临床路径的实施细则，使之符合科学的发展，提供最新并最优化的诊疗方案。实施临床路径，可以加强多学科、多部门合作，保证临床路径精细化、标准化、程序化，防止随意化。实施临床路径，还需要加强患者教育，提高患者及家属参与治疗过程的主动性。临床路径实践有以下四个特点：①针对性：临床路径是针对某种特定疾病的诊疗流程，如针对某个 ICD 编码对应的疾病或某种手术；②综合性：临床路径的制定是综合多学科医学知识的过程，包括临床、护理、药剂、检验、麻醉、营养、康复、心理、管理、法律及伦理等；③时限性：临床路径的设计要依据时间流程，结合诊治效果，规定检查治疗的项目、顺序和时限；④标准化：临床路径是建立一套标准化诊治模式，规范化行医，降低成本，提高医疗质量。

（六）临床路径的意义

临床路径是相对于传统路径而实施的。传统路径是每位医师个人凭临床经验的路径。不同地区、不同医疗机构，不同医师针对某一疾病可能采用不同的治疗方案。临床路径可以避免传统路径的致命缺陷——非同质性和不可评估性（即同一疾病在不同地区、不同医疗机构，不同医师个人间出现不同的治疗方案），从而避免随意性，提高疾病治疗的标准化水平和可评估性。临床路径通过设立并制订针对某种疾病特殊的文件、教育方案、标准化流程，规范医疗行为，提高医疗执行效率，降低成本，提高质量。临床路径在我国实施虽然难度很大，但将对我国长期缺乏规范化行医的医疗体系产生深远的影响。

（七）全科医学科应用临床路径规范化行医

全科医学有自己的常见病症。规范化诊治全科常见病症是全科医生的职责。为了提高全科常见病症的规范化诊治质量，全科医学科也可运用临床路径。在全科医学科制定临床路径应强调全科医学的特点，按照临床路径的基本实践过程规范诊疗流程。以下简要介绍临床路径在全科医学中的实践过程。

1. 内容制定 全科主任选出 1～2 名主任医师、2～3 名主治医师成立全科医学临床路径组。选定全科常见的病症，分配任务，查询相关循证医学依据。临床路径组查询相关指南，首先采用指南推荐诊疗方法。如果没有相关指南，应该查新发表的综述，也可查阅可靠的循证医学网，例如 UpToDate，E-Medicine，Cochrane 等。临床路径内容制定后，报伦理委员会通过，主管部门同意。

2. 标准化医嘱 标准化医嘱包括规范的辅助检查项目如血常规、尿常规、血生化、血脂、心电图等和规范的药物及治疗方法。标准化医嘱与临床路径的内容相对应。

3. 电脑化操作 选定病症所需做的检查输入电脑，形成程序化电子检查单。选定病症所需规范化用药及治疗方法输入电脑，形成电子处方。

4. 宣传教育 针对医务人员制定临床路径说明书，针对患者和家属印发临床路径科普宣传资料。

5. 结果评估 制定全科医学质量评估指标，包括医疗诊治指标、效果效益指标、患者满意度指标及卫生经济指标等。

6. 修订补充 根据选定病症的预防、治疗及康复，制定程序化的随访及管理。随着循证医学的更新和发展不断修改和补充。

第四节 循证医学与全科医学科学研究

全科医学学科创建于 20 世纪 60 年代，随后在国外快速发展，在学科发展稳定之后，全科医学的研究逐渐受到重视。与其他较为成熟的医学专科相比，全科医学的研究存在明显不足，这也是全科医

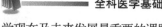

学现在及未来发展最重要的课题。全科医学研究既可以解决全科医疗实践中存在的问题，又能够确立全科医学的学术地位，还可不断促进全科医疗服务质量的提高，全面充实全科医学教育的基本内涵，积极开拓全科医学理论和实践的新领域。

一、全科医学科学研究的目的

全科医学较之其他临床学科成立晚，理论体系还不是很成熟，在服务内容和方式上与其他专科也有明显的不同，在全科医学的人才培养、全科医疗服务质量的保障、服务管理、人文关怀、信息收集和利用等方面要研究的范围较广，这也为全科医学科学研究的拓展提供了巨大的发展空间。

全科医学的研究目的可以概括为：①发展和完善全科医学的理论体系，提高全科医疗的效率和质量；②确立和修订全科医疗服务的内容和范围，并为教学服务；③巩固全科医学的专业、专科和学科地位；④通过研究确定和拓展医学上的独特领域；⑤评价全科医学教育和培训计划（包括在校医学生、住院医生、在职培训、继续医学教育等），提高教育和培训的实效。

二、全科医学科学研究的范畴

全科医学科学研究的范畴包括专业性研究和非专业性研究两部分，前者包括全科医学基础理论研究、教育研究和临床医疗服务研究，承担者多为从事全科医学教育、服务和研究的人员；后者涉及家庭社会学、行为医学、儿童教育学、医学哲学等学科的内容，多由全科医学相关领域的专家承担。

全科医学科学研究的内容很广，包括全科医学临床问题研究（疾病范畴、发病过程等）、流行病学研究、卫生服务研究、质量保证、医患关系、全科医学教育研究、人类学研究等方面（详见第一章第一节）。

三、开展全科医学科学研究的学科基础

全科医学在学科建立之初就已明确为一个学术型的临床学科，和其他临床学科一样，开展全科医学的科学研究需要基础医学、临床医学和预防医学的理论基础，也需要科研设计、卫生统计学等基础知识。但由于学科的特性，开展全科医学科研特别需要循证医学、流行病学、卫生统计学、社会医学、卫生经济学等学科的基础，其中循证医学与全科医学关系最为重要。

（一）循证医学（EBM）

EBM 强调任何医疗决策的确定都要基于临床科研所取得的最佳证据（详见第七章第二节）。EBM现已广泛应用于包括全科医学在内的众多医疗卫生领域。"以患者为中心"的全科医学和"以证据为基础"的循证医学是相互促进、相互依赖的关系，两者相互渗透是推进两者共同快速发展的重要途径。EBM 为全科医学研究提供了新的理论和方法，为促进全科医学的快速综合推进和现有医疗模式的尽快转变提供了可靠方法和理念，特别是在节省医疗资源的途径、促进医患关系的和谐、合理均衡医疗资源、提供人性化的服务、提供整体与全方位的综合性服务等方面，这些问题与 EMB 的基础、目标和方法均有共性，并为上述问题的解决提供方法与手段。

（二）流行病学和卫生统计学

流行病学是研究疾病和健康状态在人群中的分布及其影响因素，以及制定和评价预防、控制和消灭疾病及促进健康的策略与措施的科学；卫生统计学是研究居民健康状况以及卫生服务领域中数据的收集、整理和分析的一门学科。全科医学是一门以预防为导向的学科，所以流行病学和卫生统计学是全科医学科研设计和评价的必要工具之一，在全科医学的理论培训和（或）社区基地培训中都是十分重要的内容。

（三）社会医学

立足于社区是全科医学区别于其他医学专科的显著特点之一。综合研究人群健康和各种社会因素的关系，确定社区主要的卫生问题，制订有效的干预计划和防治措施，促进社区人群的身心健康，是全科医生工作的重要内容之一。应用社会医学知识，评价社区主要的健康问题并做出社区诊断，确定优先解决的问题并制订解决方案，这是全科医学科研的一个主要内容。

（四）卫生经济学

卫生经济学研究如何使有限的经济资源能满足社会和民众不断增长的医疗保健需求，达到卫生资源的最佳配置和合理使用的目的。充分利用卫生资源、开展社区卫生服务、发展全科医疗是控制卫生费用上涨的有效手段之一。全科医生作为提供基层医疗卫生服务的"守门人"，有参与医疗保健费用的管理、控制卫生费用上涨的职责。全科医生要掌握卫生经济学的基本原理和方法，如成本-效益分析、成本-效果分析、成本-效用分析，对提高卫生服务的质量、降低医疗费用开展研究。

四、开展全科医学科学研究需要的条件

科学研究必须要有一定的条件才能确保科研质量，由于全科医学的研究范围较广，所以全科医学的研究需要的条件不同于其他医学学科，但研究的最终目的是为患者提供更优良的健康照顾。一般来说，开展全科医学科学研究主要需要以下五个条件：

（一）研究人员及研究团队

研究是对好奇领域的探索。任何愿意探求全科医学问题答案的全科医生，以及有机会开展科学研究的全科医生，都应该进行研究。

研究也可以多人合作开展。全科医学的研究领域广泛，涉及多个学科，研究内容丰富，研究对象和研究方法多样，因此团队中需要多个学科和领域的专家参加并进行分工合作。

（二）良好的科学研究风气

良好的科学研究风气是促进全科医学发展的重要保障。培养全科医生团队内良好的研究风气，需要由全科医学的师资和学术单位大力培养全科医生团队中每个成员广泛的科研兴趣和爱好，树立成员正确的科学研究动机，要培养坚持不懈、持之以恒的毅力和耐心细致、善于观察的科研态度。

（三）良好的技术支持系统

全科医生虽经过严格的毕业后训练，但其日常的主要任务不是科学研究，也缺乏进行研究的基本技术，全科医学的学术单位必须给予相应的学术和技术支持，协助基层医生做好研究工作。鼓励相关行业协会和学术团体积极组织国内外全科医学学术交流，促进全科医学的发展。

（四）充足的研究资金

国外全科医生可从各种基金会或政府预算中获得一定数量的研究资金以支持研究工作顺利开展。如澳大利亚皇家全科医生学院基金会，自20世纪50年代以来，支持将医学研究纳入基本卫生保健，为进行全科研究的全科医生和全科医学注册医生提供资助和奖励，培养全科医生提出新的想法和解决方案，以确保每一位澳大利亚人的健康成为重中之重。

我国的科学研究基金也可建立以政府为主导的多元投入机制。如国家自然科学基金委员会、国家和各省市科技部门、卫生健康部门等各种研究基金；此外，随着全科医学的发展，一些民间学术组织

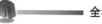

或行业协会也建立了相应研究咨询机构或研究基会，供会员申请和咨询。

（五）充足的研究辅助工具

1. 统一的疾病分类系统　2018 年 6 月 18 日，世界卫生组织发布新版《国际疾病分类》，2019 年 5 月 25 日，在瑞士日内瓦召开的第 72 届世界卫生大会审议通过了《国际疾病分类第 11 次修订本》。新版本（ICD-11）将于 2022 年 1 月 1 日生效。目前我国大多数医院使用世界卫生组织制定的国际疾病分类 ICD-9/ICD-10 进行分类，而在基层医疗中还没有统一的分类系统，这就为资料的收集、统计和分析造成障碍，以至于影响国际信息的交流。国外基层医疗中多采用世界家庭医生组织 1997 年修订的基层医疗国际分类（International Classification of Primary Care，ICPC，详见第九章第一节），这一分类法考虑到基层医疗健康问题的特点，比较适用于基层医疗，极大地促进了发病率的研究。

2. 以问题为导向的健康档案　1969 年 Weed 提出了以问题为导向的记录方式（problem-oriented medical record，POMR），随后被广泛应用于病历/健康档案的记录，它主要包括四个部分：患者的基本情况、问题目录（所有诊疗的问题）、问题描述及病程进展记录。经过以问题方式记录的病历资料/健康档案有利于科学研究。电子健康档案是一种与现代医学模式相适应，涵盖个人、家庭、社区等不同层面的系统化记录文件。健康档案的建立，有利于实现健康档案与临床信息一体化的目标。近年来，我国手写医嘱的情况已经非常少见，取而代之的是电子病历。电子病历在促进信息互联互通方面具有极大的优势，基层电子病历系统的应用可以真正实现医疗系统内部诊疗信息的共享互通，减少医护人员的重复性工作，提高病历的书写质量，提升医院的管理和服务水平，也切实改善患者在基层就诊、用药明细、出院报销等方面的就医感受。

3. 参考资料/文献来源　为全面提高我国基层医疗水平，从多方面着手推广普及循证医学在基层医疗机构中的应用显得尤为迫切。文献检索是循证医学中的重要环节，随着电子计算机和网络的发展，医学资料的检索渠道逐渐增多，全科医生要充分了解各种检索渠道、相关数据库的特点和各相关网站的信息，全科医生可以通过国内外多个数据库检索到所需文献和参考资料，还可以通过相关的网站搜索可用的信息资料。全科医生通过大量的文献研究可以获取更多有关全科医学的临床资料、医学教育、学术活动等，并且运用循证医学，对患者的诊断、治疗、预防、康复做出更为科学的决策。

4. 计算机技能和信息技术的辅助作用　利用计算机和网络技术来辅助研究，可以提升基层卫生服务管理水平、卫生服务效率，方便和快捷地服务于人民群众。信息资料的处理和统计不但高效便捷，还可以长期保存。随着信息化、大数据、智能化的迅猛发展，基层卫生服务也不断融入了新的科学技术，如大数据、"互联网+"等。

健康医疗大数据是健康医疗事业和大数据产业发展的重要支撑，是发展数字健康经济、增强经济发展新动能的核心要素和战略资源，对于基层医院来说，大数据技术能够让病历标准化、结构化，使大量临床观察性数据能够被更加灵活、精准的记录，临床数据资源也可以被转化为宝贵的科研资源。

在移动互联网时代，"互联网+"式就诊作为当前社会的新型医疗模式，能更加有效、合理地配置医疗资源，方便患者就医。利用新的信息网络技术提升基层医疗卫生水平，可以不断强化基层卫生机构的互联网服务能力，并为各种社会资源服务基层搭建互联网平台和通道。

基于大数据和人工智能在基层社区推行智能诊疗服务，推行智慧家庭医生协同服务，引入智能物联网设备、感知设备等智能化产品，充分发挥健康医疗大数据的作用，最大化挖掘医疗资源的价值，能够提升基层医院管理和科研能力，为居民提供规范、便捷、高效的健康管理，提升居民的获得感。

五、全科医学科学研究的基本步骤

（一）科研选题

科研选题是整项科研工作的第一步，它决定着科研工作的主攻方向和目标，规定着应采取的方法和途径。选题恰当与否，直接关系科学研究的结果和科研工作的成败。选题不是一个简单随意的行为，应遵循创新性、科学性、目的性、实用性、适宜性、可行性等原则。

1. 提出问题　这是开展研究项目的基础。提出的问题或想法应该是有趣的、相关的、有意义的及可回答的。

（1）定量研究问题构建的 PICO 模型：即 PICO 原则，包含四个要素：患者、人群或健康问题（patient/people/population or problems，P）、干预措施或暴露的条件（intervention or exposure，I）、对照或比较（control or comparison，C）、结果（outcome，O）。PICO 模型广泛应用于临床医学、职业病学、护理学等医学研究领域。然而，后来的研究表明，PICO 模型更适用于治疗性问题，而并不适用于诊断、病因及预后等其他问题的构建。与此同时，伴随着近年来定性研究的兴起，进一步发现 PICO 模型并不适用于主要通过现场观察、体验或访谈来收集资料的定性研究。PICO 模型为定量研究提供了一个构建检索策略的基础，Cochrane 协作网将 PICO 模型认定为进行定量研究的最佳工具。

（2）定性研究问题构建的 SPIDER 模型：由于 PICO 模型不适用于定性研究的问题构建，对于定性研究问题的构建，提出一个规范化的模型显得尤为重要。Cooke 等在 PICO 模型的基础上，构建出了一个更适用于定性研究问题构建的 SPIDER 模型：S（sample，样本）、PI（phenomenon of interest，兴趣现象）、D（design，设计）、E（evaluation，评价）、R（research type，研究类型）。例如，为了完善社区护理工作，研究者对高血压患者社区护理服务的影响因素进行研究。根据 SPIDER 模型来构建以下问题：S（sample）：社区服务中心管理者、社区护士、社区高血压患者；PI（phenomenon of interest）：在社区实施或者接受过高血压服务；D（design）：半结构式访谈；E（evaluation）：服务需求方因素、服务提供方因素、外部支持服务方因素；R（research type）：定性研究。

此外，澳大利亚的循证护理中心倡导运用 SPICE 模型来进行问题的构建：S（setting，环境）、P（population，人群）、I（intervention，干预）、C（comparison，比较）、E（evaluation，评价）；健康法规与管理领域则倡导采用 ECLIPSE 模型：E（expectation，期望）、C（client group，客户群）、L（location，位置）、I（impact，影响）、P（professionals，专业人员）、S（service，服务）。

2. 酝酿讨论　提出问题后，要与相关领域的权威专家对提出的问题和想法展开讨论。

3. 文献检索　使用 PubMed、Medline、中国知网（CNKI）等查询或使用核心研究资料库进行检索，对文献进行复习回顾。一方面，通过文献检索可以更好地掌握该研究领域的前沿动态，避免重复研究。另一方面，文献检索也是全科医学科研选题的重要方式，通过文献检索可以发现全科医学领域急需解决的重要临床问题，并可将其作为研究的题目。

（二）建立假设

建立假设，就是对已经确立的研究问题提出预期研究结果，是科研的核心环节。假设的建立可以为科研创新提供依据，为研究设计提供方向。

研究者对研究假设的推理论证过程是以原假设为基础的，需考虑的问题是："试验干预的结果是由于偶然性引起的可能有多大？"答案是基于一种概率性陈述："由于偶然性导致的阳性结果的可能性小于 5%，即 $p < 0.05$。"

（三）科研设计

科研设计是从研究目的、研究对象、研究内容与方法、技术路线、人力、物力、组织等方面，对科研课题进行计划、形成初步研究方案，是科研工作的关键环节。研究方案应包括以下内容：

1. 研究背景，研究目标及假设

2. 研究对象　使用明确的标准和恰当的数据来选择目标人群。样本的代表性应以一种严格控制的方式来选取，应严格规定样本的条件，明确具体的诊断标准、纳入和排除标准。如果研究者有自己的患者群体，并与他们保持着良好的关系，则召集患者就相对容易。通常情况下，如果研究样本量是 n，那么就需要的患者目标人群应该是 3n。

3. 研究方法　明确是定性还是定量研究，并设计调查问卷。

4. 评估内部效度（internal validity）　即该研究方法对该研究对象的适用性。

5. 统计学设计　确定入选患者数量及采取哪种资料分析方法。

（1）样本数量：必须达到足以产生有意义的统计学结果。关于选择样本量大小的一些影响因素包括：①在总体中个体之间的差异越大，需要的样本量就越大；②设计的对比组越多，所需的样本量应越大；③样本量越大，应越能够发现更小的差异。

（2）统计学原理和方法：①充分运用对照、随机（均衡）、重复和盲法等基本原则控制各种偏倚；②根据研究目的和数据资料的类型，综合考虑与选择合适的统计分析方法进行统计描述和统计推断。

6. 组织研究团队

7. 评估研究时间

8. 伦理学评定　全科医学研究的对象是人（受试者），应遵循《赫尔辛基宣言》、我国 2013 年《涉及人体的医学科学技术研究管理办法》规定的涉及人类受试者的医学研究需遵守的伦理原则，如恪守尊重自主、有利不伤害、公平正义、医疗为善、知情同意、生命价值、保密原则等。应征得伦理委员会的认可。

9. 申请研究经费

（四）预试验

预试验又称可行性试验或试验研究，是在正式进行科研之前完全按照预先设计要求所做的小规模试验，以检测预先设计的方案包括研究方法和技术路线是否合理可行，并据此做出适当调整，以保证科研的时效及结果的准确性、可靠性。

（五）研究实施

实施是执行全科医学科研方案的过程。在此过程中，特别需要注重质量控制，以保证实施过程中不受非研究因素的影响。

（六）分析总结

对前期所收集的资料进行统计学分析，对预先建立的假设进行检验或验证，以展现出研究结果的学术意义和应用价值。

（七）撰写论文

是科学研究的重要环节。根据前期调研、归纳、分析和总结所获得的材料撰写并发表论文，以达到积累知识、交流信息、推广成果的作用。

六、全科医学科学研究的类型和方法

全科医学研究的两个主要类型是基于对患者访谈的定性研究和基于对所收集资料测量及分析的定量研究。也可以分为原始资料性研究和二手资料性研究，前者既包括定性也包括定量两种研究，后者则涉及系统性复习综述和荟萃分析。

除了定性研究和定量研究之外，当代混合方法学（mixed methods）泰斗 Creswell 教授等两次在目前期刊引证报告（JCR）全科医学排名第一的期刊 Annals of Family Medicine 上发表关于将混合方法学用于基础保健领域的论文，并设计出将混合方法学用于全科医学领域的科研指南，引起了广泛回应。混合方法学可以在研究理论上有效结合定性和定量研究，从发现新变量、提升信度（reliability）和效度（validity）、寻找创新点等三个方面提升全科医学研究质量。

（一）定性研究

定性研究（qualitative study）是通过观察研究对象的观点和看法来评估其行为。它以密切的观察为基础，并以描述性的方式表达出来。由于定性研究比定量研究更多地体现出人文关怀，医学定性研究近几十年在国外兴起，越来越受到医学工作者的重视。常用的定性研究方法主要有：①观察法（observation）；②访谈法（interview）；③专家咨询法（expert consulation method），包括德尔菲专家咨询法（Delphi consulting）和头脑风暴法（brain storming）等；④扎根理论：是指通过收集和分析资料而对新理论的拓展，即在某一领域内，为了建立某种符合实际的理论，力求明确其指导现实的主要实施过程。

（二）定量研究

定量研究（quantitative study）是基于收集数据相关的研究。它主要关注于假设的验证、资料的可靠性和有效性。概括起来可分为两大类，即观察性研究（observational study）和实验性研究（experimental study）。

1. 观察性研究　包括：①病例对照研究（case-control study），又称回顾性研究（retrospective study）；②横断面研究（cross-sectional study）或患病率调查，又称现况研究（prevalence study）；③队列研究（cohort study）或前瞻性研究（prospective study），又称为"随访"。

2. 实验性研究　包括：①动物试验；②临床试验（clinical test）；③现场试验；④社区干预试验（community intervention trial），又称类实验研究（quasi-experimental study）。

（三）荟萃分析（详见第七章第二节）

（四）混合方法学研究

虽然目前现有的定量或者定性研究方法在临床研究中解决了很多问题，但仍存在局限性，有些问题单用定量研究或者定性研究仍不能很好地解决。混合方法研究（mixed methods research，MMR）是将定量研究与定性研究这两大主要研究范式有机结合的第三种研究范式。这种方法试图在适合的研究问题中，兼用定性和定量的研究方法，来收集、分析数据，整合研究发现，并得出推论，以期更完整、合理、全面地回答研究问题。混合方法研究近年来在欧美全科医学领域的影响力日渐增加，但在中国全科医学领域尚未得到重视和应用，有必要进行介绍。

1. 混合方法学简介　混合方法学的萌芽开始于1985~1990年，起初应用于评价、管理、社会学、医学和教育领域。但直到21世纪初，其完整理论体系才最终成型，目前仍处于发展阶段。就理论而言，无论是以效度为核心标准的证据金字塔（evidence pyramid）、以偏倚为核心标准的OCEBM（Oxford Centre for Evidence-Based Medicine，牛津循证医学中心）标准、以对效果估计的信心为核心标准的证据质量和推荐强度分级系统（grading of recommendations assessment development and evaluation，GRADE）评价体系，均限于后实证主义的范式理论框架，而难以对从参与者视角出发，使用定性信息对量化证据进行逆向解析和辅证的质量混合证据进行准确的界定和评估。因此，混合方法学已在理论上突破了20世纪末以来在循证医学理论体系下定量研究范式对定性研究的桎梏，而在注重RCT和荟萃分析的主流研究路径外开辟了另一条崭新的研究道路。

混合方法学的哲学基础是实用主义哲学，其与定量/定性方法学之间的区别见表7-1。其特点为：以多元世界中的现实问题为起点，以实际解决问题为目的，高度重视研究者在多元世界中发现和解决问题的主观能动性。如果说定量方法学的核心脉络是"起因"和"结果"；定性方法学的核心脉络是"个体"和"环境"，混合方法学的核心脉络则是"问题"和"后果"。其同时承认后实证主义与建构主义两种哲学范式，却又超乎其上，试图凭借研究者"人"的才智，通过对多种哲学认知与研究方法的整合，从而更有效地解决研究者所面对的问题。其最本质的思想，是通过研究过程中的"加法"，而实现研究思想上的"升维"（见图7-1）。

表 7-1　三种主流方法学的特点与区别

项目	定量方法学	定性方法学	混合方法学
哲学范式	后实证主义	建构主义/辩护或参与主义	实用主义
方法学特点	以决定论为基础、围绕因果关系展开研究、注重证伪、强调研究者的中立性和客观性、重视信效度	强调参与性、认为个体受环境的影响、使用研究对象的视角并重视其感知、注重反身性、鼓励进行开放式探索	以问题为中心，结果为导向，连接问题与结果的多元方法为手段，注重实践与应用，发挥研究者在方法学上的主观能动性
核心脉络	起因—结果	个体—环境	问题—后果
常见的研究种类	观察性研究（如横断面研究、队列研究、病例对照研究等）、干预性研究（如随机对照试验、非随机对照试验）等	现象学、民族志、扎根理论、叙事研究、个案研究等	收敛式设计、解释性时序设计、探索性时序设计、嵌入式设计、变革性设计、多阶段设计等

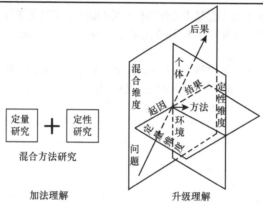

图 7-1　混合方法学通过"加法整合"而实现"升维"

　　因全科医学同时涉及患者健康、社区健康和公共卫生等多个领域，全科医学研究既关注患者的身体健康，也重视患者的精神感受，既关注医生的职业胜任力，也重视医生的从业动力，既关注医疗服务的质量，也重视医生与患者的关系和合作。因此，全科医生在工作中所需面对的问题，以及所要进行的研究种类远较专科医生繁杂。无论是从研究领域的广度、工作周期的长度，以及从业者自身的工作特点来看，全科医学研究均不可能局限于单一领域，而需要以全科医学研究者为主体，以解决实际问题为导向，结合临床试验和社会人文两部分，融探索性研究和干预性研究为一体，在医生和患者的积极合作和长期关系的基础上，持续甚至是循环地进行研究。

　　2. 混合方法研究的主要类别　Creswell 教授等将目前存在的主流混合方法研究归纳整理为以下六个主要类别：

　　（1）一致性并行设计（convergent parallel design）：也叫一致性设计或收敛式设计（convergent design），曾被称为"三角"设计、同步三角互证法、平行研究、一致性模型、并行三角互证法（concurrent triangulation strategy）等。指研究者在研究的某一个阶段中，同时进行定量和定性部分的研究，赋予定量、定性两种方法同等的重要性，并分别独立进行定量、定性部分的分析，而后在整体阐释阶段混合定量、定性结果，也可以用两种数据结果互相验证。

　　（2）解释性时序设计（explanatory sequential design）：也叫解释性设计，有两个彼此独立又相互作用的阶段。第一阶段是定量数据的收集与分析，旨在提出研究问题。第二个阶段是定性数据的收集与分析，是根据第一个阶段的研究结果进行设计的。研究者会阐释定性结果如何有助于解释第一阶段的定量结果。

　　（3）探索性时序设计（exploratory sequential design）：也叫探索性设计。与解释性设计相反，探索性设计的第一阶段更强调定性数据的收集和分析。研究者根据第一阶段的探索结果，进行第二个阶段（定量阶段）的设计，来检验或总结第一阶段的发现，然后阐释如何根据定性结果建构得到定量结果的。

　　（4）嵌入式设计（embedded design）：也叫干预设计（intervention design），指研究者在传统的定

量或定性研究设计中，收集、分析定量和定性两种数据的情况。在嵌入式设计中，研究者可能在定量研究设计（如实验）里，加入定性部分；或是在定性研究设计（如案例研究）里加入定量部分。研究者在嵌入式设计中，加入这些补充性的部分，是为了在一定程度上增强总体设计。

（5）变革性设计（transformative design）：也叫社会正义设计（social justice design）或参与式设计（participatory design），是研究者在变革性理论或社会正义理论框架内形成的混合方法设计。其他所有决策，如交互、优先次序、时序和混合，都要在变革性框架之内进行。

（6）多阶段设计（multiphase design）：也叫多阶段评估设计（multiphase evaluation design），指研究者在实现总研究目标的研究进程中，于一段时间内，结合进行顺序和并行研究的情况。项目评估经常使用这种方法，研究者随着研究进程而使用定量和定性方法，来支持具体研究程序的建构、调整和演进。

3. 混合方法研究的基本步骤　在一项使用调查的混合方法研究中，基本保健研究人员应该考虑六个步骤：

（1）阐明混合方法研究的基本原理：找出使用混合研究方法的理由，确定混合方法研究是否是回答研究问题最好的方法。

（2）建立并详述定量和定性数据库：识别要收集和分析的定量和定性数据的类型。将这两种类型的数据视为不同的数据库。在混合方法研究中，收集和分析定量和定性两种数据是非常重要的，而且要使用严格的调查程序和定性分析程序。

（3）确定使用哪一种混合方法设计：可以画一幅简单的设计图，直观显示研究的程序。

（4）分析和报告定量和定性数据库的结果：将定量统计结果和定性结果的主题展示出来，在不同的标题下分别进行讨论和分析。同时也应该反映设计过程的各个步骤，显示出本研究的定量和定性部分之间的联系。

（5）呈现和显示整合：注意两个数据库的整合点（point of integration），并在设计图中使用箭头具体标识出来。讨论本研究中整合出现的方式。有两种主要的表示整合的方法。一种是简单地并排讨论定量和定性的结果；另一种是联合展示（joint display），通常是定量和定性结果同时出现一个表中。这样就可以比较定量和定性的结果。在解释性时序设计中，定量结果在第一列，帮助解释定量结果的定性结果出现在第二列。此外，单独的第三列显示在这项研究中整合所产生的影响。

（6）阐明使用混合方法的价值：在研究结束的讨论部分，应对混合方法研究的价值进行评论，以便读者了解混合方法在研究中的价值和作用。

4. 混合方法学对中国全科医学研究的作用　从研究方法学的角度，混合方法研究可以帮助中国全科医学研究者解决以下三个问题。

（1）全科医学研究者在研究新问题时，常难以找到确定变量的问题。全科医生在一线工作中，经常会遇到很多新问题和新现象，对这些问题常缺乏可以直接使用的证据和变量，有必要对其进行深入的研究。例如，对医学难以解释的症状（medically unexplained symptoms，MUS）的研究，如果能够采用混合研究的探索式时序设计，通过定性研究从源自患者的信息中寻找可能的变量，再通过定量研究验证该信息并扩大其外延性，从和患者接触最为紧密的一线临床医生的角度，对该问题进行进一步的实践探索和验证，相对于单纯的定量和定性研究，会更加有效和适用。

（2）横断面研究信度和效度受限的问题：根据布拉德福德·希尔准则（Bradford Hill criteria），确定因果关系的最核心的准则之一就是因果发生的先后顺序，即时间性（temporality）。这就导致横断面研究不可能像纵向研究那样能够确证因果关系（causality），而只能得出关联（association）甚至是弱关联关系，因此横断面研究的信度和效度上限受到限制。如果为了提升结论的信度和效度，就要大幅增加研究人员和资金进行纵向研究或实验室研究。而混合方法研究中的解释性时序设计（explanatory sequential design），为提升横断面研究的信度和效度提供了新的途径：通过定性研究，以来自参与者的质性信息和归纳推理，去逆向增强定量研究的信度和效度。尽管从传统的后实证主义范式角度来看，源于个体经验的归纳信息其信度和效度同样有限，但从医学尤其是全科医学的角度，源自患者和其他研究参与者的质性信息，恰恰成了来自另一个视角的、不可忽视的微观解释和反馈证据，从而体现其高度重视以人为本的服务理念。

（3）全科医学研究对创新点的发现：全科医生多在基层执业，在进行特定领域的研究时，常难以做到深入和持续钻研，导致全科医学研究者在临床创新点的探索和发现上存在滞后。将混合方法学的收敛式设计（一致性设计）应用于全科医学研究中，将定量结论和定性结论整合，从两种信息的一致性或差异性中寻找全新的结论，则很容易使其临床医学和社会学两个部分产生碰撞，在两大学科的交融地带迸发出火花，找到属于全科医学自身的独特发现。

5. 推广混合方法学的努力方向和注意事项

（1）推广混合方法学的努力方向：①需要正视定性研究的独特优点：首先，中国全科医学目前仍处于学科发展期，中国全科医学研究者所面对的很多都是具有时代性和社会性的新问题，不但缺乏既往的本国证据作为参考，甚至在很多时候国内外均无前例可借鉴。因此，定性研究在这些需要探索创新的崭新领域中，常较定量研究更为适用。其次，很多一线全科医生缺乏统计学、方法学和循证医学理论基础，学习和应用定量研究方法存在一定的难度；同时又要在工作中频繁接触社区患者，具有医患关系的距离优势。因此，中国全科医生需要掌握定量研究和定性研究的方法，从而在一定程度上具备与学术机构进行科研合作的技术条件和独特优势。②需要尝试建立一种高校全科医学院系、综合医院或专科医院和社区医院之间的，互利共赢持续发展的科研合作模式：由于混合方法学是一种比单纯的定量研究和定性研究更加复杂的研究方法，除人力、物力、时间等资源外，最关键的就是要具有同时对定量、定性和混合研究方法有深刻理解的高水平的方法学专家。因此，基层、社区、研究机构等多机构、多领域的全科医学研究人才组成研究团队，共同学习，互帮互助，取长补短，共同提高，合作完成混合方法研究的各个部分，群策群力推动全科医学的发展。③需要培养属于中国全科医学领域的混合方法学专家：目前，欧盟、美国已经有了全科医学系混合方法研究团队，如欧洲全科医学研究网络（European General Practice Research Network，EGPRN）、北美初级保健医学研究网络（Practice-based Research Networks，PBRN），并且涌现出 Creswell 教授等一批混合方法研究专家。随着中国全科医学领域所要研究的问题不断出现，中国全科医学研究同样需要属于本领域的方法学专家，不断因时、因地、因情境的结合学术理论和实际需求，持续开发适用于现实环境，能解决现实问题的学科研究理论和实用研究方法，并为使用混合方法学研究的中国全科医生提供理论和方法学支持。

（2）需要对混合方法学的"整合"环节进行客观评价：混合方法通过"1+1"的"整合"而实现"升维"，但其终究是构筑在所混合的研究的基础上的。因此，必须清醒地认识到混合方法学的限制，特别是"整合"这一环节的局限。在混合方法研究中的定量部分、定性部分、混合设计等每一个环节均同等重要，均需要经历科学、社会和时间的严格检验。

（五）混合方法研究系统评价

随着循证医学在国内的推广，基于当前可获得的最佳证据来制定卫生保健决策和支持临床实践活动已经成为一种潮流。系统评价作为一种研究证据合成方法，被认为是当前最高级别的证据而被广泛应用于临床实践（详见第七章第二节）。然而，无论定量研究或定性研究的系统评价均为单一研究方法的系统评价，其适用性有限。混合方法研究系统评价（mixed methods systematic reviews，MMSR）是指针对某一具体研究问题进行全面的系统检索后纳入定量、定性和混合型研究，并对其进行严格的质量评价、分析和整合后，得出可靠结论。混合方法研究系统评价可通过对不同类型研究证据的整合和分析，来弥补单一研究方法系统评价提供的信息不足，从而最大限度地挖掘证据及为政策和临床实践提供决策依据。

1. 混合方法研究系统评价的定义　目前尚未对该类系统评价的定义达成共识。Harden 等学者将混合方法研究系统评价定义为"是一种全面且最大限度了解某一主题文献从而为卫生政策制定和临床实践相关问题提供有效信息，涉及两种及以上研究方法，如定性和定量数据的系统评价方法。其结果应基于多种类型数据进行全面综合，最终整合成统一而全面的混合型合成结果"。

2. 混合方法研究系统评价的适用情景　目前，并非所有情景都适合采用混合方法研究系统评价。对于混合方法研究系统评价而言，采用的情景主要为以下四个方面：①当单一研究方法的系统评价没有完整地回答研究问题，有待进一步解释；②定性研究系统评价和定量研究系统评价结果矛盾；③为了利用第二种研究方法系统评价来深化研究；④为了推广探索性研究的发现，如通过定性研究系统评价来了解哪些问题、变量等内容需要研究，然后采用定量研究系统评价来推广、检验前期探索结果。

前三个情景归为第一类，说明混合方法研究系统评价可以用于补充、解释和推广单一研究方法系统评价的不足；最后一个情景归为第二类，说明混合方法研究系统评价可用于检验前期探索结果。

3. 混合方法研究系统评价与定量、定性系统评价的比较　混合方法研究系统评价与定量、定性系统评价的制作步骤相同，三者均采用严格的方法学框架，全面系统检索和分析某一研究话题相关的研究证据。它们主要的差别在于研究问题、问题构建、证据合成等方面（见表 7-2）。

表 7-2　混合方法研究系统评价与定量和定性系统评价的比较

	内容	混合方法研究系统评价	定量系统评价	定性系统评价
相同点	文献检索	检索 PubMed、EMbase、The Cochrane Library、CBM、CNKI 和 WanFang Data		
不同点	研究问题	干预措施是否有效、对患者意义如何、是否适宜特定环境等	干预措施的有效性等	个体的体验、看法、观点和适应性等
	标准化问题构成	PICO 模型（定量）+PICO 或 SPIDER 模型（定性）	PICO 模型	PICO 或 SPIDER 模型
	文献质量评价	MMAT 等	Cochrane、JBI 等	Cochrane、JBI 等
	证据合成方法	现实主义整合法、Sandelowski 法、贝叶斯法、JBI 合成法	Meta 分析	Meta 整合、叙述性整合、主题分析等
	结果展示	Meta 分析（定量）+Meta 整合（定性）+最终整合结果	Meta 分析结果	以叙述性资料展示结果
	结果评价与分级	定性整合→CERQual；定量整合→GRADE	GRADE	CERQual

注：MMAT：Mixed Methods Appraisal Tool（混合方法评价工具）

JBI：Australia's Joanna Briggs Institute evidence-based health care center（澳大利亚 JBI 循证卫生保健中心）

CERQual：Confidence in the Evidence from Reviews of Qualitative research（定性系统评价证据分级工具）

4. 混合方法研究系统评价的应用价值与注意事项

（1）应用价值：无论是定性还是定量证据，仅仅专注于一种形式证据的系统评价，只能提供一部分证据，其适用性十分有限，将会给临床实践者带来极大的困扰。因此，寻找能有机整合定量证据和定性证据的方法极其重要，混合方法研究系统评价正是在该背景下应运而生。混合方法研究系统评价扩大了证据的广度和深度，具有多种方法包容性，并能产生更大范围应用的证据综合，能更有效地促进医疗卫生保健政策、临床指南和临床决策的制定。通过开发结构合理的混合方法系统评价方法学，采用系统的方法将定性和定量数据进行结合，从而提高了后续结论的客观性、人文性和科学性。

（2）注意事项：在进行混合方法研究系统评价时，需要注意：①在不同研究方法的数据转化为兼容数据格式时，如何确保信息的准确性，如将定量研究 Meta 分析结果转化为定性主题时，是否充分考虑其应用场景；定性研究结果转化为定量研究结果通常会通过不适合计数的主题分析法和解释法来表达结果。而频繁应用语言计数转化法，有可能会无意中造成严重的偏倚；②第一阶段单一研究方法整合结果可能存在不同质量等级，在最终整合过程中应如何综合衡量证据的等级从而给出最恰当的推荐级别。

（胡丙杰　高修银）

思　考　题

1. Sackett 对循证医学的定义包含了哪三层意思？
2. 全科医学常用的循证医学方法包括哪些？
3. 全科医生规范化行医的基本实践过程包括哪五个步骤？
4. 开展全科医学科学研究需要哪些条件？
5. 开展全科医学科学研究的基本步骤是什么？
6. 全科医学科学研究的主要方法及适用条件有哪些？

第八章 全科医学中的人际沟通

学习目标

1. 掌握医患关系的基本类型与特点。
2. 掌握医患沟通的内容。
3. 了解人际交流的基本技巧。
4. 熟悉患者教育的原则、内容和途径。

第一节 人际沟通概述

人的社会属性，决定了人每日都要与不同的人接触和交往。人际交流对象的不同，交流的内容也包罗万象。医学是以促进健康、解除病痛为目的，在医疗环境下交流的内容是围绕着人类的健康而进行的。因此，医疗环境下的人际关系包含医务人员之间的关系和医务人员与患者之间的关系两类。

一、医 医 关 系

医医关系主要涵盖两类：一是医疗机构内部人员之间的人际关系，二是不同医疗机构之间的人际关系。

（一）医疗机构内部人员之间的人际关系

医疗机构内部人员包括医生、护理人员、医技人员、行政管理人员、后勤保障人员等。医疗机构内部之间的人际关系主要是以合作形式存在的。现代医学是一种综合的医疗体系，由预防、诊断、治疗、康复等多个环节组成。多数医疗行为都不能够由单一人员来完成，而是由几个或者多个人员组成的团队共同完成。社区医疗工作多数由全科医生、社区护士、公共卫生与防保人员、康复指导师、健康管理师、社区志愿者、管理人员、心理咨询师等若干人员组成的全科团队完成；数个全科团队构建成社区卫生服务中心（站）。团队中的每个成员各司其职，团结合作，相互协调，完成健康服务任务。医疗机构内部人员交往，应本着择善而行、尊重、宽容、互助和适度的原则，共同解决工作中的问题，完成工作目标，增进感情，达到心身愉悦的目的。

（二）不同医疗机构之间的人际关系

不同医疗机构之间的人际关系，既是合作关系，又是竞争关系。各个医院、不同学科、不同医生对疾病的认识不尽相同，每位医生根据各自的能力，对疾病从不同侧面进行研究取得不同的认识，通过学术交流，促进学习，启发新的想法和观点，使医学在讨论中不断进步和完善。各级医疗机构以及内部人员的紧密合作完成了对患者预防、治疗、康复的连续性过程，最大限度地发挥各自优势，节约资源，做到"常见疾病去社区，危急重症到医院，康复颐养回社区"的有序就医模式，充分体现"基层首诊、双向转诊、急慢分治、上下联动"的分级诊疗制度优越性。

竞争关系则表现在不同医疗机构、相同专业的医务人员之间的竞争。现阶段我国的各个医疗机构之间存在医疗设备、技术和人才方面的差异；而各专业的医生由于经历和经验的不同，对疾病的诊疗水平也不尽相同。医疗机构需要加强内部管理，优化服务流程；通过提高医生医疗技术、提升服务质量，赢得患者的信任，提高医生和医院的竞争力。

二、医患关系

著名医史学家西格里斯特（Sigerist）认为："医学的目的是社会的，它不仅是治疗疾病、使某个机体康复；而是使人调整以适应他的环境，作为一个有用的社会成员。每一个医学行动始终涉及两类当事人：医生和患者，或者更广泛地说，医学团体和社会，医学无非是这两群人之间多方面的关系。"因此，医患关系有狭义和广义之分。狭义的医患关系（doctor-patient relationship）是在医疗过程中医务人员与患者相互关系间特定的法律关系。广义的医患关系中的"医"泛指医疗机构及其内部所有成员；"患"包括患者及其家属、监护人、照顾人等。医患关系是医学社会学、医学心理学和医德教育中需要研究和解决的核心问题。

（一）医患关系的维度

影响人际交往有两个基本维度：交往双方情感上的"亲疏"与地位上的"尊卑"。交往双方情感亲近，感情融洽，两者关系就较好；如果交往双方情感淡漠，内心隔阂，两者关系就较差。如果双方地位相当，没有差异，交往就顺畅，容易产生情感亲密；如果双方社会地位、经济地位、文化差异越大，内心有疏离的感觉，交往就有障碍。要保存良好的人际交往，就要克服交往双方在"情感上的疏离"感与"地位上的尊卑"感。医患关系的维度可以分为技术层面和非技术层面两个方面。

1. 医患关系的技术层面交往 从技术层面说，医务人员是掌握医疗专业技术的人员，在医疗措施的决定和执行中，医务人员是处于优势地位，处于"尊"位；而患者或其家属基本没有或掌握很少的医疗知识，处于劣势地位，处于"卑"位。1956 年，美国学者萨斯（Szasz TS）和赫伦德（Hollender MH）将这种指导思想下的医患关系归纳为主动-被动型、指导-合作型和共同参与型三种医患关系模式。

（1）主动-被动型医患关系模式（active-passive model）：在医疗过程中，医生处于完全主动的地位，患者处于被动的地位。医生具有权威性，是做出诊断、制定治疗方案的主导者；而患者完全或者绝对服从医生的决策，处于接受诊断和治疗的被动从属地位。这种关系犹如父母与婴儿，一般适用于对危、急、重症的患者救治，如昏迷、休克、严重创伤以及全麻的患者；对某些智能障碍、痴呆等重症精神障碍的患者，不能准确表述主观意愿，而患者的监护人又不能主张其监护权利时。主动-被动模式的特征是"为患者做什么"。充分发挥了医务人员的主观作用，调动了医生积极性，是医生"尊"位的最佳体现。在生物医学背景下，主动-被动的医患关系模式在医疗界占主导地位，医务人员主观上也希望患者坚信自己诊断和治疗技术，严格遵从医嘱。

主动-被动型医患关系模式也存在很大的局限性。首先，它过分放大了医务人员的作用，长期运行势必忽视了作为医疗主体的另一方—患者的主观能动性。患者过分依赖医疗机构或者医务人员，将与健康有关的问题都归于医疗，忽视自己对自身健康负责任的态度，使得在应对"疾病"的过程中，成为医方单方面作战。这不仅影响对疾病的治疗效果，也容易使医患双方成为矛盾的对立面。其次，随着人口老龄化的发展，以衰老为主的功能减退性疾病，以及以生活方式为主的慢性非传染性疾病的预防、治疗和康复过程，需要患者自身的努力和配合，纯技术思想指导下的医疗行为，对功能衰退性疾病和慢性病只能减轻症状，延缓疾病。因此，对慢性病的防治，医疗技术的绝对性优势在下降，即医生的"尊"位在下降。

（2）指导-合作型医患关系模式（guidance-cooperation model）：医务人员的作用仍然是主动的，医生根据专业知识对患者进行评估身体状态、诊断与治疗疾病、指导康复；患者的作用也是主动的，需要积极配合医生的建议，改变自己的行为方式，预防慢性疾病发生、发展，配合康复指导，积极参加功能训练。犹如父母与青少年子女，父母充当引导者，青少年接受父母的引导。

指导-合作的医患关系适合于绝大部分急性患者、亚急性患者或慢性病患者，尤其是以生活方式为诱发因素的慢性病患者。如高血压病的防治需要患者积极配合改变行为方式，做到合理饮食、戒烟限酒、限制食盐、控制体重、加强运动、按时服药。这种医患关系的特征是"告诉患者做什么"。医生做出诊断和治疗建议，康复指导；患者需要积极、主动地接受医生劝告，并能严格遵照执行，方能共同防治疾病，及时康复。

（3）共同参与型医患关系模式（mutual participation model）：在诊疗活动中，医生和患者都具有大体同等的主动性和权利，相互依存，共同参与医疗的决定和实施。犹如成年人之间的相互关系，双方对诊断和治疗都有所了解，甚至"久病成医"，患者比医生更了解自己的问题所在，需要得到什么帮助，适合怎样的治疗或康复手法。共同参与型医患关系模式，适用于行为问题、情绪问题的诊治，也适合于慢性病患者或者疾病的康复阶段；患者和医生共同商讨制定治疗措施，由患者自己决定改变行为，执行治疗措施。共同参与的医患关系模式的特点是"帮助患者怎么做"。医生起到引领作用，患者的主动改变才能达到治疗效果。

医务人员采取怎样的医患关系模式，需要根据患者所存在的健康问题而定。在特定的范围内灵活使用不同的医患关系模式，有效实施医疗措施，保障患者利益最优化原则。在全科医学实践中，全科医生为社区居民和患者提供连续性、综合性医疗保健服务，居民和患者的主动参与至关重要，因此，共同参与型应成为全科医疗和社区卫生服务中的主要的医患关系模式。

另外，医务人员能否灵活采用不同医患关系模式，还取决于医务人员的医疗观，也取决于医务人员的道德素养和人文情怀，这属于医患关系的非技术层面的交往。

2. 医患关系的非技术层面交往 医患关系的非技术层面交往，包含了医患双方的社会、心理方面的关系，如道德关系、价值关系、情感关系、经济关系和法律关系等。患者进入医疗机构，从问询、挂号、缴费、就诊、检查、取药、治疗或者住院，会接触到多位医务人员，对患者印象深刻而敏感的是医护人员的服务态度，尤其是医生的工作作风。良好的工作作风主要表现在接诊患者时的专注、耐心、同情的语言和表情，查体时的细心、轻柔、认真的动作，这会给患者心理上得到安慰，从而对医务人员产生心理上的"亲近"感，信任医生，医患关系融洽，诊疗结果容易向积极方向发展；相反，如果患者体会到的是医生的态度敷衍、冷淡、漠不关心，就会在心理上与医务人员产生"疏远"感，从而容易产生不信任医生，此时如果疾病出现预后不良的结果，患者躯体的病痛和心理的疏远感，很容易产生不满情绪，容易诱发医患矛盾和纠纷。

因此，医务人员非技术层面的内涵对改善医患关系至关重要。在医患关系中，医务人员始终占据主导地位。良好的医疗作风和热情的服务态度，不论是从心理学的暗示还是从伦理学的角度，对患者治疗和康复都具有重要作用。医务人员要放下自己的技术"尊位"，拉近与患者的心理距离，增加服务意识，真诚对待患者，增加与患者"亲密"感。同情、善良、坦率的品质，不管对医务人员本身还是患者的情感和思想都非常重要。

（二）医患关系的发展阶段

人际关系的建立与发展要经过人际定向阶段、情感探索阶段、情感交流和稳定交往阶段。医患关系属于职业交往，通常没有参与太多个人私情。根据医患双方交往的频率和情感投入的深度，医患之间的关系发展大体可分为三个阶段。

1. 表面接触阶段 患者就医是医患关系的开始。患者可能接触到不同工作人员，包括问询、挂号、就诊、取药、划价、收费、检查、治疗等多名医务人员，多数是一次性接触。此时患者心情复杂，希望得到医务人员的尊敬、照顾和关爱。医务人员大多是礼节性的情感表达，行为举止具有程序化的特点，两者的关系属于限制性的，局限于工作场景的人际交往。

2. 一般情感交往阶段 医患之间的交往都与患者的健康问题相关，尤其是患者出现临床症状，来问询医生时，双方的交往会进一步加深。患者叙述病情发生、发展过程，医生收集病史，了解病情变化和就医过程，进行体格检查，提出诊断意见和治疗措施，观察治疗效果，并做病程记录。此时，患者会就自己的身体状况、心理表现、家庭背景等内容向医生进行详细描述，包括在医生面前暴露身体，表现出信任、尊重和期盼，在夹杂着对自己健康问题的担忧，对疾病不确定性的恐惧的同时，希望得到医务人员的关心和照顾。医生需要秉持职业性的情感表达，对患者表现出尊重、关爱、仔细和认真，这不仅有助于疾病的诊断，也是对患者的安慰和治疗。

3. 深入情感交往阶段 随着接触时间延长，医、患双方交往密切，内容不仅限于疾病本身，还涉及双方的社会生活、心理活动等。患者出于对医务人员的信任，希望常与医务人员谈心，交朋友，并积极配合医生治疗疾病、康复训练。医务人员由关心"疾病"而逐渐过渡到关心"患者"，甚至力所能及做出超出"治病"的诊疗行为，帮助患者解决生活中实际困难。这种情感深入交往阶段，多见于住院时间长或反复住院的慢性病患者与其医疗护理人员之间。

全科医疗是以社区为基础，服务对象相对固定，具有连续性、可及性、主动性的服务特点。在长期服务中，全科医生对患者的身体状况，心理特征，家庭环境，及其所处的社区环境都比较了解，全科医生与居民的关系相对融洽，情感投入更加积极。随着双方的熟知程度增加，居民对全科医生的信任度也增高。

三、医疗人际沟通

人际交流的内容包括人际沟通、人际知觉和人际相互作用。沟通是信息和观点的传递、交流和分享的过程。人际沟通（interpersonal communication），是指为了特定的目的，将信息及含义，经由各种渠道，在个人或群体间传递，并达成共同协议的过程。沟通的基本要素包括信息背景、信息发出者、信息、信息传递渠道、信息接收者和反馈。沟通的信息包括消息、事实、思想、意思、观念、态度等。传播的媒介有语言、文字、图形、符号、动作、表情等。

医疗人际沟通主要指医患沟通（doctor-patient communication），是在医疗卫生服务工作中，医患双方对疾病预防、诊疗、保健、康复等各种信息进行交流沟通的过程。在全科医疗服务中，良好的医患沟通有利于建立和维护和谐的医患关系，更好地为患者提供优质的医疗卫生和保健服务。

人际交流的内容包括：人际沟通，人际知觉和人际相互作用。沟通是信息和观点的传递、交流和分享的过程。人际沟通，是指为了特定的目的，将信息及含义，经由各种渠道，在个人或群体间传递，并达成共同协议的过程。沟通的信息包括消息、事实、思想、意思、观念、态度等；传播的媒介有语言、文字、图形、符号、动作、表情等。

（一）医患沟通的目的

1. 说明事物　向对方陈述事情，引起对方思考，甚至改变对方的见解，以达到我们所希望的目的。医患之间沟通的目的是围绕有关患者健康问题展开的。医生向患者了解生活史，疾病发生、发展、演变过程，同时反馈健康状况，疾病的诊断和治疗方案，传播健康知识，培训健康生活的技能，帮助患者遵循健康的生活方式，是双方各自向对方所描述的内容，同时也是医生传播健康信息的重要渠道。

2. 表达情感　交流过程中，医患双方都能够从对方的非语言信息和语言信息中感受到对方的情感表述。患者可能有担心、焦虑、痛苦、紧张、期盼，或者满不在乎、不以为然等情绪。医生需要使用与患者相匹配的行为举止，表达对患者的同情、关心，以积极的态度，表达同理心和帮助的情感。

3. 建立关系　通过讲述健康问题、病情，表达相互的情绪、情感，建立相互信任关系。患者信任医生，则遵从医嘱的依从性就高；医生受到患者信任的鼓舞，努力思考、想方设法帮助患者的意愿和积极性也高。

4. 实现目标　通过沟通，医患双方实现各自的目的。患者健康状况得到改善，病痛得到医治，疑惑得到澄清。医生了解了患者的一般生活史，健康成长史，疾病发生过程，得到了健康评估结果，疾病诊断；通过患者的配合，达到了促进患者健康、治疗疾病的目的。

良好的人际沟通是人际相互作用的前提。医患关系是服务与被服务之间的关系。医务人员对患者的服务除了体现在医疗技术层面，更重要的表现在非技术层面的医学人文关怀。医务人员如果想让自己的诊疗计划能够有效实施，首先要做好沟通。

（二）有效沟通的原则

良好的沟通是人与人之间交流的需要，是医患关系产生的根本；而良好的医患关系是执业实践的基础。医、患之间有效的沟通原则有：倾听、理解、接受、语言。

1. 倾听：了解患者的就医背景　在患者叙述病情的过程中，医生通过观察、倾听、询问，去感知

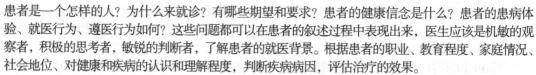

患者是一个怎样的人？为什么来就诊？有哪些期望和要求？患者的健康信念是什么？患者的患病体验、就医行为、遵医行为如何？这些问题都可以在患者的叙述过程中表现出来，医生应该是机敏的观察者，积极的思考者，敏锐的判断者，了解患者的就医背景。根据患者的职业、教育程度、家庭情况、社会地位、对健康和疾病的认识和理解程度，判断疾病病因，评估治疗的效果。

2. 理解：疾患对患者的意义和患者的患病行为　身体疾病对患者生活造成了现实性问题，打破了正常的生活规律，活动受到限制，造成经济拮据，导致工作关系或者婚姻关系遭受影响。疾病造成机体的完整性受到破坏，患者身体甚至生命受到了威胁，因此患者会有思维、情绪和行为的改变，出现超出常人的想法和行为。作为医务人员要表现出耐心、包容，表达理解、同情、关爱，帮助患者克服身体和心理的痛苦，恢复正常的生活。

3. 接受：患者的症状和体验　患者患病后的症状和体验仅仅是患者对疾患的主观感受，并不一定与所患疾病有特异性的联系，尤其常见的非特异性症状，如疼痛、麻木、头晕、头昏、肿胀感等，其严重程度有时与疾病的严重程度没有直接关联，而且多种疾病都可以有相似的症状，医生在接诊中，要表达全面接受和理解患者描述的问题；如果医生表现出否定患者的症状和体验的真实性，会使患者产生不被接纳、不受尊重、不被信任的感觉，从而产生不安全感、紧张感和不信任感，有时会引发严重的焦虑，从而导致对医生的不满情绪，容易加重患者的患病体验。

4. 语言：发挥其治疗作用　医生的三大法宝：语言、手术刀、药物。医生要修炼自己的语言功能，针对不同的人进行差异化、个体化、恰当的言语表述。临床工作中，有时医患关系的走向并不在于医生说了什么，而在于医生是怎么说的。医务人员应该学会说好话：把消极的话说成积极的，把不容易被人接受的话说成容易被人理解和接受的。不要过多地使用专业术语，尽量不使用高科技名词，或者使用专家身份的语言、语气讲话；以平等和尊重的态度，与患者进行交流，不断地宣传健康知识，传播健康生活理念和技能，让健康教育成为主要的医学工作内容，通过语言的表述达到疾病预防和治疗的作用。

（三）医患沟通的步骤

1. 开场　自我介绍，问候患者；关注患者的健康状况；与患者进行眼神接触；保证注意力不分散；将患者引向诊疗过程。

2. 积极倾听　鼓励患者告知其所有的故事，以便识别主要问题；仔细倾听并让患者知道你在倾听；允许患者不被打断地说下去，鼓励其继续或详细阐述；允许沉默，不要显得不耐烦，患者可能需要时间来组织思维；观察患者的情感暗示；使用解释说明的陈述方式。

3. 采集病史　有效地使用"开放式"和"封闭式"问题；无论患者倾诉什么都维持一种冷静可靠的声音；让患者对问题进行修正；控制谈话的时间和进度。

4. 体格检查　告诉患者你在做什么；解释可能出现的不适。

5. 诊断、治疗和预后　谈论时控制语速和语调、言辞恰如其分、使用重复来强调；与患者协商治疗计划；让患者使用"镜像反馈"进行陈述，以确定患者已理解。

6. 结束诊疗　对交流做出一段积极的结束语；给出清晰的随诊指导；准确地告诉患者将来可能会发生的事情。

总之，在行医过程中运用冷静的头脑思考问题，敏捷的操作提高技能，巧妙的言语沟通交流，对每位患者实现公平的治疗。

（四）影响沟通的因素

医患沟通的过程中涉及三方面：患者、医生和健康问题。影响沟通的因素也来自这三个方面。

1. 患者的因素　患者的性别、年龄、文化程度、职业等个人生活背景因素会影响与医生的交流能力。另外，患者所患疾病的症状导致的身体难受程度，对健康和疾病的认识程度，对自己身体的关注度，以及就医时的心境，既往的就医体验，对疾病后果的担忧，都会影响患者与医生交流的内容，从而影响沟通。

2. 医生的影响　医生个人生活背景，个性特征，对患者疾病病情的了解程度，还有谈话时医生的身体状态、心理状态、时间和环境因素等都会影响沟通的效果。医生精神饱满，对病情了解透彻，对诊断治疗有信心，在沟通中就显示出充分的自信，患者对医生信任度会增加，则沟通效果就好。所以，医生要不断提高自己的修为，学会控制自己的情绪，不能将不良情绪带入到工作和服务中。

3. 沟通内容　即患者具有什么样的健康问题？这个健康问题是简单的、复杂的？是否是医生所擅长的领域？患者和医生对这一问题的认识是否具有匹配性等，都影响双方的沟通。另外，沟通的环境也会影响沟通的效果，安静、舒适、有利于保护隐私的相对密闭环境，对患者来说比较具有安全感，利于患者充分表达自己的内心。而在自己熟悉的环境，如病房、门诊诊室，对医生来说更加符合工作状态，在不受干扰的环境中，医生约谈患者，思维更加流畅，不被打断，能够提高医生的自信心。

第二节　人际沟通的内涵

一、医患沟通的内容

（一）询问病史

询问病史、书写病历是一名医生的基本功。在初次就诊的过程中，患者是信息的主要传播者，而医务人员是信息的接受者。病史中包括患者的基本信息：姓名、性别、年龄、职业、婚姻状况等。然后是对现有疾病的描述，即现病史，包括：①什么：感觉是什么？是什么引起的？②何时：症状经常在何时出现？频率？持续时间？③哪里：部位？④程度：严重程度？对生活、工作、行动的影响（影响的内容包括：情绪、关系，尤其是与配偶和其他家庭成员的关系、工作、休闲和社交活动等）？⑤影响因素：引起症状加重、缓解的因素？伴随症状？⑥过程：检查、就医的过程？⑦为什么：您认为是什么原因？此外，还要询问患者的相关背景：既往史、家族史、生育史、个人史等。

需要注意的是，在接受有关疾病的信息时，要关注疾病给患者造成哪些影响？有什么感受？这些感受对患者及其家庭等带来哪些生理的、心理的和社会的影响？另外，询问这些病史时，需要使用开放式提问，让患者进行叙述。熟练而高超的问诊技能，能够获得患者生活与疾病相关的大部分信息，快速建立患者对医生的信任感，又能够体现医生的专业素养，是医生临床诊疗思维过程的体现，也是顺利实现医疗措施的重要因素。

由于受生物医学模式的影响较深，医生询问病史时，养成了将注意力放在患者的疾病上，大多数是从解剖和功能角度思考，而对患者患病后的感受，以及这些感受带来的生理、心理和社会影响等，关注较少。案例 8-1 是在综合医院神经专科中常见的患者。

【案例 8-1】

医生：哪里不舒服了？

患者：我头疼。

医生：多长时间了？

患者：两个多月了。

医生：哪个部位疼痛？

患者：好像没有固定部位，好像以前额为主，好像以头胀为主，有时说不清。

医生：以前碰过吗？有没有外伤？

患者：没有。

医生：疼得厉害吗？此前看过没有？

患者：疼的不是很厉害，也看过。

医生：做过哪些检查没有？

患者：没有做过特殊检查。但是时不时头疼，心里难受。

医生：从目前看可能没有什么大毛病，不放心的话，做个头颅 CT，看看颅内有无肿瘤。

医生从职业角度出发，当患者进门时就开始望诊。看到患者自行来诊，步态、姿势正常，四肢动作协调，五官端正，表情自然，目光配合、平和，言语没有障碍，发音很好，对答正确，思维、情绪协调；说明患者大脑的神经支配系统是正常的。在询问第一句得知是头疼，那么医生的初步判断是，患者没有严重的问题。在第二、三句的询问之后，得到的信息是"病史两月"，医生的思维是基本可以排除有头痛表现的急性脑血管病、颅内感染、外伤等可能会导致患者生命危险的重大疾病。再到第四句当患者说不清是头疼还是头胀，也说不清部位时，医生的判断是患者颅内没有疾病，并给患者开出检查单。

从上述沟通过程看，医生已经达到了沟通的目的，了解了患者此次就诊的目的，了解了疾病的基本信息，并根据自己掌握的信息给以初步专业判断。在这次沟通中医生是以纯生物医学思维进行思考，没有与患者探讨头痛的病因，也没有关注"头疼"对患者来说是什么内心感受，以及由此而对患者及其家庭等带来哪些生理的、心理的和社会影响。但对患者来说，自己来就诊的目的好像还没有完全达到，还有意犹未尽之感。但客观上患者也说不出医生有哪些方面不好。所以上诉沟通过程，双方在信息传递和情绪交流方面都没有做到步调一致，医生只关注了信息传递，而患者不仅关注信息传递，而且希望得到情绪的交流，这样的沟通对患者一方来讲是不满意的。

（二）告知病情

医生在诊查之后，做出判断，根据患者的病情和实际情况，有分寸地告诉患者的病情，是医患沟通的重要内容。对于具有民事行为责任能力的人或者具有自知力的人，应当告知患者所有病情。告知的方式常有口头告知和书面告知两种。

1. 口头告知　最常使用，医务人员向患者简要说明病情和医疗措施，患者也以口头或者行动表达反馈意见，医务人员在患者同意后实施医疗措施，同时书写病历和处方，记录医疗行为。患方遵照医嘱执行，表明知道病情，并同意医方的处置。口头告知是随时随地的发生，是基于医患双方相互信任的基础。其风险则是如果发生医疗纠纷，只能提供人证，没有相应的物证来证明医方履行了告知义务。

2. 书面告知　包括公共信息类告知，手术、特殊检查、治疗知情同意书，还有少数通过书信告知患者病情。

（1）公共信息类：包括一些健康知识的传播，就医流程等，根据受众人群，展示在门诊和住院大厅内患者能够看到的地方。相关信息的介绍，方便患者，引导就医过程有序进行，维护良好医疗环境。

（2）知情同意书：特殊检查、特殊治疗、需要实施手术的患者，医务人员应当及时向其说明医疗风险、替代医疗方案等情况，必须取得患者或者其监护人的书面同意。

知情同意原则是处理医患关系的基本伦理准则之一。医生须提供包括疾病的诊断结论、治疗决策、病情预后及诊治费用等多项内容，知情同意的告知方法具有很强的艺术性和灵活性，但如何告知，没有统一的标准和严格的规定。一方面要告诉患者诊疗存在的风险，另一方面也需要让患者知道有些风险的发生概率是很低的，医务人员既然预知了风险，会努力降低风险，同时应该使患者懂得风险的发生与患者的体质、心理状态、配合程度密切相关。

知情同意书是为了使患者免受不负责任的医疗伤害，尊重患者对自己生命和健康的知情权；而不是为了减轻医生在诊疗过程中的责任，更不是医疗机构的免责声明。知情同意书不能成为医务人员推卸应负责任的手段和凭据。因此，知情同意的签署过程，应该始终以患者为中心，要"进入患者的内心世界，透过患者的眼睛看病。"医生在充分了解病史，理解患者的患病经历的基础上，通过患者充分表达自己对患病原因的想法，来了解患者对其所患疾病的认识，也可以直截了当询问患者对自己患病的想法，理解患者表达疾病对他们生活产生影响的担忧。医生表达出诚实、公开、诚信、同情的态度，赢得患者信任，使医患之间建立针对疾病治疗的伙伴关系。

（三）讨论治疗

医生采取的治疗方案需要和患者本人及其家属进行沟通，征得患者同意后方能实施。这体现了患者对自己身体健康的知情权，也是共同参与的医患关系模式。在与患者讨论治疗方案时，患者的配合程度取决于医生对患者提供的有关疾病的信息。医生要使用简洁的句子和词语给患者提供有关其病情的重要、具体的信息，避免使用专用术语或者模棱两可、含糊其辞的语言；在告知患者的几个阶段上如诊断、治疗、注意事项时，要弄清楚患者对自身病情及其治疗的想法和担心；弄清楚患者的意愿；医生根据患者意愿和实践情况，协商制定治疗方案。这使得患者了解治疗原则、过程、利弊，医患双方需要承担的治疗风险等，使患者感知到疾病和治疗过程的复杂性，明白自己才是自身健康问题的主体责任者，提高自己的主观能动性，积极配合治疗，使疾病能够向好的方向发展。

（四）注意事项

1. 特殊人群的沟通　在沟通过程中，需要注意对于法律保护的特殊人群，如儿童、老年人、没有民事行为能力的人，需要与患者家属或者法定监护人沟通，并确定其与患者之间的关系。对于某些需要紧急救治的患者、家属不在或者不能行使法律责任的特殊情况，需要医院的行政部门审批或者备案，医生需要在遵守诊疗规范和法律权利之间做好平衡。

2. "告诉患者坏消息"　在澳大利亚的全科医生沟通技能培训中，"告诉患者坏消息"是全科医生需要掌握的基本沟通技能。所谓"坏消息"，就是患者被检查出预后不良性疾病，尤其是患者没有思想准备而被查出患有难以治愈恶性肿瘤，根据疾病发展规律预计患者生存期不长的患者，此时全科医师要告诉患者。鉴于我国与西方国家的文化差异，虽然目前我国社区中的全科医生首次去告诉患者坏消息的机会较少，但是掌握困难情境下的沟通，对全科医生的沟通技能具有很大的提升。随着分级诊疗的实施，社区首诊也将成为我国医疗发展趋势。下面简单介绍一下有关告知患者坏消息的方法。

在医生准备告诉患者"坏消息"之前，需要做好准备：从患者及其家属已知或理解的信息开始；弄清楚患者想知道什么；认真倾听，及时反馈，表达自己对患者的关心；了解患者自己处理这些问题的办法；给予患者切合实际的希望。可以采用 SPIKES 六步法，缓慢推进：①S（setting，选择环境）：用坦诚、开放的语气，在自己熟悉的环境中，亲自告诉患者疾病的结果；如果觉得患者不能承受，或者需要有第三人在场，则征得患者同意，请患者的家属、亲人或者其他相关人员一起来，当面告知。②P（perception，了解认知）：用患者能听得懂的语言，先了解患者知道了多少。如"你对这个情况是怎么看的？你考虑过是什么疾病吗？你觉得会是什么？"评估患者在这个阶段的感受是什么。③I（invitation，再次探询）：根据患者的文化程度和理解能力，了解患者想知道多少。"你听说过这个病吗？想详细了解吗？""需要给你解释一下吗？"如果了解到患者对自身疾病的认识，就能判断出患者对疾病的态度，以及是否愿意与医生合作。④K（knowledge，告知情况）：做好支持和教育工作。了解患者是怎样的性格特征的人，做好支持和教育工作，采用患者能理解的方式来解释诊断结果，列出治疗计划；与患者讨论可能的预后；让患者说出自己的想法和感受。⑤E（empathy，表达同理心）：对患者的感受给予反应，鼓励患者提问题；向患者表达理解、同情和提供支持。如果患者情绪激动，发泄不满，则以包容的态度冷静的倾听。给患者提供时间，让患者充分表达情感。⑥S（strategy and summarize，建议与总结）：等患者情绪稳定后，提出可供患者参考的诊疗计划和建议，取得患者的积极回应，进行总结与确认。

每位医生都需要根据接诊的实际患者情况，结合当时的情境选择沟通的方式。

二、评估先于沟通

希波格拉底说"了解你的患者是什么样的人，比了解他们患了什么病要重要得多"。但是怎样了解患者是什么样的人？这涉及人际知觉。人际知觉是指对于交往的人的认知。了解对方是怎样一个人，需要从两个方面进行，身体和心理。决定是什么样的人，更多的是从心理层面而言。个体的心理层面包括思维、情绪、行为和个性特征。个体具有什么样的性格特点和价值观，决定了患者生病后的行为表现。医生对患者的心理层面的认识，除了相应的医学理论、心理学知识外，还与医生的智力、态度、爱好、需求、看法有关，也与医生的性格特点、既往知识、经验储备，对事物或人的预先准备状态、期待，以及对事件整体认识有关。

全科医生应该提高自己的感知觉能力，能够从患者外表、行为、情绪等来分析、判断患者思维过程，根据其语言内容判断其内在特质、健康信息等，并在沟通过程中不断修正自己的判断，做到先评估、后沟通，边评估边沟通，有的放矢。

（一）身心一体，综合评估

在人际交往中，交流双方的第一印象是感性认识，是非常重要的，它对进一步的交往关系有实质性的影响。医生应该利用第一印象，在首次接触患者时尽量完整和准确地"望诊"，仔细地观察和感知患者的外貌、表情、语气、姿势、手势等身体语言。医生对患者病情判断的准确度，对患者帮助的程度，取决于医生的医疗技术水平，更取决于医生对患者心理状态的感知和理解程度。

医生在初次接触患者时，需要仔细观察患者，了解其生理、心理特征。患者的心理特征是隐含在身体和行为中；包括思维、情绪、行为和性格，思维又包含多种心理品质如智商、情商、兴趣、需要、动机，以及压力应对方式等。

全科医生需要善于应用自己的感官，从接诊患者的第一时间起，就需要对患者进行评估。可以从以下几方面：①外表和动作：关注患者的非语言线索，包括性别、年龄、表情、衣着、步态、有无陪同人员等，还有与陪同人员的互动关系。注意患者与你的目光接触，以及患者的动作的流畅性、协调性、合理性等。特殊的动作如不安、踱步、迟滞等对诊断疾病有帮助。②言语：要注意患者语言的质和量，包括说话的语速、语气、使用的词汇等，反映了患者的思维能力、文化修养、病情轻重程度等，特殊的说话方式对患者的疾病诊断和判断轻重有帮助。③情绪：可以从患者的表情、动作、语言、表达方式中获取有关患者情绪的信息，抑郁、焦虑、不安、狂躁还是冷漠。④内心想法：患者就医的真实目的，想解决的问题，对医疗的信任程度，对医生的配合程度等，都可以在医生一边问诊、查体，一边观察和做初步的评估。医生对患者的个人生活史了解越详细，对患者的评估就会越全面。

全科医生在接诊中要充分的运用自己的感官，做到看、听、说相结合，全方位的评估患者。要时刻观察（即看）患者反应，对患者的非语言和语言暗示要敏感并做出相应的反应。要耐心倾听（即听）患者叙述病史，不要随意打断患者的叙述，要听出话外之音；倾听的作用还在于，通过讲述病史，患者因患病导致的不良情绪得到宣泄，感觉到了医务人员的理解，心情得到极大的安慰，从而能够建立起对医生的信任感。在看和听的基础上，告知（即说）患者病情，选择适合对方的语言、措辞和方式进行告知，不能只是为了完成任务，只是告诉患者真实情况；要鼓励患者表述自己对疾病的疑惑；客观的、实事求是的，根据患者的承受能力有选择地进行告知；对不确定性问题和/或没有定论的问题也应当坦诚相告。

如果案例8-1中患者就医时，医生进行初步判断后，先给患者解释说："从你的病史和我给你做的检查情况来判断，可能没有什么严重问题，可以先观察一段时间，如果有新变化再行进一步的检查，如果不放心，也可以先做一下检查。"这样说患者可能不会有不满意情绪。

下列患者行头颅CT检查之后，医患之间的谈话：

【案例8-1】续

医生：头颅CT片显示没有问题，你可以放心了。

患者：可是我为什么头疼？有时疼得厉害，还影响睡眠。

医生：可能是太劳累了，休息一下。

患者：有这个可能。半年前我赶做一个项目，每天熬夜到凌晨，睡不到2、3小时又要起来画图。结果还失败了，受到领导责备。唉，你说窝心不？

医生：我能理解你的心情。那么现在这件事过去了？

患者：项目已经结束了。可是我给人留下无能的印象，而且我现在老头疼，所以担心。

医生：你已经知道自己脑内没有问题，可以安心了。同时要规律生活，适当参加锻炼，放松心情，跟同事和朋友多交流，需要用一些帮助睡眠的药物吗？

患者：药物是安眠药吗？我就不用了。检查过没有问题我就放心了。而且听您这么说，我心情也好一些了。我回去好好锻炼，做到生活规律，有什么问题我再来看。

通过与医生的沟通，患者自己认识到自己疾病的来源，诉说内心苦闷之后得到医生的理解和鼓励。对患者的头疼症状有很大改善。在这段话中，医生传递的信息是头痛是由不规律的生活和工作压力造成的，没有器质性疾病，改变生活方式就能好转，而且医生表达了对患者境遇的理解，使患者感到温暖。患者传递的信息是自己也认为脑子里没有问题，只不过不放心，需要医生帮助确定；其次，医生感知到了其工作辛苦，所以心里舒适多了，而且跟医生述说了心中不快，原本郁闷的心情得到了释放，医生又关心其生活，并进行指导，使其感觉到温暖，恢复了信心。

（二）评估患者，关注精神

全科医生面临的患者具有宽泛的临床症状，具有很多不确定性因素，疾病发展早期，症状轻微，难以判断轻重缓急，诊断相对困难；但是疾病发展后期，症状重，诊断相对容易，却失去早期救治的最佳时机。因此全科医生要在短时间内给以初步判断，需要扎实的临床基本功，同时需要独具慧眼，早期识别疾病和患者。

由于生物学因素的影响，临床医生的诊断思路容易被患者的躯体症状所引导，重点停留在疾病的诊断方面。但是，研究显示，我国综合医院门诊初诊患者的疾病种类中，略高于 1/3 的患者是躯体疾病，不足 1/3 的患者是心理疾病，即神经症，还有 1/3 的患者是与心理因素密切相关的躯体疾病，即由心理、社会事件引起的躯体不适，包括心身反应、心身障碍、心身疾病等。

躯体疾病，临床医生容易识别，沟通相对简单；心身疾病患者识别困难，沟通有特殊方法。下面所列是在社区中常见的精神心理性疾病，根据其精神损害程度，从重到轻分别描述：

1. 躯体疾病伴发的精神障碍　躯体疾病伴发精神障碍往往在原有疾病基础上出现了与疾病不相称的精神症状，如思维紊乱、谵妄、幻觉、性格改变等，常见于颅脑疾病患者如脑血管病、癫痫、帕金森病、慢性酒精中毒患者，也见于急性发热、外伤、严重疾病导致脑缺血缺氧性改变者，以及长期慢性疾病的后期的患者。

2. 情感性障碍患者　常见的有焦虑状态、抑郁状态、焦虑/抑郁并发症，以及各种神经症。焦虑症表现以躯体自主神经功能失调症状为主，常见为胸闷、胸痛、气急、心动过速伴肢体发麻、出汗、发抖、头晕、恶心、失眠等多种躯体不适，严重则伴发惊恐障碍而反复到急诊科就医。抑郁常表现为疲劳、精力减退、丧失兴趣、食欲减退、体重下降，失眠伴有胸闷、气急，甚至有绝望感。这些患者多数有躯体症状来就诊，但存在突出的情绪改变。

3. 躯体形式障碍　分为未分化的躯体形式障碍、疑病障碍、躯体形式的自主神经功能紊乱、持续的躯体形式的疼痛障碍、其他形式的躯体形式障碍等亚型。是一种以持久地担心或相信各种躯体症状的优势观念为特征的神经症。临床主要表现是患者反复诉述其躯体症状、反复要求或请求大夫给予各种医学检查。尽管体格检查没有阳性体征，辅助检查结果也呈阴性，患者仍然无视医生的再三解释，相信他患有某种躯体障碍。或者即使患者患有某种躯体疾病，但这些躯体疾病并不能解释患者所诉障碍的性质、程度、不能解释患者的痛苦。虽然医生有足够的理由相信患者的躯体症状与患者持续的应激性生活事件和心理冲突有关，但患者常常拒绝承认其症状具有心理原因。患者有各种躯体不适的主诉，有强烈的情绪体验，就诊于各级医疗机构，或者在临床各个科室之间寻求帮助。医生应该具有足够的医学知识和智慧，识别出此类患者。

4. 心身疾病　经典的心身疾病有消化性溃疡、局限性回肠炎、溃疡性结肠炎、支气管哮喘、原发性高血压、甲状腺功能亢进、类风湿性关节炎等，此类疾病有躯体的病理性改变；其次是以生活方式为主要诱因的慢性非传染性疾病，如恶性肿瘤、糖尿病、心脑血管病等也属于心身疾病的范畴。心理因素对心身疾病的发生、发展、加重或者缓解过程，具有很强的影响。此类患者多数回避或否认心理因素在躯体疾病发生、发展的影响。

（三）因人因病，区别沟通

【案例8-2】
患者：医生，帮我开一些降血压的药物。
医生：好，我先给你量一量血压。血压160/100mmHg，你的血压控制不好，你的药物是怎么服用的？需要调整一下吗？
患者：不用了，我的血压我自己知道，很难调整好！我看了很多专家，药物给我调了好几次了都不行。

从言行、态度中明显地看出患者对医生的不信任，而且患者对高血压病的认识不到位，把降压的重点放在药物治疗上，没有注意到非药物治疗对血压控制的重要性。

医生要有敏锐的知觉，在首诊接触患者时，判断其是怎样的一个患者，具有什么样的健康信念？从而采用相应的沟通方式。这要求医务人员具有较高的医学人文素养和语言运用能力，要有全人的观念，针对不同的人，生的不同"病"，采用不同的沟通方式。

1. 躯体疾病的沟通 对于单纯生理因素所导致的疾病，尤其是急性疾病，患者对突然发生的躯体变化没有思想和心理准备，对疾病不了解，对疾病带来的生活改变心情焦虑、紧张。医生应该争取在第一时间内进行沟通，沟通的目的以说明病情为主，包括诊断、治疗、费用、预后等。病情表述要清晰，语言可以简洁，语气应该坚定，态度要坚决。对患者伴发的情绪反应，应以安慰、鼓励为主；对慢性疾病患者，则要注意其心理变化，及时给予理解和支持。

2. 躯体疾病伴发精神障碍的沟通 对于躯体疾病伴发精神障碍者，重点以治疗躯体疾病为主，对伴发精神心理问题者，以理解、安慰、解释、鼓励为主，同时与患者家属或者监护人做好沟通，包括病情、进展、预后等。此类患者急性期过后多数遗留有一定的脑功能障碍，其思维能力有所改变，情绪容易激动，对这类患者的沟通要以安慰、安抚、鼓励、支持为主。

3. 情感性障碍患者的沟通 抑郁症、焦虑症的发病有一定的生物学基础，在疾病发作期，应以药物治疗为主。同时，以极大的耐心诱导患者讲述生病的过程，倾听患者的叙述，与患者建立信任关系。当患者经过药物治疗一定时间后，可以在信任的基础上适时引导患者建立和反思自己的思维习惯，正确认识自己和疾病，必要时转诊患者到精神心理专科进行咨询或辅导。

4. 躯体形式障碍患者的沟通 如果全科医生在接诊中，怀疑患者有躯体化障碍的可能，应及时转诊到精神心理专科明确诊断，慎用创伤性检查和/或治疗手段。如果患者拒绝讨论心理问题，拒绝心理专科就诊，则鼓励患者坚持定期前来复诊。对于此类患者，医生在准确识别的基础上，以极大的耐心，从下面步骤来帮助患者：①理解性倾听：鼓励患者述说患病后的感受，赢得患者信任；②向患者表达同情：同情因病而造成的痛苦，理解其迫切求治的心情，充分肯定患者为战胜疾病而做出的努力，鼓励其继续战胜病痛的信心；③引导患者叙述自己生病的过程：通过患者讲述自己生病的过程，描述生病前后内心的想法，思考引起疾病可能的原因，引导患者总结自己的思维、情绪和行为，与疾病的关系；④利用"天人合一"的道理，引申到"心身一体"的观念：让患者认识到人类身体与心理的整体性和复杂性，思考自己心理与身体之间的关系；⑤观察患者的反应，适时反馈：如果患者表现出疑惑、沉默，不自我辩解，不反驳医生，就有可能反省自己生病的心理因素；⑥改善躯体症状：用药物控制症状、改善睡眠；⑦安慰和鼓励患者：根据患者的反应，给予安慰，如"我很能理解你，你很痛苦，又检查不出来什么具体疾病，家人也不理解你，他们不能体会你的痛苦"，"你看，检查了这么多，没有检查出什么严重疾病，应该是好事"，"经历了这么长时间，看了这么多医生，虽然没有治愈，但总体来说也没有恶化，是不是"；⑧建议患者接受症状：在药物改善躯体不适的前提下，建议患者"现在好多了，保持现状，有些轻微的难受先忍一忍，试试看，会怎么样？"引导患者逐渐接受"有些难以消除的症状，与其要求治愈，不如接受他，与之共存"的建议，从而减轻患者为了消除症状而到处求医引起的焦虑和痛苦。

躯体形式障碍的患者在社区卫生服务中并不少见，全科医生如果能够对这类患者及时识别并用恰

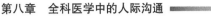

当的语言进行治疗帮助，则减少了患者不必要的检查和治疗，减轻患者心身痛苦。

5. 心身疾病患者的沟通　心身疾病患者的沟通，应等同于躯体疾病沟通方式。因为精神心理因素只是疾病发生的部分原因，无论是医生还是患者都不会优先考虑心理、行为因素。但是心理和行为因素对高血压等慢性病具有很大的影响。全科医生可以利用接触患者较多的便利，给予健康教育，引导患者思考自己在慢性病管理过程中发挥自我管理作用。

对案例 8-2 的患者，如果全科医生以"全人"的观念判断患者是怎样的人，调整沟通策略，则可以从容应对。

患者是位中年男性，体型超重，腹型肥胖，面色红润，脖子短粗，声音洪亮。其衣着时尚，面料考究，腋下夹着质地高档的皮包。初步判断：患者属于高血压病好发的年龄，体型肥胖，说明饮食缺乏节制，运动少；衣着、包饰都显示患者经济条件较好，赴宴或饮酒机会多。心理层面：患者对自己各个方面比较满意，自认为事业成功，经济富裕，处理事情得心应手，社交广泛，属于自信心较强的人。首次来社区，可能是身边没有降压药物，属于应急、就近，图便利，他没有将社区卫生服务中心作为自己的医疗地点，没有想过以后再来社区，也没有听从全科医生建议的想法。对于这患者，医生根据自己掌握的内容，可以试着从下面入手：

【案例 8-2】续

患者：医生，帮我开一些降血压的药物。

医生：好，我先给你量一量血压。血压 160/100mmHg，有些高，有不舒服的感觉吗？

患者：没有。只是我的降压药没有了，昨天没有吃，今天也没有吃，刚才路过这里就想来开点降压药。

医生：你以前的血压怎么样？

患者：也高，不过是忽高忽低，高的时间多，正常的时间少。不过今天血压高的有些多了。

医生：平时有多少？

患者：经常是 150/（90～95）mmHg，也有 130/80mmHg 的。你看都在病历上写着。

医生：哦，是某某主任看的。他是这方面的专家。他的号很难挂的。

患者：不仅是他，全市很多知名专家我都看了，调了不少次药物了，就是不稳定。很少能稳定在正常以下，要是能稳定在 130/80mmHg 就好了。你说，还有什么好办法？

全科医生根据初步判断，没有急于给出建议，而是关心的问候有无"不舒服"的症状；患者理解了医生的善意，解释了自己的病情和开药的原因。医生再次表达了关切，同时说"专家号难挂"，暗诩了患者社会能力强，使患者得到鼓励，激发了患者叙述自己的愿望。医生简短的提问点到要害，"患者血压控制不稳定"，显示了医生的基本功，暗示"我很关心你，你的问题根源我知道"。至此，患者对全科医生有了初步的认同，愿意听听全科医生对自己血压的看法或者建议。但这种关系还不是信任关系，而且不牢靠。全科医生并不要急于给出建议，还应该进一步了解患者情况，验证自己对患者的判断。

医生：我看你很健壮，你体重有多少？

患者：你是说我太胖了！我也知道需要控制体重，但是我做不到，没有办法，我工作忙，应酬多。

如果患者能够打开话匣子，述说自己的很多生活、工作事件，医生通过患者的叙述，了解发病过程，治疗情况，目前问题等。通过叙述，患者抒发了患病的烦恼，对高血压病的担忧，对生活状态的担忧，和对血压控制不良的担忧，舒缓了情绪，对控制血压有很大帮助。患者述说得越多，对医生的信任度就越高，遵从医嘱的可能性就越大。

医生对患者的了解越多，对患者理解也越多，也越能够得到患者的信任和尊重。所以，全科医生应该足够的机敏，不断反思自己对患者的感知能力，调整自己的沟通方式，提高沟通技能。表 8-1 列出针对不同层面的健康问题的常见沟通方法，可以看出，生理层面的健康问题沟通相对直接、简单，而心理和社会层面的沟通则需要间接而复杂的沟通方法。

表8-1　对于不同层面健康问题的沟通方法

	问诊过程	告知病情	讨论治疗
生理层面	直接，简单	直接，简明扼要	直接，指导
心理层面	间接，倾听，开放式提问	间接	间接，引导
社会层面	间接，不定	间接，不定	间接，不定

三、沟通技能培养

沟通技能是操作性能力，需要不断练习和总结，熟能生巧，对自己和交流的对象了解越多，沟通就越顺利。根据沟通具有随时性、双向性、情绪性、相互依赖性等特点。医学生在学习阶段，就要注意自己沟通能力的培养。

（一）人文素养的修炼

沟通是两个不同个体的思维对话、能量交换。医生根据个人生活背景，所受的医学能力的培训，在限制的时间内，针对来诊的患者要求，以自己最方便、最可靠的方法实施医疗服务。高明的医生注重对疾病的预防工作，要充分利用与患者接触便利、密切的机会，以自身的形象、知识和技能还有语言功能来影响居民，营造一个积极向上、健康的生活方式，尽量远离疾病。全科医生要将生物医学、心理学、社会学等知识融会贯通，吸收文学、历史、哲学中优秀的思想，努力将自己培养、修炼成为高智商、高情商、高品德修养的人，保持积极的生活方式，良好的心理状态，对居民起到榜样和引领的作用。

（二）增强对自我的认知

目前对医学生的培养，重视医理的学习。沟通也都是从认识患者、应对患者、预防医患矛盾的角度去训练，而且培训内容都停留在医学技术层面，很少从医生的自我特点、从医患之间匹配程度方面反省。

因此，医学生在学习期间就要反思自己是否适合做医生，是否能够始终如一坚守医生应该具备的品德。工作后更应该不断反思，进行自我修正：①举止行为是否得当：衣着、配饰是否符合职业身份？肢体语言是否恰当，是否符合患者的心理需求？②语言运用能力如何：所说的话是否合适，对患者起到怎样的作用？③如何调整和控制自己的情绪，使工作不受影响？④自己技术的优势有哪些？还有哪些不足？如何做到患者利益最优化？⑤对沟通局面的掌握能力：自己是否足够机敏地观察到患者的反映？相应地调整自己的言行？对健康问题的知识储备能否胜任解决患者的疑问？⑥不断反省，逐步提高：这件事的处理是否恰当？还需要哪些方面的改进？对患者的帮助体现在哪里？是知识、技能、态度还是行为？

"活到老，学到老"，不仅是针对知识，更重要的是对生命的认识，对自我的认知。

（三）加强对服务对象的认知

全科医生所服务的人群非常复杂而广泛，涉及社区所有人群，各个年龄段，不同疾病种类。感知患者是怎样的人，而采取相应的沟通方式是有效沟通的前提。但是在短时间内判断患者是怎样的人是困难的。患者是以融生物-心理-社会于一体的患病的"人"的整体形象出现在医生面前，如果医生只想到患者所患的"疾病"，那么医患之间的思维偏差就容易导致沟通障碍。全科医生需要从生物、心理、社会三方面看患者。由生物体演绎出躯体的生理功能和病理改变，由心理层面演绎出正常心理状态（常态）和异常心理状态（精神病性），社会层面由其个人（性别、年龄、体态），延伸至其家庭（家庭角色、家庭地位、家庭生命周期），再延伸至社会角色（职业）等。全科医生需要统揽全局的思维方式，从三个三维角度，即生物-心理-社会，个人-家庭-社区，预防-治疗-康复，掌握沟通的主动权，达到建立关系、促进健康的沟通目的。

第三节 人际交流的基本技巧

世界著名的成功学大师戴尔·卡耐基说："一个人事业的成功只有 15% 取决于他的专业技能，另外的 85% 要依赖人际关系和处事技巧。"人际交流技巧，包括语言的和非语言的交流技巧。全科医生需要不断学习沟通的技巧，结合自身特点，不断修正，在实践中提高人际沟通的技能。

一、非语言交流技巧

（一）非语言交流技巧的内容及意义

美国社会心理学家拉莫宾曾指出：一个信息的传递=7%的语言+38%的语音+55%的非语言。非语言信息包括了肢体语言、眼神、手势等，又称"身体语言"。大多数沟通的信号是由非语言信息所传递的，在面对面的沟通过程中，65%的信息也是以非语言信息传达的，交流双方的面部表情、语音语调、目光手势等所表达的意义，补充了语言信息的意义，并赋之以某种情绪色彩。非言语信息内涵很多，英国学者乔纳森·西尔弗曼在其所著的《医患沟通技巧》中详述了非语言沟通的内容（表 8-2），非语言行为及其意义（表 8-3）。医务人员不仅要密切注视患者及患者家属的非语言信息，洞察其中的含义，理解对方的思想、情感。而且要控制自己的非语言行为，恰当应用好自己的身体语言，从而提升自己的形象，赢得患者信任。

表 8-2 非语言沟通的内容

种类	内容
姿势	坐，站，挺直，放松
接近	空间的使用，交流者之间的物理距离和位置
身体举动	手和胳膊的姿势，坐立不安，点头，脚和腿部的移动
面部表情	扬眉，皱眉，微笑，哭泣
眼部行为	目光接触，注视，瞪视
声音线索	音调，语速，音量，节奏，沉默，停顿，语调，言语错误
时间的使用	早，晚，按时，超时，匆忙，反应迟钝
身体仪容	种族，性别，体型，衣着，打扮
环境线索	地点，家具布置，灯光，温度，颜色

表 8-3 非语言行为及其意义

非语言行为	可能表明的意义
直接的目光接触	准备交往、关注
注视某人或某物	全神贯注、刻板或焦虑
双唇紧闭	决心、愤怒、敌意
摇头	不同意、不允许、无信心
发抖双手反复搓动不安	焦虑、愤怒
脚部打地板	无耐心、焦虑
耳语	难以泄露的秘密
沉默不语	不愿意交谈、全神贯注
手心冷汗、呼吸浅、瞳孔放大	害怕、惊恐、正性觉醒（兴奋、感兴趣）
脸色苍白、脸红	负性觉醒（焦虑、窘迫）

（二）非语言交流注意事项

结合实际，全科医生在非语言修饰方面需要注意的事项：

1. 注重外在形象 医生被赋予"健康所托、生命相系"的重任。全科医生的工作地点多数在基层，与居民接触密切。作为健康守门人，自己在日常生活中应该是健康行为的践行者，对居民的健康行为起到引领作用。在行医过程中更应该注重自己的形象，使自己的着装、表情、动作符合医疗专业服务的要求：做到干净、整洁、恰当、精炼的感觉，并与自己的年龄相符；不要佩戴过多的装饰品；鞋子舒适、合脚，不要有过响的鞋底，尤其在病房之中走路要轻盈。要使自己的态度、语言、语气表现出稳重、认真、敬业、可信赖、有力量的形象。医生沉着冷静、坚定自信的言行会给患者增加信心，稳定患者的情绪。

2. 表情丰富恰当 医务人员由于特殊的职业需要，面对的都是病痛或死亡等不良事件，所以控制自己的内心世界保持平静，表情平和，不急不躁，不过喜过怒，与患者交往的境遇相匹配。不能面无表情，冷若冰霜；也不能虚情假意，满脸堆笑。对于各个服务行业都提倡微笑服务，也要掌握分寸。对患者遭遇痛苦时，应该表现出"感同身受"，表达同情、关心、支持等与患者情绪和/或者境遇相当的情绪；不应该有忽视、漠视、嘲笑、得意等情绪。医疗行业的微笑服务应该是"当笑则笑"，笑的真诚友善，自然大方，得体有度，不适宜有悖情境的表情或动作，以免造成患者误解。

3. 姿态手势合理 医生姿态包括坐姿、站姿、行走的姿态都要合乎自己的身份。医生检查患者要态度认真，身体微微前倾，行为端庄稳重大方，保持合适距离，注意患者隐私保护，男医生与女患者之间接触时行为、举止不能使人产生歧义，应该有第三方人员在场。对患者疑惑问题解答时要面带笑容，与对方目光接触，领悟对方交谈时的感受和情绪。对危、急、重症患者抢救或家属情绪不稳定时，可以握住患者的手，给对方以支持和力量；也可以适当地拍拍患者的肩或者背部，给以安慰和鼓励。对老年人、儿童、认知功能不全的人员，要与患者的监护人进行沟通，同时把握好分寸，使用恰当的语言。

4. 获取患者非语言信息 在很多情况下，非言语性语言可能是交流过程的最重要部分。诊断疾病的基本功就是望诊。望诊除了关注患者的躯体疾病，更要注意患者的语音语调、面部表情、躯体动作和姿势、目光传递的信息。一眼望去，判断患者性别、体型、大致年龄；看穿着、装扮，判断其生活水平、职业特点；听口音，判断是哪里人，可能的生活饮食习惯；根据其谈吐语气、语态，所用语汇，了解其文化程度，受教育情况，以及思维能力；观其面部表情、神态、语调，判断患者来诊时的情绪怎样、心理状态如何；根据其动作、语音、语速，判断其病情轻重；根据其表达方式，了解其性格特点；望面色，大致了解病位在哪一个脏腑；根据陪同人员，看其家庭是否幸福，家庭成员关系是否和谐等。

医生要敏锐地观察患者的非语言信息，也要时刻修正自己的非语言信息。患者在生病后都很敏感，他们会从医生态度、表情，检查患者的部位、动作，谈话的语调、内容，开的各种检查申请单，治疗的方式等过程猜测自己的疾病及严重程度。敏感的患者还从医务人员的言谈举止中联想或揣测医务人员的意思。医生在工作时，要时刻注重自己的职业形象，不在病患面前谈论与疾病无关的内容。

二、积极反应的技巧

（一）积极主动的倾听

许多人都抱怨说自己没有口才，认为自己搞不好人际关系是因为不会说话。事实上，沟通中"听"比"说"更重要，听"话"是一种非常高深的艺术。且看古字"聽"（听）是由"耳、目、心、王"组成，就是用耳听，用目看，用心想，并且要专注，才能成为"王"者。基于"同理心的倾听"要做到"耳到、口到（声调）、手到（肢体动作）、眼到（观察）、心到（用心体会）"。积极的倾听是把自己的知觉、态度、信仰、感情以及直觉，都投入到倾听中去，把注意力放在对方身上，并对对方说的内容进行积极反馈，进行适时的提问、迎合，或者直接阐述自己的理解等。而消极的倾听，则仅仅把自己当作一个接受声音的机器、面无表情，毫无反馈，或者一边埋头书写病历或开辅助检查单，似乎在听，既不看患者，也不给患者以反馈，给人以冷漠的印象。常有患者抱怨"医生都没有抬头看我一眼，我话还没有说完，他就把化验单开出来了。"这样的医生其技术水平再高，也难以赢得患者的信任。所以，英国剧作家索美·毛姆早在19世纪就在自传《总结》中写道："很多人都想跟别人谈论自己，可就是没什么人愿意倾听。缄默是在遭到无数次冷落之后的虚假性格。医生应该慎言，应该倾听，医生的耳朵要不厌其烦。"

所以，医生在对患者沟通时，尤其在询问病史环节，对患者的叙述应该采用主动的倾听，要营造一种气氛，使患者感到自在和安全。在与患者讨论治疗时，要使患者享有充分的发言权，肯定患病后的各种感受的真实性，理解患者的困境，使患者释放不良情绪，缓解心身痛苦。

（二）及时正确的反应

感知对方的感受，并能设身处地理解对方的感受。在倾听别人说话时，用心体察话语背后的深层含义，即"弦外之音"。要观察对方的面部表情和身体姿态，并积极主动、及时地反馈，包括目光交流、面对谈话者、姿势前倾、不时地点头、微笑、恰当提问等。要做出正确的反应，对对方的感受有识别、理解、概括，随时调整自己感知的正确性，不要急于下结论，做无关或无意义的应答或评论，更不要随意否认患者的主观感受。医生应该足够机敏地总结患者的意思，应用反映性倾听，猜测患者的内心困惑，用不同的措辞和语句进行归纳、总结和重复，但不改变患者说话的意图和目的。甚至把患者不好意思说出来，或者不便明说的有些想法和感受用对方可以接受的语言说出来，以判断自己理解是否正确。

【案例8-3】

患者：医生，我最近咳嗽得很厉害！

医生：是不是感冒了？

患者：我也不知道，以前也咳嗽，但没有痰，现在有脓痰，有时还带血丝。

医生：有慢性支气管炎吗？

患者：可能，最近3个月咳嗽得越来越厉害了，而且人瘦了不少。

医生：不会得了肺癌吧？昨天有个患者情况和你一样，检查出来是肺癌。

这位医生对患者的症状描述反应非常迅速，但是没有认真的倾听，恰当的提问，在病史资料不全的情况下，随意下结论，增加患者心理负担。

正确的反应方法应该是：首先，接受患者耐心的、不加任何评判性地接受患者所说的话。表现为耐心倾听，不做安慰、辩驳或者赞同的意见，只是以点头或者"嗯"、"继续说"、"还有吗"等鼓励患者表述，承认患者具有自己的想法和感受的合理性。其次，详细询问病史。在问诊过程中安慰患者，如"哦，你担心咳嗽？请详细描述一下怎样严重了？"、"很多原因都可以引起咳嗽，我们来仔细排查一下！"在患者述说过程中，释放焦虑情绪，医生也掌握了患者的病史信息。同时，也使患者感觉到医生是设身处地的从自己的角度出发，理解自己的担心。最后，仔细查体。是从语言到行为鼓励、安慰患者。"可能有炎症，但是还不确定，需要再做些相应的辅助检查。"这样做，不仅让患者感觉到医生的认真、严谨，自己的担心和焦虑也得到缓解。

医患沟通是一个互动的过程，在诊治工作中，积极的倾听是正确反应的前提。积极的倾听可以获得正确的信息，准确抓到对方观点，修正医生对患者信息的误读，不仅可以帮助诊断，而且通过医生的语言和态度可以使患者感觉得到了安慰。正确的反应，包括适度的沉默，留给自己和患者充分的思考时间；还包括恰当的提问，可以补充病史资料，使患者充分地表达自己的内心，避免曲解患者的观点，避免医生轻率地下结论。

三、语言交流技巧

说话的技巧，表达的艺术，情感的反应，对于人际交流的成功有着直接的作用。语言运用是表达的形式，思维的能力则反映在语言的内容。所以，交流中理解对方的心理需求，是非常重要的。语言的使用需要注意以下方面：

（一）平等交流

人际交流的过程无论是信息沟通，人际感知，还是通过人际相互作用来影响对方，达到自己的目的，都应该在双方平等基础上进行。在与患者沟通中，用尊重患者人格的礼貌性语言，切忌因为患者不懂医疗专业知识，而用冷淡的、严厉的、刺激的、激怒性、嘲笑的语言对待患者。

（二）正确提问

要想知道更多的信息，必须让对方畅所欲言。要想要对自己有用的信息，必须学会正确的提问方式，根据不同情况使用不同的提问方式（见表8-4）。

表8-4　提问的分类

提问用词	提问的类型	患者通常的回答
什么	开放式	事实和描述性信息
怎么样	开放式	过程和顺序的信息
为什么	部分开放式	解释和防御
什么地方	略微开放式	关于地点的信息
什么时候	略微开放式	关于时间的信息
谁	略微开放式	关于人物的信息
是否	封闭式	具体信息
能否、愿否	祈使式	发散的信息，有时被拒绝
我好奇你肯定	间接式	对想法和情感的探究
如果	投射式	关于判断和价值观的信息

全科医生在收集资料的时候尽量使用开放式提问的方式，来获取更多的信息。开放式的提问方法，可以引导患者自由讲述，以便了解更多信息。

"请问，有什么需要我帮助的？"
"在什么情况下发现的？"
"还有什么不清楚的？"
"能够详细说一下是怎么发生的吗？"
"请仔细地描述一下过程？"

使用封闭式的提问，要求患者回答是与否，在某些情况下患者叙述比较含糊，为了明确患者的意思可以用封闭式的以明确信息。

"我是不是可以这样理解，你认为自己的病治不好了？"

使用追问性问题，了解患者的想法。

"你说吸烟诱发了哮喘发作，你考虑过戒烟呢？"
"你认为自己戒烟的难处在哪里？"

使用启发性问题，使患者思考，自己承担有关自身健康的责任。

"脂肪肝与肥胖有关，吃减肥药物可能损害肝功能，你认为该怎么做？"

以【案例 8-1】为例，如果医生一开始就使用开放式的提问方式，由患者自由叙述，患者可能就不会有不满情绪，甚至不用去做头颅 CT 检查。

医生：有什么需要我帮助的吗？

患者：我也说不好，好像有些头疼？

医生：能够详细地说说是怎么回事？

患者：这 2 个多月我好像头部有些不舒服，也说不清楚是疼还是胀，有时重，有时轻，好像也没有一个固定地方。头疼的时候按按太阳穴好像也能减轻一点，但有时又隐约有疼的感觉。刚开始我也没有太在意，这几天没有睡好，好像疼的感觉加重了，就有些担心，害怕是不是有什么大病。

医生：你说你担心，担心什么呢？

患者：我也不知道，我想不会生肿瘤吧？！可是，也没有碰过，也没有摔过，就是说不清楚的不舒服。

医生：你说这几天没有睡好，是怎么回事？

患者：（叹气）唉！半年前我赶做一个项目，每天熬夜到凌晨，睡不到 2、3 小时又要起来画图。本以为志在必得的，没有想到项目没有被批准，这也就罢了，没有想到还被领导批评了，说我不认真。唉，你说窝心不？

医生：（沉默，同情地看着患者，等待他继续说）

患者：当时心里非常气愤，过后又觉得委屈。领导不理解，同事看轻我，躺倒床上想想就觉得自己很窝囊，翻来覆去睡不好，第二天起床后就觉得头昏昏沉沉，也说不上是没有睡好，还是头疼头胀，没有精神，全身没劲。

医生：我能理解你的心情。现在这件事过去了？

患者：项目已经结束了，我给人留下无能的印象（患者自嘲一笑），唉，算了，不说了，本来已经过去了，我睡眠也好了。前几天我看到报道说经常熬夜的人容易得"脑肿瘤"，而且得"脑肿瘤"的人，表现都不典型，而且我又想起我有个同学三年前也得了脑肿瘤，当时我都没有在意这事，可现在一想到自己的头疼，就担心了。

医生：哦，你还有别的不舒服吗？比如恶心感？

患者：没有。

医生：有发热吗？

患者：没有。

医生：肢体的异常感觉，比如麻木、活动不灵活？

患者：没有。

医生：那好，我来给你检查一下（对患者进行全面体检）。综合各方面情况看，我觉得脑内没有什么大问题。建议你观察一段时间，同时要规律生活，适当参加锻炼，放松心情，跟同事和朋友多交流。如果还有头疼，特别是伴有其他不舒服，则需要做进一步辅助检查。

患者：好，谢谢医生。

以这种就诊方式，医生的开放式的提问使患者自由叙述了病史，表达了内心的想法、担心，医生以寥寥数语完成了自己询问病史、告知病情以及讨论治疗的目的。医患双方都得到了各自想要的结果。

（三）肯定和鼓励

肯定是强调患者正向的东西。就是识别并承认对方良好的品质，包括信任、支持和鼓励。表达同

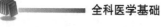

感，相当于站在对方的角度，认可并且尊重对方的思想、情绪、行为。肯定应该是真诚的表达，发自内心的欣赏对方的优点，做到这一点，需要学会倾听和理解。鼓励是给予对方勇气和信心。以增强交流对象的自信心，使谈话可以心平气和地进行下去。尤其是当患者说出了错误的观点和想法时，仍然能够给予肯定和鼓励。

全科医生要养成一种"强调积极性"的思维方式，在工作中不断练习，使"肯定和鼓励"的语言成为自己与患者交流时的一种习惯。患者身体健康时，可能不关注自己的身体状况，对健康知识不甚了解，一旦出现健康问题，就急于想从痛苦之中摆脱出来，对身体和疾病的认识有很多偏差，难免会提出许多幼稚、奇怪、偏于常规的问题或要求。全科医生要把着眼点放在患者身上，"换个角度思考"，理解他们的痛苦和处境，理解其患病后脆弱的心理状态，及时肯定患者的忍耐力，配合治疗的行为。不断鼓励其战胜疾病的勇气，树立信心。肯定和鼓励，更能有效地调动患者的主观能动性，增强其解决困难、战胜疾病的信心。

"我知道你忍受了很多痛苦，已经很了不起了。再坚持一会时间。"

"你今天看上去气色比昨天好多了，不错，恢复得很好，要坚持吃药。"

"你把吸烟的数量从 40 支/日，减到 20 支/日以下了，已经很不容易了，你做出了很大努力。希望继续努力，再用 3 个月时间，把吸烟数量减到 5 支/日以下。"

需要注意的是，肯定和鼓励所使用的措辞和语调要符合当时的境遇，也要与患者的文化程度和理解能力相匹配。

（四）通俗易懂

患者医学知识参差不齐，文化水平程度差异很大，风俗习惯各不相同。临床工作中如果遇到文化程度高，理解能力强的患者，在询问病史和告知诊断的过程中容易沟通，但是在讨论治疗、执行医嘱时患者往往疑问很多，依从性并不高；反而有些文化程度并不高的患者，其理解力可能差，在询问病史时相对困难，但对医生信任，遵从医嘱好，服从医务人员的安排和指导。所以沟通时要结合患者的社区背景、地域背景，文化程度，接受能力，以及健康信念，有针对性地组织自己的沟通内容，使用对方能够理解的语言，做到通俗易懂，深入浅出。

（五）善用语调

说话时语调能清晰地反映人说话时的情绪和情感。语音、语调能够反映出说话者喜、怒、忧、思、悲、恐、惊等情感色彩。

沟通需要语境，包括谈话的时间、场合及谈话的主题，还包括谈话当时的周围环境和气氛。语境不同，语调也应有所不同，恰当的语调，更能传递交流双方的感情，使得语言的内容有利于实现预期的目标。患者在患病期间，身体不适，其情绪大多是痛苦、担忧、紧张、焦虑等负性体验，医务人员应该把握好自己的语言和语调，以安慰、关切、坚定、稳重、同情和鼓励的语气、语调来应对患者，不能把自己在生活中的负性情绪带到工作中，更不能发泄到患者头上。

（六）语言灵活

医生通过询问病史，将患者或家属述说的有关病史陈述的非医学术语加以分析、整理，转换为医学术语，书写医疗文书，同时又需要用通俗易懂的语言向患者及家属进行解释、启发、劝慰、鼓励。这两次语言的转换过程，需要医生有较好的文学素养，灵活应用语言文字。与患者沟通，要"看人说话"，与患者交流，多说疾病发生病因，预防注意事项，详细解释治疗方法；对患者家属谈及治疗方案要相对简单，多谈护理、照顾内容，或者费用问题；对于其他人员如关心患者的朋友、同事等则要注意保护患者隐私，不泄露患者躯体或心理不宜公开的内容。

医患沟通是信心的互换过程，看似简单，实则具有复杂的文化内涵。对全科医生而言，掌握与患者良好沟通的技能需要终身学习，不断实践。

（陈文姬）

第四节　患者教育

一、患者教育的概念

患者教育（patient education）是以患者及其家庭成员为对象，通过有计划、有目的、有评价的教育活动，使患者接受有益于健康的行为和生活方式，增进对疾病和医疗干预的了解，改善遵医行为，预防疾病，促进健康。

全科医学一直将患者教育作为全科医疗服务的一个组成部分，对患者及其家属进行全面的、有针对性的教育是全科医学的特色。在全科医疗实践中，尽管全科医生拥有对疾病预防、诊断和治疗的理论知识和技术，但每个患者都有自己的经历、价值观和文化背景，"以人为中心"的健康照顾原则要求全科医生综合考虑患者的经历、价值观和文化背景等因素，和患者共同制订医疗决策。

患者教育既是全科医疗工作者的责任和义务，也是社区卫生服务机构完善服务功能，加强社区卫生服务内涵建设的重要手段。随着社区卫生服务的深入发展，患者服务需求的不断增加，患者教育将会发挥越来越重要的作用。

二、全科医疗中开展患者教育的目的和意义

（一）患者教育的目的

针对患者的生活背景和患病特点，通过有针对性的教育活动，帮助患者掌握疾病防治知识和自我保健技能，树立正确的健康观，去掉不良健康行为，提高治疗的依从性，预防并减少并发症，促进身心康复，提高生活质量。

（二）患者教育的意义

1. 患者教育是全科医疗服务发展趋势的要求　全科医学是伴随着生物-心理-社会医学模式的确立而发展起来的，以特有的整体理论思维来认识和处理健康问题，是以预防为主、全方位、立体式的服务，提倡以患者为中心，充分发挥患者的主观能动性，使患者了解自身的健康问题并选择最佳治疗方案，提供人性化服务。其目标是提高人群健康水平，这些都需要通过良好的患者教育来实现。

2. 患者教育是规范患者健康行为的重要手段　许多疾病的发生发展与不良生活方式密切相关，如吸烟、酗酒、缺乏锻炼、高脂高盐饮食等是高血压等心脑血管病的重要危险因素。澳大利亚将患者教育归纳为"SNAP"指南[S（smoking，吸烟），N（nutrition，营养），A（alcohol，饮酒），P（physical activity，体育活动）]和"NEAT"指南[N（nutrition，营养），E（exercise，锻炼），A（avoidance，避免接触潜在有害物质，如咖啡因、酒精、吸烟、糖、盐和毒品等），T（tranquility，保持心神宁静）]。通过患者教育可以帮助患者消除或减轻影响健康的危险因素，规范患者的健康行为，达到促进健康的目的。

3. 患者教育有利于提高患者的依从性　医护人员在对患者进行化验、检查、手术治疗等服务时，对患者进行各种耐心细致的患者教育，使患者了解自身疾病的发生、发展和转归，了解医疗干预的重要性，增进医患双方的理解，增强患者对全科医生的信任度，从而提高其对治疗的依从性，进一步改善治疗效果。

4. 患者教育可以消除患者的不良情绪反应　对于消化性溃疡、神经性皮炎、紧张性头痛等一些心身疾病，其直接病因是不良的心理反应。通过患者教育，帮助患者消除异常的心理反应，树立战胜疾病的信心，实现患者的心理治疗，提高治疗的效果。

5. 患者教育可以提高患者的满意度 患者教育可以使患者的期待切合实际，提高患者的满意度，可以降低误诊误治的风险，有利于改善医患关系。

三、患者教育的原则

患者教育是一种特殊形式的健康教育，除了应遵循健康教育的一般原则外，还要考虑患者教育自身的特点。在全科医疗服务中开展患者教育应遵循以下原则：

1. 团队合作原则 患者教育团队应以全科医生为核心，社区护士、公共卫生医生、康复医生、心理医生、中医医生、营养师、药剂师、前台接诊者等共同参与，各司其职，分工合作。通过团队形式进行患者教育，可以提高整体效果并节约医生的时间。全科医生要明确教育目标，描述教育过程，并定期随访和评估进度。根据全科医生的兴趣和问题的性质，教育可以由全科医生或者团队中其他成员完成，如全科医生侧重于疾病知识、治疗方案等方面进行患者教育；社区护士则以患者的用药知识、饮食运动指导、功能康复及心理保健为患者教育的侧重点；前台人员可以为患者提供印刷资料或其他资源。

2. 患者及其家属共同参与原则 家庭是社会的细胞，家庭状况对家庭成员的身体和精神健康都有很大的影响，如配偶是否吸烟、饮酒及家庭饮食习惯，都是重要的健康影响因素。因此，患者教育的对象不仅限于患者，也要鼓励患者家属积极参与其中。对家属的教育要强调对患者的疾病和心态的理解，家属要配合医生对患者的治疗，监督患者遵从医嘱，对患者的行为改变或进步及时做出肯定性评价，增强患者战胜疾病的信心。教育的对象和内容要与患者所处的环境相适应，如对需要开展家庭病床的患者，更需要家属参与教育，使家属掌握一些基本的家庭照顾和护理操作技能。

3. 个体化原则 由于不同患者的生活背景、健康文化水平和患病特点不同，开展患者教育应该因人施教、因病施教，满足不同患者的需求。根据患者的特点和疾病的类别制订适宜的目标。根据患者的期望、需求和意愿，选择教育内容和方式，制订科学合理的教育计划。在患者教育过程中，患者最感兴趣的是与自身疾病直接相关的健康知识。如外科患者最关心的是术后疼痛的处理、并发症的预防和功能的恢复；内科患者最关心的是疾病的控制和正确用药等知识。不同的健康文化水平导致医生和患者之间的交流障碍，评估文化水平的方法包括观察力，及一些开发出来的评估工具，如成人健康文化水平快速评估（rapid estimate of adult literacy in medicine，REALM）。

4. 通俗易懂原则 由于患者不具备医学背景，应将医学专业知识转化为患者易于理解的健康常识。制作教育资料要注意图文并茂；与患者交谈过程中尽量不便用患者难以理解的专业术语，如"冠状动脉"可以表述为"给心脏肌肉本身供血的血管"；教育手段应具有趣味性和多样性，如采用演示、图表、录像、患者现身说法等直观的教育手段，使抽象的医学知识形象化、具体化。同时，医生的指导建议要清晰具体，如不能简单说"要多运动"，而要具体建议何种运动，运动的频率，运动的强度（如每分钟达到的目标脉搏次数），每次运动的时间，如何进行运动前的热身和运动后的调整等。

5. 目标适宜、实用原则 在确定教育目标时应遵循适宜、实用的原则。以医患双方共同努力可达到为宜，既保证满足患者的学习需要，又能达到预定的教育学习效果。教育目标不要过高或过低，过高则很难实现，挫伤其接受教育的积极性；过低则不能起到激励作用。

6. 循序渐进原则 患者教育过程应由浅入深，由易到难，由具体到抽象，循序渐进地开展。首先，不能将患者所学的内容一次性教完，这样做，虽然形式上完成了任务，但患者却因为对所学知识没有真正理解和掌握而影响了教育效果。其次，患者教育要有阶段性，据疾病发生和发展的各个时期的特点和需求，制订相应的健康教育内容和教育目标，如对急诊、病情危重或处在急性发病期的患者，患者教育应首先考虑满足患者生存、休息、睡眠等基本的生理需要，待病情允许时，再考虑患者其他方面的教育需要。

7. 持续性原则 患者教育并非一个独立的步骤，应该持续性地整合到医务人员与患者交流的整个过程中。如在采集病史时，可以对患者的态度、知识和技能进行评估；进行检查时，用患者可以理解的语言解释该项检查对疾病诊断的意义和得出诊断的过程。建议治疗时，评估患者对治疗方案的理解程度、愿望和治疗的障碍及其原因。

8. 及时反馈和评价原则　患者教育是一项贯穿于全科医疗服务的系统性活动,及时对教育效果进行反馈和评价是保证患者教育质量的重要因素。通过反馈,检查患者对信息的理解程度;通过评价,及时对患者教育活动进行监测,对患者的进步进行奖赏和鼓励,并根据评价结果修改教育计划。

四、患者教育的内容和途径

(一)患者教育的内容

患者教育由于受不同教育对象的个体特征、不同病种、疾病的不同阶段等因素的影响,教育内容选择应以患者需要为导向,以教育目标为依据,设置个性化的健康教育内容。教育内容可归纳为以下六个方面。

1. 一般卫生知识　包括卫生常识、健康生活方式和行为习惯、合理营养和平衡膳食、适度运动、不良情绪自我调节、优生优育、吸烟危害、家庭急救与防止意外伤害等知识,属于非特异的大众健康教育。

2. 疾病防治知识　包括常见病、多发病防治,慢性病防治和康复,传染病防控等内容。针对教育对象所患特定疾病或存在健康问题,如某种疾病的病因、发病机制、影响因素、症状、并发症,疼痛的控制和预后等。

3. 各种检查治疗及合理用药知识　检查治疗知识包括各种仪器设备的检查、化验,各种手术治疗、介入治疗、放疗、化疗等知识。如检查的禁忌证、适应证、检查治疗方法、配合要点等。合理用药知识,包括患者所用药物的适应证、禁忌证、用法、用量、副作用等。

4. 心理卫生知识　心理因素对于疾病的发生、发展及转归有重要影响,适时对患者进行心理指导,使患者能控制情绪、保持良好的人际关系及正确对待疾病不同阶段心理反应。具体内容包括以下三方面:①教育患者正确对待疾病,树立战胜疾病的信心;②指导患者家属及陪护人员在精神上给患者以支持和鼓励;③对晚期患者及其家属开展临终关怀和死亡教育,使其正视疼痛和死亡。

5. 围临床治疗相关技能训练　包括:①治疗期间自理能力训练,如生活自理能力(如洗漱、更衣、进食、排便)、病情自我监测技能(如自测血压、自检尿糖、自记尿量等)、自我治疗技能(如胃管进食、自我服药等);②住院适应能力训练,如练习床上排便、正确留取标本等;③康复能力训练,包括术后功能恢复(如术后排尿、进食、有效咳嗽、有效排痰、术后行走等)和运动康复(如义肢锻炼等)。

6. 健康相关行为干预　包括:①对不良行为和生活方式进行干预,矫正与患者健康问题相关的不良行为和生活方式,控制危险因素,如对高血压患者进行膳食、运动及戒烟指导;②矫正不良心理反应引发的行为,如对悲观、绝望而拒绝治疗的绝症患者进行劝说和开导;③对遵医行为进行指导和干预,增强患者对医嘱的依从性,如高血压患者的遵医行为指导包括坚持按医嘱服药和非药物治疗,定期接受随访管理。

(二)患者教育的途径

1. 门诊教育　是指在门诊诊疗过程中对患者进行健康教育,是全科医疗开展患者教育的主要途径。由于门诊患者人数多、流动性大、停留时间短,各人情况和要求不同,因此门诊教育要抓住门诊就医过程的主要环节,针对患者共性的问题,简明扼要实施教育活动。

(1)候诊教育:是指在患者候诊期间,针对社区常见病或该科室主要疾病所进行的教育活动,一般采用宣传栏、宣传材料、导诊台、代售卫生科普读物等形式。开展候诊教育可以使患者获得一定的健康知识,同时能安抚患者情绪,维持良好的就诊秩序。

(2)随诊教育:是指在医护人员对患者进行检查或诊疗过程中,根据患者所患疾病进行的简单讲解和指导。门诊患者一般对教育的需求较强烈,这为随诊教育提供了有利的条件。由于门诊患者停留时间短、教育时间有限,可通过多次随诊教育或向患者发放所患疾病的健康教育处方来弥补。随诊教育针对性和灵活性较强,是患者教育的重要形式。

(3)门诊咨询教育:是指医务人员对门诊患者及其家属提出的有关疾病和健康问题进行的解答和

指导。开展门诊咨询教育，要求医务人员具有丰富的医学知识和临床经验，同时还要注意患者的个体差异。健康咨询在社区卫生服务中应用广泛，如开展优生优育、慢性病管理及计划免疫咨询门诊等。

（4）健康教育处方：是指在全科诊疗过程中，以医嘱的形式对患者的行为和生活方式给予教育和指导，如发给患者有针对性、便于患者带走和阅读的健康教育材料。

（5）专题讲座和培训班：是针对某一特定疾病或健康问题而举办的教育活动，适用于对慢性病患者及其家属进行教育，如将辖区内糖尿病患者集中起来，讲解疾病的防治知识，也可以举办专门的疾病防治培训班，如高血压防治培训班等。

2. 住院教育

住院教育是指医护人员对住院患者及其家属进行的健康教育，由于患者在院时间较长，便于医患之间相互了解，有利于有计划、有组织地安排患者教育活动。

（1）入院教育：是指在入院初期对患者及其家属开展的关于病情、治疗方案及可能的预后等方面的教育，目的是帮助患者尽快熟悉住院环境、稳定情绪、遵守住院制度和提高遵医行为。如，由当班护士向患者及家属介绍住院规章制度及服务内容，并进行必要的安慰。主管或值班医生首次接诊患者时，向患者及其家属说明病情、初步诊断、检查安排和治疗方案。

（2）病房教育：是指患者在住院期间接受的经常性的健康教育，是住院教育的重点。全科医生、社区护士、公共卫生医生及其他人员要各司其职，有计划地向患者及家属讲授疾病防治知识及有关注意事项。可采用随机教育、患者咨询会、医患座谈会、科室专题讲座、卫生科普读物入病房等多种形式。

（3）出院教育：指在患者出院前以口头谈话或健康教育处方形式，向患者及其家属说明住院治疗的结果、疾病现状和预后，提出继续用药和定期复查等注意事项，进行生活方式和家庭保健等方面的指导。目的是使患者出院后巩固住院治疗效果，防止疾病复发和意外情况发生，还可征求患者意见，改进工作。

此外，社区医务人员还可以通过家庭访视、电话、互联网等途径及借助爱国卫生运动、卫生日、健康促进学校、卫生进社区等健康促进活动开展患者教育。

五、社区医护人员如何有效实施患者教育

为了有效地实施患者教育，社区医护人员应做到以下几点：

1. 将患者教育纳入诊疗计划 全科医生应将患者教育作为全科医疗服务的一部分，将患者教育（E, education）加入到用于记录接诊过程的 SOAP 中，即 SOAPE（S, subjective data；O, objective data；A, assessment；P, plan；E, education），这样可以成为进行患者教育的提醒，以及记录患者教育过程。

2. 树立"以人为本"的服务理念 患者教育是落实全科医疗"以人为本"服务理念的重要表现。因此，医护人员要充分理解患者，了解患者的期望；与患者共同制订教育计划，教育的内容、形式、场所要优先考虑患者的意愿；真诚地对待患者，积极主动，言行得体，态度诚恳。

3. 熟悉健康教育相关理论 健康教育的理论和方法，涉及临床医学、预防医学、行为医学、传播学、教育学、心理学、社会学等多个学科。在患者健康教育实施中，行为科学、传播学和预防医学是应借鉴的主要基础学科。

行为科学是健康教育基础理论的主课。掌握行为科学理论，将有助于医护人员提高患者教育技能，促使患者的行为向有利于健康的方向转变。传播学是健康教育者实践的理论基础。医护人员要熟悉传播学的理论和方法，以便根据患者的背景和特点选择适宜的传播方法，实施有针对性的患者教育。全科医疗服务强调医疗、预防、保健相结合，因此必须加强预防医学知识的学习。

4. 建立和谐的医患关系 良好的医患关系是实施患者教育的保证。患者的主观能动性和对医护人员的信任程度对患者教育的效果有重要影响。这要求医护人员在全科医疗服务中应同情、理解患者，充分发挥患者的主观能动性，使患者成为能有效解决自身健康问题的主动参与者。同时，在对患者的医疗服务中要注意与患者的交流与沟通，建立相互信任、相互尊重的良好医患关系，提高患者对医疗的依从性，从而提高患者教育的有效性，达到健康促进的目的。

5. 具备良好的沟通技能 在以现代生物-心理-社会医学模式为指导的全科医疗实践中，全科医生

所面对的是一个心理和身体两方面都有病的脆弱而敏感的特殊个体，沟通显得格外重要，全科医生只有掌握良好的沟通技能，才能使医患双方充分、有效地表达对医疗和健康的理解、意愿和要求，才能更好地提供优质的患者教育服务。

（胡丙杰）

思 考 题

1. 从医患关系的技术层面交往，有哪些医患关系模式？全科医疗中宜采取哪种医患关系模式？
2. 有效医患沟通的原则和内容有哪些？
3. 医患沟通的注意事项是什么？如何告诉患者坏消息？
4. 在接诊患者的过程中，全科医生的非语言交流注意事项是什么？
5. 患者教育的内容和途径是什么？

第九章　全科医学中的健康档案与信息化管理

学习目标

1. 掌握居民健康档案的内容。
2. 熟悉居民健康档案的基本要求。
3. 了解居民健康档案的信息化管理。

2009 年《国务院关于印发医药卫生体制改革近期重点实施方案（2009—2011 年）的通知》（国发〔2009〕12 号）中将促进基本公共卫生服务逐步均等化作为五项重点改革之一，要求从 2009 年开始，逐步在全国统一建立居民健康档案，并实施规范管理。我国的基本公共卫生服务项目中，居民健康档案管理服务是其中重要的服务内容之一。随着医疗卫生健康事业改革和发展，全科医学正处于快速发展过程中，全科医学信息管理存在巨大的发展空间，信息化管理工作在满足社区居民卫生服务需求、加强社区卫生服务管理与监督中将发挥越来越重要的作用。

第一节　居民健康档案

一、居民健康档案概述

居民健康档案（health record）是居民健康管理（疾病防治、健康保护、健康促进等）过程的规范、科学记录，是以居民个人健康为核心，贯穿整个生命过程，涵盖各种健康相关因素、实现多渠道信息动态收集，满足居民自我保健和健康管理、健康决策需要的信息资源。它是全科医生工作中收集、记录社区居民健康信息的重要工具。

居民健康档案可简单定义为：记录有关居民健康信息的系统文件，包括病历记录、健康检查记录、保健卡片以及个人和家庭一般情况记录等是居民健康管理（疾病防治、健康保护、健康促进等）过程的规范、科学记录，是以居民个人健康为核心，贯穿整个生命过程，涵盖各种健康相关因素，实现多渠道信息动态收集，满足居民自我保健和健康管理、健康决策需要的信息资源。它是全科医生工作中收集、记录社区居民健康信息的重要工具。

2017 年，《国家基本公共卫生服务规范》中要求，基层卫生服务机构针对本辖区内常住居民（包括居住半年以上的户籍和非户籍居民），建立居民健康档案，并对居民的健康档案进行维护和管理。

2019 年，《关于做好 2019 年基本公共卫生服务项目工作的通知》（国卫基层发〔2019〕52 号）中要求，要积极稳妥推进电子健康档案向个人开放，优化电子健康档案面向个人开放服务的渠道和交互形式，坚持安全、便捷的原则，为群众利用电子健康档案创造条件。进一步明确电子健康档案向个人开放的内容，档案中的个人基本信息、健康体检信息、重点人群健康管理记录和其他医疗卫生服务记录应当在本人或者其监护人知情同意的基础上依法依规向个人开放。发挥"互联网+"的优势，结合本地实际情况整合预约挂号、在线健康状况评估、检验结果在线查询、用药指导等功能，提高群众对电子健康档案的利用率。

2020 年，《关于做好 2020 年基本公共卫生服务项目工作的通知》（国卫基层发〔2020〕9 号）提出要推进居民电子健康档案务实应用，以居民电子健康档案普及推广和务实应用为导向，充分发挥电子健康档案的基础信息支撑和便民服务作用。经省级卫生健康行政部门评估，具备条件的地区可主要依托规范化电子健康档案开展服务并逐步取消相应纸质档案。按照规范、安全、方便、实用等原则，在依法保护个人隐私的前提下，进一步优化居民电子健康档案经居民本人授权在线调阅和面向居民本人开放使用的服务渠道及交互形式。以提高感受度为目标，通过多种渠道完善和丰富电子健康档案内容，将针对居民的卫生健康服务信息及时导（录）入电子健康档案。在集中开展 65 岁以上老年人健康管理服务时，要及时导入健康体检和健康状况评估等信息，方便居民本人查询。积极鼓励通过区域全民健康信息平台居民端、家庭医生签约服务 APP 等应用整合基本公共卫生、预约挂号、门诊和住院信息查询、检查检验结果查询、健康状况评估、用药信息查询和指导等服务，完善信息归集和共享，有效提高电子健康档案利用率。鼓励合理量化基层医疗卫生机构和医务人员依托电子健康档案提供线上服务的工作量，发挥绩效评价激励作用，有效引导和推进电子健康档案的应用。

（一）建立居民健康档案的意义

居民健康档案的重要性已广为医界人士所认同，它在医学教育、科研、服务及司法工作等方面都占有相当重要的地位。

1. 作为社区卫生规划的资料来源 完整的健康档案不仅记载了居民健康状况以及与之相关的健康信息，还记载了有关社区卫生机构、卫生人力等社区资源的信息，从而为社区诊断及制订社区干预计划提供基础资料。

2. 全科医生全面掌握居民健康状况的基本工具 在全科医学实践中，要为社区居民提供连续性、综合性、协调性和高质量的医疗保健服务，正确理解居民或患者所提出的问题，就必须充分了解居民个人和家庭的背景资料。通过了解和掌握社区居民的情况，主动挖掘个人、家庭的问题。

3. 全科医疗教学的重要参考资料 健康档案是对社区居民以问题为中心的健康记录，反映了生物、心理和社会方面的问题，具有连续性、逻辑性，可运用于医学教学，培养医学生的临床思维能力和处理问题的能力。

4. 规范的居民健康档案是宝贵的科研资料 准确、完整、规范和连续性的居民健康档案为前瞻性研究居民健康状况，为探讨危险因素提供了理想的资料。

5. 可用于考核全科医生技术水平 以问题为中心的健康记录，强调完整性、逻辑性、准确性，有利于考核全科医生处理各种问题的质量和技术水平。

6. 完整的居民健康档案还是司法工作的重要参考资料

（二）居民健康档案的特点

1. 以人为本 健康档案是以人的健康为中心，以全体居民（包括患者和非患者）为对象，以满足居民自身需要和健康管理为重点。

2. 内容完整 健康档案记录贯穿人的整个生命周期，内容不仅涉及疾病的诊断治疗过程，而且关注生理、心理、社会因素对健康的影响。其信息主要来源于居民生命过程中，与各类卫生服务机构发生接触所产生的所有卫生服务活动（或干预措施）的客观记录。

3. 重点突出 健康档案记录内容是从日常卫生服务记录中适当抽取的、与居民健康管理、健康决策密切相关的重要信息，详细的卫生服务过程记录仍保留在卫生服务机构中，需要时可通过一定机制进行调阅查询。

4. 动态高效 健康档案的建立和更新与卫生服务机构的日常工作紧密融合，通过提升业务应用系统实现在卫生服务过程中健康相关信息的数字化采集、整合和动态更新。

5. 标准统一 健康档案的记录内容、数据结构和代码等都严格遵循统一的国家规范与标准。健康档案的标准化是实现不同来源的信息整合、无障碍流动、共享利用和消除信息孤岛的必要保障。

6. 分类指导 在遵循统一的业务规范和信息标准、满足国家基本工作要求基础上，健康档案在内容的广度和深度上具有灵活性和可扩展性，支持不同地区卫生服务工作的差异化发展。

二、居民健康档案编制

（一）居民健康档案编制要求

全科医学中居民健康档案的内容应取决于建立健康档案的目的，满足医疗保健、教学、科研、法律等方面的需要，能体现出全科医学的原则和特点。这就要求健康档案在形式上统一、简明、实用；在内容上应具备完整性、逻辑性、准确性、严肃性和规范化。

1. 原则　灵活性、结构化。为适应计算机管理，居民健康档案的内容编排要结构化，像积木一样可灵活移动。

2. 形式　统一、简明、实用。应结合全科医学工作开展情况，满足实际工作需要为第一目的，尽量做到简单、通俗、实用。

3. 要求　完整性、逻辑性、准确性、严肃性和规范化。完整性即内容应能反映：①患病背景和潜在的健康危险因素；②病情的发生、发展过程；③生物、心理、社会三个层次。逻辑性是指内容的安排、取舍是否便于归纳、推理。逻辑性强的健康档案便于医生对病情做出正确的判断，进而制订出科学的健康计划，因而，有助于培养医生的临床思维能力。准确性是一切资料可用的前提，不具备准确性的健康档案就没有说服力，不能作为教学、法律工作的依据，亦不可能达到建立健康档案的目的。严肃性是指健康档案记录须有严肃认真的态度，只有保证严肃性方可保证以上几个方面的要求；而且审视健康档案也可洞悉医生或其他医务人员的工作态度及品质。规范化是健康档案交流、传递、评价的必要条件。

（二）居民健康档案的内容

就全科医学工作而言，居民健康档案应包括个人健康档案、家庭健康档案和社区健康档案。

1. 个人健康档案　包括以问题为中心的个人健康问题记录和以预防为导向的周期性健康检查记录，以及长期用药记录、辅助检查记录、住院记录、转诊记录、会诊记录。

（1）个人健康问题记录：目前，全科医疗中个人健康问题记录多采取以问题为导向的医疗记录（problem-oriented medical record，POMR）。POMR 由基本资料、问题目录、问题描述、病情流程表等组成。

1）基本资料包括：①人口学资料（如年龄、性别、教育程度、职业、婚姻、种族、社会经济状况等）；②健康行为资料（如吸烟、饮酒、饮食习惯、运动、就医行为等）；③临床资料（如主诉、药物过敏史、月经史、家族史等）。

2）问题目录：是指过去影响、现在正在影响或将来还要影响患者健康的异常情况。这些问题可以是明确的或不明确的诊断，也可以是无法解释的症状、体征或实验室检查结果，还可以是社会、经济、心理、行为问题（如失业、丧偶、异常行为等）。问题目录常以表格形式记录，将确认后的问题按发生的时间顺序逐一编号记入表中。分主要问题目录和暂时问题目录，前者多为慢性问题及尚未解决的问题，后者则为急性问题。问题目录通常置于健康档案之首。

3）问题描述及问题进展记录：问题描述将问题表中的每一问题按照序号逐一以"S-O-A-P"（详见第二章第四节）的形式进行描述（表9-1）。问题进展计划也采用此记录方式，对问题目录中的各种问题，根据进展情况加以记录。

表 9-1　POMR 中的 SOAP 书写范例

问题1：糖尿病
S：乏力、多尿两个半月
既往有消化性溃疡史
父亲患有糖尿病，母亲死于脑卒中
O：身高 175cm，体重 62.5kg
血压 140/90mmHg
尿糖+++，空腹血糖 8.9mmol/L

A：根据以上资料，该患者可解释为成年型糖尿病，但应排除其他原因引起的糖尿

本病可能并发多种感染、动脉硬化、肾脏病变、神经病变、酮症酸中毒等

P：诊断计划

①测定尿糖、尿酮体

②测定血糖、血脂、血酮体

③检查眼底

④检查尿常规、肾功能

治疗计划

①糖尿病饮食

②体重监测

③使用口服类降糖药物

④使用胰岛素（在应激、感染等情况下使用）

⑤注意皮肤护理，防止感染

⑥定期监测血糖、尿糖

患者指导

①介绍有关糖尿病常识

②避免加重糖尿病病情的各种因素（包括饮食、心理因素）

③介绍控制饮食的方法和意义

④预防或减少并发症发生的措施（如注意个人卫生）

⑤注意血糖控制，帮助患者学会自查尿糖

⑥介绍使用降糖药物的注意事项

⑦对子女进行血糖、尿糖检查

4）病情流程表（flow sheet）：流程表以列表的形式描述健康问题在一段时间内的变化情况，包括症状、体征、检验、用药、行为等的动态观察。

流程表通常在病情（或问题）进展一段时间后，将资料做成图表化的总结回顾，可以概括出清晰的轮廓，及时掌握病况，修订治疗计划、患者教育计划等。积累后将对教学、科研益处匪浅，也是自我学习提高的良好教材。

需要指出的是并非所有患者的健康档案均有必要设计、记录病情流程表，一般只针对慢性病、特殊疾病，或医生感兴趣的病种的患者，才使用病情流程表。除按表格记录病情流程外，也可按 SOAP 描述。

（2）会诊和转诊记录

1）会诊：几个医生或一批医生共同诊断疑难病症。

2）转诊：指医疗预防机构根据患者病情的需要，将本单位诊疗的患者转到另一个医疗预防机构诊疗或处理。

会诊和转诊是全科医生与专科医生协调合作，为患者提供连续性、完整性照顾的过程，会诊时全科医生对患者负有全部责任，转诊也只是把患者照顾的责任部分地转移，全科医生把会诊和转诊作为服务的有效方式，通过协调社区其他卫生机构或人力，保证患者被照顾的连续性、完整性。

（3）特殊人群保健记录

1）儿童保健记录：为社区 6 岁以下的儿童建立保健记录。包括一般情况、预防接种记录、婴（幼）儿询问记录、体格检查记录、缺点行为异常及矫治情况处理记录等。

2）老年人保健记录：为社区 60 岁以上的老人建立保健记录。包括生活行为与习惯、生活能力、慢性病史、体检记录等。为全国 65 岁及以上老年人提供医养结合服务，提高老年人生活质量和健康水平。为全国 65 岁及以上失能老年人开展健康评估与健康服务，改善失能老年人的生活质量。

3）妇女保健记录：为社区已婚妇女或 20 岁以上的未婚妇女建立有关围产期、围绝经期保健记录。包括一般情况、围产期保健（妊娠情况、分娩情况、产后访视）、妇科检查记录等。

（4）慢性病随访记录

根据社区居民慢性病发病情况，建立主要慢性病随访监测记录，为实施慢性病干预措施提供依据，内容包括症状、体征、实验室检查、并发症、转诊、指导、用药等。

2. 家庭健康档案　家庭是个人生活的主要环境之一，它影响到个人的遗传和生长发育，影响疾病的发生、发展、传播及康复，家庭与居民的健康息息相关。因此，家庭健康档案是居民健康档案的重要组成部分。全科医学中的家庭健康档案包括家庭的基本资料、家系图、家庭生活周期、家庭卫生保健、家庭主要问题目录及问题描述和家庭各成员的健康档案（其形式与内容见个人健康档案）。

（1）家庭基本资料：家庭基本资料包括家庭住址、人数及每人的基本资料、建档医生和护士姓名、建档日期等。

（2）家系图（family genogram）：家系图以绘图的方式表示家庭结构及各成员的健康状况和社会资料，是简明的家庭综合资料，其使用符号有一定规定（见图9-1，图9-2）。详见第四章。

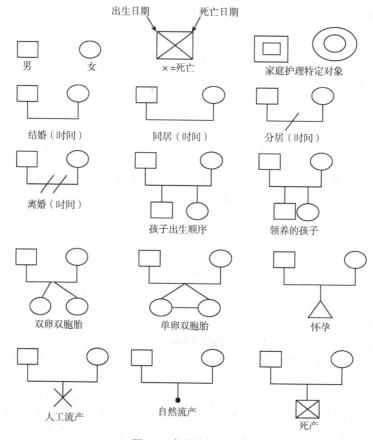

图9-1　家系图常用符号

（3）家庭生活周期（family life cycle）：家庭生活周期可分为八个阶段（新婚、第一个孩子出生、有学龄前儿童、有学龄儿童、有青少年、孩子离家创业、空巢期和退休），每一阶段均有其特定的发展内容及相应的问题，包括生物学、行为学、社会学等方面的正常转变及意料之外和待协调的危机。全科医生需对每个家庭所处的阶段及存在的问题做出判断，并预测可能出现的转变和危机，进而制订适宜的处理计划并实施。

（4）家庭卫生保健记录：记录家庭环境的卫生状况、居住条件、生活起居方式等，是评价家庭功能、确定健康状况的参考资料。

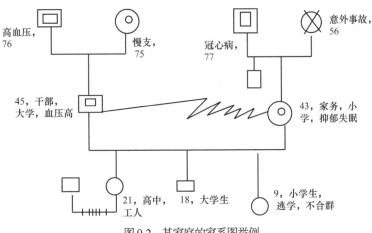

图9-2 某家庭的家系图举例

（5）家庭主要问题目录及其描述：记载家庭生活压力事件及危机的发生日期、问题描述及结果等。家庭主要问题目录中所列的问题可依编号按POMR中的SOAP方式描述。

3. 社区健康档案 社区健康档案包括社区的自然资源、居住环境、经济状况、人口数量和结构、健康状况、交通通信，以及卫生资源与利用等。

（1）社区基本资料：①社区地理位置、自然和人文环境特征等；②社区产业及经济状况；③社区组织现状，即社区内部各种组织及其相互关系等。

（2）卫生资源：①卫生服务机构：包括卫生行政机构、各级医院、卫生院、诊所、防疫站、妇幼保健院以及疗养院等；②卫生人力资源：医生、护士、技师、药剂师等人员的数量及结构状况；③卫生服务状况：包括各类卫生服务机构的门诊及住院服务情况。

（3）居民健康状况：①社会人口学资料：包括人口数量、年龄结构、性别分布、文化构成、婚姻类型构成、职业状况、出生率、死亡率和自然增长率等；②患病和死亡资料：包括社区疾病谱、主要疾病分布、死因谱等。

三、基层医疗国际分类及其在健康档案中应用

（一）概述

1972年世界全科/家庭医生组织（WONCA）成立，但其并未接受疾病国际分类（International Classification of Disease，ICD）这一分类系统，而是开始着手研究和开发适应基层医疗特点的分类系统，于1987年出版基层医疗国际分类（International Classification of Primary Care，ICPC）。

ICPC和早期的WONCA分类系统相兼容，如基层医疗健康问题分类（ICHPPC-2-定义版）、基层医疗过程分类（IC-Process-PC）等。为了进一步完善该分类系统，并考虑与WHO在1992年出版的ICD-10相联系，1997年在WONCA分类委员会的主持下，对ICPC分类系统进行了修订，并于1998年出版ICPC-2。目前ICPC-2已在世界上多个国家和地区使用并进一步开发，我国部分社区在全科医疗健康档案记录资料的分类和编码中尝试使用。该分类系统的开发，使医务人员首次能够使用单一的分类系统进行分类。

（二）结构

ICPC采用一种简单的二轴结构。第一个轴按身体系统分为17章，代表身体各器官和系统，用字母编码，如消化章为D、呼吸章为R等（见表9-2）。第二个轴是组成各章节的医学组分（或称为"单元"），共有7个单元，单元的编码用两位阿拉伯数字来表示，如"症状和主诉"单元的编码为1-29

（见表9-3）。

在描述基层医疗问题时，将第一轴的身体系统与第二轴医学组分交叉组合使用，如是"上腹痛"编码为D02，如是"喘息"编码为R03。

表9-2　ICPC的章，第一轴：器官系统

代码	器官系统	代码	器官系统
A	综合及非特异性的	R	呼吸
B	血液，造血器官和免疫机制	S	皮肤
D	消化	T	代谢、内分泌和营养
F	眼	U	泌尿
H	耳（听力）	W	妊娠、分娩、计划生育（妇女）
K	循环	X	女性生殖（X-染色体）
L	肌肉骨骼（运动系统）	Y	男性生殖（Y-染色体）
N	神经	Z	社会/社交问题
P	心理		

表9-3　ICPC的单元，第二轴：医学组分

单元（医学组分）	代码	单元（医学组分）	代码
症状和主诉	1-29	行政管理	62
诊断、筛查和预防	30-49	转诊和其他就诊原因	63-69
用药、治疗和操作	50-59	诊断或疾病	70-99
检查结果	60-61		

注：除社会/社交问题外，每章节内容相同

（三）特点

1. ICPC按身体器官系统进行分类的二轴结构，编码是由代表章节的一个英文字母和代表单元的两位阿拉伯数字组成。

2. ICPC除了可以对诊断进行分类外，还可以对就诊原因和医疗干预过程进行分类，弥补了ICD的不足。

3. ICPC分类系统中涵盖了对心理问题、家庭和社会问题的分类，并且在绝大多数条目的下面，都列出了该条目的包含内容、除外标准及注意事项，能够帮助医务人员减少编码失误。

4. ICPC分类系统可与疾病严重度量表（DUSO/WONCA）关联使用，可以使ICPC按照严重度对健康问题进行分类；同时，ICPC可以与功能状态量表（COOP/WONCA）对患者所处的功能状态进行记录和分类。

5. ICPC分类系统对全科医学的核心概念如"医疗片段"加以阐述，使得具体编码人员对医疗过程及其医疗片段的概念有一个详尽的了解，利于对就诊原因、医疗干预过程及诊断进行编码。

6. ICPC中描述治疗过程的单元2~6包含的内容非常广泛而非特异性。

7. ICPC分类系统不能对病历记录系统中的物理检查和辅助检查等客观资料进行分类。

8. ICPC单元7"问题或诊断"部分，相对于ICD来讲，各条目特异性较低，如果想使某种特定疾病进一步特异化，还需与ICD转换。

ICD是一个多轴向的分类系统，主要对疾病的诊断进行分类，编码过程比较复杂；而ICPC是一个二轴分类系统，对健康问题记录系统（SOAP）中的三个主要元素（就诊原因、医疗过程和诊断）分别或同时分类。ICPC中的多数条目都能与ICD-10转换。因此这两个分类系统是相联系的，而不是对立的关系。

ICPC作为基层医疗中的一个新的分类系统，需在实践中不断修改和完善。它在应用过程中对于数

据标准化无疑是一种研究工具。ICPC 的应用将为临床工作人员、教师、统计学家和所有从事全科/家庭医疗的管理人员，提供一个研究基层医疗中相关课题的新视角。虽然世界上已经有多个国家使用ICPC，有的国家已经把该分类系统作为国家级的分类系统应用于基层医疗，但是我们仍要客观地对待和应用这一新的分类系统。ICPC 是一种适合基层医疗的分类工具，但是它并不是唯一的，在基层医疗中我们也可以选择其他的分类工具。在可能的条件下应与其他分类系统联合应用，更能全面体现全科医学的特点，增加资料的特异性。目前，国家卫健委正在组织编写我国的《基层医疗机构常见疾病分类与代码》标准与数据库。

四、健康档案管理

（一）居民健康档案的建立

居民健康档案建立应综合考虑各种信息的不同来源，包括居民到乡镇卫生院、村卫生室、社区卫生服务中心（站）等基层卫生服务机构接受服务，入户服务（调查）、疾病筛查、健康体检及医疗卫生服务过程中填写的健康档案相关记录表单。通过与各项业务工作的充分结合，使居民健康档案信息获取变得简便、高效，信息能够及时更新。

（二）居民健康档案的更新和补充

接诊医生有权利合理使用，更有义务根据服务情况更新、补充居民健康档案内容，以保证居民健康档案的连续性和及时性。

已建档居民到乡镇卫生院、村卫生室、社区卫生服务中心（站）复诊时，应持居民健康档案信息卡，调取其健康档案。由接诊医生根据复诊情况，及时更新、补充相应记录内容。

入户开展医疗卫生服务时，服务人员应事先查阅服务对象的健康档案并携带相应表单，在服务过程中记录、补充相应内容。

对于需要转诊、会诊的服务对象，由接诊医生填写转诊、会诊记录。

（三）居民健康档案归档

按照国家有关专项服务规范要求记录相关内容，记录内容应齐全完整、真实准确、书写规范、基础内容无缺失。服务对象在健康体检、就诊、会诊时所做的各种化验及检查的报告单据，都应该粘贴留存归档。可以有序地粘贴在相应健康体检表、接诊记录表、会诊记录表的后面。双向转诊（转出）单存根与双向转诊（回转）单可另页粘贴，附在相应位置上与本人健康档案一并归档。

个人健康档案的排列顺序一般为封面、个人基本信息、健康体检、重点人群健康管理记录、其他医疗卫生服务记录等。这些资料最好装成可随时增加页数的合订本，合订本的最后应留有空白页，供辅助检查资料的粘贴。

（四）健康档案的保管和存放

在基层卫生服务机构，居民健康档案的存放和保管可根据其规模及人员编制情况而定，可以设立档案室，管理人员可以根据机构实际情况确定专职档案管理人员，也可由责任医务人员进行兼职管理，保证健康档案完整、安全。

档案保管设施设备要符合防盗、防晒、防高温、防火、防潮、防尘、防鼠、防虫等要求。纸质档案应按编号顺序排放，每次使用完毕，要准确地放回原处，并定时进行整理，保持档案摆放的整齐有序。

纸质居民健康档案所包含的资料较多，需要装在档案袋内，档案袋的设计要便于查找和提取。通常档案是横向摆放在档案室（柜）的搁架上，因此，档案袋正面右上角的顶边和右侧边可分别标上档案编号或印上不同的颜色标志，以便查找。中间部分应写上姓名、住址等。

纸质健康档案应逐步过渡到电子健康档案，纸质和电子健康档案，由健康档案管理单位（即居民死亡或失访前管理其健康档案的单位）参照现有规定中的病历的保存年限和方式保存。

（五）注意事项

健康档案的建立要遵循自愿与引导相结合的原则，在维护和使用过程中要注意保护服务对象的个人隐私。电子健康档案在建立、完善、信息系统开发、信息传输全过程中应遵循国家统一的相关数据标准与规范。

居民健康档案应完整、规范地记录居民健康问题及其处理过程，逐步体现从出生到死亡的整个生命过程、主要疾病和健康问题以及针对主要疾病和健康问题的卫生服务活动等，保证健康信息动态更新且连续，使医疗卫生服务有证可循。居民健康档案应如实地记载居民的病情变化、治疗经过、康复状况等信息。已经记录的信息，绝不能出于某种需要而任意改动，以保证居民健康档案的真实可靠。如改动，必须经特定的审批流程，并留下修改记录，以备核查。

居民健康档案的管理一直都是基层医院工作中重要的组成部分，随着医药卫生体制改革的深入推进，居民健康档案的作用日益凸显，它是医疗、科研、管理等活动的好帮手，更是推动全社会档案事业发展的基础性业务工作。目前，"数字化医院"的建设正在悄然进行。为了提升医院管理水平，全面推进健康档案的信息化建设是大势所趋。

第二节　全科医学信息管理

一、信息管理概述

（一）全科医学信息的概念和特征

信息是指在日常生活中具有新知识、新内容的消息。现代科学所研究的信息与消息有联系，但不完全等同。它泛指各种消息、情报、知识、指令、数据、代码等。信息是人们发现、分析和解决问题必不可少的条件。人们在获得信息之后，就能消除某种认识上的不确定性，改变原有的知识状态。

全科医学信息是蕴含于各种数据、符号、信号、实物中的有助于消除全科医学内外环境把握方面不确定性的一种存在，它是卫生工作者发现、分析和解决全科医学与管理中需要解决的问题时所必不可少的条件。

信息有两个重要特征。一是可传递性，语言、文字、电波是基本的信息载体；二是可测量性，利用数学方法研究信息的计量、传递交换和存储的科学，就叫信息论。信息论的基本思想，是把系统的一个运动过程看作是信息传递和转换的过程，通过对信息流程的分析和处理，达到对这一复杂系统运动过程规律性的认识。

（二）全科医学信息的内容

全科医学信息内容极其广泛，涉及的关系错综复杂。主要信息概括如下：

1. 社区环境信息

（1）人口状况：人口总数及年龄与性别构成，人口的迁移与流动等。

（2）经济状况：当地工农业生产总值，财政收入与支出，人均收入水平、收入差别，主要收入来源等。

（3）文化观念：居民的受教育程度，当地的风俗习惯，居民对健康与疾病的看法及对各种卫生服务的认识与态度等。

（4）社会环境：当地婚姻状况、家庭结构及成员关系、社会支持系统状况，行政区划、学校及其他组织状况，政府对卫生工作的支持与社会技术资源（如电力供应、通信设施等）状况等。

（5）自然环境：当地地理特征、气候状况、住房、供水源、食物可得性、排泄物处理设施等。

（6）科技环境：医学及相关科学与技术的发展动态等，远程辅助医学诊断与远程医学教育信息管理等，药品、制剂、器械、新技术新方法等。

（7）政策环境：卫生政策、法规及改革方针、财务、工商、物价管理等。

2. 居民健康状况信息

（1）总体健康：总死亡率、婴儿死亡率、孕产妇死亡率、期望寿命等。

（2）身体健康：传染病、地方病、职业病及癌症、心脑血管疾病等的发病（患病）与死亡情况等。

（3）心理健康：主要精神疾病（紧张、抑郁症等）的患病情况等。

（4）社会健康：社会交往与人际关系障碍情况以及社会适应能力等。

3. 居民卫生行为信息

（1）吸烟行为：吸烟总人数及其人群分布、吸烟量大小、开始吸烟的年龄、吸烟时间长短等。

（2）饮酒行为：饮酒人数与分布、饮酒量与频度、饮酒起始年龄与时间长短等。

（3）饮食习惯：居民的主食品种、口味、偏食和烟熏等食品的摄入情况等。

（4）吸毒与性乱：有无吸毒现象存在、有无同性恋、性关系混乱、商业性性服务等现象的存在等。

（5）就医行为：居民计划免疫、妇幼保健等服务的接受与参与程度、居民生病后就医的及时程度、对医嘱的依从性大小等。

4. 卫生资源信息

（1）人力资源：卫生人员的数量与种类、年龄结构、专业分布与构成等。

（2）经费资源：财政拨款、专项建设费用、业务收入与各项支出等。

（3）物质资源：药房、诊所、病房等的数量、状况与分布、药品的供应情况、诊疗仪器、床位、交通工具等的数量、完好状况与利用率等。

（4）信息资源：书籍与手册、记录与报告、社区调查研究资料等的拥有量、质量与利用等。

5. 卫生服务信息

（1）医疗服务：不同地区、不同层次提供的医疗服务的种类、数量和质量等。

（2）预防服务：计划免疫、健康教育、改水改厕等的开展情况。

（3）保健服务：孕产妇及儿童系统管理、妇女常见病防治及儿童生长发育监测工作情况等。

（4）康复服务：残疾人的治疗、设施提供及社区康复工作开展情况等。

6. 卫生产出信息

（1）效率与效果：不同全科医学机构所提供的卫生服务的数量与质量、各类卫生服务的成本效益大小等。

（2）公平性：不同人群对卫生服务的利用情况等。

（3）满意度：居民对卫生服务的满意度状况、意见和要求等。

7. 卫生管理信息

（1）目标计划：组织的功能、使命与目标；组织的规划与计划机制和过程等。

（2）组织制度：组织的管理体制、制度等。

（3）监督控制：上级对下级的技术与管理指导等。

（三）全科医学信息的作用

1. 信息是决策和计划的基础　制订决策与计划是管理中最重要的职能和任务。科学的决策与计划，必须以全面反映客观实际的信息为依据。从一定意义上说，决策的水平和质量取决于信息工作的水平和质量。如要制订全科医学工作年度计划，就必须以近几年全科医学工作开展情况为依据，结合来年可能发生的主客观因素的影响加以分析，然后才能做出计划。

2. 信息是控制和监督各项工作的依据　任何一项工作的完成，都或多或少会遇到一些意想不到的外部因素的干扰，使工作不可能完全按照预先的决策和计划实施，需要实施协调和控制，我们需要尽可能地控制并消除这些干扰，这必须依靠信息的传递来实现。

"检查"是一种管理职能，它是实施控制的一个方法。检查工作的目的，是衡量目前的工作成绩，找出影响工作效能的因素，以期达到预定的目标，实际上这是一种信息的反馈调节，检查就是要取得工作实际情况的信息，再加以衡量，从而促进工作。

控制的基础是信息，一切信息传递都是为了控制，而任何控制又都需要通过信息反馈来实现，没有反馈，就无法实现控制。

3. 信息是评价系统实现目标的手段 决策与规划（计划）的制订需要以可靠、有效的信息为依据，为了实现规划（计划）的预期目标，必须对规划的执行过程进行科学管理，即实行监督和评价，这也必须有信息的支持。全科医学评价是总结计划实施后的全科医学所取得的成效和工作经验，找出存在的问题，吸取教训，改进工作的系统工程。评价工作不仅是在全科医学计划完成之后，而且在计划的实施过程中便开始进行。通过评价工作可以确定全科医学计划实施的进度，效果和效益，以及对控制社区疾病和促进社区健康所取得的影响和效果，并以此说明全科医学的合理性、价值和需要的程度。评价工作是计划的延续和发展，它保证全科医学计划的实施得以顺利进行，同时对发现的问题、存在的矛盾以及失误、遗漏和不完善、不可行的内容，随时进行评价并予以修订和调整。

4. 信息是沟通系统内部和外部联系的纽带 为使系统内部各层次、各部门的活动协调，必须借助于信息来实现联系，沟通系统内部和外部各方面的情况。如果没有一个四通八达的信息网，就无法实现有效的管理。全科医学系统内部，机关与科室联系、科室与科室之间的联系都是靠信息传递来实现的。领导通过现场调查、听取汇报、召开会议等方法来与科室保持联系。科与科之间的工作关系是通过有关的规章制度如接诊、会诊等制度来实现（规章制度本身即是一种相对固定的信息），信息的传递则通过会诊通知、会诊意见书等形式来实现。

5. 信息是研究工作延续的保证 目前信息量随着时代的进步和科学技术的发展越来越大，以至达到所谓"信息爆炸"的程度。随着信息科学的发展，加强对全科医学各种信息的管理已成为全科医学管理的一个重要组成部分。

6. 面对突发疫情时信息管理和"口罩"一样重要 移动互联网、"大数据"和"云平台"等现代化的信息管理手段为信息采集、传播、共享、分析等方面提供坚实的科技基础。一方面，现代化的信息管理系统可以大大提升信息的传播速度，人们可以在第一时间获得准确的信息，做到心中有数、不信谣不传谣；另一方面，可以利用信息共享平台在做好个人防护的同时进行社会化协作，提升全社会共同抗疫的效率。及时准确的通报疫情信息是我们从此次抗击疫情的实践中得出的宝贵经验，信息管理也成为我们与"瘟疫"抗争的有力武器。

二、电子计算机在卫生信息管理中应用

（一）电子计算机在全科医学信息管理中的作用

全科医学信息化建设不仅仅是传统意义上的计算机网络建设，而是更注重利用计算机和网络技术来提升基层卫生服务管理水平和服务效率，更方便和快捷地服务于人民群众。世界各国医疗卫生建设中，信息和信息系统发挥着至关重要的作用。可以说，公共健康信息系统建设是世界各国实现疾病控制、预防保健和健康促进等各项工作现代化最关键和最具有影响力的要素。全科健康信息学在国际上受到广泛重视，美国国家工程院将其列为21世纪最具挑战的14个重大科学领域之一。世界预防医学会根据实际经验提出"基于IT平台的健康管理以及健康危机管理技术与相关服务的诞生是人类健康史上一次成功的创新，"它将过去传统的被动预防医学模式改进为积极的主动预防医学模式，将为全人类的健康维护性消费带来一场意义巨大的革命。

1. 办公自动化 全科医学机构每年要投入相当大的人力、物力去处理办公事务，合理地利用现代信息手段能带来很多便利，其中包括：

（1）公文处理：收文、发文、归档和查询等。

（2）档案管理：处理来自院内外的文书档案、进行档案登记、分类、索引、编目、立卷、检索，以及建立和维护电子文档等。

（3）事务管理：计算机可以辅助进行规划、计划、总结、评价、工作安排、会务组织与记录等。

（4）沟通联络：通过国际互联网、电子邮件、微信等，可进行常规信息发布、网上问题讨论，还可以查询火车、飞机时刻表、联系电话手册及联络交通工具等。

2. 财务管理　财务管理的特点是准确性要求高、计算量大、工作过程枯燥而烦琐。计算机的应用可以很好地解决这一系列的问题。具体来说，计算机可用于患者的线上预约挂号、检查、治疗、药品费用的登记和划价等；可进行预收款管理和电子缴费，即当患者的结余额小于一定数目时，由计算机提示或打印出该患者的病区、床号、费用使用情况与补交预交金等；可进行费用结算、中途结算、转科结算，和当患者对收费项目产生疑问时进行重新结算等；可为患者就每天的各项支出、总账、结算账、预收款等提供查询；可打印患者报销凭证、日结账汇总表、日结账明细表、月结账报表、科室核算月统计报表等；可按科室工作量和收费项目进行统计汇总和进行科室核算等。

3. 药品管理　药品管理的特点与上述财务管理很相似，把药品的名称、规格、剂型、产地、价格、金额、采购、销售等录入计算机，就可以很方便地进行采购管理、药库管理、药房管理、特殊药品管理、自动划价、设定药品采购量警戒线和进行药品统计等。这样不仅能提高药品管理的准确性和效率，同时还有助于杜绝药品管理的弊病与漏洞。

4. 健康档案管理　计算机化的健康档案或电子病历与传统的纸质病历相比有很多优势。传统的手写病历不仅需要花费医务人员很多时间和精力，而且具有因为书写不清而难以辨认、不便查阅和难以进行统计分析等弊端。如果改用电子病历不仅有助于保证病案首页及病案有关信息的完整录入，而且还便于病案信息查询和数据备份，便于进行疾病、患者、医疗信息（诊断、手术、治疗、转科等）、费用等统计，便于对医疗任务与质量进行监督控制，便于病案借阅管理和按卫生主管部门要求进行数据转换等。

5. 远程医学教育　大多数全科医学机构的图书资料极其有限，并且没有经费和时间安排脱产进修学习，因此卫生技术人员知识与技能很难得到及时更新与提高。这已成为制约全科医学发展的一个重要障碍。远程教育能在很大程度上解决这一问题。目前各种各样的网络学校层出不穷，有些网站还定期在网上举行专题学术会议、报告、讲座、手术直播等活动。通过现代网络技术、现代多媒体和人工智能技术的使用，卫生技术人员不仅可以查阅最新的专业资料，还可接受正规的学历教育和继续医学教育。更重要的是，网上医学教育形式多样、时间灵活、费用低、不用离岗且不影响工作。

6. 诊疗活动管理　现代信息技术不论在门诊还是住院服务中都大有用处。利用计算机向门诊患者提供挂号服务既方便又快捷，且挂号时所录入的患者基本资料还有多种用途。它可以很方便地调出来用于统计分析，以提供就诊患者的时间、地域、分科、年龄、性别等方面的特征信息。如果全科医学机构内实现联网，则门诊挂号时所输入的基本信息还可以为后续的就诊过程所用，从而节省医务人员很多的填表时间。

实际上，现代信息技术在全科医学服务与管理的每一个方面都有极其广泛的用途，以上介绍的仅是其中的几项基本应用。这些应用的实施并不需要投入太多的资源，社区卫生服务机构可首先选择从这几个方面入手，等作好充分地技术与资源准备之后，再考虑向更高级的应用领域拓展，如加入省内外的远程医疗网，提供网络卫生服务等。

（二）信息化新理论和新方法的应用

近年来，随着信息技术的不断发展，全科医学信息系统的建立和发展取得了巨大的进步。2014年，国家卫计委为规范人口健康信息的管理工作，促进人口健康信息的互联互通和共享利用，推动卫生健康事业的科学发展，研究制订《人口健康信息管理办法》，充分展现了我国对人口健康信息管理的重视，为人口健康信息的管理提供了相应的法律支持。

1. 健全以患者为中心的电子健康档案　电子健康档案是一种与现代医学模式相适应，涵盖个人、家庭、社区等不同层面的系统化记录文件。健康档案的建立，有利于实现健康档案与临床信息一体化的目标。全科医学信息化建设的基础任务是建立患者健康档案，记载患者个人健康状况的发展和接受各项救治服务的综合情况，对患者的医疗保健以及病后康复护理实现全面掌握。健康档案在内容上体现了以个人为中心、家庭为单位、社区为基础的基本原则，连续而全面地记录和反映健康状况及其变化。健康档案为社区医生提供了完整、系统的居民健康状况数据，是社区卫生掌握居民健康状况、进行社区诊断的主要依据，也是进行社区卫生管理的重要前提。全科医生在向人们提供全科医学服务时，只要通过健康档案就可以了解到患者本人及其家庭的健康背景资料，从而提出更加优质、综合、连续的医疗保健服务。2019 年，各地在推进电子健康档案向个人开放过程中，贯彻落实《全国基层医疗卫生机构信息化建设标准与规范（国卫规划函〔2019〕87 号）》和国家网络安全法律法规和等级保护制度要求，落实安全管理责任，妥善处理电子健康档案向个人开放和保障公民个人信息安全的关系。

2. 实现医疗信息的共享　通过全科医学信息化网络可以有效地实现医疗信息的共享。该网络集中存储患者的健康资料和诊疗数据，各个医师之间可以通过网络进行互相传递和交换，充分实现患者数据的共享。通过网络，患者的信息资料在医师之间进行传递和交流，可以整合多位医师的治疗方案和意见，实现对患者进行更加准确的诊断和治疗，实现以患者为中心的信息共享、流动与智能应用。

（1）医疗设备的数字化：在患者的诊疗过程中，患者各项数据的采集、处理、存储以及传输等过程均是通过计算机技术实现的，计算机软件主导医疗设备的工作，对计算机进行操作即可实现采集信息的存储、处理和传输。

（2）医疗设备的网络化：全科医学信息系统可以实现大医院与全科诊所之间患者电子健康档案资料的传输。而在远程医疗方面，可以实现远程培训、远程会诊、远程求助等多项举措，从而实现医疗设施和资源的共享。

（3）全科医疗业务的信息化：管理者可以通过医疗系统对医疗业务工作情况进行全面和及时地掌握，保证全科诊所的最佳运行状态。同时，全科医学信息系统还可以随时为患者进行各种所需医疗信息的服务。

（4）医疗服务的个性化：可以通过网络对诊疗进行预约，减少患者就诊等候时间，同时，通过网络还能实现各种健康监测信息直接传送，更加有利于全科医生对患者进行及时、准确的诊疗。利用互联网和有线电视等信息交流设备，还能实现私人医疗保健服务和公众医疗咨询服务的便利提供，将随时提醒患者进行身体检查、预测某种疾病的发生和发展。向患者推荐新的治疗方法，使其享受更加全面的专人化的医疗保健服务。

3. 信息化技术在全科医疗中的优势应用　在全科医疗中应用信息化技术，能够优化医疗卫生资源，有效提升医疗卫生服务的连续性和整体性，并且能够在很大程度上提高全科医疗服务水平，促进全科医疗事业的发展。

（1）优化配置卫生资源：基于数字信息化技术的全科医疗服务既可以发挥大中型医院人才、技术及设备资源丰富的优势，又可以充分利用社区卫生服务机构的服务功能和网点资源，从而缓解社区卫生服务机构医疗资源闲置和综合医院资源相对紧缺的矛盾，达到"资源共享、优势互补、互利共赢"的合作效果。

（2）提高全科医疗服务质量：可以实现资源的共享，使信息得到多角度、全方位的处理，提高社区卫生服务的质量。

（3）提高全科医生医疗水平：利用信息化技术，通过远程教学、视频会议及电子图书资源检索等方式进行医疗新技术、新进展的专题讲座，使全科医生掌握最新的医学技术和医疗发展动态，提高全科医生的整体素质。

（4）提高全科医生科研和教学水平：基于数字信息化技术的健康档案和电子病历等项目的开展，为全科医生提供社区预防、保健、医疗、康复、健康教育及计划生育等多方面的科研和教学素材，有利于全科医生科研水平和教学能力的提高。

4. 新型信息技术在全科医学服务中的广泛应用　云计算、物联网、移动互联网、社交技术等新型移动信息技术在全科医学服务体系中得到了全面应用。以数字移动技术为核心的新信息技术体系在医疗保健体制中的广泛应用将成为人类健康史上一次成功的创新，它将过去传统的被动医学模式改进为积极的主动医学模式，将为全人类的健康维护性消费带来一场意义巨大的革命。

"大数据"（Big Data）和非关系型数据库（NoSQL）的应用充分拓宽了电子健康档案（electronic health record，EHR）的使用效果。个人电子健康档案是伴随患者一生甚至更长的时间，而医疗数据本身就具有复杂性，既包含医嘱、处方、检验结果等结构化数据，又包含自由文本、图像甚至图形、视频等非结构化数据，并且不同的医疗文件的大小差异相当大，小到 1KB 左右（如门诊就诊记录），大到上百兆字节（如 B 超，CT 等影像资料）。这些都决定了医疗数据的海量性，据测算，医疗影像和电子病历的数据量每 24 个月就会增长一倍。大数据除了像海量数据一样包括结构化和半结构化数据以外，还包括非结构化数据和交互数据。大数据意味着包括交易和交互数据集在内的所有数据集，其规模或复杂程度超出了常用技术按照合理的成本和时限捕捉、管理及处理这些数据集的能力。

随着电子健康档案"大数据"技术的应用和共享，如何存储、分析、挖掘、处理这些快速增长的海量数据将成为医疗卫生信息化面临的严峻挑战。大数据时代，传统的关系型数据库已不能满足人们对于高吞吐率的海量数据存取及高可扩展性的要求。这种情况下，出现了非关系型数据库（NotOnlySQL，NoSQL）。NoSQL 数据库打破了传统关系数据的一致性及范式约束，放弃了强大的 SQL 查询语言，采用〈Key，Value〉格式存储数据，保证系统能提供海量数据存储的同时具备优良查询性能。

数字时代的到来，是影响当今医疗健康服务领域发展的主要因素之一。在这个背景下，智慧医疗必将掀起一番新高潮。以《"健康中国 2030"规划纲要》为指导，加快推进智慧医疗建设，既是医疗行业自身发展的必然需要，也是科技进步的必然趋势。借助大数据的分析提高医院的效率和管理水平，利用 5G 信息技术实现医疗服务均衡化，助力中国分级诊疗的实施。人工智能、视觉技术、传感技术以及 AR 技术等关键科技进步都将为智慧医疗行业的发展注入一批新动力，远程医疗或将成为未来医疗的常态。

第三节　全科医疗管理信息系统的建立与管理

一、全科医疗管理信息系统建立

全科医疗管理信息系统是帮助全科医学工作者准确有效处理信息的系统。它是通过使用计算机和通信设备采集、存储、处理和传输社区居民健康问题的有关信息和与其有关的其他信息。

全科医疗管理信息系统的组成主要由硬件系统和软件系统两大部分组成。在硬件方面，要有高性能的中心电子计算机或服务器、大容量的存储装置、遍布全科医学机构各部门的用户终端设备以及数据通信线路等，组成信息资源共享的计算机网络；在软件方面，需要具有面向多用户和多种功能的计算机软件系统，包括系统软件、应用软件和软件开发工具等，要有各种全科医学信息数据库及数据库管理系统。

全科医疗管理信息系统的建立，涉及面广，影响范围大，不仅要解决许多技术问题，同时也要解决管理、协调问题。

（一）建立信息系统必备的技术基础

全科医疗管理信息系统的开发应有卫生管理人员、计算机工程人员和全科医学工作者。卫生管理人员（决策者）主要任务是确定与全科医学发展目标相一致的信息系统建设目标，统筹经费并协调与信息系统建设有关的各个部门的工作；熟悉全科医学工作过程和信息技术的专家，负责制订具体的目标、规划方案并组织实施。

（二）全科医学信息标准化

为扭转各地健康档案建设发展不平衡、缺乏互通共享的局面，原卫生部于 2009 年出台了《关于规范城乡居民健康档案管理的指导意见》（卫妇社发〔2009〕113 号），规定建立城乡居民健康档案工作应当在县（市、区）卫生行政部门的统一领导下由社区卫生服务中心、社区卫生服务站和乡镇卫生院、村卫生室等城乡基层医疗卫生机构具体负责，并实施规范管理，按项目为城乡居民免费提供基本公共

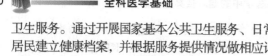

卫生服务。通过开展国家基本公共卫生服务、日常门诊、健康体检、医务人员入户服务等多种方式为居民建立健康档案，并根据服务提供情况做相应记录。其他医疗卫生机构应当配合做好健康档案的补充和完善工作。具体内容和方法执行《国家基本公共卫生服务规范》的有关要求。随后，原卫生部组织相关专家制订发布了《健康档案基本架构与数据标准（试行）》《健康档案基本数据集编制规范（试行）》《健康档案公用数据元标准（试行）》以及《基于健康档案的区域卫生信息平台建设指南（试行）》等规范性文件，为居民健康档案的建设统一了标准。2017年，国家卫计委印发《国家基本公共卫生服务规范（第三版）》，其中居民健康档案管理服务规范是重要内容之一。通常，居民健康档案内容包括个人基本信息、健康体检记录、重点人群健康管理和其他医疗卫生服务记录。

个人基本情况包括姓名、性别等基础信息和既往史、家族史等基本健康信息。健康体检包括一般健康检查、生活方式、健康状况及其疾病用药情况、健康评价等。重点人群健康管理记录包括国家基本公共卫生服务项目要求的0~6岁儿童、孕产妇、老年人、慢性病、严重精神障碍和肺结核患者等各类重点人群的健康管理记录。其他医疗卫生服务记录包括上述记录之外的其他接诊、转诊、会诊记录等。标准化、规范化的填写是建立一份良好健康档案的关键。

1. 健康档案的架构　健康档案的系统架构是以人的健康为中心，以生命阶段、健康和疾病问题、卫生服务活动（或干预措施）作为三个纬度构建的一个逻辑架构，用于全面、有效、多视角地描述健康档案的组成结构以及复杂信息间的内在联系。通过一定的时序性、层次性和逻辑性，将人一生中面临的健康和疾病问题、针对性的卫生服务活动（或干预措施）以及所记录的相关信息有机地关联起来，并对所记录的海量信息进行科学分类和抽象描述，使之系统化、条理化和结构化。

第一维度为生命阶段：按照不同生理年龄可将人的整个生命进程划分为若干个连续性的生命阶段，如婴儿期、幼儿期、学龄前期、学龄期、青春期、青年期、中年期、老年期等八个生命阶段。也可以根据基层卫生工作实际需要，按服务人群划分为：儿童、青少年、育龄妇女、中年和老年人。

第二维度为健康和疾病问题：每一个人在不同生命阶段所面临的健康和疾病问题不尽相同。确定不同生命阶段的主要健康和疾病问题及其优先领域，是客观反映居民卫生服务需求、进行健康管理的重要环节。

第三维度为卫生服务活动（或干预措施）：针对特定的健康和疾病问题，医疗卫生机构开展一系列预防、医疗、保健、康复、健康教育等卫生服务活动（或干预措施），这些活动反映了居民健康需求的满足程度和卫生服务利用情况。

三维度坐标轴上的某一区间连线所圈定的空间域，表示个人在特定的生命阶段，因某种健康或疾病问题而发生相应的卫生服务活动所记录的信息数据集。理论上一份完整的健康档案是由人从出生到死亡的整个生命过程中所产生和记录的所有信息数据集构成。

2. 居民健康档案的编制标准　从信息来源可以看出，建立健康档案是一个跨业务系统、跨生命时期、跨行政区域，持续积累、动态更新、共建共用的一个长期过程。制订全国统一、科学合理、满足基层、灵活适用的健康档案编制标准，是建立健康档案，尤其是电子健康档案的关键。电子健康档案信息系统应与新农合、城镇基本医疗保险等医疗保障系统相衔接，逐步实现各医疗卫生机构间数据互联互通，实现居民跨机构、跨地域就医行为的信息共享。

编制健康档案的数据标准目前主要包括三类：健康档案相关卫生服务基本数据集标准、健康档案公用数据元标准、健康档案数据元分类代码标准。

（1）健康档案相关卫生服务基本数据集标准

基本数据集是指在特定主题下，由必需、基本的数据元组成的数据集；是对所必须采集记录的数据元基本范围的标准化要求。健康档案基本数据集是构成某个卫生事件（或活动）记录所必需的基本数据元集合。与健康档案相关的每一个卫生服务活动（或干预措施）均对应一个基本数据集。基本数据集标准规定了数据集中所有数据元的唯一标识符、名称、定义、数据类型、取值范围、值域代码表等数据元标准，以及数据集名称、唯一标识符、发布方等元数据标准。

针对健康档案的主要信息来源，目前已制订出健康档案相关卫生服务基本数据集标准共32个。按照业务领域（主题）分为3个一级类目：基本信息、公共卫生、医疗服务。其中"公共卫生"包含4个二级类目：儿童保健、妇女保健、疾病控制、疾病管理。

表9-4列出了健康档案相关卫生服务基本数据集标准目录。如：《出生医学证明基本数据集》的数据集标识符为"HRB01.01"，表示该数据集标准属于"健康档案领域（HR）"中的一级类目"公共卫生（B）"下的二级类目"儿童保健（01）"，数据集顺序号为"01"。

表9-4　健康档案相关卫生服务基本数据集标准目录

序号	一级类目	二级类目	数据集标准名称	数据集标识符
1	A 基本信息		个人信息基本数据集	HRA00.01
2	B 公共卫生	01 儿童保健	出生医学证明基本数据集	HRB01.01
3			新生儿疾病筛查基本数据集	HRB01.02
4			儿童健康体检基本数据集	HRB01.03
5			体弱儿童管理基本数据集	HRB01.04
6		02 妇女保健	婚前保健服务基本数据集	HRB02.01
7			妇女病普查基本数据集	HRB02.02
8			计划生育技术服务基本数据集	HRB02.03
9			孕产期保健服务与高危管理基本数据集	HRB02.04
10			产前筛查与诊断基本数据集	HRB02.05
11			出生缺陷监测基本数据集	HRB02.06
12		03 疾病控制	预防接种基本数据集	HRB03.01
13			传染病报告基本数据集	HRB03.02
14			结核病防治基本数据集	HRB03.03
15			艾滋病防治基本数据集	HRB03.04
16			血吸虫病患者管理基本数据集	HRB03.05
17			慢性丝虫病患者管理基本数据集	HRB03.06
18			职业病报告基本数据集	HRB03.07
19			职业性健康监护基本数据集	HRB03.08
20			伤害监测报告基本数据集	HRB03.09
21			中毒报告基本数据集	HRB03.10
22			行为危险因素监测基本数据集	HRB03.11
23			死亡医学证明基本数据集	HRB03.12
24		04 疾病管理	高血压病例管理基本数据集	HRB04.01
25			糖尿病病例管理基本数据集	HRB04.02
26			肿瘤病例管理基本数据集	HRB04.03
27			精神分裂症病例管理基本数据集	HRB04.04
28			老年人健康管理基本数据集	HRB04.05
29	C 医疗服务		门诊诊疗基本数据集	HRC00.01
30			住院诊疗基本数据集	HRC00.02
31			住院病案首页基本数据集	HRC00.03
32			成人健康体检基本数据集	HRC00.04

（2）健康档案公用数据元标准

健康档案 32 个相关卫生服务基本数据集中共包含 2252 个数据元。其中两个或两个以上数据集中都包含的数据元，称为公用数据元。公用数据元是不同业务领域之间进行无歧义信息交换和数据共享的基础。健康档案公用数据元标准规定了健康档案所必须收集记录的公用数据元最小范围及数据元标准，目的是规范和统一健康档案的信息内涵和外延，指导健康档案数据库的规划设计。

健康档案公用数据元标准中共包含公用数据元 1163 个，191 个数据元值域代码表。

（3）健康档案数据元分类代码标准

健康档案中的数据元之间存在着一定的层次结构关系。从信息学角度对数据元进行科学分类与编码，目的是为健康档案中来源于各种卫生服务记录的所有信息（数据元），建立一个统一的、标准化的信息分类框架，使得不同的信息（数据元）根据其不同的特性，能够分别定位和存储在相应的层级结构中，方便健康档案信息利用者的快速理解和共享。健康档案数据元分类代码标准见表 9-5。

表 9-5　健康档案数据元分类代码标准

大类	大类代码	小类	小类代码	说明（示例）
个体标识	01		00	个体的唯一标识，数据元如：记录表单编号、身份证件标识（类别与号码）、标本编号、住院号、门诊号
人口学及社会经济学特征	02	姓名	01	数据元如：姓名、母亲姓名
		性别	02	数据元如：性别代码
		年龄	03	数据元如：母亲出生日期
		国籍	04	数据元如：国籍代码
		民族	05	数据元如：民族代码
		婚姻	06	数据元如：婚姻状况类别代码
		职业	07	数据元如：职业类别代码（国标）、工作单位名称
		教育	08	数据元如：文化程度代码
		社会保障	09	数据元如：医疗保险—类别
		角色	18	个体间的关系/角色，数据元如：血缘关系代码
		其他	99	数据元如：家庭年人均收入类别代码、家中煤火取暖标志
地址	03		00	地址相关信息，数据元如：行政区划代码、邮政编码、常住地址类别代码
通信	04		00	通信相关信息，数据元如：联系电话类别、电子邮件地址
服务者机构	21	服务者机构标识	01	服务者机构标识，数据元如：检查（测）机构名称、手术机构名称
		其他	99	与服务者机构有关的不能归入其他类目的其他信息
服务者个体	22	服务者个体标识	01	服务者个体标识，数据元如：产前筛查医师姓名
		其他	99	与服务者个体有关的不能归入其他类目的其他信息
出生信息	30		00	个体出生时的相关信息，数据元如：出生日期、出生地、出生体重、出生医学证明编号
个体卫生事件	42	类别	01	个体卫生事件的类别标识，数据元如：产前检查标志、新生儿疾病筛查标志
		时间	02	个体卫生事件发生的日期/时间，数据元如：检查（测）日期、产前筛查孕周、翻身月龄、手术日期
		地点	03	个体卫生事件发生的地点，数据元如：分娩地点类别、伤害发生地点代码
观察	51	问询	01	数据元如：既往疾病史、过敏症状、婴儿喂养方式
		体格检查	02	体格检查信息，数据元如：肺部听诊结果、龋齿数
		医学检验	03	医学检验信息，数据元如：ABO 血型、白细胞计数值
		病理	04	病理学检查信息，数据元如：病理检查标志
		影像检查	05	影像学检查信息，数据元如：B 超检查结果
		其他	99	与观察有关的不能归入其他类目的其他信息
处理	52	方法	01	处理采用的方式、方法等，数据元如：产前筛查方法、分娩方式、药物使用—频率
		过程	02	处理过程中的步骤、观察、结果等，数据元如：产时出血量、会阴裂伤程度、皮埋剂埋植部位

续表

大类	大类代码	小类	小类代码	说明（示例）
药品、食品与材料	53	药品	01	药品相关标识，数据元如：药物名称、中药类别代码
		血液	02	
		生物制品	03	数据元如：疫苗名称代码、疫苗批号
		材料	04	卫生材料相关标识，数据元如：宫内节育器种类代码
		食品	05	数据元如：吸食烟草种类代码、饮酒种类代码
		其他	99	与药品、食品与材料有关的不能归入其他类目的其他信息，数据元如：疫苗生产厂家
计划与干预	54	计划	01	为服务对象制订的健康指导信息，数据元如：婚前卫生指导内容、计划生育指导内容、宣教内容
		干预	02	为服务对象提出的医学指导信息，数据元如：产前诊断医学意见、婚检医学意见、婚检咨询指导结果
评估与诊断	55	评估	01	医学评估，数据元如：Apgar 评分值、产前筛查结果
		诊断	02	确定的医学诊断，数据元如：临床诊断、产前诊断结果、出生缺陷类别、手术并发症、肿瘤临床分期代码
费用	56		00	数据元如：门诊费用分类、个人承担费用（元/人民币）
死亡信息	85		00	个体死亡时的相关信息，数据元如：死亡日期
其他	99		00	未能归入上述各类目的其他信息

3. 信息系统建立的步骤

（1）系统规划：了解全科医学的要求及现实环境，从技术、经济和社会因素等三个方面研究并论证本系统的可行性、编写可行性研究报告，制订初步的系统开发计划。主要解决建立信息系统的目标、方针、系统结构、投资原则等问题。

（2）系统需求分析：信息系统的负责人在这个阶段中必须充分了解将要使用信息系统的部门的业务情况和拟选新系统的特性。确定被开发的系统的运行环境、功能和性能要求，编写用户手册概要和确认测试准则，为概要设计提供需求说明书。

（3）系统设计：根据系统需求说明，建立目标系统的总体结构和子系统模块间的关系，定义各子系统和多模块之间的接口、设计全局性数据库和数据结构，规定设计限制、制订组装测试计划。对概要设计中产生的子系统及功能模块，进行进一步分解或过程描述，设计内部算法和数据结构，为编写源代码提供必要的说明，建立"模块开发卷宗"。

（4）系统实现：这个阶段就是要准备好信息系统软件，将详细设计说明转化为所要求的源程序，并对其进行单元测试，验证接口与详细设计说明的一致性。如果是使用成品软件则要与软件供应商谈判购买软件的使用权。值得注意的是，信息系统所使用的计算机应该到软件基本完成之后，系统使用之前再购买为宜。

（5）系统测试：信息系统软件在交付使用之前要进行严格、全面的测试，检测软件的功能以及正确性。可行性和操作的简便性等内容，以便发现问题，解决问题，保证信息系统顺利地投入运行和使用。

（6）设备的配置：应根据使用的需要配置计算机设备。信息系统中的计算机设备配置要充分考虑到信息系统一旦使用后就不能中断这个特点，在选择计算机设备时除注重性能价格外，还要注意设备的可靠性。对于关键设备，如服务器、整个系统共用的设备等要有备份。

（7）人员培训：在系统投入使用之前要重视对使用人员和卫生管理人员的培训。培训的目的一方面是提高他们的使用技能；另一方面也是使他们充分了解信息系统的特点。信息系统是靠人来操作的，只有提高使用人员的水平，才能使信息系统的应用水平得到提高，信息系统的效益才能充分发挥出来。

（8）系统使用和维护：对投入运行的系统进行修改，以改正在前阶段未发现的错误，使系统能适应外界环境的改变，并实现系统的功能扩充和性能改善。

二、全科医学信息系统的管理

全科医学信息化发展在实际工作中具有重大的意义,它为国民得到便利、高质量和连续的基本医疗保健服务提供了坚强的技术后盾。建立和利用卫生信息学是全科医学发展的必经之路,也是国民健康素质腾飞的阶梯。加快全科医学信息化建设是覆盖卫生现代化建设全局的战略举措,是深化医药卫生体制改革和促进卫生事业发展的迫切需要,也是提高卫生行政部门社会监管能力、公共服务水平和行政效能的迫切要求。在充分认识区域卫生信息化建设难度的前提下,应科学规划和实施,保证政府投资,积极引入市场机制,保证项目持续发展,创新组织模式和变革管理过程,加快基层医疗机构信息化建设,尽快建立区域卫生信息化相关标准和规范。

(一)组织管理

对全科医学管理信息系统的管理必须设有专门的组织机构,负责全科医学管理信息系统的总体设计和开发应用。

全科医学管理信息系统的建立是一个长期的开发过程,必须首先设定建立系统的近期和远期目标,制订长远规划和分阶段实施的计划。为使系统的开发能顺利进行,在开发阶段应设专门的课题组负责。课题组应由领导、医务人员和工程技术人员共同参加组织实施。对投入运行的全科医学管理信息系统,必须制订一套切实可行的规章制度,如系统的使用规则、值班制度、服务守则等,要加强对系统使用的管理。要针对工作人员中不同阶段的思想活动做好动员和解释工作,以使全体人员跟上时代潮流和科技发展的形势。

(二)技术管理

全科医学管理信息系统,技术性很强。它能否成功建立,从技术上看首先在于有一个好的系统分析和设计。但事实上没有一个绝对正确全面且不容修改的系统分析和设计。在全科医学管理信息系统的使用过程中,由于用户需求的变化(这种变化是不可避免的),对系统设计做某些调整是正常的。

在技术管理上,首先要做好开发研制各应用软件的工作,使全科医学工作人员(用户)乐于接受;并从技术上保证和维护信息系统在全科医学工作中正常运行。同时要注意新技术的发展动向,不断改善和更新全科医学管理信息系统的技术状况,跟上时代先进水平。

(三)人才管理

人才配备是开展全科医学管理信息系统工作的关键问题。全科医疗机构能否顺利开展计算机的应用工作,在很大程度上取决于通晓全科医学信息科学和具备计算机开发才能的专业人员。理想的全科医学管理信息系统人才应是既掌握计算机知识,又能熟知医学知识者。既有计算机的学位,又有医学的学位,而在中国则非常少见。

根据中国的实际情况,开展全科医学管理信息系统的工作还需实行工程技术人员与医务人员结合的方法。计算机对一个科学工作者的素质养成来说是重要的,这种养成只有在计算机应用的实践中才能得到。对医务人员来说,需要在正确认识的基础上掌握计算机应用技术,又在实践中提高应用计算机的自觉性,有了自觉性就会坚持应用。否则,即使有了非常方便的应用程序也不会坚持,往往半途而废。对于计算机工程技术人员来说,必须认识到,在医学领域中所开发的应用软件一定要使用户易于学习和使用,不应让用户来勉强适应软件的各种规定,这样制作出来的软件,往往不易被医务人员所接受。

(四)设备管理

全科医学管理信息系统的硬件大部分是高度精密灵敏的电子设备,必须建立一套完整的使用、维护、检修制度,并认真落实。每台机器或设备都应有关于其名称、性能、操作规程、使用方法及注意事项等说明的明显标志,使用人员必须熟知有关事项,在使用前阅读有关资料,切实掌握使用要领。

每台机器均应处于正常备用状态，并应检查核对电源、电压的工作状况。

要创造良好稳定的硬件设置环境，室内温度、湿度、空气净度均应按要求落实，定时检测有关数据，使之控制在规定范围以内。应建立机器的使用交接制度及管理值班制度，各级人员均应严格执行。

（孙　宏　胡恺萍）

思　考　题

1. 居民个人健康档案包括哪些内容？其记录方式有何特点？
2. 计算机化健康档案在使用中存在什么问题？如何完善？
3. "互联网+"在居民健康档案中的应用前景。

第十章 全科医学中的健康管理服务

学习目标

1. 掌握健康管理的概念、特点、步骤、常用服务流程；社区慢性病健康管理概念、工作流程、影响因素、策略与措施；2 型糖尿病和高血压的基层管理和全科医学处理原则。

2. 熟悉健康危险因素评估和社区特殊人群健康管理；

3. 了解健康管理在国内外的发展及现状、我国健康管理存在的主要问题。

健康是人类社会生存的基础，也是人类发展的基本前提。人类的健康状况对全球经济和文化的发展尤为重要。21 世纪的中国处于经济快速发展的时期，竞争激烈、环境恶化、公民的精神压力不断增大，使得看似健康的人其实处于疾病的初期或亚健康状态。同时，高血压、冠心病、糖尿病、超重和肥胖等慢性非传染性疾病也成为人类健康的主要威胁。健康管理作为现代新型的卫生服务模式，凭借较少的投入获得较大的健康效果，具有重大的理论意义和实践价值。

第一节 健康管理概述

【案例 10-1】石龙健康促进县区建设经验：小社区的精细化健康管理

石龙是广东省东莞市最小的镇，土地面积才 11.3 平方公里，常住人口约 14 万人。但这里有着特别丰富的医疗资源：包括东莞市第三人民医院、东莞市第八人民医院两所市属公立医院在内的 43 间医疗机构，辖区内注册的执业（助理）医师 868 人、执业护士 1148 人。2019 年，在石龙镇的中央豪门小区，居住着不少医护人员。依托这部分群体，小区形成了一支以家庭医生为骨干、有医学服务背景的居民为辅助的 30 人"微医"志愿者服务队，至今已经为居民解答了 2000 多个健康问题。中央豪门小区对居民进行个人健康信息收集，建立个人健康电子档案（数据库）；进行个人健康评价；获得量化的个人健康危险因素，明确了个人患慢性病的危险性，进行个人健康状况发展趋势分析；针对个人健康危险因素制订健康管理处方和健康改善行动指南，按照健康标准进行健康管理等级分类。据统计，小区居民健康素养水平由项目开展前的 3.2% 提升到了 20.2%，经常参加体育锻炼的居民比例为 33.7%，健康家庭的家庭医生签约率达 98%，成了全镇的"领头羊"。

思考：从上述案例中，你能体会健康管理的内涵吗？

一、健康管理的产生和发展

（一）健康管理的产生

人类对健康的认识和理解经历了一个漫长的历史发展过程。起初，人们主要从医学角度来研究和定义健康，认为健康就是没有疾病。后来，不同领域的学者对健康相关问题的研究推动了现代多领域的健康观的形成。社会学家们认为：健康不仅仅要以生理机能的失调为依据，还应该纳入社会角色和能力的失调，以测量个体的社会常态为主。经济学家们认为：健康首先是一种经济物品，给人们带来效用和收益，它更是一种资源。政治学家们认为：健康是人的一种基本的权利，是人类社会普遍认同和追求的价值和目标取向之一。健康概念的内涵和外延的不断拓展深化，无疑将在很大程度上影响人类健康管理活动的领域和边界。

现代健康观及其内涵经历了从个体到群体、从单维到多维、从疾病到健康、从个人到家庭、组织、社区、社会等多方面的拓展，并提出了家庭、组织、社区、城市健康、社会和生态健康等新的健康概念。从而形成了个人-家庭-组织-社区-城市-国家-地区-全球健康系统（见图 10-1）。每一个子系统都是更大环境健康系统的一个组成部分，它们之间相互依存、互为因果、相互影响。

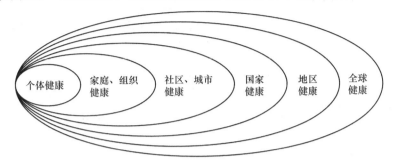

图 10-1 现代健康观的新特征

　　人类的健康除受生物遗传因素影响外，也受到社会生活环境因素的影响。单纯依赖医学的手段难以有效根治导致健康问题的社会根源，更加需要卫生服务系统内外和政府内外多部门之间的协调行动，共同推动健康管理理论和实践的全面开展。

　　现代健康观内涵和外延的不断拓展以及多层次健康社会决定因素理论的提出，使得人类健康管理活动从个体健康管理拓展到其工作、生活场所、社区、城市乃至国家或更大范围的健康管理行动（见图 10-2）。

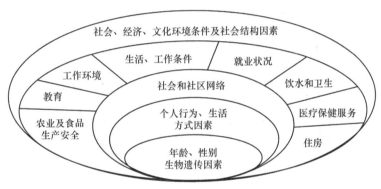

图 10-2 多层次健康影响因素

（二）国外健康管理现状

　　20 世纪 60 年代，健康管理（health management）的思路和实践最初起源于美国的医疗保险业，寻求控制医疗费用并保证个人健康利益的需求，推动了健康管理的迅速发展。部分发达国家的健康管理模式及现状，见表 10-1。

表 10-1　国外的健康管理模式及现状

健康管理模式	健康管理现状
美国模式	（1）健康管理人人参与，覆盖面广；
	（2）全国健康计划为健康管理提供了宏观政策上的支持；
	（3）医疗保险机构与医疗集团的合作，确保了健康管理的财政来源；
	（4）全方位的健康管理策略：包括生活方式管理、需求管理、疾病管理、灾难性伤病管理、残疾管理、综合的人群健康管理。
德国模式	（1）健康医疗保险与预防医疗的结合为德国健康管理的主要实施手段；
	（2）德国医疗保险式健康管理带来的缺陷：如医疗服务机构、法律监管部门以及医疗保险的健康基金等相关部门由于自身利益之间的冲突，缺乏紧密合作，医疗保险系统难以有效维持。

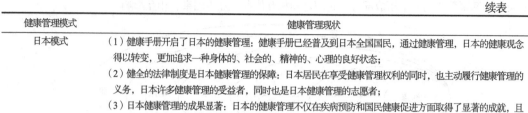

续表

健康管理模式	健康管理现状
日本模式	（1）健康手册开启了日本的健康管理：健康手册已经普及到日本全国国民，通过健康管理，日本的健康观念得以转变，更加追求一种身体的、社会的、精神的、心理的良好状态； （2）健全的法律制度是日本健康管理的保障：日本居民在享受健康管理权利的同时，也主动履行健康管理的义务，日本许多健康管理的受益者，同时也是日本健康管理的志愿者； （3）日本健康管理的成果显著：日本的健康管理不仅在疾病预防和国民健康促进方面取得了显著的成就，且日本的人均寿命已达 83 岁，位居世界第一。

（三）国内健康管理现状

1. 我国健康管理的发展历程　2001 年，健康管理作为专有名词引入我国。2005 年，国家设立健康管理师职业并发布了《健康管理师国家职业标准》。2017 年，国家人力资源社会保障部印发的国家职业资格目录中，健康管理师仍然保留。我国政府在制订国家基本公共卫生服务政策中，把不同人群的健康管理列为主要的基本公共卫生服务内容。因此，基层社区卫生服务机构也成了健康管理工作的重要力量。

2013 年，国务院发布了《国务院关于促进健康服务业发展的若干意见》，将健康管理和健康促进列为健康服务业四个核心内容之一；2014 年国务院发布的《关于加快发展商业健康保险的若干意见》《关于进一步加强新时期爱国卫生工作的意见》，2015 年国务院办公厅发布的《中医药健康服务发展规划（2015—2020 年）》，2016 年中共中央、国务院印发的《"健康中国 2030"规划纲要》，2017 年国务院印发的《"十三五"卫生与健康规划》《国务院办公厅关于印发中国防治慢性病中长期规划（2017—2025 年）的通知》，2019 年《国务院关于实施健康中国行动的意见》，2022 年国务院办公厅《"十四五"国民健康规划》等多项国家战略规划中，都非常强调健康管理的内容，为我国健康管理事业的发展提供了政策保障。2022 年 10 月，党的二十大报告提出要坚持预防为主，加强重大慢性病健康管理，提高基层防病治病和健康管理能力。这为我国健康管理的发展指明了方向。

2. 我国健康管理发展的现状　经过近 20 多年的发展，我国健康管理取得了可喜的成绩，但也存在不少问题：

（1）主要成就：①2020 年，全国已有各类健康管理（体检）机构 1.5 万家；②发布了健康管理相关重要共识与标准规范，如《健康管理概念与学科体系的中国专家初步共识》《体检人群心血管危险因素筛查与管理专家共识》《慢病健康管理中国专家共识》《国家首批健康管理（体检）卫生信息团体标准》等；③出版了一批有影响力的著作和教材，如《中华健康管理学》《健康管理师培训教材》等；④2007 年，中华医学会成立了健康管理学分会，并创办《中华健康管理学杂志》。此后中国医师协会和中国医院协会等全国性社会组织及各省市自治区也纷纷成立了健康管理学术或行业组织。

（2）主要差距：与国外先进国家和地区相比，国内在健康管理的实践和理论研究方面仍然存在着很大的差距：①人们的健康理念有待更新，健康管理的法律法规、行业标准和管理体系有待完善；②健康管理尚缺乏系统、权威的理论支持，主流理论框架尚未形成，导致健康管理服务实践边界不清晰，服务体系待建立；③健康管理学科定位不统一，院校相关专业设置不明确，致使健康管理人才短缺，专业技能有待提升；④我国健康管理基础性研究不足，对我国民众健康水平监测的基础数据库尚未建立，有关健康评估、健康需求、健康管理模式和系统的理论框架研究也相对较少。

3. 国内健康管理发展的机遇

（1）应对人口老龄化等带来的新挑战的重要战略：我国的人口特征与世界上大多数国家一样，逐渐步入老龄化社会，我国人口老化年龄起步晚、数量大、速度快、地区发展不平衡。我国于 2000 年进入老年型国家的行列，虽然稍晚于发达国家，但我国人口老龄化速度惊人。截至 2021 年底，全国 60 岁及以上老年人口达 2.67 亿，65 岁及以上老年人口达 2 亿以上。超过 1.9 亿老年人患有慢性病，失能、半失能老年人约 4000 万，老年人对健康服务的需求非常迫切。

此外，工业化、城镇化以及疾病谱、生态环境、生活方式不断变化，也给人们的健康带来众多的影响，因此要把"以健康为中心"的整体健康观融入社会、经济、文化和环境政策中，全人口全方位全周期维护和保障人民健康。

（2）促进健康管理产业发展的需要：加快发展养老服务业和健康服务业是全球老龄化社会的必然选择。2013年，国务院发布的《关于加快发展养老服务业的若干意见》和《关于促进健康服务业发展的若干意见》，标志着我国养老和健康服务业作为现代服务业的新业态被正式纳入国家发展目标和规划。2019年，国家发改委提出了促进健康产业发展十大工程，将发展优质健康管理作为国家推动健康产业工程的重点。随着国家健康产业工程的落地实施，健康管理将迎来新的发展和进步。

二、健康管理的定义及特点

（一）健康管理的定义

迄今为止，全世界还没有一个统一的健康管理的定义，不同的专家和不同的行业均有不同的理解。国外有学者认为，个人健康管理是一种对个人及人群的健康危险因素进行全面管理的过程。健康危险因素则一般是指从人群健康和流行病学的角度看，凡是能使人群发病和死亡风险升高的因素即可认为是健康危险因素，如吸烟是肺癌的危险因素之一。

我国对健康管理的定义为：健康管理是指以不同健康状态下人们的健康需要为导向，通过对个体或群体健康状况以及各种健康危险因素进行全面的监测、分析、评估和预测，向人们提供有针对性的健康咨询和指导服务，通过制订健康管理计划，协调个人、组织和社会活动，对各种健康危险因素进行系统性干预和管理的过程。其宗旨是更好地调动个人、集体和社会的健康管理资源和行动，通过有效的计划、组织、协调和控制等管理活动来获取最大的健康效果。

由此可见，健康管理不仅是一个概念，也是一种方法，更是一套完善、周密的服务程序，其目的是调动个体和群体及整个社会的积极性，有效地利用有限的资源来达到最大的健康效果。具体做法就是为个体和群体(包括政府)提供有针对性的科学健康信息并创造条件采取行动来改善健康(图10-3)。

健康管理是健康管理循环、不断运行的内容过程，即对健康危险因素的检查监测（发现健康问题）—评价（认识健康问题）—干预（解决健康问题）—再监测—再评价—再干预，周而复始的过程，如图10-4所示。其中健康因素干预（解决问题）是核心关键所在。

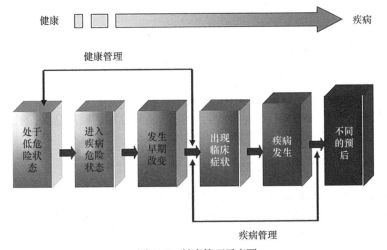

图10-3　健康管理示意图

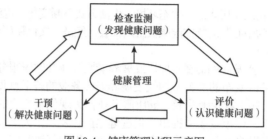

图 10-4 健康管理过程示意图

（二）健康管理的特点

1. 健康管理呈现多层次化，形成了多水平的健康管理系统 健康管理是由多个层次的健康管理活动组合而成的系统，其核心是对个体、群体的不良行为和生活方式的干预与管理；其基础是对家庭、单位、社区等人们生活和工作场所健康问题及影响因素的综合管理；其支撑是对国家及全球范围内影响全体民众健康的宏观社会条件和结构因素的干预和管理。此外，不同层次的健康管理活动互为依托，相互影响和制约。

2. 健康管理的内容、对象和范围不断拓展 健康管理内容从患病后的被动治疗和管理，逐步发展到对各种健康危险因素的主动监测、干预和管理；从个体不良行为和生活方式的管理逐步拓展到对各种健康社会决定因素的管理。管理对象从患者拓展到全人群，并关注对不同健康状态、不同生命周期人群的健康维护以及长期动态管理。健康管理从关注健康结果转向关注影响健康的自然、社会环境和条件的管理。

3. 健康管理手段日趋多样化 随着健康管理人群和范围的扩大，健康管理所运用的手段从最初针对个体的临床医学和预防手段，到针对群体的公共卫生手段，再拓展到社会、经济、文化、政策、法律、制度等综合干预手段，健康管理越来越依赖专业技术之外的多种管理策略和手段的作用，更重视技术与管理手段的有机结合。

4. 强调横向和纵向健康管理和协调机制的建立 在重视和依靠卫生健康部门和专业医疗卫生机构在实施健康管理中的作用基础上，不断探索将健康目标和健康管理纳入所有部门的有效路径，强调横向、纵向健康管理行动的有机结合，通过跨部门协调一致的政策和策略行动，推动健康管理的有效开展。

5. 健康管理实现三级预防 即通过健康教育和健康促进来改善人群的健康状况，降低疾病的发生率；通过早期诊断、早期治疗来促进患者的痊愈，降低病死率；通过规范化的治疗和康复措施来预防各种并发症的发生，降低患者的残疾率。

6. 健康管理是预防医学与临床医学的结合 健康管理利用基础医学、临床医学、营养保健、中医养生、心理保健、康复医学、环境医学、运动医学以及安全用药等多方面的知识，在进行健康信息管理的基础上，针对不同人群的不同特点，开展健康教育与健康促进、健康咨询与指导，使人群或个体在健康方面达到最佳状况；最终达到延长寿命、提高生活质量的目的。

7. 健康管理是全民参与的战略行为 健康管理的宗旨是调动个体和群体及整个社会的积极性，有效地利用有限的资源来达到预防疾病、维护健康的最佳效果。

（三）健康管理与健康体检、健康评估的区别与联系

1. 健康体检（health examination） 是在躯体未出现明显疾病症状时，即到医院或专门的体检机构对身体进行检查，以了解身体是否有潜在疾病，以便及时采取预防干预和治疗措施。健康体检是变被动看病为主动检查，变消极治病为积极防病的一种新的自我保健方式，能够在早期发现一些无痛或症状不明显的疾病。许多人认为健康管理仅仅是健康体检，而真正的健康管理理念应该包括对身体危险因素的评估和干预，因此体检只是健康管理的第一步。体检后，如果有全科医师、健康管理师等在体检结果的基础上，对个人的健康风险进行评估，为健康或亚健康人群提

供健康规划，提供有针对性的疾病预防以及如何消除危险因素方面的指导，将会更有助于管理对象的长期健康。

2. 健康评估（health assessment）　是一个有计划、系统地收集评估对象的健康资料，并对资料的价值进行判断的过程。健康评估是对健康状况的判断，为健康管理的前提和基础。健康管理是健康评估的后续，两者相辅相成。

三、健康管理的目的和意义

（一）健康管理的目的

通过健康管理能达到以下目的：一学，学会一套自我管理和日常保健的方法；二改，改变不合理的饮食习惯和不良的生活方式；三减，减少用药量、住院费、医疗费；四降，降血脂、降血糖、降血压、降体重，即降低慢性病风险因素。

健康管理是通过健康评估对人群进行分类，患者人群进入就医通道，由医疗机构（医院、卫生站）服务；另外一类高风险、亚健康、慢性病患者群进入健康促进通道，实施定期跟踪干预，这类人群也可以通过网上个人健康管理空间查看饮食、运动、心理保健等方案，并记录最新健康状况，让每个人都随时随地看得见自己的健康状况，个人与健康管理师实时互动，最终目的是让这部分人不患病。

（二）健康管理的意义

1. 个体层面　健康管理能有效调动个人改善不良行为与生活方式的积极性和主动性：①实现个体健康危险性的量化评估；②获得控制疾病危险因素的健康干预策略；③有利于管理个人的健康状况，早期发现疾病并及时治疗；④改善患者生活质量并延长健康寿命。

2. 群体层面　健康管理可以改善人群健康水平，提高群体健康干预的工作效率，同时也可以有效地降低医疗费用。

第二节　健康管理的基本步骤和常用服务流程

健康管理是一种前瞻性的卫生服务模式，它以较少的投入获得较大的健康效果，从而增加了医疗服务的效益，提高了医疗保险的覆盖面和承受力。一般来说，健康管理包括健康危险因素的收集、评价和干预三个基本步骤（见图10-5）。有关内容详见第六章第三节。

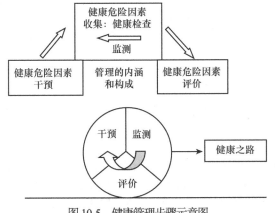

图 10-5　健康管理步骤示意图

第三节　社区慢性病健康管理

糖尿病、高血压病等慢性病是与生活方式密切相关的疾病，预防和控制这些疾病必须建立在提高患者的认知水平、改善不良的生活习惯的基础之上。大量研究证实，饮食治疗、运动治疗、药物治疗、病情监测、防治知识教育及心理治疗，即"运动、饮食和平衡"新型促健康模式是防治糖尿病、高血压等慢性病的有效措施。而目前大多数慢性病患者仍是去综合性医院门诊就诊，取药后回家自己服药的传统治疗方式。该方式往往仅是以药物治疗为主，对糖尿病、高血压这些与饮食和运动密切相关的疾病，难以达到最佳治疗效果。社区卫生服务机构应充分利用全科医疗综合性、连续性的特点，积极开展慢性病管理。社区健康管理，是以全科医师为核心，包括社区护士、心理咨询师、健康管理师、营养师等，以社区居民为对象，对健康和疾病的危险因素进行检测、评估和干预的管理过程。社区健康管理可为居民建立个人健康档案和家庭健康档案，跟踪个人健康状况，将疾病扼杀在萌芽之中。目前，我国大力推进的家庭医生签约服务，给慢性病患者、老年人等重点人群优先提供健康管理服务提供了可能。全科医师可以充分利用社区内外各种资源，应用健康教育、膳食指导和运动锻炼等各种干预措施，为社区居民提供健康管理服务。

一、社区健康管理概述

（一）管理对象

包括：①常见病、多发病和慢性病患者：如高血压、糖尿病和脑卒中后遗症者等。②亚健康状态人群：如工作压力大的白领阶层（中青年，体质弱者等）。③社区中的特殊群体：如老年人、妇女和儿童等。④其他人群。

（二）社区常见健康问题

社区疾病谱以常见病、多发病为主，尤其是慢性病如冠心病、脑卒中、糖尿病、肺癌、老年骨质疏松和老年痴呆等，此类疾病占整个医疗费用的大部分。人们需要更有效的干预手段，在这些病状发生的早期，在疾病尚未发展成不可逆转之前来延缓其进程。通过应用现代生物信息学、循证医学理论以及专门的信息系统对大量个人生物医学指标以及临床指标进行分析，发现疾病存在的危险因素。

慢性病发生、发展过程缓慢，往往是在环境及遗传等因素的作用下，机体内生物指标逐步发生改变的结果。在早期阶段并没有明显的可诊断的症状出现。而全科医师可充分利用专业优势，评估危险因素的水平，并促使个人主动采取预防措施，因此，维护健康最重要的是预防疾病的发生，而不是治疗疾病。在这个过程中依据生物-心理-社会医学模式，采取健康管理措施维护健康，预防慢性病发生、发展。

（三）社区居民的健康管理方法

社区健康管理是一种对个人或人群的健康危险因素进行全面管理的过程。

1. 个人健康信息管理　应用软件及互联网收集和整理个人健康信息，建立居民家庭档案（详见第九章）。

2. 个人健康与慢性病危险性评价　当完成个人健康信息收集后，通过疾病危险性评价模型分析计算，得出按病种的疾病危险性评价报告。健康管理者及个人能够清楚地了解个人患慢性病的危险性。

3. 个人健康计划及改善的指导　一旦明确了个人患慢性病的危险性及疾病危险因素分布，全科医师即可通过个人健康改善的行动计划及指南对不同危险因素实施个人化的健康指导，将以那些可以改变或可控制的指标为重点，提出健康改善目标，提供行动指南以及相关的健康改善模块。由于每个人具有不同危险因素组合，因此会针对个人自身危险因素筛选出个人健康管理处方，使每个人都能更有

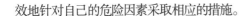

效地针对自己的危险因素采取相应的措施。

二、社区慢性病管理

慢性非传染性疾病（non-communicable diseases，NCDS，以下简称慢性病）是一组潜伏时间长，一旦发病，不能自愈的，且很难治愈的非传染性疾病。从广义上讲，慢性病指由于长期紧张疲劳，不良的生活习惯，不健康的饮食习惯，环境污染物的暴露，忽视自我保健和心理应变平衡逐渐积累而发生的疾病。慢性非传染性疾病具有以下特点：①常见病，多发病；②发病隐匿，潜伏期长；③多种因素共同致病，一果多因，个人生活方式对发病有重要影响；④一因多果，相互关联，一体多病。近年来我国慢性传染病增长速度加快，发病呈年轻化趋势。

目前，对健康有重要影响的慢性非传染性疾病主要有以下五种类型：①心脑血管疾病：包括高血压、血脂紊乱、心脏病和脑血管病等；②肿瘤疾病：包括肺癌、肝癌、胃癌、食管癌、结肠癌等；③代谢性疾病：包括糖尿病、肥胖等；④精神疾病：包括精神分裂症、神经症（焦虑、强迫、抑郁）、老年痴呆等；⑤口腔疾病：包括龋齿、牙周炎等。

（一）慢性病管理的特点

1. 多病因的特点决定了慢性病管理的复杂性 从病因学观点系统地论述影响疾病和健康的各种因素，可对预防提供指导。现代医学认为，影响慢性病的主要因素有环境因素、生活方式、生物遗传因素以及医疗卫生服务等因素，这四个因素相互依存、相互影响。多病因学说强调了慢性病和各种危险因素之间存在着错综复杂的联系，在这些关系中找出与疾病发生和发展密切相关的因素，有利于预防和控制慢性病。

2. 不良生活方式致病的主导作用决定了慢性病管理的可能性 导致慢性病的病因虽然很多，但不良生活习惯是其中重要的危险因素，而且它呈现一因多果或一果多因的特点，如吸烟和不合理的饮食不仅会导致心脏病、脑卒中和高血压，而且还会增加肠癌、胃癌的发生概率。同时，虽然这些危险因素在人群中是已知的，但是要改变个人的生活习惯却非常困难，不仅要依托有关法律法规，更要注重社区的健康教育和健康促进，通过综合干预，才能控制和减少这些由生活方式导致的病因。

3. 现代医学模式的发展决定了慢性病管理的社会性 预防慢性病四种因素的不良作用，并非能用单纯的生物医学方法解决，因为社会因素和心理因素对慢性病的发生也有着非常重要的作用，而对慢性病的综合防治必将涉及这两个领域。当前对慢性病的研究取得了很大的进展，但这些慢性病的控制情况却非常滞后，这种现状要求我们对生物-心理-社会现代医学模式应有更深层次的认识和应用，也决定了慢性病防治更是一项社会性工程，将防治重心下沉到社区家庭和社区单位，加大个人参与的积极性，全面提高社会每个人的自我保健能力，将是今后的工作重点。

（二）社区慢性病管理可行性

结合我国国情，以社区卫生服务为平台，开展慢性病管理应该是全科医师开展工作很好的切入点。

1. 政策支持 2016 年，国务院医改办等七部门印发《关于推进家庭医生签约服务的指导意见》，明确健康管理服务主要是针对居民健康状况和需求，制订不同类型的个性化签约服务内容，可包括健康评估、康复指导、家庭病床服务、家庭护理、中医药"治未病"服务、远程健康监测等。2019 年，国家卫健委等部门在《关于做好 2019 年基本公共卫生服务项目工作的通知》中明确了以高血压、糖尿病等慢性病为突破口促进医防融合的政策方案。

2. 慢性病防治的工作需要 随着疾病模式的改变，慢性病已经成为经济发达地区严重危害居民健康的重要公共卫生问题。我国首部《健康管理蓝皮书：中国健康管理与健康产业报告（2018）》中指出，我国的慢性病患者的人数在 3 亿人左右，其中 65 岁以下人群的慢性病负担占 50%。我国城市和农村因慢性病死亡占总死亡人数的比例分别高达 85.3% 和 79.5%。国内外经验证明，高科技并不能控制慢性病。因此如何尽快建设社区卫生服务阵地，建立和完善服务机制，控制和降低这些疾病的发生率，提高慢性病患者的生命质量，应是当前卫生健康领域的重要课题之一。

（三）慢性病管理和社区卫生服务的结合机制

1. 社区健康促进是预防和控制慢性病的有效措施　国内外经验证明，采取积极的措施预防慢性病，可延迟患病年龄，缩短患病时间，由此显著降低患病率。预防和控制慢性病最有效的措施是开展以社区为基础的健康促进，而健康促进最适宜的场所是在社区。各国实践证明，控制高血压最有效的对策是开展以社区健康促进并以控制危险因素为基础的综合防治。

2. 社区卫生服务是实施慢性病防治策略的重要保证

（1）慢性病患者的系统管理是社区卫生服务的重要内容：慢性病通常病程长，多数因难以治愈而终身带病或伴有严重的并发症，如果这些患者长期住院，其经济、时间等负担不仅使得一般的家庭难以承受，而且这些患者过度地占有卫生资源，不利于卫生资源的合理分配。全科医生可以通过家庭访视、家庭病床护理、人文关怀等社区卫生服务，对慢性病患者病程的全过程进行照料和护理。社区卫生服务通过家庭医生，开展家庭评估、家庭访视、家庭病床和健康教育等，对慢性病患者发病、恢复、残疾和临终的全过程进行悉心的照料和护理。针对慢性病的健康管理是控制慢性病和提升患者生命质量的最好途径。

（2）社区是开展慢性病危险因素干预最适宜的场所：1979 年，美国联邦卫生部关于"健康促进与疾病预防"的报告提醒美国公众以及医务界，应更加关注日常生活中那些习以为常的行为和社区生活条件，它导致了 50% 以上的过早死亡。我国学者分析前十位死因，不良生活方式和行为致病因素为 47%。因此倡导文明科学的生活方式，干预人群行为危险因素就成为慢性病预防和控制的关键，而社区在这方面具有天然优势。社区医院或社区卫生服务中心作为健康教育的重要场所，可以通过多种形式普及健康知识。同时，由于全科医师与患者之间有着很好的医患关系和紧密的联系，清楚了解辖区内慢性病患者以及家属的生活习惯，便于从躯体、精神、社会适应性等方面进行观察、干预和诊治，连续性的慢性病管理服务能够帮助全科医师、健康管理师充分利用每一次接触患者的机会，进行健康教育和咨询，使患者掌握慢性病的危害、影响因素以及预防的方法等，改善不良生活方式和行为，提高自我保健能力，降低慢性病的发病和死亡。

（3）在社区中开展慢性病防治具有一定的条件和优势：我国良好的三级卫生保健网络是开展慢性病防治的重要保证。应用社区卫生服务信息管理系统，通过提供日常基本疾病咨询和治疗以及社区护理服务对慢性病患者进行社区内的管理，进而协调慢性病医疗卫生资源的分配，强化慢性病管理质量，实现区域内的慢性病医疗卫生信息系统管理效应的最大化。

（四）慢性病管理策略与措施

1. 关口前移，深入推进全民健康生活方式　将健康融入所有政策，充分利用大众传媒，广泛宣传慢性病防治知识，将慢性病预防融于日常生活之中，促使人们自觉养成良好的健康行为和生活方式。

2. 拓展服务，及时发现管理高风险人群　扩大基本公共卫生服务项目内容和覆盖人群，加强慢性病高风险人群（血压、血糖、血脂偏高和吸烟、酗酒、肥胖和超重等）检出和管理。社区卫生服务机构要全面履行预防、医疗、保健、康复、健康教育等综合服务职能，建立规范化居民电子健康档案，及时了解社区慢性病流行状况和主要问题，有针对性地开展健康教育，提供常见慢性病健康咨询指导。

3. 规范防治，提高慢性病诊治康复的效果　推广慢性病防治适宜技术，及时进行诊治规范培训，逐步实现慢性病的规范化诊治和康复。各级各类医院要严格遵照卫生行政部门制订的诊疗技术规范和指南，完善专科医师的专业化培训制度，注重康复治疗的早期介入。在提供规范化诊断、治疗和康复的同时，要加强对患者及家属的咨询指导和科普宣传。

4. 明确职责，加强慢性病防治有效协同　完善慢性病防控网络，整合专业公共卫生机构、医院和基层医疗卫生机构功能，打造上下联动、优势互补的责任共同体，促进慢性病防治结合。

建立疾病预防控制机构、医院、专病防治机构、基层医疗卫生机构在慢性病防治中的分工负责和分级管理机制，明确职责和任务。疾病预防控制机构和专病防治机构协助卫生行政部门做好慢性病及相关疾病防控规划和方案的制订和实施，提供业务指导和技术管理；医院开展慢性病相关信息登记报告，提供慢性病危急重症患者的诊疗、康复服务，为基层医疗卫生机构开展慢性病诊疗、康复服务提供技术指导；建立和基层医疗卫生机构之间的双向转诊机制；基层医疗卫生机构负责相关慢性病防控措施的执行与落实。

健康教育机构负责研究慢性病健康教育策略方法，传播慢性病防治核心信息，并指导其他机构开展慢性病健康教育活动。妇幼保健机构负责提供与妇女儿童有关的慢性病预防咨询指导。

5. 抓好示范，提高慢性病综合防控能力　积极创建慢性病综合防控示范区，注重开展社区调查诊断，明确本地区主要健康问题和危险因素，应用适宜技术，发展适合当地的慢性病防控策略、措施和长效管理模式。各地要定期总结推广示范区建设经验，带动慢性病综合防控工作。

6. 共享资源，完善慢性病监测信息管理　统筹利用现有资源，利用智慧医疗系统，提高慢性病监测与信息化管理水平，建立慢性病发病、患病、死亡及危险因素监测数据库，健全信息管理、资源共享和信息发布等管理制度。建立慢性病与健康影响因素调查制度，定期组织开展慢性病及危险因素、居民营养与健康等专项调查。结合居民健康档案和区域卫生信息化平台建设，加强慢性病信息收集、分析和利用，掌握慢性病流行规律及特点。

7. 加强科研，促进技术合作和国际交流　加强慢性病基础研究、应用研究和转化医学研究。加强慢性病防治研究和转化基地建设，重点加强慢性病防治技术与策略、诊疗器械、新型疫苗和创新药物的研究，开发健康教育与健康促进工具，加强科研成果转化和利用，推广慢性病预防、早诊早治早康和规范治疗等适宜技术。

加强国内外交流与合作，积极参与慢性病防治全球行动，与国际组织、学术研究机构和院校开展广泛协作，建立共赢的合作机制。

三、常见慢性病的基层管理及全科医学处理

（一）2型糖尿病

2型糖尿病（T₂DM, type 2 diabetes mellitus）是由遗传和环境因素等复合病因引起的临床代谢综合征，主要是由于胰岛素抵抗和（或）胰岛素分泌缺陷引起的以慢性高血糖为主要表现的一类糖尿病。多见于40岁以上的中、老年人。其病因包括遗传因素与环境因素、胰岛素抵抗、β细胞功能缺陷、胰岛α细胞功能异常和胰高血糖素样肽-1（GLP-1）分泌缺陷等。

1. T₂DM高危人群筛查　T₂DM高危人群是指目前血糖正常或不正常，尚未达到T₂DM标准，但患T₂DM风险较大的人群，T₂DM患病风险随其所具有的危险因素的增多而增高。全科医生应早期发现T₂DM高危人群并做出相关诊断，以利进行早期有效干预。根据《国家基层糖尿病防治管理指南（2022）》《中国2型糖尿病防治指南（2020年版）》，有下列任何一个及以上的糖尿病危险因素者，可视为2型糖尿病高危人群：①有糖尿病前期[糖耐量异常（impaired glucose tolerance, IGT）、空腹血糖受损（impaired fasting glucose, IFG）或两者同时存在]史。②年龄>40岁。③体质指数（BMI）≥24kg/m²和/或向心性肥胖（男性腰围≥90cm，女性腰围≥85cm）。④一级亲属（父母、同胞、子女）有糖尿病史。⑤缺乏体力活动者。⑥有巨大儿分娩史或有妊娠期糖尿病病史的女性。⑦有多囊卵巢综合征（PCOS）病史的女性。⑧有黑棘皮病者。⑨有高血压史，或正在接受降压治疗者。⑩血脂异常[高密度脂蛋白胆固醇（HDL-C）<0.90mmol/L和/或甘油三酯（TG）>2.22mmol/L]，或正在接受调脂治疗者。⑪有动脉粥样硬化性心脑血管疾病（atherosclerotic cardiovascular disease, ASCVD）史。⑫有类固醇类药物使用史。⑬长期接受抗精神病药物或抗抑郁症药物治疗的患者。

2. T₂DM的基层诊断及鉴别诊断

（1）T₂DM诊断标准：目前我国的诊断标准以静脉血浆葡萄糖为依据，毛细血管血糖值仅作为参考，采用国际上通用的WHO糖尿病专家委员会（1999）提出的诊断和分类标准；HbA1c为糖化血红

蛋白 A1c，2011 年 WHO 推荐在采用标准化检测方法且有严格质量控制的医疗机构，可以将 HbA1c ≥6.5%作为糖尿病的补充诊断标准（表 10-2）。

血糖达到糖尿病标准，并具有中年或成年起病、慢性病程、临床症状不明显、有超重史、较少酮症或酮症酸中毒历史，C 肽、胰岛素水平早期增高，具有以上特点可以诊断 T2DM。全科医生需要了解 T2DM 与 1 型糖尿病（T1DM）的鉴别。由于两者缺乏明确的生化或遗传学标志，主要根据临床特点和发展过程，从发病年龄、起病急缓、症状轻重、体重、是否有酮症酸中毒倾向进行鉴别，需结合胰岛 β 细胞自身抗体和 β 细胞功能检查结果而进行临床综合分析判断。

表 10-2　糖尿病诊断标准

诊断标准	静脉血浆葡萄糖水平（mmol/L）或 HbA1c 水平（%）
典型糖尿病症状加随机血糖或	≥11.1
空腹血糖（FPG）或	≥7.0
OGTT2 小时血糖或	≥11.1
HbA1c 水平	≥6.5%
无典型糖尿病症状，须改日复查确认	

（2）T2DM 基层诊断注意事项：

1）T2DM 血糖水平诊断是基于空腹血糖（fasting plasma glucose，FPG）、任意时间或口服葡萄糖耐量试验（oral glucose tolerance test，OGTT）2 小时血糖值（2hPG）。空腹指至少 8 小时内无任何热量摄入；任意时间指一日内任何时间，无论上一次进餐时间及食物摄入量。糖尿病症状指多食、多尿、烦渴多饮和难于解释的体重减轻。

FPG<6.1mmol/L 为正常，FPG 6.1～7.0mmol/L 为空腹血糖受损（IFG），<7.0mmol/L 为糖耐量异常（IGT），≥7.0mmol/L 应考虑糖尿病。OGTT2hPG<7.8mmol/L 为正常糖耐量，7.8～11.1mmol/L 为糖耐量异常（IGT），≥11.1mmol/L 应考虑糖尿病。

2）对于无糖尿病症状、仅一次血糖值达到糖尿病诊断标准者，必须在另一天复查核实而确定诊断；如复查结果未达到糖尿病诊断标准，应定期复查。

3）应注意在发热、腹泻等感染或严重疾病时，机体可发生应激性高血糖，但这多为暂时性或自限性的血糖代谢紊乱，因此在应激时，不能据此时血糖诊断糖尿病，必须在应激消除后复查才能明确其糖代谢状况。

4）HbA1c 反映患者近 8～12 周平均血糖水平。需要注意，其受检测方法、有无贫血和血红蛋白异常疾病、红细胞转换速度、年龄等诸多因素的影响。另外，糖化血红蛋白不能反映瞬时血糖水平及血糖波动情况，也不能确定是否发生过低血糖。

5）儿童糖尿病诊断标准与成人相同。

6）妊娠糖尿病：建议到上级医院诊断。

3. T2DM 并发症的基层诊断原则　T2DM 是以血糖升高为主的多器官多系统受累疾病，很多患者首次就诊就已经出现了并发症症状，如发现血糖高同时发现尿蛋白、足趾端麻木、视力减退、皮肤感染、尿路感染等。故全科医生自始至终均应警惕糖尿病的并发症状。可依据 T2DM 并发症特点、体征、辅助检查予以早期发现诊断。基层对并发症诊断重在早期识别。目前社区基层多不具备诊断条件，可做相对简单的检查排除如尿蛋白测定、心脏彩超、动态心电图、眼底等检测等。综合病情予以 T2DM 并发症初步诊断及评估。明确诊断建议转诊到上级医院，并制定相关针对性的治疗防治方案后，社区基层再继续予以相关处理。

4. T2DM 基层转诊原则　根据《2 型糖尿病基层诊疗指南（实践版·2019）》，基层全科医生处理 T2DM 相关患者，有下列情况者应予以转诊处理。

（1）诊断困难和特殊患者：①初次发现血糖异常，临床分型不明确者。②儿童和青少年（年龄<18 岁）糖尿病患者。③妊娠和哺乳期妇女血糖异常者。

（2）治疗困难：①原因不明或经基层医生处理后仍反复发生低血糖者。②血糖、血压、血脂长期不达标者。③血糖波动较大，基层处理困难者。④出现严重降糖药物不良反应难以处理者。

（3）严重并发症：①急性并发症:严重低血糖或高血糖伴或不伴有意识障碍。②慢性并发症:视网膜病变、肾病、神经病变糖尿病足或周围血管病变等的筛查、治疗方案的制定和疗效评估在基层处理有困难者。③慢性并发症导致严重靶器官损害需要紧急救治者:急性心脑血管病、糖尿病肾病导致的肾功能不全或大量蛋白尿、糖尿病视网膜病变导致的严重视力下降、糖尿病周围血管病导致的间歇性跛行和缺血性疼痛等。④糖尿病足出现急性加重：出现皮肤颜色的急剧变化；局部疼痛加剧并有红肿等炎症表现；新发生的溃疡；原有的浅表溃疡恶化并累及软组织和骨组织；播散性的蜂窝组织炎、全身感染征象；骨髓炎等。

上述严重并发症的第①③④类情况需紧急转诊，第①类情况转诊前应建立静脉通道，给予静脉滴注生理盐水补液治疗。

（4）其他：医生判断有需上级医院处理的情况或疾病。

5. T₂DM 的基层全科医学处理　糖尿病的基层全科医学管理策略主要包括一级预防管理、二级预防管理、三级预防管理、基层家庭管理和社区整体管理。世界范围内公认最好的管理模式是以病人为中心的团队式管理，团队主要成员包括全科和专科医师、糖尿病教员、营养师、运动康复师、病人及其家属等，实施对 T₂DM 的全过程、全方位、负责式的管理。

（1）T₂DM 一级预防：旨在纠正危险因素，预防糖尿病的发生，降低发病率。主要包括糖尿病防治知识的宣传教育、高危人群的筛查、生活方式的干预等，提高人群对糖尿病防治的知晓度和参与度。在糖尿病一级预防中全科医生应把与个人及其家庭的每一次接触都看成是提供筛查、干预糖尿病及保健服务的良机。其面对服务对象展开的问诊应以发现(筛查)糖尿病个人危险因素或潜在的健康问题为目的。把糖尿病的危险因素筛查纳入全科医师常规业务中，无论是在初诊、复诊、随访、或周期性健康检查时均可进行。

（2）T₂DM 二级预防：在高危人群中开展疾病筛查、健康干预等，指导其进行自我管理，以便早发现、早诊断和早治疗。对糖尿病患者应尽早诊断，在诊断时即应进行全面的并发症筛查及重要脏器功能评估，指导生活方式干预并结合患者情况进行合理的治疗，对已诊断的糖尿病患者预防并发症的发生。全科医生此期通过首诊、随诊、转诊等医疗服务，进行综合管理，达到综合管理控制目标。降低糖尿病并发症的发生风险。在糖尿病的首诊服务中首先应完善糖尿病首诊评估及签约服务。同时制定糖尿病控制的近期目标及远期目标。近期目标可通过控制高血糖和相关代谢紊乱来消除糖尿病症状和防止急性并发症，远期目标是通过良好的代谢控制达到预防慢性并发症、提高病人生活质量和延长寿命的目的。对糖尿病病人进行连续性随访也是医患保持一定程度的紧密连续，进行连续性医疗服务的方法，同时对进行全病程、不同地点、时间的连续追踪服务，以实现对制定的控制目标的有效执行。

关于 T₂DM 干预治疗，应遵守国际糖尿病联盟（IDF）提出的糖尿病综合管理五个要点，包括：糖尿病教育、医学营养治疗、运动治疗、血糖监测和药物治疗。

1）糖尿病教育：是重要的基础管理措施，是决定糖尿病管理成败的关键。健康教育包括糖尿病防治专业人员的培训，医务人员的继续医学教育，病人及其家属和公众的卫生保健教育。每位糖尿病病人均应接受全面糖尿病教育，充分认识糖尿病并掌握自我管理技能。

2）医学营养治疗：饮食干预治疗是糖尿病基础管理措施，也是社区全科医生需重点关注的一个内容。推荐所有糖尿病病人接受由营养师制订的个体化的医学营养治疗。对医学营养治疗的依从性是决定病人能否达到理想代谢控制的关键影响因素。总的原则是确定合理的总能量摄入，合理、均衡地分配各种营养物质，恢复并维持理想体重。

医学饮食控制原则及计算方法：①计算总热量：根据性别、年龄和身高用简易公式计算理想体重（kg）=身高（cm）～105。②计算每日所需总能量：根据理想体重和工作性质，成年人休息状态下每日每公斤理想体重给予热量 25～30kcal，轻体力劳动 30～35kcal，中度体力劳动 35～40kcal，重体力劳动 40kcal 以上。儿童、孕妇、乳母、营养不良及伴有消耗性疾病者应酌情增加，肥胖者酌减，使体重逐渐恢复至理想体重。③营养物质含量分配：膳食中碳水化合物所提供的能量应占饮食总热量的50%～65%。不同种类碳水化合物引起血糖增高的速度和程度有很大不同,可用食物血糖生成指数(GI)

计算。低 GI 食物有利于血糖及控制体重，可查阅食物血糖生成指数表进行计算和衡量。④饮食营养治疗注意事项：肾功能正常的糖尿病个体，推荐蛋白质的摄入量占供能比的 15%～20%，成人每日每公斤理想体重 0.8～1.2g；孕妇、乳母、营养不良或伴消耗性疾病者增至 1.5～2.0g；伴有糖尿病肾病的患者每日蛋白摄入量约每日每公斤理想体重 0.8g；蛋白质应至少有 1/3 来自动物蛋白质，以保证必需氨基酸的供给；膳食中由脂肪提供的能量占总热量的 20%～30%，其中饱和脂肪酸不应超过总热量的 7%；食物中胆固醇摄入量应＜300mg/d。富含食用纤维的食品可延缓食物吸收，降低餐后血糖高峰，有利于改善糖、脂代谢紊乱。推荐膳食纤维每日摄入量至少达 14g/d。每日摄入食盐应限制在 6g 以下，戒烟限酒。⑤食物热量合理分配：确定每日饮食总热量和糖类、蛋白质、脂肪的组成，按每克碳水化合物、蛋白质产热 4kcal，每克脂肪产热 9kcal，每克乙醇产热 7kcal 进行热量换算、制定食谱，每日三餐可按 1/5、2/5、2/5 或 1/3、1/3、1/3 比例配制。⑥基层医务人员应掌握常见食物基本热量，为患者、家属进行饮食指导提供依据。可查阅常见食物热量生成换算情况。

3）运动治疗：运动治疗在糖尿病的管理中占重要地位，尤其对肥胖的 T_2DM 患者，运动可增加胰岛素敏感性，有助于控制血糖和体重。根据年龄、性别、体力、病情、有无并发症以及既往运动情况等，在医师指导下开展有规律的合适运动，循序渐进，并长期坚持。

4）T_2DM 基层病情监测：血糖监测基本指标包括空腹血糖、餐后血糖和 HbA1c。建议患者应用便携式血糖仪进行自我血糖监测。HbA1c 用于评价长期血糖控制情况，也是临床指导调整治疗方案的重要依据之一。T_2DM 患者初诊时都应常规检查血糖，开始治疗时每周检测 3 次以上，血糖达标后每月也应至少监测 2 次。也可用糖化人血白蛋白评价近 2～3 周的血糖控制情况。

5）T_2DM 基层药物治疗原则：在饮食和运动不能使血糖控制达标时应及时应用降糖药物治疗。

（3）T_2DM 三级预防：延缓已发生的糖尿病并发症的进展，目的是减少致残率和死亡率，提高糖尿病患者的生活质量。特别是糖尿病足的防治，要注意鞋子的舒适度，洗脚水的温度等。对已出现严重糖尿病慢性并发症者，推荐至相关专科治疗。其中血糖控制达标是关键。严格控制血糖可以降低 T_2DM 患者病死率和致残率。因此全科医生应制定 T_2DM 的个体化控制目标，进行综合管理。全科医生应灵活应对每个社区糖尿病个体，评估其血糖控制的风险、获益、可行性和社会因素等，为患者制定合理的个体化的空腹血糖、餐后血糖、HbA1c 等相关控制目标（表 10-3）。

表 10-3　中国 2 型糖尿病综合控制目标（2020 年版）

指标	目标值
毛细血管血糖（mmol/L）	
空腹	4.4～7.0
非空腹	＜10.0
糖化血红蛋白（%）	＜7.0
血压（mmHg）	＜130/80
总胆固醇（mmol/L）	＜4.5
高密度脂蛋白胆固醇（mmol/L）	
男性	＞1.0
女性	＞1.3
甘油三酯（mmol/L）	＜1.7
低密度脂蛋白胆固醇（mmol/L）	
未合并动脉粥样硬化性心血管疾病	＜2.6
合并动脉粥样硬化性心血管疾病	＜1.8
体质指数（kg/m^2）	＜24.0

注：1mmHg=0.133kPa

（4）以家庭、社区为单位的 T_2DM 社区管理：

1）开展个体-群体相结合的社区防治策略：T$_2$DM 社区管理不仅针对个体，要个体-家庭-社区一体化控制，这也是全科医疗服务的特色。主要措施包括为所有居民建立个体健康档案、家庭健康档案、社区健康档案，进行全体人群的 T$_2$DM 防治策略。①建立全体居民个体健康档案：目的是进行全方位的筛查，早期发现患者。②建立 T$_2$DM 家庭健康档案：家庭在 T$_2$DM 的发生、发展、转归中的作用重大，对 T$_2$DM 患者心理健康、饮食指导、运动帮助、药物依从性方面影响大。因而在管理该类患者中，建立糖尿病家庭健康档案，从中了解家庭的健康情况及对糖尿病病人的影响情况等，制订糖尿病家庭健康保健内容、干预计划、方式等。③建立 T$_2$DM 社区健康档案：社区糖尿病健康档案是以社区为基础的、协调性的医疗保健服务的必备工具。通过它可以了解社区 T$_2$DM 发病状况，确定社区 T$_2$DM 主要健康问题，制订糖尿病社区防治计划。

2）对 T$_2$DM 基层管理进行绩效评估：是对干预措施的效果进行评价，所需信息和评估指标包括：①基线资料包括人口数和分布，干预前后危险因素水平，政策环境情况，干预实施的有利和不利因素；②进行各种活动的记录，包括活动的名称、时间、地点、参加人数和结果等；③疾病和行为监测资料；④患者管理前后随访资料。常用评价指标：干预活动参与率和覆盖率；干预执行的次数、范围和质量；人群对糖尿病防治的知识、态度和行为改变率；糖尿病患者的随访管理率、治疗率、服药率和控制率；疾病发病和死亡监测结果；危险因素（主要是血脂、吸烟、体重和运动等）监测结果；患者医疗费用的增减等。

（二）高血压

高血压（hypertension）是指未使用降压药物的情况下，非同日 3 次测量诊室血压≥140/90mmHg；或连续 5～7d 测量家庭血压≥135/85mmHg；或 24h 动态血压≥130/80mmHg，白天血压≥135/85mmHg，夜间血压≥120/70mmHg。患者既往有高血压史，目前使用降压药，血压虽然低于上述诊断界值，仍应诊断为高血压。

1. 高血压的分级　根据血压升高水平，高血压分为三级：①1 级高血压：收缩压（systolic blood pressure，SBP）140～159mmHg 和（或）舒张压（diastolic blood pressure，DBP）90～99mmHg；②2 级高血压：SBP160～179mmHg 和（或）DBP100～109mmHg；③3 级高血压：SBP≥180mmHg 和（或）DBP≥110mmHg。当收缩压和舒张压分属于不同级别时，以较高的分级为准。

2. 高血压筛查　包括人群筛查、门诊筛查、机会性筛查和高危人群筛查。高血压易患人群包括：①血压高值者，即 SBP 130～139mmHg 和（或）DBP 85～89mmHg；②超重[体质指数（body mass index，BMI）在 24.0～27.9kg/m^2]或肥胖者（BMI≥28kg/m^2）；或腹型肥胖者:腰围男≥90cm，女≥85cm；③有高血压家族史者（一、二级亲属）；④长期摄入高盐膳食者；⑤长期过量饮酒者（每日饮白酒≥100ml）；⑥年龄≥55 岁者。健康成年人每 2 年至少测量 1 次血压，最好每年测量 1 次。易患人群一般要求每半年测量 1 次血压。

高血压的检出是提高人群高血压知晓率、治疗率和控制率的第一步。高血压通常无自觉症状，但可以使患者发生心、脑、肾等器官损害，导致脑卒中或心肌梗死事件，甚至死亡。只有检出高血压，早期预防与治疗，才能保护心、脑、肾靶器官，降低心血管事件的发生。

3. 高血压诊断及鉴别诊断

（1）高血压的诊断：①主要依据诊室测量的血压值。②采用经核准的汞柱或电子血压计。③患者于安静休息状态下，取坐位测量上臂肱动脉部位血压。④在未使用降压药物的情况下，非同日测量三次血压值收缩压均大于等于 140mmHg 和（或）舒张压均大于等于 90mmHg 可诊断高血压。⑤患者既往有高血压病史，正在使用降压药物，血压正常也诊断为高血压。⑥诊断不确定，或怀疑"白大衣高血压"或"隐蔽性高血压"，有条件的可结合动态血压监测或家庭自测血压辅助诊断。

高血压患者的诊断和治疗不能只根据血压水平，需对患者进行心血管综合风险的评估并分层。高血压患者的心血管综合风险分层，有利于确定启动降压治疗的时机，优化降压治疗方案，确立更合适的血压控制目标和进行患者的综合管理。影响高血压患者心血管预后的危险因素见表 10-4，高血压患者的心血管风险水平分层见表 10-5。

表10-4　简化危险分层项目内容

分层项目	分层项目内容
高血压分级	1级：（140～159）/（90～99）mmHg；2级：（160～179）/（100～109）mmHg；3级：≥180/110mmHg
危险因素	年龄、吸烟、糖尿病前期、血脂异常、早发心血管病家族史、肥胖或腹型肥胖
靶器官损害	左心室肥厚、颈动脉内膜增厚或斑块、踝臂指数、血肌酐轻度升高、尿微量白蛋白
临床疾病	脑血管疾病、心脏病、肾病、周围血管病、视网膜病变、糖尿病

表10-5　高血压病人心血管危险分层标准

其他危险因素和病史	高血压			
	正常高值	1级	2级	3级
无	低危	低危	中危	高危
1～2个其他危险因素	低危	高危	中-高危	很高危
≥3个其他危险因素，靶器官损害，慢性肾脏病3期，或无并发症的糖尿病	中-高危	高危	高危	很高危
临床合并症，慢性肾脏病≥4期，或有并发症的糖尿病	高-很高危	很高危	很高危	很高危

（2）《家庭血压监测中国专家共识》的建议：①在高血压的诊治和管理中，除了诊室血压、动态血压测量外，建议患者进行家庭血压监测。②建议选择经过临床验证的上臂式全自动电子血压计进行家庭血压监测。③监测频率与时间的选择：对于初诊或血压控制不佳患者，建议就诊前连续测量5～7天，每日早、晚各测量2～3个读数，间隔1分钟，取平均值。对于血压控制良好患者，建议每周测量1天。④高血压的管理者应积极推动家庭血压监测，包括高血压患者和目前血压正常者。

（3）高血压的鉴别诊断：高血压分为原发性高血压和继发性高血压。原发性高血压是以血压升高为主要临床表现，伴或不伴多种心血管危险因素的综合征，通常简称为高血压。

值得注意的是，5%～10%的高血压患者可能为继发性高血压，常见疾病有慢性肾脏病、原发性醛固酮增多症、肾动脉狭窄、嗜铬细胞瘤、皮质醇增多症、主动脉缩窄等。以下几种情况要警惕继发性高血压的可能，应及时将患者转至上级医院进一步检查确诊：①高血压发病年龄<30岁；②重度高血压（3级高血压）；③药物联合治疗后降压效果差，血压不易控制；④血尿、蛋白尿或有肾病病史；⑤夜间睡眠时打鼾并出现呼吸暂停；⑥血压升高伴肢体肌无力或麻痹，常呈周期性发作，或伴自发性低血钾；⑦阵发性高血压，发作时伴头痛、心悸、皮肤苍白及多汗等；⑧下肢血压明显低于上肢，双侧上肢血压相差20mmHg以上，股动脉等搏动减弱或不能触及；⑨长期口服避孕药。⑩高血压急症或亚急症病人。

（4）高血压应做的实验室检查和辅助检查：①基本项目：血常规、尿常规、血生化、心电图。②推荐项目：24小时动态心电图、超声心动图、口服葡萄糖耐量试验、糖化血红蛋白、餐后2小时血糖、血高敏C反应蛋白、血同型半胱氨酸、UACR（尿白蛋白与肌酐比值）、眼底检查、胸部X线检查、颈动脉B型超声、脉搏波传导速度（PWV）以及踝臂血压指数（ABI）等。③选择项目：对怀疑为继发性高血压患者，根据需要可以分别选择以下检查项目：血浆肾素活性或肾素浓度、血和尿24h醛固酮、血和尿皮质醇、血游离甲氧基肾上腺素及甲氧基去甲肾上腺素、血和尿儿茶酚胺、24h尿蛋白定量、24h尿电解质、点尿钠和肌酐、肾动脉超声和造影、肾和肾上腺超声、CT或磁共振成像、肾上腺静脉采血以及睡眠呼吸监测等。对有合并症的高血压患者，进行相应的心功能、肾功能、下肢动脉超声和认知功能等检查。

4. 高血压并发症　高血压主要危及的靶器官是心、脑、肾。高血压常与其他心脑血管疾病危险因素并存共同导致心、脑、肾等重要脏器的结构和功能异常。由于这些疾病原因复杂，因而临床上很少做出高血压并发症的诊断，治疗上按照并存临床疾患进行处理，目的是了解高血压的病情进展，是否需要转诊治疗。

5. 高血压转诊原则

（1）社区高血压初诊患者转出条件：①合并严重的临床情况或靶器官损害。②多次测量血压水平达 3 级。③怀疑继发性高血压患者。④妊娠和哺乳期妇女。⑤高血压急症及亚急症。

（2）社区随诊高血压患者转出条件：①采用 2 种以上降压药规范治疗，血压仍不达标者；②血压控制平稳再度出现血压升高并难以控制者；③血压波动较大，临床处理有困难者；④随访过程中出现新的严重临床疾患或原有疾病加重；⑤患者服降压药后出现不能解释或难以处理的不良反应；⑥高血压伴多重危险因素或靶器官损害而处理困难者。

（3）下列严重情况建议急救车转诊：①意识丧失或模糊。②血压≥180/110mmHg 伴剧烈头痛、呕吐，或突发言语障碍和（或）肢体瘫痪。③血压显著升高伴持续性胸背部剧烈疼痛。④血压升高伴下肢水肿、呼吸困难，或不能平卧。⑤胸闷、胸痛持续至少 10min，伴大汗，心电图示至少两个导联 ST 段抬高，应以最快速度转诊，确诊为急性 ST 段抬高型心肌梗死后，考虑溶栓或行急诊冠状动脉介入治疗。⑥其他影响生命体征的严重情况，如意识淡漠伴血压过低或测不出、心率过慢或过快，突发全身严重过敏反应等。

6. 高血压的基层全科医学处理　高血压的治疗应涵盖以下三方面的内容：①针对血压升高本身的降压治疗（分级）；②针对合并的危险因素、靶器官损害和临床并发症的治疗（分期）；③针对高血压的病因的纠正和治疗（分型）。社区高血压防治要采取面对全人群、高血压易患人群和患者、心血管疾病高危人群的综合防治策略，一级预防、二级预防与三级预防相结合的综合一体化的干预措施。

（1）一级预防：是针对有引起高血压的危险因素，但尚未发生高血压的人群采取有效的预防措施，以减少发病率。具体方法如下：

1）改进膳食结构：改进膳食结构的方法主要有以下几种：①限制食盐过多摄入：每人每日摄入食盐 5g 以下。②增加膳食中钾盐摄入：增加钾的摄入量需要多食蔬菜和水果。③增加钙摄入量：牛奶、豆类食品中含钙量较高，新鲜蔬菜中芹菜、油菜、萝卜、黑木耳等含钙量也较高。④增加优质蛋白质的摄入量：多食鱼、瘦肉、牛奶、蛋类、豆类等含有优质蛋白的食物。脂肪的摄入应控制在总热量的 20% 以下。

2）防止肥胖：肥胖是导致血压升高的重要因素，控制及减轻体重是预防高血压的有效措施。一是防止从膳食中摄入过多的热量；二是加强运动。一般不提倡使用抑制食欲的药物。

3）戒烟限酒：全科医生应对患者的烟瘾程度进行评估，制定行之有效的戒烟措施，酗酒已被公认是高血压的危险因素之一，对饮酒者应限制饮酒。

4）坚持运动锻炼：经常参加适当的运动可以预防和控制高血压，为取得运动的良好效果，应确定运动的方式、强度、时间和频率：①根据年龄、自身状况及爱好选择适宜的运动项目（如快走、慢跑、骑自行车、游泳、健身操等），但不宜选择剧烈的运动项目，以不出现疲劳和明显的不适为度。②每天至少活动一次，每次活动 30 分钟，每周至少活动 5 天，活动后心率不超过最大心率（220-年龄）的 60%～70%。

5）加强预防教育：在高血压防治过程中，要提醒人们处于正常的心理环境，矫正不良心态，减轻精神压力。目前对高血压的治疗尚无彻底治愈的特效药物，但高血压是可以有效控制的，其关键是要注意按时服药，症状消失后也不要随便停药。

（2）二级预防：即早期发现、早期治疗高血压，防止并发症的发生。

1）高血压的筛检对象：高血压的高危人群是高血压的筛检对象，已如前述。

2）高血压的筛检频率：对血压正常的人建议定期测量血压。年龄在 20～29 岁者，每 2 年测量一次；30 岁以上人群和高危人群每年至少测量一次血压，且每次无论以什么原因就诊时都必须测血压，发现血压升高（收缩压 130mmHg 或舒张压 85mmHg 以上）应在不同日重新测量 3 次，以进一步确诊，舒张压升高达 85mmHg 以上时，应半年测一次血压。轻度高血压（血压≥140/90mmHg），先进行为期 4 周的观察后，如血压<140/90mmHg，则每 3 个月测一次血压，共 1 年；如收缩压≥140mmHg 和（或）舒张压≥90mmHg，先用非药物治疗，3 个月后复查并监测血压。中度高血压（血压≥160/100mmHg）者，每月测一次血压；重度高血压（血压≥180/10mmHg）者，则需立即或 1 周内采用药物治疗。

3）高血压的早期治疗：早期治疗高血压病，可减低高血压并发症的危险因素。如果非药物方法不能控制血压，就应及时就医，在医生指导下合理用药。任何一种药物都应从最低剂量开始，以降低药物不良反应。尽量不要开始就用最大剂量或多种药物同时合用，以免血压降得过快、过低。多采用联合用药，目的是增加降压的效果，减少大剂量用药引起的不良反应。适时换药，如果一个药物的药效反应很差，增加到中等剂量时尚无效果，或是耐受性差，应及时换用其他药物。尽可能使用控释剂、缓释剂等长效药物，优点是可以提高患者治疗的依从性，将血压的波动减少到最低程度，尽可能保护靶器官，减少发生心血管事件的危险性。

（3）三级预防：全科医生在高血压的第三级预防中，主要负责病情稳定期患者的长期随访和管理，对危重患者应积极地进行会诊和转诊，使患者得到及时有效的治疗；对伴有并发症的患者应根据患者的情况组建照顾团队，提供适时的监测、会诊和转诊服务。

7. 高血压的基层社区管理

（1）高血压患者的筛查与登记：通过筛查，对于新发高血压患者建立健康档案并纳入规范管理。

（2）随访评估：目的是评估心血管病发病风险、靶器官损害及并存的临床情况，是确定高血压治疗策略的基础。首次社区随访还需要完成以下任务：①补充健康档案，完成全科医疗基层门诊接诊记录；②确定基层管理级别和管理内容；③与患者及家属协商，确定管理方案，包括管理目标、随访的方式和干预措施等。

（3）基层医疗卫生机构应组建由全科医生为核心的高血压管理团队，将高血压患者管理融入全科医生日常医疗工作中，通过签约服务方式，开展健康教育和以家庭为单位的高血压社区规范管理。建立以全科医生为主体的高血压分级诊治体系以保持双向转诊通畅，并逐步建立网络化的信息管理系统。高血压基层管理方案见表10-6。

表10-6 高血压基层管理方案

内容	目标	措施
一、管理级别	三级管理	强化管理
二、重点监测指标		
血压	BP<140/90mmHg	生活方式干预为主
		必要时辅以药物治疗
		家庭血压监测
血糖	FPG<6mmol/L	生活方式干预为主
	2hPG<8mmol/L	三个月监测一次
血脂	LDL<3.0mmol/L	生活方式干预为主
		必要时辅以药物治疗
		两个月后复查
三、非药物治疗		
减少钠盐摄入	每天食盐量逐渐降至<5g	戒掉餐中吃咸菜习惯，尽量少在外就餐，逐渐适应低盐饮食习惯
体育锻炼	每周3次及以上中等强度体育锻炼，每次30分钟	晚餐后快走
合理膳食	低盐低脂平衡膳食	低盐低脂饮食
戒烟	彻底戒烟，避免被动吸烟	一年内，逐渐达到彻底戒烟目标
限制饮酒	不饮酒	继续保持不饮酒良好习惯
控制体重	BMI<24	非药物治疗、半年复查
	WC<90cm	
心理平衡	缓解中度抑郁状态，保持心理平衡	预约下一次随访时间，重点讨论导致抑郁状态的原因和干预措施
四、药物治疗	药物名称	剂量/用法
控制血压	选用适当降压药	口服
调节血脂	选用适当降脂药	晚口服
五、预约下一次随访时间		
两周后		

第四节 社区特殊人群健康管理

一、儿童健康管理

儿童主要是指从出生到 14 岁的人群。随着社会经济的迅猛发展，儿童身体发育出现了新特点，其疾病谱发生了明显改变。现代社会电脑网络、手机和游戏等对其影响日益深化，儿童精神卫生及心理发育问题突出。2015 年，国家卫计委发布《0~6 岁儿童的健康管理服务规范》，要求由社区卫生服务机构中的全科医师负责辖区内 0~6 岁儿童的健康管理工作。2017 年，国家基本公共卫生服务项目一览表进一步明确了 0~6 岁儿童健康管理服务内容。

（一）服务内容

1. 新生儿家庭访视 新生儿出院后 1 周内，医务人员到新生儿家中进行，同时进行产后访视。了解出生时情况、预防接种情况，在开展新生儿疾病筛查的地区了解新生儿疾病筛查情况等。观察家居环境，重点询问和观察喂养、睡眠、大小便、黄疸、脐部情况、口腔发育等。为新生儿测量体温、记录出生时体重、身长，进行体格检查，同时建立《0~6 岁儿童保健手册》。根据新生儿的具体情况，有针对性地对家长进行母乳喂养、护理和常见疾病预防指导。如果发现新生儿未接种卡介苗和第 1 剂乙肝疫苗，提醒家长尽快补种。如果发现新生儿未接受新生儿疾病筛查，告知家长到具备筛查条件的医疗保健机构补筛。对于低出生体重、早产、双胎、多胎或有出生缺陷的新生儿根据实际情况增加访视次数。

2. 新生儿满月健康管理 新生儿满 28~30 天，结合接种乙肝疫苗第二针，在乡镇卫生院、社区卫生服务中心进行随访。重点询问和观察新生儿的喂养、睡眠、大小便、黄疸等情况，对其进行体重、身长测量、体格检查和发育评估。

3. 婴幼儿健康管理 满月后的随访服务均应在乡镇卫生院、社区卫生服务中心进行，偏远地区可在村卫生室、社区卫生服务站进行，时间分别在 3、6、8、12、18、24、30、36 月龄时，共 8 次。有条件的地区，建议结合儿童预防接种时间增加随访次数。服务内容包括：询问上次随访到本次随访之间的婴幼儿喂养、患病等情况，进行体格检查，做生长发育和心理行为发育评估，进行母乳喂养、辅食添加、心理行为发育、意外伤害预防、口腔保健、中医保健、常见疾病防治等健康指导。在婴幼儿 6~8、18、30 月龄时分别进行 1 次血常规检测。在 6、12、24、36 月龄时分别进行 1 次听力筛查。在每次进行预防接种前均要检查有无禁忌证，若无，体检结束后接受疫苗接种。

4. 学龄前儿童健康管理 为 4~6 岁儿童每年提供一次健康管理服务。散居儿童的健康管理服务应在乡镇卫生院、社区卫生服务中心进行，集体儿童可在托幼机构进行。服务内容包括询问上次随访到本次随访之间的膳食、患病等情况，进行体格检查，生长发育和心理行为发育评估，血常规检测和视力筛查，进行合理膳食、心理行为发育、意外伤害预防、口腔保健、中医保健、常见疾病防治等健康指导。在每次进行预防接种前均要检查有无禁忌证，若无，体检结束后接受疫苗接种。

5. 贫困地区儿童健康管理 2019 年国家卫健委发布《关于进一步做好贫困地区儿童营养改善项目工作的通知》，制订了贫困地区儿童营养改善项目管理工作规范，为贫困地区 6~24 月龄婴幼儿补充辅食营养补充品；同时制订了贫困地区新生儿疾病筛查项目管理工作规范，对项目地区新生儿两种遗传代谢病（先天性甲状腺功能低下，PKU 和苯丙酮尿症，CH）筛查率达到 95% 以上，项目地区新生儿听力筛查率达到 85% 以上。

6. 其他健康问题处理 对健康管理中发现的有营养不良、贫血、单纯性肥胖等情况的儿童应当分析其原因，给出指导或转诊的建议。对口腔发育异常、龋齿、视力异常或听力异常儿童应及时转诊。

（二）服务流程

如图 10-6 所示。

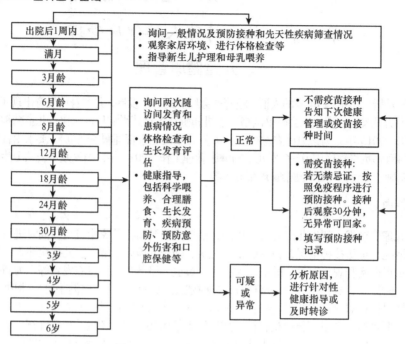

图 10-6　0～6 岁儿童健康管理流程图

二、孕产妇健康管理

由于女性生殖系统结构与生理特点的特殊性，具有经、孕、产和乳等生理变化，是女性特有的病理与生理改变基础，因此该阶段的健康管理显得尤为必要。其中妊娠期可以分为三个阶段，妊娠早期（孕 12 周之前）、妊娠中期（孕 12～27 周）和妊娠晚期（孕 28～40 周）。

（一）服务内容

1. 孕早期健康管理　孕 12 周前为孕妇建立《孕产妇保健手册》，并进行第 1 次产前随访。

（1）孕 12 周前由孕妇居住地的乡镇卫生院、社区卫生服务中心建立《孕产妇保健手册》。

（2）孕妇健康状况评估。询问既往史、家族史、个人史等，观察体态、精神等，并进行一般体检、妇科检查和血常规、尿常规、血型、肝功能、肾功能、乙型肝炎检查，有条件的地区建议进行血糖、阴道分泌物、梅毒血清学试验、HIV 抗体检测等实验室检查。

（3）开展孕早期个人卫生、心理和营养保健指导，特别要强调致畸因素和疾病对胚胎的不良影响，同时进行产前筛查和产前诊断的告知。

（4）根据检查结果填写第 1 次产前随访服务记录表，对具有妊娠危险因素和可能有妊娠禁忌证或严重并发症的孕妇，及时转诊到上级医疗卫生机构，并在 2 周内随访转诊结果。

（5）增补叶酸预防神经管缺陷项目管理。2019 年，国家卫健委发布《关于做好 2019 年基本公共卫生服务项目工作的通知》，发布了增补叶酸预防神经管缺陷项目管理工作规范，让每位准备怀孕和孕早期 3 个月的农村生育妇女都能享受免费增补叶酸服务，有效降低神经管缺陷发生率，提高出生人口素质。

2. 孕中期健康管理　孕 16～20 周、孕 21～24 周各进行 1 次随访，对孕妇的健康状况和胎儿的生长发育情况进行评估和指导。

（1）孕妇健康状况评估。通过询问、观察、一般体格检查、产科检查、实验室检查对孕妇健康和胎儿的生长发育状况进行评估，识别需要做产前诊断和需要转诊的高危重点孕妇。

（2）对未发现异常的孕妇，除了进行孕期的个人卫生、心理、运动和营养指导外，还应进行预防出生缺陷的产前筛查和产前诊断的宣传告知。

（3）对发现有异常的孕妇，要及时转至上级医疗卫生机构。出现危急征象的孕妇，要立即转上级医疗卫生机构。

3. 孕晚期健康管理

（1）督促孕产妇在孕 28～36 周、孕 37～40 周到有助产资质的医疗卫生机构各进行 1 次随访。

（2）开展孕产妇自我监护方法、促进自然分娩、母乳喂养以及孕期并发症、并发症防治指导。

（3）对随访中发现的高危孕妇应根据就诊医疗卫生机构的建议督促其酌情增加随访次数。随访中若发现有意外情况，建议其及时转诊。

4. 产后访视　乡镇卫生院、村卫生室和社区卫生服务中心（站）在收到分娩医院转来的产妇分娩信息后，应于 3～7 天内到产妇家中进行产后访视，进行产褥期健康管理，加强母乳喂养和新生儿护理指导，同时进行新生儿访视。

（1）通过观察、询问和检查，了解产妇一般情况、乳房、子宫、恶露、会阴或腹部伤口恢复等情况。

（2）对产妇进行产褥期保健指导，对母乳喂养困难、产后便秘、痔疮、会阴或腹部伤口等问题进行处理。

（3）发现有产褥感染、产后出血、子宫复旧不佳、妊娠并发症未恢复者以及产后抑郁等问题的产妇，应及时转至上级医疗卫生机构进一步检查、诊断和治疗。

（4）通过观察、询问和检查了解新生儿的基本情况。

5. 产后 42 天健康检查

（1）乡镇卫生院、社区卫生服务中心为正常产妇做产后健康检查，异常产妇到原分娩医疗卫生机构检查。

（2）通过询问、观察、一般体检和妇科检查，必要时进行辅助检查对产妇恢复情况进行评估。

（3）对产妇应进行性保健、避孕、预防生殖道感染、纯母乳喂养 6 个月、婴幼儿营养等方面的指导。

（二）服务流程

如图 10-7 所示。

三、老年人健康管理

按照国际规定，65 周岁以上的人确定为老年；我国《老年人权益保障法》第 2 条规定老年人的年龄起点标准是 60 周岁。即凡年满 60 周岁的中华人民共和国公民都属于老年人。由于人类年龄呈普遍增高趋势，世界卫生组织对老年人的划分，提出新的标准：将 45～59 岁的人群称为中年人，60～74 岁的人群称为年轻的老年人，75 以上的才称为老年人，90 岁以上的人群称为长寿老人。2017 年《国家基本公共卫生服务规范（第三版）》对老年人健康管理进行了规范。

2019 年，国家卫健委发布《关于做好 2019 年基本公共卫生服务项目工作的通知》，通知明确了老年健康与医养结合服务管理工作规范，为全国 65 岁及以上老年人提供医养结合服务，提高老年人生活质量和健康水平；为全国 65 岁及以上失能老年人开展健康评估与健康服务，改善失能老年人的生活质量。

（一）服务内容

每年为老年人提供 1 次健康管理服务，包括生活方式和健康状况评估、体格检查、辅助检查和健康指导。

1. 生活方式和健康状况评估　通过问诊及老年人健康状态自评了解其基本健康状况、体育锻炼、饮食、吸烟、饮酒、慢性疾病常见症状、既往所患疾病、治疗及目前用药和生活自理能力等情况。

2. 体格检查　包括体温、脉搏、呼吸、血压、身高、体重、腰围、皮肤、浅表淋巴结、心脏、肺部、腹部等常规体格检查，并对口腔、视力、听力和运动功能等进行粗略判断。

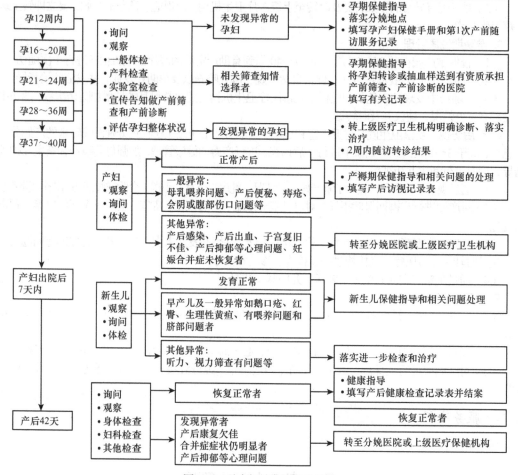

图 10-7　孕产妇健康管理流程图

3. 辅助检查　包括血常规、尿常规、肝功能（血清谷草转氨酶、血清谷丙转氨酶和总胆红素）、肾功能（血清肌酐和血尿素氮）、空腹血糖、血脂和心电图检测。

4. 健康指导　告知健康体检结果并进行相应健康指导。

（二）健康管理流程

1. 健康评估　对于第一次前来社区卫生服务机构并同意加入社区老年人健康管理的居民，应了解其一般情况、生活方式、既往疾病等，并对居民的健康状况进行包括认知、情感、生活质量等方面的全面评估，注意早期发现疾病并筛查常见肿瘤、心脑血管病和骨质疏松的危险因素。

2. 分类　根据参加健康管理的老年人综合情况，按有无慢性疾病及有无危险因素分为五种情况：既往已经确诊的慢性疾病患者、可疑疾病患者、可疑抑郁状态、存在慢性疾病危险因素和评估无异常发现。以上人群，可归纳分为健康老年人、健康风险老年人和确诊的慢性病老年患者等。

3. 处理　社区卫生服务机构主要任务为慢性疾病管理和预防教育工作。对于所有加入管理的居民，要告诉居民定期体检、出现不适随时就诊，进行基本的健康教育和疾病预防知识宣传。按照分类结果对不同情况的居民进行不同的处理。对于已经明确诊断慢性疾病者，要根据相应慢性疾病诊疗规范进行管理。对于可能存在疾病但既往无明确诊断者要协助其向上级医院转诊并随访。对于存在危险因素者进行有针对性的健康教育和危险因素干预。如图 10-8 所示。

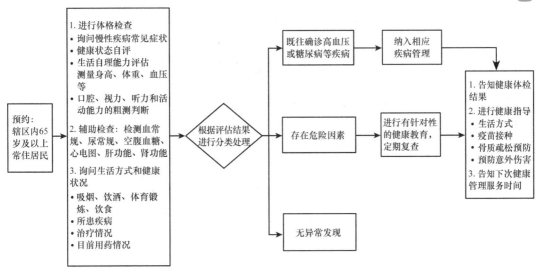

图 10-8　社区老年人健康管理流程图

（三）老年人群健康管理

1. 健康老年人

（1）加强老年人健康教育及自我健康管理的教育：建议老年人每年至少全面体检一次，如发现异常应及时就诊。

（2）培养良好的生活方式：社区护士可协助老年人安排每日的作息时间，使老年人每日的安排既充实，又舒适。指导和协助老年人保持个人卫生，如皮肤和口腔的卫生。

（3）合理的饮食：老年人应重视饮食的质量，摄取较高质量的营养物质以保证老年人营养的需求。

（4）适当的运动与锻炼：运动贯穿于机体生长、发育、衰老的全部过程，所以运动对老年人也同样至关重要。如果老年人能坚持适量的运动和锻炼，不仅能延缓衰老的过程，而且能调节、增强和改善机体各系统的功能。

（5）注意生活安全：社区护士应重视老年人现存和潜在的安全问题，如摔跤等。应注意预防和控制不安全因素的发生和发展。

2. 健康风险老年人

（1）不良生活方式：吸烟、过度饮酒、肥胖和不良的生活方式（如嗜盐、高热量饮食、生活不规律）等。针对老年人具体情况，要及时进行健康教育和行为干预。

（2）心脑血管风险：主要是血管硬化的问题，舒张功能减退，表现为心悸、心慌、心绞痛等症状，以及冠心病和脑卒中等心脑血管意外等。适当有氧运动，如快步走、慢跑、太极拳等，可增强心脑血管的功能、改善其供血。

（3）代谢综合征：其特征性因素包括腹型肥胖、血脂异常、血压升高、胰岛素抵抗（伴或不伴糖耐量异常）等。

（4）精神压力和心理问题：在现代社会中，人们社会、生活节奏加快，家庭成员忙于自己的事业、工作而忽略对老年人的沟通和关爱。在生活中他们十分孤独，子女的婚姻、住房问题、财产问题及老年人自身婚姻等诸多问题，使他们对自己能力、体力、渐渐丧失信心从而产生焦虑，他们参与社会的机会大大减少，失去自我协调的能力，在精神上进一步感到巨大压力的存在。

（5）其他因素：如老年人独居，无子女陪伴等。

3. 确诊的慢性病老年患者　将患者纳入相应的社区慢性疾病管理规范（如社区高血压病例管理规范、社区糖尿病病例管理规范等）。对于常规检查及辅助检查怀疑慢性疾病患者，可向上级医院转诊，并在 2 周内与患者上级医院主管医生联系，了解就诊及诊断情况，按照上级医生的诊断治疗意见进行处理。

四、职业人群的健康管理

职业人群是指企业、事业单位或个体经济组织中从事职业活动的劳动者，是社会发展的原动力，是经济发展和社会财富的创造者。据 WHO 资料显示，目前世界上就业人口约占全球人口的 50%，而就业年龄段为 20～60 岁，可见职业人群是人类社会最富生命力、创造力和生产力的宝贵资源，将直接影响国民经济发展和进步，影响企业生存发展和社会稳定。职业病是指劳动者在职业活动中，接触粉尘、放射性物质和其他有毒有害物质等因素而引起的疾病。

党中央一直高度重视职业病防治相关工作，2019 年开始实施的健康中国行动明确提出要推进职业健康保护行动。2021 年印发的《国家职业病防治规划（2021—2025 年）》，强调既要做好传统职业病的防控，又要兼顾新型职业病危害的预防。

（一）职业性有害因素

在生产过程中、劳动过程中、作业环境中存在的危害从业人员健康的因素，称为职业性危害因素（occupational hazards）。按其来源可概括为三类。

1. 生产过程中产生的有害因素　包括：①化学因素：有毒物质，如铅、汞、氯、一氧化碳、有机磷农药等；生产性粉尘，如矽尘、石棉尘、煤尘、有机粉尘等。②物理因素：异常气象条件，如高温、高湿、高气压、低气压等；噪声、振动；射频、微波、红外线、紫外线；X 射线、γ 射线等。③生物因素：如附着在皮肤上的炭疽杆菌、布氏杆菌、森林脑炎病毒等。

2. 劳动过程中的有害因素　包括：①劳动组织和劳动制度不合理：如劳动时间过长、休息制度不合理、不健全等。②劳动中的精神过度紧张。③劳动强度过大或劳动安排不当：如安排的作业与劳动者生理状况不相适应、生产额过高、超负荷加班加点等。④个别器官过度紧张：如光线不足引起的视力紧张等。⑤长时间处于某种不良体位或使用不合理的工具等。

3. 生产环境中的有害因素　包括：①生产场所设计不符合卫生标准或要求：如厂房低矮、狭窄，布局不合理，有毒和无毒的工段安排在一起等。②缺乏必要的卫生技术设施：如缺少通风换气、照明、防尘、防毒、防噪声、防振动设备，或效果不好等。③安全防护设备和个人防护用品装备不全。

在实际的生产场所中，危害因素往往不是单一存在的，而是多种因素同时对劳动者的健康产生作用，此时危害更大。职业危害因素所造成的职业性损伤还包括工伤，工伤可由轻微到严重，甚至导致伤残或死亡，所以必须引起足够的重视，及时预防。

（二）健康管理流程

1. 职业性危险因素调查和资料收集　对可能接触职业有害因素的工人，卫生工作者要进行调查。由工人填写职业性危险因素调查表，并根据其所存在的危险因素有针对性地进行健康教育和健康促进，调整其原有生活方式，以降低或消除存在的特定危险因素。

2. 风险评估　针对危害健康的各种职业性有害因素，为达到预防、控制和消除的目的，首先要通过作业环境评定、生物监测、职业流行病调查、实验研究及健康危险度评定，充分识别、评价和预测职业性有害因素的危害性质、程度及其作用条件，并对其远期影响的危险度进行估测，提出危险度管理的措施。

3. 健康干预　职业性有害因素的健康干预是多方面的，涉及劳动卫生法规与监督、劳动卫生标准、工业通风、作业场所采光与照明、个人防护用品、作业场所健康促进等。下面主要从职业健康监护角度阐述。

（1）健康监护的定义：健康监护是通过各种检查和分析，评价职业性有害因素对接触者健康的影响及其程度，掌握职工健康状况，及时发现健康损害征象，以便采取相应的预防措施，防止有害因素所致疾患的发生和发展。

（2）健康监护的目的意义：健康监护基本属于第二级预防，结合生产环境监测和职业流行病学分析，可以研究职业性有害因素所致的疾患在人群中发生、发展规律，接触—效应（反应）关系；评价防护措施的效果，并为制订、修订卫生标准及采取进一步的控制措施提供科学依据。

（3）健康监护的内容：传统的健康监护是指医学监护，它以健康检查为主要手段，包括检出新病例、鉴定疾病等。但由于职业性危害的病因是外在的职业性有害因素；因此，仅发现职业病患者不能达到控制病因和消除职业性疾病的目的。所以，职业性健康监护应该包括作业环境和机体两个方面，后者基本内容包括健康检查、健康档案的建立和运用、健康状况分析及劳动能力鉴定。

1）健康检查：健康检查可分为就业前检查和定期检查两种情况：①就业前检查的目的在于发现职业禁忌证和获得受检者的基础健康资料。②定期检查是按接触职业有害因素的性质、程度，每隔一定时间，对作业工人健康状况进行有针对性内容的检查。目的在于早期发现职业性有害因素对健康的影响，及时诊断和处理职业病，检出易感人群。此检查属第二级级防，是健康体检的重要内容。

2）建立健康监护档案：利用生产环境监测和健康检查资料，建立职工健康监护档案是一项重要的基础工作。为职业有害因素的评价、职业病诊断、职业流行病学研究等提供宝贵的资料。

3）健康状况分析：对职工的健康监护资料，不仅要存档，更要及时整理、分析、评价和反馈，完善职业卫生工作服务内容，为职业有害因素控制措施的采取和评价提供依据。

（李芳健　孙　宏　胡丙杰　陈德雄）

思　考　题

1. 什么是健康管理？健康管理的特点有哪些？健康管理的基本步骤有哪些？
2. 制订个性化健康管理计划应遵循什么原则？
3. 如何进行 2 型糖尿病和高血压的社区管理和全科医学处理？

第十一章 全科医学中的中医健康管理

学习目标

1. 掌握中医健康观、中医养生和治未病理念，以及中医健康管理的概念。
2. 掌握老年人中医健康管理、0～36个月儿童中医健康管理。
3. 熟悉中医健康辨识和干预的技术种类及其特点。
4. 熟悉一般成人九种体质人群的中医药健康管理。
5. 了解病前状态人群、高血压患者、糖尿病患者、孕产妇的中医健康管理。

中医药学是中国古代科学的瑰宝。千百年来，中医药在其原创思维指导下，形成了特色的健康医学体系，在我国健康医疗体系中日益彰显出其特色思维和"简、便、廉、验"的服务优势。中医的养生和治未病理念与现代健康管理的理念高度吻合，具有丰富的养生保健内容和手段，随着医学模式的转变和健康促进的兴起，全社会对维护健康和预防疾病的呼声日益高涨，中医养生和治未病也与现代健康管理相融合发展，形成具有中医特色的健康管理，称为"中医健康管理"。

全科医学作为一门新的医学专科，具有连续性、完整性、经济方便等特点。随着中医药在基层卫生服务中的优势不断发挥，中医学本身所具有的全科属性得到更广泛的认可，中医健康管理也取得了长足的发展，成为我国全科医学特色发展的重要内容。

第一节　中医健康观和中医健康管理概述

一、中医健康观

中医学经典《黄帝内经》将健康的人称为"平人"，"平"是中医学对人体健康态的高度概括，其特征是"和"，称之为"和态健康观"。

（一）和态健康观的概念

和态健康观由血气和、志意和、寒温和构建而成，以"和态"作为人的健康的评价标准，有两层含义：一方面是"和态"有和顺、和谐、有序、协调、适中、恰到好处之意，也特指身体健康舒适的状态，是对机体健康的界定和评价；另一方面，"血气和"是对血和与卫气和的概括，指血气运行和畅，机体生理功能正常；"志意和"即精神活动正常；"寒温和"指人能适应自然、社会条件；能达到血气和、志意和、寒温和，即可达到人的健康态。

（二）和态健康观的内涵

1. "血气和"的躯体健康观

（1）气和

1）人气生成之"和"：人体之气是禀受于父母的先天精气，以及自身吸入自然界清气、饮食摄取水谷精气在体内聚合而成，即人体之气是先后天和合而成的混元一气。依据混元一气所发挥的不同机能，又可区分为元气（或原气、真气）、宗气、营气、卫气等几种基本类型；依据其作用可分为经脉之气、脏腑之气，并进一步分为经气、络气、脉气、心气、肺气、脾气、肝气、肾气等。以上各种气虽然所在部位及发挥作用有异，但均属混元一气变化而成。惟有先后天之气能顺利和合而成混元一气，继而和谐有序生成各气，方能维持人体各种复杂的生理机能。

2）人气运动之"和"：气机是人体之气在体内的运动，被概括为升、降、出、入，气化是气在体内不断运动过程中完成的各种复杂变化。如果"气机"相当于物理位移，那么"气化"则是气在体内运动过程中发生的种种复杂的化学变化。气机、气化一旦失常，即表现为气滞、气闭、气脱、气陷等失和状态，亦是人体功能失常之时。惟有气机、气化能"和"，才能"如环无端"地滋养全身并产生各种变化，使人体机能活动有序。

（2）血和

1）血的生成与运行之"和"：血主于心、藏于肝、统于脾、布于肺、根于肾，血的生成、循环运行皆与五脏机能密切相关，是五脏协同作用的结果。①心主神明而生血。一是血奉心神而生，后天饮食水谷精微通过脾肺的作用后复注于心所主之脉，须在心所主之神作用下才能化赤为血；二是心所主之脉对血具有固摄作用。②肝主疏泄而藏血。肝气通于春，内藏生升之机，具有升发调畅之性。肝能疏泄调畅气机，脾胃才能运化，如此方能化生气血，血又归于肝以存藏。且当肝藏血功能发挥正常，才能达到进一步生化血气的作用。③脾主升而统血。脾气升，脾气旺盛则统摄血液有力，能够控制血液在脉内的正常循行；脾居于中焦，为后天之本，脾气健运则气血生化有源，故血统于脾有固摄、生化之内涵。④肺主气而布血。肺主一身之气，气能生血摄血，气旺则生血摄血功能亦强。同时，肺朝百脉、主治节，从而辅助心脏推动和调节血的运行，最终使中焦所化生的精微汇集于肺脉而变化为血。⑤肾藏精而化血。肝藏血，肾藏精，精血皆由水谷之精化生和充养，并能互相资生，故中医有"肝肾同源"之说；同时，肾经命门为"原气之所系也"，是温煦、促进血液生化的原动力；另一方面，"肾主身之骨髓"，"骨髓坚固，气血皆从"，惟有肾藏精之功能发挥正常，骨髓方能固，才能化生气血。

血的生成与运行和五脏皆有密切关系，只有脏腑整体机能状态良好，才能确保血的循行处于"和"的有序状态。

2）血的生理机能之"和"：惟有在"血和"的状态下，血对经络、脏腑的营养滋润功能才能正常发挥。

（3）气血关系之"和"：《内经》分别从"血和""气和"论述躯体的健康状态，认为血与气两者来源相同，均赖脾胃化生的水谷精微不断地补充、依存、渗透、促进、制约、转化、互用，若"血气不和，百病乃变化而生"，躯体即显现疾病状态。同时惟有在"血气和"的前提下，方能达到血、气各自相"和"。气血失衡则是诸种疾病的基本病机，治疗关键在于"疏其血气，令其调达，而致和平"，恢复"血气和"的状态。

2. "志意和"的心理健康观　"志意"指机体的心理活动、精神情感等方面的调控功能，其具体作用如下。

（1）调控心理活动，即"御精神、收魂魄"：五脏藏神，主要是指五脏对心理活动的调控。精神魂魄分别为肾心肝肺四脏所藏。"志意"能"御精神、收魂魄"，即是对上述四脏藏神功能进行调控，使上述四脏藏神功能正常，从而"精神专直，魂魄不散"。

（2）调控情绪，即"和喜怒"："喜怒"泛指人的全部情绪活动。"志意"能使"喜怒"和调，调节人的心理活动，并使之和谐有序。"志意"能调节人的心理活动，尤其能调节其中的情绪表达环节。

（3）适应环境，即"适寒温"：惟有志意功能正常，人的阳气固密，机体才能防御寒温外邪侵袭，从而达到"适寒温"。

"志意和"通过上述调控心理活动、调控情绪、适应环境的作用，最终达到"精神专直，魂魄不散，悔怒不起，五脏不受邪矣"，是《内经》"和态健康观"中的心理健康部分。

3. "寒温和"的适应能力健康观　若寒温调和，则人体内在功能正常，一切致病因素也无法伤害人体，经脉中的气血流通畅达，躯体安然无病。

（1）外界气候："寒温"指外界气候。若气候变化剧烈，则百姓多有疾病死亡。故医者应根据气候寒温的太过与不及而进行调整。

（2）饮食水谷温度及性质：饮食水谷温度、性质过于偏颇，不能达到"寒温和"，则"六腑化谷"功能失施。"病在心…禁温食热衣"，"病在脾…禁温食饱食、湿地濡衣"，"病在肺…禁寒饮食寒衣"，"病在肾…禁犯焠，热食温炙衣"，五脏各有饮食所禁。"食饮者，热无灼灼，寒无沧沧。寒温中适，故气将持，乃不致邪僻也"，惟有饮食水谷的温度、性质适宜机体，正气才能内守，邪气才不能侵害人体。

"寒温和"涵盖了人体适应外界环境，包括饮食、气候以及自然、社会条件的能力，是《内经》"和态健康观"中的外界适应能力部分，也是《内经》"天人相应"思想的体现。

4. 以血气和、志意和、寒温和为一体的和态健康观　"和态健康观"中的血气和、志意和、寒温和，既重视其自身及其内部关系的和谐，也强调三者关系的协调统一，三者互相支撑共同构成以"和"为核心的健康观。

（1）"血气和"为"志意和""寒温和"提供物质基础：①"血气和"是人之神的物质基础，"气和"则"志意和"。"志意"主导的心理活动正常，需要五脏正常发挥藏神的作用；五脏藏神其首要又在于血气调和，"志意"所主导的心理活动才能不致偏颇。②"血气和"是"司关合""温分肉"的前提，"血气和"则"寒温和"。

血气调和则人体脏腑经络得以充养，"志意和""寒温和"具备相应的物质基础，人体方能达到"人之血气，苟能若一，则天下为一矣，恶有乱者乎"的健康无病状态。

（2）"志意和"为"血气和"、寒温和"提供精神支持：情志因素"大惊卒恐"是"血气分离"的原因之一。志意具有"御精神，收魂魄，适寒温，和喜怒"的情绪调节作用，使人免于"大惊卒恐"而"血气分离""百病始生"；同时志意和则能"适寒温"，使人体适应外界环境而"寒温和"。在"志意和"的调控下，"血气和""寒温和"正常发挥功能，人体方能安然无病。

（3）"寒温和"为"血气和"、志意和"提供环境保障：惟有"寒温和"下六腑化谷，人之血与气方能禀水谷之气化生，从而达到"血气和"。同时"寒温中适，故气将持，乃不致邪僻也"，若寒温不和则正气失养，神失所藏，"故神劳则魂魄散，志意乱"，志意功能亦随之失常。

总之，血气和、志意和、寒温和三者紧密相扣、不可分割，一者不和则整体和态健康结构也随之失衡。中医健康观的核心是"和"。"和"并非静止不动，而是在其变化过程中内外及其内部之间互相作用、不断发展，保持和谐有序的状态，强调人体本身内部脏腑之间、人与社会、人与自然保持协调、和谐、统一，是中医整体观念、天人相应的最高度概括。21世纪四维健康观念和由血气和、志意和、寒温和共同构成的和态健康观高度一致，是中医学最佳的健康模型，是生命活动追求的最高境界。

二、中医养生和治未病理念

中医学认为"正气存内，邪不可干"，"邪之所凑、其气必虚"，正气是人体固护和态、维持健康的力量，邪气是破坏和态、损害健康、形成疾病的力量。正气与邪气的相互作用，动态地影响着人的生命健康。着眼于正气、邪气而分别形成了两个各有侧重又相互为用的实践理念：侧重于强体增寿的养生，以及侧重于御邪防病的治未病。养生是治未病的基础，治未病是养生在预防疾病中运用，两者共同构成现代中医健康管理根本理念。

（一）中医养生

中医养生是中医理论体系和医学实践中最具有特色的内容，是指通过各种方法颐养生命、增强体质、预防疾病，从而达到延年益寿的一种医事活动。通过中医健康管理这个新的平台，古老的中医养生学为家庭和自我健康管理提供了丰富的理念、方法和技术。

"养生"最早见于《庄子·内篇》。所谓"生"，生命、生存、生长之意；所谓"养"，保养、调养、补养、护养之意。养生就是通过养精神、调饮食、练形体、慎起居、适寒温等各种方法，保持身心健康，防止各种疾病的伤害，从而达到健康长寿的目的。从《黄帝内经》开始，中医学就把养生防病作为主导思想。《灵枢·本神》强调："智者之养生也，必顺四时而适寒暑，和喜怒而安居处，节阴阳而调刚柔。如是则邪僻不至，长生久视"。只有掌握和应用好养生方法，并且持之以恒，才能真正做到"阴平阳秘，精神乃治"，保持机体内外环境的协调，达到理想的健康状态。

中医养生理论深受中国传统文化的影响，其养生理论有儒家的"修身以道，修道以仁"、"仁者寿"、"养德为养生之根"，强调养生首在养德。又有道家"见素抱朴，少私寡欲"、"知足不辱，知止不殆，可以长久"，主张清静无为，少欲无贪，返璞归真的养生观念。还受佛家注重环境，静心养性，摆脱世俗，遵守清规戒律，以慈悲为怀，多行善事的影响。从现代科学角度来看，中医养生学与家庭、伦理、教育等社会学有着广泛的联系，涉及预防医学、心理医学、行为科学、天文气象学、地理医学、社会医学等多学科领域，是以中医药基本理论为指导，将多学科知识与手段有机结合为人的健康长寿服务，形成了具有中华民族特色的保健防病科学体系。

（二）中医治未病理念

"治未病"是中医学预防为主、注重养生思想的集中体现。《黄帝内经》曰："是故圣人不治已病治未病，不治已乱治未乱，此之谓也。""未病"即"未患病"或"未发病"，有广义和狭义之分，广义的"未病"泛指未处于或发生任何疾病，狭义的"未病"是指未处于或发生某一种或多种疾病；"治"包含了治疗、治理、管理等多重含义。具体来讲，治未病包括未病先防、已病防变、瘥后防复等三个方面的意义：①防病于未然，强调养生，强调健康风险控制，预防疾病的发生；②已病之后防其转变，强调早期发现、早期诊断、早期干预和应对，及时控制疾病的发展变化，既包括对原发病症进展加重的预防控制，更强调对可能并发、继发病症的预防控制；③在疾病康复期或病情稳定阶段，防止疾病复发或病情再次活跃加重。因此，治未病更侧重于从临床"疾病"的预防角度指导维护生命健康的实践，将养生与临床相连接，使得全生命周期"治养结合"的健康维护和疾病防治能真正落地实施。

（三）中医养生和治未病的实践理念

1992 年，WHO 在《维多利亚宣言》中首次提出"合理膳食、适度运动、戒烟限酒、心理平衡"健康四大基石，成为健康维护和健康促进的基本理念。

同样，中医在养生和治未病的实践上也具有其理念。《素问》说："法于阴阳，和于术数，食饮有节，起居有常，不妄作劳，故能形与神俱，而尽终其天年，度百岁乃去"；"故春秋冬夏，四时阴阳，生病起于过用，此为常也"就是说，要获得健康长寿，顺应气候自然环境变化，树立健康素养，采取适合于维护健康的措施和行动，从饮食、起居、生活行为、情绪心理调摄等方面形成规律、节制、协调、适宜的生活方式，才能获得健康长寿，否则就容易早衰、夭寿、生病。这也是将中医"和态健康观"付诸健康维护实践的基本理念和原则。

可见，中医养生和治未病的实践理念不仅包含了现代医学的健康"四大基石"的内容，更与现代健康促进的理念高度一致。中医健康管理正是在这种理念的指导下将中医健康观落实到具体的实践中。

三、中医健康管理概述

中医学的和态健康观及其养生、治未病理念，与现代健康管理的理念和目标高度一致。在现代中医学的发展过程中，中医养生、治未病日益吸取现代健康管理的理论、方法、模式和工具之长，发展成以"和态"健康观为指导思想、养生为基础、治未病为核心、现代健康管理模式为形式的中医健康管理。

中医健康管理是将中医和态健康观及其养生、治未病理念作为健康管理的指导思想，将中医的诊法、疗法及知识融入健康维护与促进的手段中，进而按照中医学思维将健康维护与促进的目标和过程具体化而形成的体系，即具有中医特色的健康管理。中医健康管理在实践上的模式和健康管理一致，其中医特色主要体现在对健康的辨识评估、指导和干预的方法、内容和手段呈现上，这将在后面章节进行详细阐述。

第二节　中医健康状态辨识

中医健康状态辨识，是指在中医学理论指导下，运用中医诊法和现代医学诊察手段，采集与人的健康相关的信息，并运用中医诊断、现代医学诊断理论进行综合分析和评估后，形成符合中医健康观的反映人的健康本质特征的类型判断，从而为后续的健康维护和干预、风险控制、疾病预防提供依据。在中医健康管理中，需要持续的定期性、周期性实施中医健康状态辨识，形成监测。

一、中医"和态"健康辨识

中医和态健康辨识既包含了传统中医诊察的方法和技术，也包含了现代医学诊察方法和技术，更不断吸取现代科技成果来丰富、完善健康辨识的手段，使得对人的健康状况识别和判断更科学、客观、准确，并易于实践。

1. "血气和"的辨识　主要从基于人体生理结构及其相应生理功能进行。中医学的结构和功能单位，包括脏腑系统、经络系统，以及形体官窍的五体系统。相应的辨识方法包括中医望、闻、问、切四诊，现代医学的体检、专科检验检查，以及以现代技术发展而来的中医四诊客观化检测、经络检测等。

2. "志意和"的辨识　主要从日常的主观认知行为和心理活动感受及其相关的躯体反应进行判断，辨识的方法包括中医望诊、问诊、现代医学检体诊察、心理量表测评、脑电检测、精神神经专科检验检查、精神压力/心率变异检测，以及借助大数据和人工智能技术而形成的面容识别辨识等。

3. "寒温和"的辨识　对"寒温和"的辨识涉及天气气候、工作生活环境、生活方式，以及主观认知行为和心理活动感受及其相关的躯体反应进行判断，是涉及多专业、多学科的综合辨识。目前常用的辨识方法包括中医望诊、问诊、切诊、现代医学检体诊察、量表测评，以及现代红外医学兴起后出现的红外热成像检测等，此外也包括了天气、空气、水、土壤、噪声、职业环境等多方面的辨识。

4. 整体"和态"的辨识　血气和、志意和、寒温和，既重视其自身及其内部关系的和谐，也强调三者关系的协调统一，三者互相支撑共同构成人的整体"和态"健康，体现在人的整体表现上，包括了体质、疾病风险和易感性、生存质量，以及睡眠、生命活力状况等。相应的辨识方法既包含了前述三方面的辨识方法，更以在现代创新发展而来的中医体质辨识、电子扫描整合系统功能检测、生物电磁波共振检测等为代表。

二、中医健康辨识技术概述

1. 中医体质辨识　这是指通过问诊与分析，诊断受检者体质、状态和易患疾病。2009年，中华中医药学会颁布的《中医体质分类与判定标准（ZYYXH/T157—2009）》提出，中医体质是指人体生命过程中，在先天禀赋和后天获得的基础上形成的形态结构、生理功能和心理状态方面综合的、相对稳定的固有特质。是人类在生长、发育过程中所形成的与自然、社会环境相适应的人体个性特征。该标准将中医体质分为9种类型：平和质、气虚质、阴虚质、阳虚质、痰湿质、湿热质、瘀血质、气郁质和特禀质。其中，平和质以外的8种体质称为偏颇体质。中医体质辨识主要用于未患者群的健康风险预测、保健养生指导；还可为欲患者群、已患者群和病后康复人群的调理、治疗、康复提供基于偏颇体质纠正的新思路。

中医体质的判定方法主要是受检者在专业人员指导下填写《中医体质量表》中的全部问题后，通过计算量表得分，依标准判定体质类型。《中医体质量表》目前主要有两个版本：一个是《中医体质分类与判定标准（ZYYXH/T157—2009）》中的含60条问题条目的普适性量表；另一个是针对65岁以上老年人的含33条问题条目的简化量表，主要用在国家基本公共卫生服务项目中医药健康管理中。中医体质辨识设备主要是中医体质辨识系统等。在现行的中医健康管理信息系统、国家基本公共卫生服务信息系统中均已集成了相应的中医体质辨识功能，通过在系统上回答相关条目即可立即得到中医体质类型及相应健康维护指导意见。

2. 中医四诊客观化辨识　中医四诊是指"望、闻、问、切"四类诊法，是中医诊查人体，收集健康和疾病信息，并形成临床判断的方法和技术的高度概括。四诊各有其独特作用，但又相互联系，相互为用。其理论依据，是在整体观念基础上，本着"以外测内"原则进行的。人体是一个有机的整体，局部病变可以影响全身，内脏病变也可以从五官、四肢、体表等方面反映出来，所以通过四诊的方法，审察疾病显现于外的各种症状、体征，就可以求得对疾病的病肉、病性、病位及其内部联系，从而为辨证论治提供依据。

中医四诊客观化辨识是借助融合了大量现代科技成果以及众多中医专家的临床经验的中医四诊

仪，将中医舌诊、面诊、脉诊、气味诊、声音诊等诊法模块整合在一起，可进行中医舌象、面容象、脉象、呼出气体气味、发声等信息客观采集与分析，通过定性与定量相结合的健康辨识方法，提供对人体健康状态分类、中医证型、疾病风险等的辨识评估意见，并给出相应的健康维护指导意见。这些检测辨识模块既可以单独使用，也可以整合使用。中医四诊客观化辨识设备主要是中医四诊仪、舌诊仪、脉诊仪等。

3. 中医经络检测　中医经络，是经脉和络脉的总称，是运行全身气血、联络脏腑形体官窍，沟通上下内外，感应传导信息的通路系统，是人体结构的重要组成部分，也是进行健康和疾病的诊察、判断、干预、治疗的重要途径。

中医经络检测是利用人体的生物电现象，通过测量人体左右各十二条经络原穴的生物电阻抗，对人体经穴能量的数据信息进行综合分析，在利用主体转化器将电阻值转换为一明确显示人体机能的测量值（经络能量指数）来反映人体经络的虚实状况，辅助评价人体的健康状态，评估受检者健康状况，并对存在的疾病做出初步诊断或提出进一步防治建议。可用于未患者群、欲患者群的健康风险预测、保健养生指导；已患者群的疾病辅助诊断、治疗干预指导；病后康复人群的预后监测和干预调养指导。2018 年，中华中医药学会发布了《中医治未病技术操作规范 电导穴位法测评》（标准编号：T/CACM 1089-2018），适用于中医健康状态的电导法穴位测量与评估。中医经络检测设备主要是中医经络检测仪等。

4. 电子扫描整合系统功能检测　人体及生物体活细胞在安静和活动时都存在电活动，这种电活动称为生物电现象（bioelectricity）。随着健康医学的兴起，利用人体生物电现象判断人体健康状况的方法日益受到重视，当前应用较普遍的是电子扫描整合系统功能检测技术。

这种技术的原理是采用低压直流点刺激传导感应技术，通过在额头、手、脚对称放置的 6 个电极，在人体 22 个体区持续发送平均每 3 秒 255 次的自适应、自动调节低电压（1.28V）直流电信号，该电信号在人体组织内转化为离子流，依据离子流在阴、阳两极的极化运动，获得穿过组织的电阻、电传导性、pH、电压以及所穿过细胞膜的动作电位，激活人体各脏器的间质细胞的电生理活性，并根据生理反馈信号的单向导通性，测量即时生物电流指标。

该技术的目前应用较多的设备有电子扫描整合系统功能检测系统、计算机辅助扫描整合系统等。这些设备通过低电压直流电信号，激活人体各脏器的间质细胞的电生理活性，以数字化形式采集人体功能的信息，通过数字模型对数据进行 3D 重建，在 5～10 分钟内就可完成对整个机体的各组织、各器官进行全面的功能评估。

5. 中医眼象健康检测　中医目诊是通过观察眼睛各部位的神、色、形、态变化来诊断疾病的一种方法。中医学认为，目为五脏六腑的缩影，分为五轮八廓与脏腑经络密切相关，人体的健康状况变化均可以从目中找到相应的反映。在现代生物全息理论和现代科技的进一步支撑下，中医目诊在传统中医的望、问、切诊和在此基础上发展的分区望诊法、虹膜诊断法及眼底图像分析法等。

眼象成像是基于传统中医目诊实践和现代西医球结膜微循环理论，采用人工智能技术和无影成像光学技术，对眼象进行高清光学成像、特征提取和综合分析，评估受检者健康状况，对机体当前的健康状况、中医证型及可能存在的疾病风险做出初步判断，并提出进一步防治建议。中医眼象健康检测设备主要是眼象健康成像仪、目诊仪、白睛无影成像健康智能分析系统等。

6. 红外热成像检测　"寒热"是中医学识别、判断人体健康的基本指标之一，也是人体生理病理表现的基本指标，是中医健康观里"寒温和"的核心内容。"寒热"最直接的表现是人体温度，是人体能量代谢的最直接反应。任何温度绝对零度（-273℃）以上的物体，都会因自身分子运动而辐射出红外线。人的体温在 36～37℃，属于远红外范围，当人体发生功能改变时，在体表的热态分布也发生变化。因此，利用红外测量技术对人体体表温度进行测量，进而识别、判断人体健康状况的方法，日益在中医健康辨识中得到应用。

数字红外热像成像技术将传统红外扫描成像技术和计算机图像处理技术、生物工程技术、人体热态分析技术融为一体，开辟了以功能医学为主的全新医学影像领域，常用的红外热成像检测设备主要是红外热成像仪、红外热断层扫描系统等。红外热成像检测是运用热扫描成像系统对人体进行全身扫描，以人体为热辐射源，探测人体远红外光辐射，经过系列信号处理，把不可见的体表温度变化转变为可视性、可定量的红外热图，从而判断人体各组织器官功能或疾病。红外热像检查适用于人体热像测温，以辅助诊断全身骨关节、神经、肌肉及各类软组织的急、慢性疼痛等组织损伤源性病变。

7. 身体成分分析　良好的形体是中医健康观中"血气和"的具体表现。水、无机盐、脂肪、蛋白质、肌肉等身体成分的多少及其分布，是人体血气运行的"成果"，也是现代医学对人体内环境状况认知的基本要素。

身体成分分析指采用生物电阻抗检测技术，检测身体内的多种组成元素，对身体进行节段分析来评估身体状况。检测评估内容有测试体重、体脂百分比、脂肪重量、肌肉重量、瘦体重、基础代谢率、总能量消耗、细胞重量、细胞内外液、体重指数、身体水分重量、蛋白质重量、矿物质重量、内脏脂肪水平、内脏脂肪面积、内脏脂肪重量、皮下脂肪重量、身体年龄、腰臀比、体型评估、内脏脂肪发展预测、浮肿指数、节段肌肉分析、调节目标与历史结果对比等。

目前常见的身体成分分析设备有身体成分分析仪、智能体重秤等。目前多应用于科学健身运动管理、体重管理、营养管理，以及病后康复监测评估管理等。

第三节　中医健康干预

中医健康干预，是指以个体或群体为对象，选择适宜的中医药特色技术实施调治，实现养生保健和治未病的目标。中医健康干预技术通常是指安全有效、简便易行的中医药特色技术，可依据个体/群体的健康状况，以体质分类和健康状态为指导，立足各种中医健康干预技术的优势进行单用或多技术联用，制订出具有中医特色的以无创、外治为主的干预方案并加以实施。中医健康干预是最直接影响中医健康管理效果的关键环节。下面介绍目前应用较为广泛的中医健康干预技术。

一、保　健　灸

保健灸法是在身体某些特定穴位上施灸，以达到调和气血、温通经络、煦养脏腑、益寿延年目的，古代称之为"逆灸"。目前施灸材料主要是艾叶制成的艾绒。保健灸不仅用于强身保健，亦可用于久病体虚之人的调养，是我国独特的且广受群众所喜爱的保健技术之一。

保健灸的作用主要有：温通经脉，行气活血、培补元气，预防疾病，健脾益胃，培补后天，升举阳气，密固肤表。

保健灸在实施上要根据体质情况及所需的养生要求选好穴位，将点燃的艾条或艾柱对准穴位，使局部感到有温和的热力，以感觉温热舒适，并能耐受为度。常用的保健穴位有足三里、神阙、关元、大椎、三阴交等，艾灸时间可在3~5分钟，最长10~15分钟。一般来说，健身灸时间可略短，病后康复，施灸时间可略长。春、夏二季，施灸时间宜短，秋、冬宜长，四肢、胸部施灸时间宜短，腹、背部位宜长。老人、妇女、儿童施灸时间宜短，青壮年则时间可略长。实施过程中慎防烫伤、注意防火。

作为一种保健方法，保健灸需要持续、定时进行，持之以恒，才能取得较好的效果。

二、拔　　罐

拔罐是以罐为工具，利用燃火、抽气等方法产生负压，使之吸附于体表，停留一定时间，或进行有目的性的操作，以达到保健和治疗作用的一种中医特色疗法技术。在中医健康管理中的拔罐，是以保健作用为目的，包括缓解慢性疼痛，预防感冒，改善过敏体质，促进消化，改善睡眠，缓解疲劳，减肥，面部美容，延缓衰老等。

拔罐法的罐主要有火罐、水罐和抽气罐三类，操作手法主要有四种。①留罐法：将吸拔在皮肤上的罐具留置一定时间，使局部皮肤潮红，甚或皮下瘀血呈紫黑色后再将罐具取下；②闪罐法：用闪火法将罐吸拔于应拔部位，随即取下，再吸拔，再取下，反复吸拔至局部皮肤潮红，或罐体底部发热为度；③走罐法：先于施罐部位涂抹适量润滑剂或保健中药液，待用罐吸拔后，用手握住罐体，略用力将罐沿着一定路线反复推拉，至走罐部位皮肤潮红或紫红为度；④排罐法：沿某一经脉或某一肌束的体表位置顺序成行排列吸拔多个罐具。

使用拔罐法时应注意，年老者、儿童、体质虚弱及初次接受拔罐者，拔罐数量宜少，留罐时间宜短，妊娠妇女及婴幼儿慎用拔罐方法，患有皮肤病、传染病及重大疾病的人群忌用拔罐法。拔罐过程中应密切注意受术者的反应，如出现不良反应及时处理。

三、刮　痧

刮痧，是以中医皮部理论为基础，用器具（牛角、玉石）等在皮肤相关部位刮拭，以达到疏通经络、活血化瘀之目的。刮痧可祛除邪气，疏通经络，舒筋理气，祛风散寒，清热除湿，活血化瘀，消肿止痛，从而达到扶正祛邪，防病治病的作用。适合于易感冒、肢体不适、疲劳、失眠等亚健康状态，以及女性生理周期养护等日常养生保健。

刮痧的操作，一般而言，颈、背、腹、上肢、下肢部从上向下刮拭，胸部从内向外刮拭，不得来回刮动；背部：先从第七颈椎起，沿着督脉由上而下刮至第五腰椎，然后从第一胸旁开沿肋间向外侧斜刮；也可在穴位处施术，常用的穴位有足三里、天突、曲池及背部的一些腧穴；刮板与刮拭方向一般保持在45°～90°进行刮痧，以受术者感到舒适为度，不强求出痧。

四、热　熨

热熨疗法是根据中医辨证施治的原理，选择适当的中药和适当的辅料，直接或做成热熨包，经过加热之后，在患者身体的局部或一定穴位来回移动或反复旋转按摩，使药力和热力同时自体表毛窍透入经络、血脉的一种药物外治法。常用的热熨法有：中药熨法、盐熨法、铁屑加醋热熨法、坎离沙热熨法、麦麸熨法、蚕沙熨法、葱熨法、砖熨法、瓶熨法等。

热熨疗法可扩张血管、改善局部血液循环、促进局部代谢、缓解肌肉痉挛、促进炎症及瘀血吸收，具有温经散寒，消肿止痛，活血祛瘀，强筋健骨的治疗作用。适用于亚健康和病前状态人群如疲劳状态、代谢异常状态、肥胖、疼痛等，阳虚体质、瘀血体质、气郁体质等偏颇体质人群。

实施热熨时应随时观察，防止熨伤，尤其是老年人、婴幼儿实施药熨治疗时，温度不宜过高。若出现皮肤微热痛感，或局部发红，为正常反应，一般可不做特殊处理。

五、熏　蒸

熏蒸疗法，又称中药蒸煮疗法或中药汽浴疗法，是指用中药煮沸之后产生的蒸汽熏蒸患者全身或局部，利用药性、热、水和蒸汽等共同作用于机体从而产生协同和增效作用来达到养生保健、防病治病目的的一种方法，属自然疗法的范畴。

中药熏蒸适用于各类亚健康状态和病前状态人群，根据配药的不同来对相应的状态和人群进行干预。中药熏蒸的开展，需要配备中药熏蒸设备，以及相应的场地基础设施如排水、通气、除湿等条件，既要满足技术开展的需要，也有满足环境、隐私保护等要求。

施行熏蒸疗法，应时刻注意防止烫伤，防止熏蒸后因汗出所致的虚脱跌倒，儿童熏蒸时应有专人陪护等。若熏蒸过程中，出现大汗淋漓，头晕不适等症状，应立即停止操作，给予温开水或糖水补充水分，并予充分休息。

六、耳 穴 贴 压

耳穴贴压法是用质硬而光滑的植物种子或具有一定形状和质地的药物及制品粘贴在耳郭表面的穴位上，并施加一定压力，以刺激耳穴，防治疾病的一种方法。具有操作方便、无创伤、痛苦小、疗效可靠等特点，是目前养生保健、治未病和临床治疗应用最广的技术之一。

现代研究发现，耳上有非常丰富的神经，这些神经末梢构成非常密集的感受器，能敏感接受刺激信息。刺激相关耳穴可以通过各种传递途径将治疗信息传递到相应部位，促进血液循环，调节细胞功能，提高机体免疫力，使机体各项生理功能及内环境趋于良性调节状态，从而达到治疗保健目的。这就是通过现代科技研究耳穴产生的神经-体液学说。

实施耳穴贴压时，常使用耳穴探测笔探测反映点，或用手探寻压痛点，作为贴压位置，然后取耳穴贴逐耳穴进行贴压。常用的保健耳穴有：①头痛，取额、枕穴；②肝区痛，取肝、胆穴；③腹痛、腹泻、腹胀，取胃、大肠、小肠或有关脏器相应部位；④便秘，取直肠下段及大肠穴；⑤痛经，取子宫、皮质下、内分泌；⑥牙痛，取颊、屏尖。一次只选取一侧耳部进行贴压，留3~7天，撕下旧贴，换另一侧进行贴敷。两侧左右交替。

七、小 儿 推 拿

小儿保健推拿是根据小儿的生理特点而设计的有助于维护小儿正常生长发育、强健身体和防治疾病发生的推拿方法。由于传统医学认为小儿心、肝常有余，脾、肺、肾常不足的五脏偏盛偏衰特点，所以在小儿保健推拿法中常以补脾、肺、肾之不足，泻心、肝之有余而采用补虚泻实之法为推拿手法操作原则。大多数小儿保健推拿法有手法轻柔、配穴较少、方法简便、极少痛苦、安全可靠等特点，易于被家长和小儿所接受。

小儿推拿具有疏通经络、行气活血，平衡阴阳、调理脏腑，扶正祛邪、防病保健的作用，适用的对象一般是6岁以内，有部分强健身体的方法可用到14岁即青春期以内。

小儿推拿常用保健方案有：①揉脾经，主治腹泻、便秘、痢疾、食欲减退、黄疸等；②揉肺经，主治感冒、发热、咳嗽、胸闷、气喘、虚汗、脱肛等；③揉扳门，主治食积、腹胀、食欲减退、呕吐、腹泻、气喘、嗳气等；④摩腹，主治消化不良、腹痛、腹胀、恶心、呕吐等；⑤推七节骨，主治泄泻、便秘、脱肛、遗尿等；⑥揉足三里，主治腹胀、腹痛、腹泻、呕吐、下肢痿软无力等；⑦捏脊，主治发热、惊风、夜啼、疳积、腹泻、呕吐、腹痛、便秘等；⑧揉迎香，主治鼻塞、鼻衄、流涕、鼻敏感、目赤肿痛等；⑨揉四神聪，健脑益智。

需要注意的是，有重大疾病正在发作的小儿，如心脏病、肿瘤、皮肤感染性疾病以及肌肤破损、烫伤、正在出血的部位等，不宜采用保健推拿法。

八、膏 方 调 养

所谓"膏"，有着多重含义：以内容而言，则物之精粹为膏；以功用而言，则有滋养膏润之作用；以药效而言，膏可疗疾。膏方是将中药材用水煎煮，滤取药物的煎液，经浓缩后加糖或炼蜜制成的半流体制剂或者稠厚的药膏。膏方自古以来就以养身滋补著称，现今已在我国中医养生保健和治未病领域全面应用，广受民众欢迎。

膏方主要作用是补虚扶正，改善体质，以调阴阳，益气血，补五脏，助正气为主，兼顾祛邪治疾病的作用。膏方在调治亚健康状态（如体虚、怕冷、易感冒、疲劳、失眠、健忘等）、更年期前期、多种慢性疾病及病后康复等方面均有显著优势，尤其适用于体质偏颇、体弱的人群，及注重调养的健康人士。

膏方目前有个性化膏方和协定膏方两大类。个性化膏方主要针对个体调养而制，一人一膏。协定膏方针对群体而制，适用于特定健康状态的群体，如不同体质的群体，某一类体质适于某一种协定膏方。四季皆可用膏方调养，但以冬季为最佳，尤其冬至前后是最关键的调补时间，体现"冬藏"之意，对下一年的身体状况有重要影响。其他季节也可根据医生建议运用膏方调养。服用时每晨一匙（20ml左右），开水溶化，空腹服用，也可直接含服。有时为了加强疗效，也可早晚各服一次。

由于不同地区的民众体质、自然环境、饮食习惯各有其自身特点，因此不同地区的膏方也不尽相同。因此，上述服用方法仅是一种较为普适性的参考，服用时需要向开处膏方的医师或机构明确具体服用方法。

第四节 特定健康状态人群的中医健康管理

一、一般成人九种体质人群的中医健康管理

九种体质人群的中医健康管理是指对通过对一般人群，主要是一般成人进行周期性的中医九种体质辨识分类监测、健康状态评估、干预和宣教服务，实现养生保健和预防疾病的目标。

（一）服务对象

18～65岁成年人。

（二）服务内容

每年为18～65岁成年人提供1次中医体质辨识、中医药保健指导，对偏颇体质人群实施体质干预。可每半年加做1次中医体质辨识和中医药保健指导。

（三）服务流程（见图11-1）

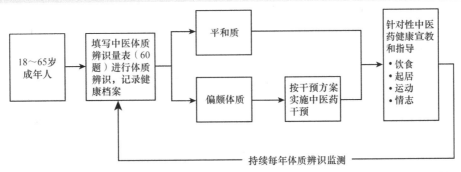

图11-1 一般成人九种体质人群的中医健康管理服务流程图

（四）实施技术方案

1. 健康辨识评估 以体质分类判定为主，结合临床表现，以及必要的客观化健康辨识和量表测评，如《世界卫生组织生活质量评定量表（简明版）》《匹兹堡睡眠质量指数量表》《疲劳量表》《焦虑自评量表》《抑郁自评量表》《生活方式问卷》等，综合判断。

（1）体质分类判定：按照中华中医药学会颁布的《中医体质分类与判定标准》（标准号：ZYYXH/T157—2009），填写《中医体质分类与判定表》（60项），并按标准要求进行体质判定。

（2）各体质的基本临床特征：

1）平和质：①总体特征：阴阳气血调和，以体态适中、面色红润、精力充沛等为主要特征；②形体特征：体形匀称健壮；③常见表现：面色、肤色润泽，头发稠密有光泽，目光有神，鼻色明润，嗅觉通利，唇色红润，不易疲劳，精力充沛，耐受寒热，睡眠良好，胃纳佳，二便正常，舌色淡红，苔薄白，脉和缓有力。

2）气虚质：①总体特征：元气不足，以疲乏、气短、自汗等气虚表现为主要特征；②形体特征：肌肉松软不实；③常见表现：平素语音低弱，气短懒言，容易疲乏，精神不振，易出汗，舌淡红，舌边有齿痕，脉弱。

3）阳虚质：①总体特征：阳气不足，以畏寒怕冷、手足不温等虚寒表现为主要特征；②形体特征：肌肉松软不实；③常见表现：平素畏冷，手足不温，喜热饮食，精神不振，舌淡胖嫩，脉沉迟。

4）阴虚质：①总体特征：阴液亏少，以口燥咽干、手足心热等虚热表现为主要特征；②形体特征：体形偏瘦；③常见表现：手足心热，口燥咽干，鼻微干，喜冷饮，大便干燥，舌红少津，

脉细数。

5）痰湿质：①总体特征：痰湿凝聚，以形体肥胖、腹部肥满、口黏苔腻等痰湿表现为主要特征；②形体特征：体形肥胖，腹部肥满松软；③常见表现：面部皮肤油脂较多，多汗且黏，胸闷，痰多，口黏腻或甜，喜食肥甘甜黏，苔腻，脉滑。

6）湿热质：①总体特征：湿热内蕴，以面垢油光、口苦、苔黄腻等湿热表现为主要特征；②形体特征：形体中等或偏瘦；③常见表现：面垢油光，易生痤疮，口苦口干，身重困倦，大便黏滞不畅或燥结，小便短黄，男性易阴囊潮湿，女性易带下增多，舌质偏红，苔黄腻，脉滑数。

7）血瘀质：①总体特征：血行不畅，以肤色晦暗、舌质紫黯等血瘀表现为主要特征；②形体特征：胖瘦均见；③常见表现：肤色晦暗，色素沉着，容易出现瘀斑，口唇黯淡，舌黯或有瘀点，舌下络脉紫黯或增粗，脉涩。

8）气郁质：①总体特征：气机郁滞，以神情抑郁、忧虑脆弱等气郁表现为主要特征；②形体特征：形体瘦者为多；③常见表现：神情抑郁，情感脆弱，烦闷不乐，舌淡红，苔薄白，脉弦。

9）特禀质：①总体特征：先天失常，以生理缺陷、过敏反应等为主要特征；②形体特征：过敏体质者一般无特殊，先天禀赋异常者或有畸形，或有生理缺陷；③常见表现：过敏体质者常见哮喘、风团、咽痒、鼻塞、喷嚏等；患遗传性疾病者有垂直遗传、先天性、家族性特征；患胎传性疾病者具有母体影响胎儿个体生长发育及相关疾病特征。

2. 中医药特色技术干预 按体质类型分别进行干预，每3天接受1次干预，10次为1个疗程，共进行2~3个疗程，疗程间隔1~2周。

（1）平和质：平和质人群不需要特别进行干预，按照健康宣教处方进行日常自我保健即可。

（2）气虚质：应用灸法、中药热熨技术进行干预。①温箱灸：选腹部。用大艾灸箱1个置于腹部，灸箱正中对准肚脐，将艾条点燃后插进灸箱的插孔，插满全部插孔，灸20分钟；②中药热熨：操作选取以中脘穴为中心的胃脘部。用粗盐、吴茱萸制成中药热熨包，加热后用毛巾包裹后放在以中脘穴为中心的上腹部热熨。

（3）气郁质：应用点穴、平衡火罐、刮痧技术进行干预。①点穴：操作穴位选太冲、足临泣穴；②平衡火罐：操作部位选膀胱经及督脉；③刮痧：操作部位选四花穴部（背部两侧的膈俞、胆俞，共四穴所包围的范围）。

（4）痰湿质：应用平衡火罐、刮痧、中药熏蒸技术进行干预。①平衡火罐：操作部位选取膀胱经及督脉；②刮痧：操作部位选取脾俞穴、酸重关节及肌肉部位；③中药熏蒸：选中药粉末按熏蒸机的要求置入熏蒸机准备好后，做全身熏蒸。推荐药物如：藿香、佩兰、羌活、艾叶等。

（5）阳虚质：应用灸法技术进行干预。①雷火灸：操作部位选取神阙穴；②热敏灸：操作部位选取中脘、关元、足三里穴。

（6）阴虚质：应用耳穴贴压、穴位按摩技术进行干预。①耳穴贴压：操作部位选取交感、肾、内分泌、心、肝等耳穴；②穴位按摩：操作部位选取三阴交、血海、太溪、肾俞、肝俞。

（7）湿热质：应用平衡火罐、刮痧、耳穴贴压技术进行干预。①平衡火罐：操作部位选上背部的膀胱经及督脉；②刮痧：操作部位选背部两侧肩胛骨缘肌肉；③耳穴贴压：操作部位选胃、脾、肾、大肠、三焦、内分泌、肾上腺等耳穴。

（8）血瘀质：应用灸法、刮痧技术进行干预。①灸法：操作部位选取太冲、血海、合谷、膈俞、三阴交穴；②刮痧：操作部位选取背部膀胱经的肝俞、膈俞、心俞、厥阴俞、脾俞穴相应部位。

（9）特禀质：应用穴位按摩、耳穴贴压、灸法技术进行干预。①穴位按摩：操作部位选取足三里、天枢、曲池、合谷、血海、三阴交、关元穴；②耳穴贴压：操作部位选取肺、肾上腺、神门、胃、脾、肾等耳穴；③艾灸：操作部位选取足三里、天枢、曲池、合谷、神阙、关元穴。

3. 中医药保健指导

（1）平和质：

1）生活方式：①顺从人体的生物钟调理起居，安排自己日常的规律生活，避免熬夜、食后即睡等不良生活习惯，避免过度劳累；②根据季节变换和个体的具体情况制订出符合自己生理需要的起居作息制度，并养成按时作息的良好习惯，使身体的生理功能保持稳定平衡的状态，以适应生活、社会和自然环境等各方面的需要；③平素应注意避风避寒，劳动运动出汗后尤其要避免风扇、空调直吹和立即沐浴，应擦干身汗，歇息身体，待身体平静后方去沐浴，以避免外邪侵袭；④注意适当活动肢体，以流通气血，可随时伸展摆动四肢，以促进脾胃运化，增强身体机能。

2）饮食：①以平衡膳食为原则；②保持进食时间及进食量的规律性，不偏食，食物品种搭配丰富而营养均衡，吃到七分饱。

3）情志：①应培养豁达乐观的生活态度，不可过度劳神，尽可能减轻过度紧张的工作生活状态，保持稳定平和的心态；②创造良好舒适的生活和工作环境，避免强光、噪声，温度适宜，有条件的话可放置室内绿色植物等；③保持愉快的心情，避免引起忧思及惊恐的环境和事物，如减少对负面新闻、工作生活的负面消息等的关注等；④若有不良情绪影响，可稍做休息，做做自己喜欢做的事情，换一个环境和处所，听听音乐，调节心情。

4）运动调养：①运动适度，循序渐进，以身体不觉疲劳为佳，连续以30～60分钟为佳；持之以恒，尽可能做到每天坚持；锻炼方式可因环境而选择适合自己的方式；②体育锻炼应使身体各个部位、各器官系统的功能，以及各种身体素质和活动能力得到全面协调的发展，因此身体锻炼要全面、多样，均衡发展各项身体素质。年轻人可适当跑步、打球，老年人可适当散步、打太极拳等，还应根据自身情况分别对待；③运动量：以身体开始兴奋、微微出汗为度，每天坚持；④运动时间：以白天为佳，白天之中又以清晨为佳，上午次之，一般为6～10点。

（2）气虚质：

1）生活起居：①注意保暖，避免劳汗当风，运动及劳作后要及时擦汗，防止外邪侵袭；②注意适当运动，避免过度劳作，损伤正气；③养成良好的睡眠习惯，晚夜间11点前卧床休息，避免熬夜，适当午休。

2）饮食调养：①饮食原则：以健脾益气为基本原则，多食营养丰富且易于消化的食物；②三餐定时定量，以七八分饱为宜，注意营养均衡全面，不可偏食挑食及常吃生冷、寒凉食物与宵夜；③适宜食物：谷物类：小米、大米、糯米、麸皮、扁豆、红薯、玉米、山药、豌豆等。动物类：牛肉、兔肉、猪肚、鸡肉、鸡蛋、鲢鱼、刀鱼、黄鱼、比目鱼、鹌鹑等。蔬菜类：菜花、胡萝卜、香菇、猴头菇、菠菜、黑木耳、蘑菇等。果品类：花生、芡实、莲子、栗子、大枣、葡萄、蜂蜜、橘子、杨梅、山楂等；④慎食食物：气虚者多脾胃虚弱，因此饮食不宜过于滋腻，难以消化的食物亦应少食，如木薯、芋头、土豆、茭笋等。慎食寒凉食物，如田螺、螃蟹、西瓜、梨、苦瓜、绿豆、海带、绿茶等；⑤药膳推荐：人参灵芝乌鸡汤、五指毛桃淮山瘦肉汤、八宝粥等。

3）情志调节：可欣赏以历史文化、科技文明为主题，内涵深厚的影视音乐作品，从中找到与自己工作生活相关的联系与支持，获得"精神充电"的愉悦感与满足感。

4）运动调养：①锻炼宜采用低强度、多次数的运动方式，循序渐进地进行，如每天散步30～60分钟，根据自己的情况逐渐延长运动时间。不宜做大负荷运动和大出汗的运动，忌用猛力和做长久憋气的动作，以免耗损元气；②根据自己的体能，可选用一些传统的健身功法，如太极拳、太极剑、保健功等，可以固肾气，壮筋骨，逐渐改善体质；③运动时间建议在上午太阳出来以后，运动环境温暖宜人；④运动量以微微出汗，不感劳累为度；⑤推荐保健功法。吸气提肛法：站位，两脚微微分开与肩同宽；或端坐在椅子上，双手交叉置于小腹，吸气收腹，收缩并升提肛门，停顿2～3秒之后，再缓慢呼气，同时放松腹部及肛门，如此反复10～15次。

（3）气郁质：

1）生活起居：①居室应保持安静、整洁、明亮；②衣着宽松，避免紧身衣裤；③宜动不宜静，适当增加户外活动和社交；④养成良好的睡眠习惯，夜间11点前卧床休息，避免熬夜。

2）饮食调养：①饮食原则：以理气解郁，调理脾胃为基本原则，宜选用具有行气解郁、益气健脾作用的食物；②饮食注意定时定量。常与家人共餐，注意进餐的气氛融洽欢快；③避免喝茶、咖啡等提神的饮料；④适宜食物：花类：玫瑰花、茉莉花等。谷类：大麦、荞麦、高粱等。蔬菜类：洋葱、丝瓜、蘑菇、香菇、刀豆、豆豉、包心菜、香菜、萝卜、洋葱、丝瓜等。果品类：橙子、橘子、柚子、槟榔、佛手、木瓜等；⑤慎食食物：泡菜、石榴、青梅、杨梅、杨桃、李子等酸涩食物，亦不可多食雪糕、冰冻饮料、冰镇食物等冰冷食品；⑥药膳推荐：砂仁煲瘦肉、合欢佛手饮、玫瑰茉莉陈皮茶等。

3）情志调节：①多参加户外活动；②可欣赏轻松欢快、流畅悠扬舒缓的音乐，如民乐中的笛子曲、笙曲、少数民族的舞曲等。

4）运动调养：①适合专项兴趣爱好锻炼法和体娱游戏法，应尽量增加户外活动；②增加锻炼，舒展形体，如跑步、登山、游泳、打球、武术等，多参加群体性运动项目，如篮球、足球、跳舞、下棋、骑行等，以便更多地融入社会；③可适当进行体娱游戏，如下棋、打牌等可促进人际交流，分散注意，提起兴趣，有理顺气机的作用；④宜动静结合，可选择气功、瑜伽、打坐、摩面、叩齿、放松训练调息养神，也可选择太极拳、武术、五禽戏等功法锻炼；⑤登高。爬山有助于提高人体对环境的适应能力，清新的空气有益于心肺功能；⑥推荐保健功法。敲打经络：可敲打与气郁质密切相关的肝经、胆经。用健身皮锤沿两腿外侧正中线，大约为胆经循行的路线，以及两腿内侧中线，约为足厥阴肝经循行之外上下敲打，每日1～2次，可起到疏理全身气机的作用。

（4）痰湿质：

1）生活起居：①避免在潮湿的环境里久留；②穿衣尽量保持宽松，面料以棉、麻、丝等透气散湿的天然纤维为主；③注意劳逸结合，避免思虑过度；④阴雨湿冷季节应减少户外活动，避免受寒淋雨。

2）饮食调养：①饮食原则：以化湿健脾为原则。饮食宜清淡，少食肥甘厚腻、生冷滋润之品；②三餐注意定时定量，控制每天进食的总热量，每餐营养均衡，不偏食调食，每餐以七八分饱为宜；③限制食盐的摄入，避免大量喝酒；④多进食粗粮及新鲜蔬菜、水果；⑤适宜食物：谷物类：扁豆、赤小豆、薏苡仁、蚕豆等。动物类：海蜇、胖头鱼、鲫鱼、鸡肉、猪瘦肉等。蔬菜类：冬瓜、黄瓜、芹菜、白萝卜、荸荠、香菇、胡萝卜、西红柿、南瓜、怀山药、黄豆芽及包菜等叶菜等。果品类：柠檬、木瓜、槟榔、陈皮等；⑥慎食食物：肥甘油腻、过咸过甜和不易消化的食品，如芝麻、柿子、酒各种高糖饮料、煎炸食品、海鲜等；⑦药膳推荐：陈皮粥、土茯苓煲瘦肉汤、山楂陈皮饮等。

3）情志调节：①可欣赏一些节奏强烈、轻快振奋的音乐；②广交朋友，扩大社交活动，舒畅情志。

4）运动调养：①应根据自己的具体情况循序渐进，长期坚持运动锻炼，经常晒太阳；②宜选择中小强度较长时间的全身运动，如散步、慢跑、乒乓球、羽毛球、武术，以及适合自己的各种舞蹈；③运动负荷强度较高时，要注意运动的节奏，循序渐进，保障安全；④推荐保健功法：摩腹：在腹部涂少量按摩膏或其他介质，以肚脐为中心，顺时针方向摩腹约3分钟。注意尽量将腹部的脂肪层推动起来，直到局部有温热感。

（5）阳虚质：

1）生活起居：①多晒太阳，每天晒背半个小时以上，夏天宜在早上7～9点；②注意避风保暖，特别是颈、肩、背、腰、腹部和足底等部位；夏天使用空调时要注意温度不可过低；不可电扇直吹；③尽量避免剧烈运动或强体力劳动，避免大汗伤阳；④养成良好的睡眠习惯，夜间11点前卧床休息，避免熬夜。

2）饮食调养：①饮食原则：以温补脾肾为基本原则；②应趁食物温热时进餐，在食物温度已凉时，应加热后方进食；③适宜食物：谷物类：小米、大米、糯米、麸皮、刀豆、扁豆、红薯、玉米、山药、豌豆等。动物类：羊肉、猪肚、鸡肉、带鱼、鹿肉、鸽肉、牛肉、黄鳝、虾等。蔬菜类：韭菜、洋葱、芹菜等。果品类：刀豆、核桃、栗子等。调味料：适当增加姜、葱、蒜、胡椒、茴香等调味料；④慎食食物：少吃或不吃生冷及寒凉食物，如田螺、螃蟹、苦瓜、绿豆、绿茶、刺身、冷饮等；⑤药膳推荐：生姜羊肉汤、胡桃莲子煲猪肉、核桃山药芡实粥、巴戟肉苁蓉饮等。

3）情志调节：①多参加社会团体活动或公益活动；②可欣赏轻松欢快、激昂高亢豪迈的使人兴奋的音乐。

4）运动调养：①运动时间一年之中以春夏为佳，一日之内以阳光充足的上午为好；②运动项目可选用快走、跳绳、散步、广播操、太极拳、太极剑、八段锦以及其他较和缓的运动项目，可适当泡温泉、晒日光浴、空气浴；③冬天最好在阳光明媚的时候选择适当的户外活动，避免在大风、大寒、大雾、大雪及空气污染的环境中锻炼，以免感受寒湿之邪而损伤阳气；④运动量：以微微出汗，不感劳累为度。防止大量汗出伤阳；⑤推荐保健功法：摩腰：端坐，宽衣，将腰带松开，双手相搓，以略觉发热为度；再将双手置于腰间，上下搓摩腰部，直到腰部感觉发热为止，每次5～10分钟，每日1～2次。

（6）阴虚质：

1）生活起居：①夏季应注意避暑，冬天注意养阴；②居住环境宜安静，绿化条件好；③尽可能避免工作紧张、熬夜、剧烈运动、高温酷暑等工作生活环境；④保证充足的睡眠时间，养成良好的睡眠习惯，夜间11点前卧床休息，以藏养阴气；⑤节制房事；⑥戒烟酒。

2）饮食调养：①饮食原则：以滋阴补肾为基本原则；②可适当多食甘淡清润的食物，皆有滋补机体阴气的功效；③适宜食物：谷物类：糯米、黑米、芝麻、大米、玉米、绿豆、山药、豌豆等。动物类：瘦猪肉、鸭肉、乌贼、海参、鲍鱼、螃蟹、牛奶、牡蛎、蛤蜊、海蜇、猪皮、猪蹄、驴肉等。蔬菜类：菠菜、莲藕、豆腐、荸荠、黑木耳、银耳等。果品类：甜杏仁、甘蔗、桃子等；④慎食食物：慎食辛辣刺激、温热香燥、煎炸炒爆之品，如羊肉、韭菜、茴香、辣椒、葵花子、酒、咖啡、浓茶等性温燥烈之品。也不宜食祛湿类食物，如冬瓜、丝瓜、扁豆、薏苡仁、鲫鱼等；⑤药膳推荐：沙参玉竹乌鸡汤、银耳百合粥、苦杏仁炖雪梨等。

3）情志调节：可多听节奏舒缓的轻音乐，舒缓紧张情绪。

4）运动调养：①阴虚质是由于体内津液精血等阴液亏少，只适合做中小强度的锻炼，其运动锻炼应重点调养肝肾之功，如太极拳、太极剑、八段锦、固精功、保健功、内练生津咽津的功法等动静结合的传统健身项目；②阴虚质者由于阳气偏亢，不宜进行剧烈运动，避免大强度、大运动量的锻炼形式，避免在炎热的夏天，或闷热的环境中运动，以免出汗过多，损伤阴液。锻炼时要控制出汗量，及时补充水分；③静气功锻炼对人体内分泌的双向调节功能，促进脾胃运化，增加体液的生成，改善阴虚质；④推荐保健功法。吞津练精养生法：微微闭上嘴唇，将舌尖顶住上颚，让口腔里的唾液逐渐分泌出来，当唾液增加到一定量时，一边心里想着"滋补津液"，一边将口中的唾液缓缓吞下，反复3～5次，长期坚持。

（7）湿热质：

1）生活起居：①居住环境宜干燥通风，避免居住在低洼潮湿的地方；②不要长期熬夜，或过度疲劳，养成良好的睡眠习惯，尽量夜间11点前卧床休息；③要保持二便通畅，防止湿热郁聚；④注意个人卫生，预防皮肤病变；⑤力戒烟酒。

2）饮食调养：①饮食原则：以清热利湿为基本原则，适合多食用一些苦寒或甘寒的食物；②适宜食物：谷物类：扁豆、赤小豆、薏苡仁、蚕豆等。动物类：鸭肉、鲫鱼、草鱼、猪瘦肉等。蔬菜类：冬瓜、丝瓜、葫芦、苦瓜、黄瓜、白菜、芹菜、卷心菜、莲藕、空心菜等。果品类：西瓜、薏苡仁、莲子、茯苓、赤小豆、蚕豆、绿豆等；③慎食食物：忌用辛辣燥烈、大热大补的食物，如辣椒、生姜、大葱、大蒜等；对于鹿肉、牛肉、羊肉、酒等温热食品和饮品，宜少食和少饮；④药膳推荐：薏仁冬瓜汤、绿豆鲜藕汤、山楂降脂饮等。

3）情志调节：可培养一些安静幽雅的爱好，如书法、瑜伽、太极拳、气功等等。多听一些曲调舒缓、悠扬、具有镇静作用的乐曲，如小夜曲等。

4）运动调养：①根据自己的身体状况，适当选择中等强度的锻炼或竞技性较强的运动，如中长跑、游泳、爬山、各种球类、武术等。②建议在体能许可情况下逐渐增加运动量或延长运动时间。运动负荷强度较高时，要注意运动的节奏，循序渐进，保障安全。③避开暑热环境，选择在清晨或傍晚较凉时进行。尤其注意运动的度，避免肌肉关节过劳或损伤。连续运动时间在1小时左右为宜，间中注意稍作休息；④推荐保健功法：太极拳，按照国家体育总局发布的《二十四式太极拳》要求进行。

（8）血瘀质：

1）生活起居：①居住环境宜温不宜凉，避免寒冷的刺激；②要注意保暖，特别是四肢末梢的保暖；在盛夏时节也不可过于贪冷，注意调节环境温度不可过低；③日常生活中应注意动静结合，不可贪图安逸，加重气血郁滞；④作息时间有规律，保证充足的睡眠，可早睡早起多锻炼。

2）饮食调养：①饮食原则：活血化瘀，适当配合疏肝理气之品为基本原则。②适宜食物：谷物

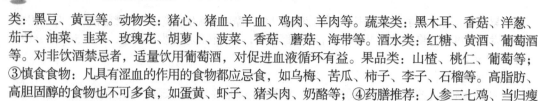

类：黑豆、黄豆等。动物类：猪心、猪血、羊血、鸡肉、羊肉等。蔬菜类：黑木耳、香菇、洋葱、茄子、油菜、韭菜、玫瑰花、胡萝卜、菠菜、香菇、蘑菇、海带等。酒水类：红糖、黄酒、葡萄酒等。对非饮酒禁忌者，适量饮用葡萄酒，对促进血液循环有益。果品类：山楂、桃仁、葡萄等；③慎食食物：凡具有涩血的作用的食物都应忌食，如乌梅、苦瓜、柿子、李子、石榴等。高脂肪、高胆固醇的食物也不可多食，如蛋黄、虾子、猪头肉、奶酪等；④药膳推荐：人参三七鸡、当归瘦肉汤、黑木耳羹等。

3）情志调节：①应培养乐观、欢乐的情绪。不温不火，温和，不急躁，不激动，保持平常心态，适应环境变化；②可交替听一些激昂与抒情柔缓的音乐来调节情绪。

4）运动调养：①可多采用一些有益于促进气血运行的运动项目，坚持经常性锻炼，如易筋经、保健功、导引、按摩、太极拳、太极剑、五禽戏及各种舞蹈、步行健身法、徒手健身操等，达到改善体质的目的；②不宜做大强度、大负荷的体育锻炼。而应该采用中小负荷、多次数的锻炼。步行健身法能够促进全身气血运行，振奋元气；③推荐保健功法：敲打经络：可敲打肝经、胆经。用健身皮锤沿两腿外侧正中线，大约为胆经循行的路线，以及两腿内侧中线，约为足厥阴肝经循行之外上下敲打，每日1～2次。

（9）特禀质：

1）生活起居：①避开花粉、尘螨、鱼虾、动物皮毛、霉菌等致敏因素的环境；②勤换洗衣被，尤其是床上用品；③保持居室环境清爽整洁，空气流通；④在季节更替的时节，要随身准备备换衣物，关注天气预报，及时增减衣被，并对自然环境变化做好相应应对措施；⑤在陌生环境中如到外地工作或生活，特禀体质者相对较容易出现水土不服的情况，尤其需要注意上述的生活起居；⑥尽量避免过劳、熬夜，过劳、熬夜会引起身体机能亢奋，从而增加各种过敏发作风险。

2）饮食调养：①饮食原则：根据个体的实际情况制订不同的保健食谱；②避免食用各种致敏食物，减少发作机会；③适宜食物：宜选用清淡饮食，注意营养均衡、精细搭配、荤素合理；④慎食食物：忌生冷、辛辣、肥甘油腻及各种"发物"，如牛肉、鹅肉、鱼、虾、蟹、辣椒、肥肉、浓茶、咖啡等辛辣之品和腥膻发物及含致敏物质的食物，以免引动伏痰宿疾；⑤药膳推荐：核桃五爪龙煲猪骨、杜仲黄芪瘦肉汤、灵芝三七饮等。

3）情志调节：①尽量避开令自己不安或不舒服的环境；②工作生活弛张有度，避免长时间持续高强度的体力或脑力消耗。

4）运动调养：①特禀体质的形成与先天禀赋有关，可进行保健功、导引、按摩、步行健身法等逐渐改善体质；②推荐保健功法：六字诀，按照国家体育总局发布的《健身气功：八段锦 六字诀 五禽戏 易筋经》要求进行。

二、常见病前状态人群的中医健康管理

病前状态一般是指与重大慢性非传染性疾病密切相关，但未符合相关疾病的诊断标准的状态，是重大慢性非传染性疾病的高风险状态。病前状态人群是中医治未病的主要目标人群之一，包括疲劳、睡眠不良、易感冒、高血压、血脂偏高、尿酸偏高等人群。病前状态人群的中医健康管理是指对病前状态人群提供状态辨识和定期监测跟踪、评估、干预和宣教指导服务，实现养生保健和预防疾病的目标。

（一）服务对象

18～65岁的病前状态人群。

（二）服务内容

每月为18～65岁的病前状态人群提供1次病前状态辨识评估、中医药健康干预和中医药保健指导。其中，血脂偏高、尿酸偏高、高血压等人群可参照九种体质人群的中医药健康管理、重点人群的中医药健康管理实施。本节主要介绍疲劳、睡眠不良、易感冒三类人群的中医健康管理。

（三）服务流程（见图11-2）

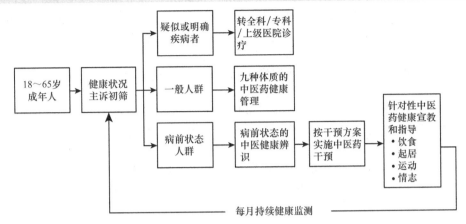

图11-2 常见病前状态人群的中医健康管理服务流程图

（四）实施方案

1. 疲劳人群 疲劳人群是指易于产生疲劳感，或持续较难缓解的疲劳感的人群，并排除重大器质性疾病及精神心理疾病，如恶性肿瘤、贫血、肾功能衰竭、慢性心衰、肝硬化、结核病、甲减、糖尿病、低钾血症等。

（1）中医健康辨识评估：

1）现代医学上，较多常见疾病容易出现疲劳症状，且大部分以疲劳为首发症状，故在患者就诊时，需首先排除重大疾病所引起的疲劳，如恶性肿瘤、贫血、肾功能衰竭、慢性心衰、肝硬化、结核病、甲减、糖尿病、低钾血症等。

2）以易于产生疲劳感，或持续较难缓解的疲劳感为主诉。其疲劳状况持续3个月及以上者，属于亚健康疲劳状态；持续6个月及以上者，属于慢性疲劳综合征（chronic fatigue syndrome，CFS）。

3）填写疲劳量表进行疲劳状态评定，得分越高表示疲劳程度越严重。疲劳量表可采用《疲劳量表（FS-14）》《多维疲劳问卷（MFI-20）》《疲劳评定量表（FAI）》《疲劳自评量表（FSAS）》等。

4）结合中医健康辨识技术进行中医体质辨识、中医整体健康状态和辨证分型辅助判断。

5）常见中医证型：①脾肾阳虚型：除疲劳外，多伴有精神萎靡，面色苍白，腰膝冷痛，畏寒肢冷，心悸气促，动则易汗，便溏，或遗精阳痿，性欲低下，舌质淡，舌体胖边有齿痕，苔厚腻而滑，脉沉细弱等表现；②中气虚弱型：除疲劳外，多伴有气短懒言，虚汗，或有纳差，腹胀，便秘，内脏下垂，脉细苔白，舌质淡等表现；③痰湿内阻型：除疲劳外，多伴有头重如裹，口淡不渴，不思饮食，恶心呕吐，小便不利，舌体胖大，边有齿痕，苔白厚腻，脉沉滑等表现。

（2）中医药干预

1）脾肾阳虚型：①灸法：操作部位选取任督二脉及附近穴位；②中药热熨：操作部位选取肩背部及督脉；③保健按摩：操作部位选取背部。操作以按、滚、推、叩击等手法为主，力度柔和舒适，约10～15分钟；④养生膏方：选用阳虚体质相应的调养膏方；⑤中成药：金匮肾气丸。

2）中气虚弱型：①艾灸：操作部位选取气海、关元、足三里穴；②中药热熨：操作部位选取项后侧、肩背部、骶尾部；③保健按摩：操作部位选取四肢。操作以按、滚、拿、揉、叩击等手法为主，力度柔和舒适，15～20分钟；④养生膏方：选用气虚体质相应的调养膏方；⑤中成药：补中益气丸。

3）痰湿内阻型：①中药热熨：操作部位选取腹部、骶尾部；②拔火罐：操作部位选取项后侧、肩背部、骶尾部；③保健按摩：操作部位选取背部、四肢。操作以按、滚、推、弹拨、叩击等手法为主，力度适中渗透，15～20分钟；④养生膏方：选用痰湿体质相应的调养膏方；⑤中成药：香砂六君丸。

（3）中医药保健指导：《黄帝内经》曰"久视伤血，久卧伤气，久立伤骨，久坐伤肉，久行伤筋"、"生病起于过用"。不论过劳还是过逸，都会对人体造成不良影响，久之则影响其功能。疲劳多与脑力或体力劳动过度有关，与心理压力过大、生活节奏过快、精神高度紧张关系密切，生活方式不良、饮食不节亦是造成疲劳的风险因素，疲劳本身又是猝死、心脏病及多种慢性疾病的共同前期风险，故从起居、饮食、运动、情志等多方面指导人们养生保健知识以达未病先防的目的。围绕上述方面，结合管理对象的具体中医体质类型、辨证分型开展指导。

2. 睡眠不良人群 睡眠不良是由于各种原因引起的人体睡眠和觉醒机制失常，从而造成以睡眠不足和睡眠过多为主要表现的一系列与睡眠和觉醒状态有关的状态。长期睡眠不良的危害最明显的就是影响工作和学习生活，记忆力减退，思维能力下降，工作效率降低等。严重的还会导致人体免疫力减退，多种慢性病及抑郁症、焦虑症等多种病症的产生，还可能出现轻生的念头。对于不同年龄群体，青少年因睡眠质量下降会直接影响身体的生长发育；中年人长期失眠易导致情绪不稳、倦怠乏力、食欲不振、消化不良及性功能减退；妇女长期失眠会加速衰老、面容憔悴、月经不调、加重更年期综合征，出现潮热、汗多、畏寒以及忧郁、头痛、易怒等症状；老年人长期失眠将导致心脑血管疾病的加重和其他疾病的出现。

（1）中医健康辨识评估：

1）存在以下症状之一：入睡困难、睡眠维持障碍、早醒、睡眠质量下降或日常睡眠晨醒后无恢复感；

2）在有条件睡眠且环境适合睡眠的情况下仍然出现上述症状；

3）患者主诉至少下述1种与睡眠相关的日间功能损害：①疲劳或全身不适；②注意力、注意维持能力或记忆力减退；③学习、工作和（或）社交能力下降；④情绪波动或易激惹；⑤日间思睡；兴趣、精力减退；⑥工作或驾驶过程中错误倾向增加；⑦紧张、头痛、头晕，或与睡眠缺失有关的其他躯体症状；⑧对睡眠过度关注。

4）《匹兹堡睡眠质量指数（PSQI）》量表评定，得分越高表示失眠程度越严重。同时需与广义的睡眠不良，包括了失眠症、睡眠呼吸暂停综合征、发作性睡病、睡行症等鉴别。

5）结合中医健康辨识技术进行中医体质辨识、中医整体健康状态和辨证分型判断：①虚证：除睡眠不良外，多伴有面色无华，神疲懒言，心悸健忘等表现；②实证：除睡眠不良外，多伴有心烦易怒，口苦咽干，便秘溲赤，胸闷且痛等表现。

（2）中医药干预：

1）实证：①保健按摩：施以全身按摩，次序为：头面部、胸腹部、上/下肢前内外侧部、颈肩部、背腰、下肢后侧部。按摩师密切注意受术者的精神状态，以渐渐入睡为佳；②耳穴贴压：操作部位选取皮质下、神门、内分泌、肾、交感、心、胃等；③养生膏方：选用舒心安神的膏方，可配合选用中医体质类型为湿热质、痰湿质、血瘀质的调养膏方；④中成药：逍遥丸。

2）虚证：①灸法：操作部位选取双侧命门穴处；②中药热熨：操作部位选取骶尾处；③养生膏方：选用舒心安神的膏方，可配合选用中医体质类型为气虚质、阳虚质的调养膏方；④中成药：天王补心丸、归脾丸。

（3）中医药保健指导：睡眠不良与身心状态和环境都有密切关系，原因多样，心理压力过大、生活节奏过快、精神高度紧张关系密切，生活方式不良、饮食不节等都是造成疲劳的高危因素，故从起居、饮食、运动、情志等多方面指导人们养生保健知识以达未病先防的目的。围绕上述方面，结合管理对象的具体中医体质类型、辨证分型开展指导。

3. 易感冒人群的中医健康管理 感冒是日常生活中较普遍、较常见和较易发的疾病，一年四季均可发生。感冒的易发、易传染，对正常生活工作影响较大，同时又是多种重大疾病加重、发生并发症及致死的常见诱因之一。在日常生活中，有一部分人常有反复感冒、感冒不易痊愈，或不同程度的感冒症状表现反复出现等情况，人们将之称为"易感冒"人群。

（1）中医健康辨识评估：①18～65岁成年人及14～18岁青少年，非孕产妇，非疾病临床管理阶段的患者；②患感冒频次大于等于5次/年；③中医体质辨识提示符合气虚质、阴虚质、阳虚质、特禀质之一；④结合中医健康辨识技术进行中医整体健康状态和辨证分型判断。

（2）中医药干预：按中医体质类型进行干预，同时配合予以九种体质的中医药干预（见本章第二节）。

（3）中医药保健指导：易感冒人群相对于正常人体的机体抵抗力较差或是免疫力下降，或是日常生活工作中易暴露在感冒致病因素的环境或条件中，与体质、生活方式、饮食习惯、情绪等关系均十分密切。因此，易感冒人群的中医药保健指导宜以中医九种体质为纲，从个体免疫力提升，感冒的易感因素及其相关的疾病风险如肺炎、感染性疾病等的预防控制方法进行指导。

三、重点人群的中医药健康管理

老年人、儿童、孕产妇由于其生理特点而成为健康高风险的人群，高血压和糖尿病是当前对民众健康威胁最严峻的疾病。因此，老年人、儿童、孕产妇、高血压人群和糖尿病人群成为中医药健康管理的重点人群。重点人群的中医药健康管理服务在各级中医院、基层社区卫生服务机构、社会健康服务机构的实践中，其模式各有其特点。在基层社区实践中，老年人、0～36个月龄儿童的中医药健康管理服务按照《国家基本公共卫生服务规范（第三版）》和《国家基本公共卫生服务（第三版）操作手册》实施，孕产妇、高血压人群和糖尿病人群的中医药健康管理服务参照《国家基本公共卫生服务技术规范》开展。

（一）老年人中医健康管理

1. 服务对象　65岁及以上老年人。

2. 服务内容　为65岁及以上老年人开展每年1次的中医体质辨识、中医药健康干预和相应的中医药保健指导。在基层社区开展老年人中医药健康管理应按照《国家基本公共卫生服务规范（第三版）》实施。在健康管理过程中的中医药服务技术内容可参考本部分按需加以丰富。

3. 服务流程（见图11-3）

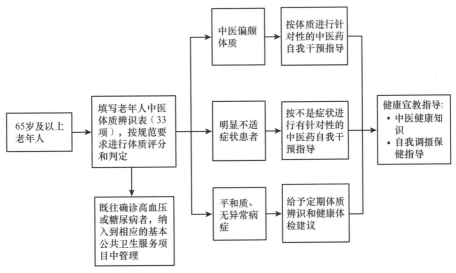

图11-3　老年人中医健康管理服务流程图

4. 中医健康辨识评估

（1）按照《国家基本公共卫生服务规范（第三版）》，填写《老年人中医体质辨识表》（33项），并按规范要求进行体质评分和判定。

（2）可结合中医健康辨识技术进行中医整体健康状态和辨证分型辅助判断。

5. 中医药健康干预

（1）九种体质的保健干预方案：①平和质：艾灸足三里、气海穴；②气虚质：艾灸足三里、关元、气海、神阙穴；③阳虚质：艾灸足三里、命门、肾俞，按压耳穴肾穴，按摩腰骶部；④阴虚质：按摩三阴交、太溪穴，按压耳穴肾穴、肝穴；⑤痰湿质：艾灸足三里、丰隆、水道；⑥湿热质：按摩阴陵泉、阳陵泉；⑦血瘀质：艾灸血海、内关；⑧气郁质：艾灸太冲穴，按摩足厥阴肝经；⑨特禀质：艾灸足三里、关元、神阙、肾俞，按摩足少阴肾经。

（2）常见不适症状保健干预方案：①腰腿痛：八段锦、足浴、中药外敷；②失眠：按摩头部，按压耳穴神门、心，艾灸内关、神门，足浴；③便秘：按摩天枢、足三里，按压耳穴便秘点，按摩腹部；④健忘：艾灸百会、四神聪，按摩百会、四神聪，鸣天鼓；⑤耳鸣：按摩听宫、太溪，按压耳穴耳点；⑥尿频：坐式八段锦，艾灸中极穴、肾俞，按压耳穴肾穴，按摩腰部。

6. 中医药保健指导

人到老年，机体的器官组织形态和功能都发生了退行性变化，脏腑气血生理机能自然衰退，阴阳失衡；同时社会角色和地位的改变，带来心理上的变化，易产生孤独寂寞、忧郁多疑、烦躁易怒、失落等心理状态。老年人的养生保健从心理调摄、饮食调养、起居调摄、运动保健等多方面进行。应遵循顺其自然，顺应四时，强调天人合一的原则。

（1）心理调摄：老年人心理调摄的关键在于培养乐观情绪，保持神志安定。老年人可以通过欣赏音乐、习字作画、垂钓怡情等方法进行心理调摄，寓情于物，达到身心愉悦的目的。

（2）饮食调养：老年人的消化系统功能较弱，中医认为"脾胃为后天之本"，尤为重视固护脾胃，通过饮食调摄保持脾胃健康，对老年人生活质量提升大有益处。因此老年人的饮食调摄应以营养丰富、清淡易消化为原则，做到饮食多样化，食宜清淡、熟软，进食宜缓，食要定时、限量，少食多餐。

（3）起居调摄：老年人的生活起居应当谨慎，做到起居规律，睡眠充足。中医提倡顺应一年四季气候消长的规律和特点来调节机体，及时增减衣物，合理安排劳寝时间，使人体与自然变化相应，以保持肌体内外环境的协调统一，从而达到健康长寿的目的。老年人的居住环境以安静清洁、空气流通、阳光充足、温度适度适宜、生活起居方便为好。注意劳逸结合，保持良好的卫生习惯，定时大便，临睡前宜用热水泡脚。

（4）运动保健：老年人进行适量的体育锻炼可以畅通气血，强健脾胃，增强体质，延缓衰老，并可调节情志，对消除孤独垂暮、忧郁多虑、烦躁易怒等情绪有积极作用。老年人运动锻炼要遵循因人制宜、适时适量、循序渐进、持之以恒的原则，运动中应注意防止受凉感冒，避免运动损伤，防止运动过度。适合老年人的运动项目有太极拳、八段、慢跑、散步、游泳、乒乓球等，也可选择中医"叩齿"、"导引"、"咽津"等养生方法。但如果出现身体不适可暂时停止运动，不要勉强。一般来说，锻炼3个月后，应进行自我健康小结。

按照《国家基本公共卫生服务（第三版）操作手册》分体质对老年人的中医药保健指导，可结合一般成人九种体质人群的中医药保健指导内容进行。

（二）0～6岁儿童中医健康管理

1. 服务对象　0～6岁儿童。

2. 服务内容　对0～6岁儿童进行每3个月1次的中医健康辨识评估、中医药健康干预和中医药健康指导。基层社区开展0～36个月儿童的中医健康管理应按照《国家基本公共卫生服务规范（第三版）》实施。在健康管理过程中的中医药服务技术内容可参考本部分按需加以丰富。

3. 服务流程（见图 11-4）

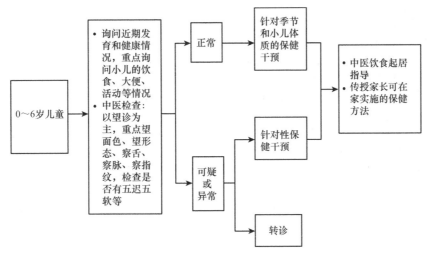

图 11-4　0～6 岁儿童中医健康管理服务流程图

4. 中医辨识评估

（1）儿童中医诊法包括望、闻、问、切四诊，根据儿童的生理特点，以望诊为主。

1）望面色：儿童正常面色为红润有光泽。面色萎黄，多为脾虚；面色苍白，多为血虚或寒证；面色发红，多为热证。若眼周发暗、面部有白斑为异常。若面呈青色，多为寒证、痛证、瘀证或惊风先兆，建议转诊。

2）望形态：包括望形体和望动态，即观察儿童形体的胖瘦强弱和动静姿态。重点察看以下几个方面：①囟门：前囟 1 岁半前闭合为正常。若前囟迟闭、突起、凹陷均为异常；②头发：头发柔润光泽为正常。若头发稀疏、干枯、脱落、有枕秃为异常；③体态：姿态活泼、胖瘦适中为正常。若多动不宁或蜷曲少动、形体消瘦或肥胖为异常。

3）察舌：质红、淡白胖大、紫暗有瘀斑，舌苔黄、厚腻、剥脱为异常。

4）察大便：正常儿童的大便应该是色黄而干湿适中，日行 1～2 次。对婴儿而言，母乳喂养，大便呈卵黄色，稠而不成形；牛奶、羊奶喂养，大便呈淡黄白色，质地较硬，有臭味，1 日 3 次左右，均属正常。若大便干结成球，排便困难，数日一行，或大便清稀，夹有未消化食物或黏液，一日数次，均为异常。

（2）可按实际情况选择适宜的中医健康辨识技术进行中医整体健康状态和辨证分型辅助判断。

5. 中医药健康干预　小儿保健的推拿方法，详见本章第二节。常见症状儿童保健推拿方案：①大便干：揉脾经、摩腹、推下七节。宜在清晨或饭前进行；②腹泻：揉脾经、摩腹、推上七节。宜在清晨或饭前进行；③食欲减退：揉脾经、揉扳门、捏脊。宜在清晨或饭前进行；④腹胀：揉脾经、摩腹、捏脊。宜在清晨或饭前进行；⑤夜寐不安：摩腹、揉足三里、捏脊。宜在睡前或下午进行；⑥出汗多：揉肺经、揉脾经、捏脊。宜在饭前进行；⑦反复感冒：揉肺经、揉足三里、捏脊。宜在饭前进行；⑧尿床：揉足三里、推上七节、捏脊。宜在睡前或下午进行。

6. 中医药保健指导　小儿处于不断的生长发育过程中，五脏六腑的功能不够完善，尤其表现为肺、脾、肾三脏不足，较成年人容易患病，因此应加强儿童日常保健。

（1）0～3 岁儿童日常保健：

1）起居调摄：①婴儿衣着要宽松，不可紧束而妨碍气血流通，影响骨骼发育。婴幼儿衣着应寒温适宜，避免过暖；②婴幼儿要有足够的睡眠，注意逐步形成夜间以睡眠为主、白天以活动为主的作息习惯；③经常带孩子到户外活动，多晒太阳，增强体质，增加对疾病的抵抗力。

2）饮食调养：①婴幼儿脾胃功能较薄弱，食物宜细、软、烂、碎，营养均衡；②养成良好饮食习惯，避免偏食、纵儿所好，乳食无度。

（2）4～6岁儿童日常保健：

1）起居调摄：①养成良好的生活习惯，包括作息规律，定时排便；②根据气温变化，及时增减衣服。遵循古训"四时欲得小儿安，常要三分饥与寒"。

2）饮食调养：①食物品种应多样化，以谷类为主食，同时进食牛奶、鱼、肉、蛋、豆制品、蔬菜、水果等多种食物，荤素搭配；②要培养小儿良好的饮食习惯，进餐按时，相对定量，不多吃零食，不挑食，不偏食。培养独立进餐的能力。

3）运动保健：①保证每天有一定时间的户外活动，接受日光照射，呼吸新鲜空气；②加强锻炼，适当运动，如跳绳、拍球等。

（3）儿童常见不适症状的饮食调养：①大便干结：宜进食绿色蔬菜（芹菜、白菜、萝卜等）、水果（香蕉、苹果、火龙果等）、粗粮（玉米、燕麦等）；忌食香燥、煎炸、辛辣、油腻食品；②腹泻：宜进食薏苡仁、山药等；忌食生冷、油腻食品；③食欲减退：宜进食扁豆、莲子、山楂等；忌食寒凉、煎炸、甜腻食品。

（4）0～36个月儿童的中医药保健指导按照《国家基本公共卫生服务（第三版）操作手册》进行。

（三）高血压人群中医健康管理

1. 服务对象 35岁以上高血压患者。

2. 服务内容 对35岁以上高血压患者进行每两月1次的中医健康辨识评估、中医药健康干预和中医药健康指导。基层社区开展高血压人群的中医健康管理，应在社区开展高血压患者健康管理的基础上，参照本部分内容及《国家基本公共卫生服务技术规范》相应内容开展。

3. 服务流程（见图11-5）

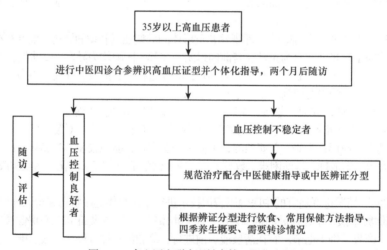

图11-5 高血压人群中医健康管理服务流程图

4. 中医健康辨识评估 根据高血压中医四诊辨证分型，有以下六个常见证型，可结合中医健康辨识技术进行中医体质辨识、中医整体健康状态和辨证分型辅助判断。

（1）阴虚阳亢证：①主症：头部胀痛、烦躁易怒、腰膝酸；②次症：面红目赤，胁痛口苦，便秘溲黄，五心烦热，口干口渴，失眠梦遗；③舌脉：舌红少苔，脉细数或弦细。

（2）气血两虚证：①主症：头晕时作、少气乏力；②次证：动则气短，头部空痛，自汗或盗汗、心悸失眠；③舌脉：舌质淡，脉沉细无力。

（3）痰瘀互结证：①主症：头重或痛；②次证：头重如裹，胸脘痞闷，胸痛心悸，纳呆恶心，身重困倦，手足麻木；③舌脉：苔腻脉滑。

（4）肾精亏虚证：①主症：心烦不寐、耳鸣腰酸；②次证：心悸健忘、失眠梦遗、口干口渴等症；③舌脉：舌淡暗，脉细大无力。

（5）肾阳亏虚证：①主症：背寒恶风，腰膝酸软；②次症：头痛遇冷加重，手足发冷，夜尿频数；③舌脉：舌淡，脉沉细。

（6）冲任失调证：①主症：妇女月经来潮或更年期前后出现头痛、头晕；②次证：心烦、失眠、胁痛；③舌脉：舌淡暗，脉弦细。

5. 中医药健康干预

（1）耳穴贴压：操作选取降压沟、降压点、肝、皮质下、高血压点等耳穴。每三天换一侧。

（2）体穴按压：①阴虚阳亢证：太冲、太溪、三阴交、风池、内关；②气血两虚证：气海、血海、中脘、太阳、合谷、足临泣；③痰瘀互结证：中脘、丰隆、足三里、头维、血海、公孙；④肾精亏虚证：肾俞、命门、志室、气海、关元、足三里、三阴交；⑤肾阳虚证：关元、百会、足三里、三阴交、神阙、大椎；⑥冲任失调证：关元、中极、归来、三阴交、蠡沟、中都。操作：用指尖或指节按压所选的穴位，每次按压5~10分钟，以有酸胀感觉为宜。每天进行。

（3）可结合一般成人九种体质人群的中医药健康干预进行。

6. 中医药保健指导　从中医学角度来看，高血压属于风证类，主要与体质、环境适应能力下降、生活起居紊乱、饮食不节、神志不宁相关，即气血失和、志意失和、寒温失和所致。因此需要从体质、起居、饮食、情志、运动等方面在日常生活工作中进行。高血压的中医药保健指导可按一般成人九种体质人群的中医药保健指导内容，以及《国家基本公共卫生服务技术规范》相应内容开展。

（四）糖尿病患者中医健康管理

1. 服务对象　35岁以上糖尿病患者。

2. 服务内容　对35岁以上糖尿病患者进行每两月1次的中医健康辨识评估、中医药健康干预和中医药健康指导。基层社区开展糖尿病患者的中医健康管理，应在社区开展糖尿病患者健康管理的基础上，参照本部分内容及《国家基本公共卫生服务技术规范》相应内容开展。

3. 服务流程（见图11-6）

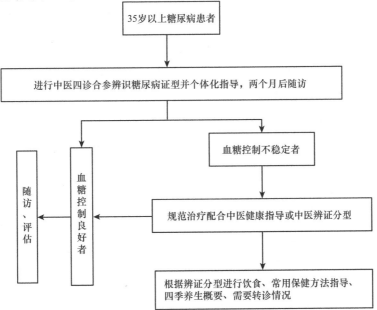

图11-6　糖尿病患者中医健康管理服务流程图

4. 中医健康辨识评估　根据糖尿病中医四诊辨证分型，常见中医证型有以下三个，可结合中医健康辨识技术进行中医体质辨识、中医整体健康状态和辨证分型辅助判断。

（1）阴虚燥热证：证见烦渴多饮，随饮随喝，咽干舌燥，多食善饥，溲赤便秘，舌红少津苔黄，脉滑数或弦数。

（2）气阴两虚证：证见乏力、气短、自汗，动则加重，口干舌燥，多饮多尿，五心烦热，大便秘结，腰膝酸软，舌淡或红暗、边有齿痕，舌苔薄白少津或少苔，脉细弱。

（3）阴阳两虚证：证见乏力自汗，形寒肢冷，腰膝酸软，耳轮焦干，多饮多尿，混浊如膏，或水肿少尿，或五更泻，阳痿早泄，舌淡苔白，脉沉细无力。

5. 中医药健康干预　可结合一般成人九种体质人群的中医药健康干预进行。

（1）耳穴贴压：主穴：胰、胆、肝、缘中、屏间、交感、下屏尖；配穴：三焦、渴点、饥点。

（2）灸法：热敏灸，选穴足三里、关元。

（3）足浴：推荐药物组成：当归、赤芍、川芎、桂枝、红花、鸡血藤、豨莶草、伸筋草。上述中药加水 3000ml 煎熬，现配现用，水温 38～42℃，药剂以浸没两足内外踝关节上 2 寸为准，隔日 1 次，每次 30 分钟。10 次为一疗程，总计 5 个疗程。

（4）毫针刺法：主穴：脾俞、膈俞、胰俞、足三里、三阴交；配穴：肺俞、胃俞、肝俞、中脘、关元、神门、然谷、阴陵泉。

（5）推荐中成药：①阴虚燥热证：杞菊地黄丸；②气阴两虚证：麦味地黄丸；③阴阳两虚证：金匮肾气丸。

6. 中医药保健指导　中医药在防治糖尿病及其并发症方面有着悠久的历史和丰富的临床实践经验，形成了从整体认识疾病、综合防治和个体化治疗的优势。特别是合理运用中成药、中草药，配合中医饮食调养、运动治疗、非药物防治技术等方面颇有特色。可以改善临床症状、减轻西药副作用、提高患者生活质量，有效防止并发症。从中医学角度来看，糖尿病属于消渴病类，是人体和态健康失衡所致，主要与体质、生活起居紊乱、饮食不节、神志不宁相关，即气血失和、志意失和、寒温失和所致。因此需要从体质、起居、饮食、情志、运动等方面在日常生活工作中进行。糖尿病的中医药保健指导可按一般成人九种体质人群的中医药保健指导内容，以及《国家基本公共卫生服务技术规范》相应内容开展。

（五）孕产妇中医健康管理

1. 服务对象　怀孕开始到产后满 1 年的女性。基层社区健康管理的孕产妇是指从怀孕开始到产后42 天的女性。

2. 服务内容　对孕产妇进行每月 1 次的中医健康辨识评估、中医药健康干预和中医药健康指导。基层社区开展孕产妇的中医健康管理，应在社区开展孕产妇健康管理的基础上，参照本部分内容及《国家基本公共卫生服务技术规范》相应内容开展。

3. 服务流程

（1）孕妇中医健康管理服务流程（见图11-7）

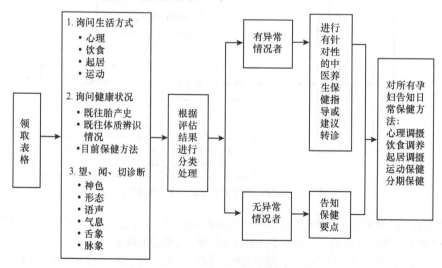

图 11-7　孕妇中医健康管理服务流程图

（2）产妇中医健康管理服务流程（见图11-8）

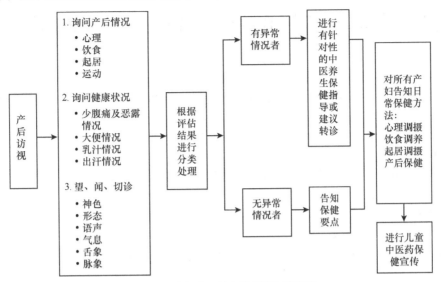

图11-8　产妇中医健康管理服务流程图

4. 中医辨识评估　运用中医四诊合参方法对孕产妇健康状态进行中医辨识评估，可结合中医健康辨识技术的舌象辨识、眼象辨识、红外热成像辨识进行中医整体健康状态和辨证分型辅助判断。

5. 中医药健康干预　由于孕产妇特殊的生理特性以及个体差异因素影响较大，因此常由医师予以个体化保健方案，并与孕产期间的时间节点密切相关，其干预主要以食疗、生活起居、情志调摄为主，一般不给予药物及针灸推拿措施，若出现明显不适症状需要进一步治疗，建议及时转院诊治。

6. 中医药保健指导　孕产妇是妇女从怀孕、生产到产后哺乳这一段时间内的一种状态。其怀孕期间脏腑、经络的阴血，下注冲任，以养胎元，因此整个机体出现"血感不足，气易偏盛"的特点；产后气血虚弱、百脉空虚，可能会发展成妊娠糖尿病、产后病、恶露不绝、产后腹痛等问题。从中医学角度来看，主要可以从饮食、生活起居、情志、运动锻炼等方面在日常生活工作中进行自我调养。孕产妇的中医药保健指导可参照《国家基本公共卫生服务规范》相应内容，并结合实际情况开展。

（郭　栋　杨志敏）

思 考 题

1. 如何理解中医的健康观？请谈一下对中医健康观、中医养生和治未病理念和中医健康管理关系的理解。

2. 中医健康管理有哪几个主要环节？请简述这几个环节的作用和内容。

3. 中医健康管理是如何对人群进行划分并进行管理的？并谈一下人群分类在中医健康管理中的意义。

第十二章　全科医学中的伦理与人文关怀

学习目标

1. 掌握全科医学中医学伦理、人文关怀的概念，医学伦理的基本原则，医务人员和患者的权利和义务。

2. 熟悉全科诊疗服务流程中的人文关怀，伦理和人文关怀在社区孕产妇、儿童和临终关怀人群服务中的体现。

3. 了解全科诊疗环境设施的人文关怀，社区特殊人群服务中的伦理问题。

【案例 12-1】

赵某，女，25岁，白领。因工作较忙，夫妻达成共识婚后继续打拼，女方30岁生小孩。近日赵某因下体瘙痒不适和有豆腐渣样白带，由其丈夫陪同至某社区卫生服务中心就诊。陈芳医生接诊，经问诊后陈医生对梁女士进行阴道检查，化验结果为念珠菌阳性。赵女士的丈夫询问陈医生他妻子得了什么病，陈医生表示赵女士患有性病，陈医生又进一步询问赵女士夫妻生活及有无其他不洁性生活史的情况。赵女士回答只有正常的夫妻生活。赵女士夫妇取了陈医生开的药物后离开。在社区卫生服务中心门口，赵女士夫妇大吵起来，赵女士的丈夫质问妻子为何得了性病，说医生也怀疑赵女士有其他不洁性生活史，妻子一定是背叛他，要与妻子离婚，他大怒离去。赵女士委屈地哭了，其后她又愤怒地回来质问陈医生为何毁了她的婚姻，要求陈医生还她的人格尊严，赔偿她的精神损失。

问题：

1. 本例医患纠纷的缘由是什么？
2. 案例中医生哪些做法违反医学伦理原则？
3. 医患双方的权利是否得到有效的保障？
4. 医生对患者的人文关怀是否到位？
5. 如果你是陈芳医生，该如何接诊？如何与患者及其家属沟通？

人有生物和社会双重属性，从伦理角度看，健康状况的生物属性表现，与患者病情严重程度和医务人员诊疗技术水平的高低有关；健康状况的社会属性表现，与医务人员和患者的价值取向、道德素养以及医患双方是否建立互信和谐关系有关。在医患双方契约服务中，医务人员处于主动地位，医务人员的道德品质状况有时会对医疗结果和医患关系的和谐起决定性作用。

目前，医患关系仍存在某些不和谐的表现，如医务人员为求经济效益最大化，对患者过度检查、过度治疗和过度护理，加重患者经济负担，造成卫生资源浪费；对待患者缺乏同情、尊重和沟通，诊疗草率；患者不按医嘱治疗、患者或其家属侮辱医务人员人格、甚至威胁医务人员人身安全等行为。这些行为都将造成医患关系不信任和恶化，均违背了医学伦理基本原则的要求。

现代医学发展要求医患双方回归理性的轨道，相互尊重，在享有权利的同时也要履行相应的义务。由于医患双方对医学信息的掌握具有不对等性，要求医务人员要有较高的个人道德修养，在为患者提供服务时，要有高度责任感、良好医德医风和人性化关怀精神，遵循医学伦理原则，为患者提供"仁心仁术"的服务。

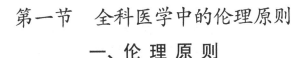

第一节　全科医学中的伦理原则

一、伦 理 原 则

（一）医学伦理学的概念与研究内容

伦理是指处理人与人、人与自然、人与社会之间关系的行为准则。医学伦理学是伦理学的分支学科，是运用伦理学的理论和方法研究医学领域中人与人、人与社会、人与自然关系的道德问题的一门学问。在医疗卫生保健行为中，侧重于处理"医方"和"患方"医学道德的行为规范。其中"医方"代表医师，护理人员，医技人员，药技人员，医疗管理人员，后勤服务人员等。"患方"代表患者，与患者利益相关的亲属或监护人，代理人，单位组织等，患方不一定是身患疾病的人。

1. 全科医学伦理的研究对象　主要包括四类：

（1）医务人员与患者及其家属的关系：即建立相互信任、和谐的医患关系；

（2）医务人员相互之间的关系：即建立分工与合作的工作关系；

（3）医务人员与社会的关系：即顾及他人利益和注重社会整体利益；

（4）医务人员与医学科学发展的关系：即新医学技术带来的伦理问题。

2. 医学伦理学的研究内容　包含三个方面：

（1）医学伦理学的基本理论：主要阐述医德的本质、发生、发展规律和社会作用；医德与医学科学、医学模式的关系。

（2）医学伦理学的基本原则、规范和范畴体系：主要阐述医务人员之间、医务人员与患者之间、社会之间应遵循的基本道德原则和行为规范；医务人员和患者享有的权利和应承担的义务。

（3）医学伦理学的教育、评价与修养：主要阐述医学道德评价的标准，医务人员的医德教育、医德品质形成的途径和方法。

（二）医学伦理学的起源与发展

医学伦理源自医学道德的研究，其发展大致分为三个阶段。

1. 医学伦理学思想形成阶段（公元前～16 世纪）　古希腊被称为西方医学的发源地，约于公元前6 世纪～4 世纪形成。公元前 4 世纪著名的医学家希波克拉底的代表作《希波克拉底誓言》是医学伦理学的最早文献，其要旨是医生应根据自己的"能力和判断"采取有利于患者的措施，保守患者的秘密。公元 1 世纪，古印度《吠陀》经和公元 7 世纪希伯来的《阿萨夫誓言》对医生也提出类似的要求。

我国春秋战国时期（公元前 770～前 221 年），医学典籍《黄帝内经》中的《灵枢·师传第二十九》写道："余闻先师有所心藏，弗著于方。余愿闻而藏之，则而行之，上以治民，下以治身，使百姓无病，上下和亲，德泽下流，子孙无忧，传于后世，无有终时，可得闻乎。"唐代孙思邈（公元 581～682 年）在《大医精诚》中也写有"若有疾厄来求救者，不得问其贵贱贫富，长幼妍媸，怨亲善友，华夷愚智，普同一等，皆如至亲之想；亦不得瞻前顾后，自虑吉凶，护惜生命"和"博极医源、精勤不倦"的名句，提出医者要具备仁爱、平等待人、不为名利和精益求精的专业素养。

2. 医学伦理学的创立阶段（17 世纪～19 世纪）　1791 年英国医学家、医学伦理学家帕茨瓦尔（Thomas Percival）为英国曼彻斯特医院起草了《医院及医务人员行动守则》，并在此基础上于 1803 年出版了世界上第一部《医学伦理学》著作，标志着医学伦理学学科的诞生。此阶段研究基本原则为医学人道主义，基本理论主要有生命质量论、生命价值论、公益公正论和权利义务论。该誓言被 1948 年世界医学会在希波克拉底誓言的基础上，修改并制订了《世界医学会日内瓦宣言》和 1949 年的《医学伦理学法典》，成为国际医务道德规范，明确指出患者的健康是医务人员要首先关心的问题，医务人员应保守患者的秘密，坚守医业的光荣和崇高的传统。

3. 当代医学伦理学的发展阶段（19 世纪中叶至今）　随着生物医学技术迅猛发展以及社会多元文化的交融与碰撞，安乐死、艾滋病、生育控制、脑死亡新定义、克隆技术、变性人等问题的出现，引发人们对生命价值、人格尊严的新思考。美国范·伦塞勒·波特（Van Rensselaer Potter）1971年出版的《生命伦理学——通向未来的桥梁》，书中首次使用生命伦理学一词。1978年美国《生命伦理百科全书》提出较为贴切的生命伦理学定义，即生命伦理学是"根据道德和价值对生命科学和卫生保健领域内的人类行为进行系统研究"的科学。1989年美国生命伦理学家比彻姆（Beauchamp TL）和查尔瑞斯（Childress JF）出版了《生物医学伦理学原理》，书中提出的自主原则、不伤害原则、行善原则和公正原则现已被广泛应用。

生命伦理学作为一门新兴学科，以医学、科研、环境、社会伦理问题为研究对象，以生命为中心，借助环境论、境遇论、动植物权利论等基础理论开展患者和社会人群的生殖、生育、临终与死亡、医疗卫生保健、公共卫生政策相关的伦理问题研究，将多层面推动医学伦理学的发展。

二、医学伦理的基本原则

社区居民到社区卫生服务机构或乡镇卫生院挂号后，"医方"与"患方"即建立以信托为基础的契约性医疗服务关系，由此，在诊疗服务过程中，医患双方都应遵守医学伦理原则。

（一）尊重原则

1. 尊重患者的生命权、健康权、人格尊严权和人身自由权　每个公民，都享有生命权、健康权、人格尊严权和人身自由权，追求有尊严地活着、有价值地活着是每个公民的权利。对于患者及其家属，全科医生团队不受其种族、性别、年龄、语言、政治关系、宗教信仰、贫富、社会地位、身体或精神状况、性取向等因素的影响，一视同仁地尊重其人格和尊严，尊重其生命和生命价值，关注其健康状况，注意情感沟通，尽最大努力诊治疾病，维护患者生命权和健康权。同样的，患者及其家属也要尊重全科医生团队成员的生命与人格，珍视医务人员为诊治疾病、解除患者病痛所付出的努力。

2. 尊重患者的自主选择权　自主选择权在患者的角度主要体现在两个方面：一是患者可以自由选择签约服务的医生；二是患者在听取医生关于病情和治疗方案分析意见后，可以理性地自行选择诊疗方案。要做到后者，必须给予患者充分的知情同意。"知情同意"是指全科医生在为患者进行诊疗过程中，主动用患者可以理解的语言向患者提供包括检查方案、诊断结论、治疗决策、病情预后及诊治费用等方面真实和充分的信息，特别是各种可供选择诊疗方案的目的、作用、依据、损伤、风险、不可预测的意外及其利弊等信息，患者或其家属在明白事由后自主接受或拒绝某种诊疗方案的意愿和承诺时，全科医生要尊重患者或其家属的自主选择。但当患者病情紧急，为了挽救患者的生命，医生在无法与患者及其家属进行知情同意沟通的情况下对患者实施紧急救治，患者及其家属应尊重医生专业的诊治行为，不得对医生的医疗行为进行无理阻挠或对医生进行人身攻击。

3. 尊重患者的隐私权保护原则　隐私是指当事人不愿意公开有关人格尊严的私生活或秘密。医务人员和患者的隐私主要包括患者人口学的基本信息、生理特征和生理心理缺陷、特殊疾病、血缘关系、生育婚恋史、夫妻性生活和生活方式等。医务人员对患者隐私保护包括两个方面：一是医务人员对患者自身以外的其他人（包括医生间）保守私密；二是医务人员出于保护性需要，对不利于患者健康的不良信息（如诊断、进展、预后等）是否报知本人，需要依据不同条件而定。诊疗过程中，患者及其家属在获知医务人员隐私时，亦不得随意或有意公开医务人员的隐私。

（二）不伤害原则

医疗技术本身存在利弊两重性，任何医疗措施都是与患者健康利益和医疗伤害相伴，全科医生诊治疾病时，对技术运用和医疗行为的选择应尽可能避免对患者造成身心伤害。全科医生团队实施诊治方案时必须符合如下要求：

1. 医疗行为要以患者利益和健康为出发点；

2. 给予患者最佳的医疗和护理；

3. 防范无意但却可知的伤害以及意外伤害的出现，不给患者造成理应避免的身体上、精神上的伤害和经济上的损失；

4. 对有危险或有伤害的诊治措施，要进行利与弊的风险的评估，选择最佳诊治方案，并在实施中尽最大努力把不可避免但可控的伤害控制在最低限度之内。

不伤害原则要求全科医生团队在服务患者时，要努力做到不滥做辅助检查、不滥用药物和不滥施手术。

（三）有利原则

有利原则是指全科医生团队在医疗实践活动中把对患者健康有利放在第一位。在诊疗方案的选择和实施上以患者付出最少代价，获得最大客观利益和善待生命的体验为目的，实际应用中常从最佳方案、相对安全、最少痛苦和最低费用四个方面来考虑。

（四）公正原则

公正原则是指卫生资源分配、享用的公平和合理。基层医疗机构主要任务是提供基本医疗服务和基本公共卫生服务，卫生资源分配与享用的公平性体现在社区居民都有平等接受这两项服务的权利。卫生资源分配与享用的合理性体现在实际服务时，对相同疾病相同病情的患者给予相同的诊治待遇，不同疾病的患者给予不同的诊治待遇，如对急症、重症患者将给予优先诊治，待处理完毕后才继续对排队轮候的普通患者进行诊治。

三、医生和患者的权利与义务

在全科医疗服务中，医患双方除了遵守医学伦理原则外，还在医学道德范围内享受各自权利，同时也承担各自的义务。

（一）权利

1. 患者的权利

（1）基本医疗权：社区居民患病时有获得及时、有效、适当的医疗卫生服务，以恢复健康状态的权利。及时是指基层医疗卫生机构所在点离居民居住地距离较近（城市要求居民步行 15 分钟可到达），就医的便利性使居民能获得及时的疾病处理。有效是指采取有针对性的诊治措施。适当是指医疗措施与患者疾病轻重缓急相适宜，而不是盲目追求"三高"服务，即高级别医院、高职称医生和高辅助检查。

（2）医疗自主权：患者有权自主决定是否接受医疗卫生服务和自主选择全科医生进行签约就诊的权利。

（3）知情同意权："知情同意"的前提是"知情"，结果是"是否同意"。患者有权向全科医生了解自己所患疾病的病情、诊治方案和治疗风险等情况，综合考虑个人、家庭状况和医生诊治意见，在权衡风险与收益的基础上决定是否同意或选择医生的某个诊治方案。

（4）维护隐私权：在诊治过程中，患者个人人口学特征、患病情况、生活方式以及家庭等个人隐私应受到保护。若因医学研究需要而公开患者隐私信息时，需要征得患者的同意。

基层医疗机构在为患者提供服务过程中，要做好以下三个环节的患者隐私维护工作：

1）患者就诊时，应有独立的诊室，医生与患者进行"一对一"的服务，消除患者就诊时受到他人窥视和窃听隐私的干扰。

2）患者接受诊疗查体、行导尿术、喉镜、胃镜、灌肠、会阴冲洗、超声、心电图、脑电图等辅助检查和治疗时，应以屏风遮挡。男医生检查女患者隐私部位要有女护士在场。

3）患者获取化验和辅助检查报告时，检查报告由医务人员保管，不随意放置供他人翻阅，患者要凭检查发票才能获取。

（5）经济索赔权：患者就诊过程中，对医务人员违反操作规程导致医疗损害，患者及其家属有权通过行政复议或法院诉讼提出经济赔偿，甚至追究医务人员的法律责任。

（6）医疗监督权：患者及其家属在就诊过程中有权对医疗机构及工作人员进行批评、建议、申诉、控告或者检举的权利，但应遵守有关法律法规，通过正确的途径和方式，不得捏造事实进行诬告陷害，不得扰乱正常的医疗秩序。

（7）获得健康教育的权利：各级人民政府应当加强健康教育工作及其专业人才培养，建立健康知识和技能核心信息发布制度，普及健康科学知识，向公众提供科学、准确的健康信息保障公民获得健康教育的权利，提高公民的健康素养。

2. 医务人员的权利

在医务人员中，医师的数量、技术水平、服务态度等对临床医疗服务起着决定性作用，是临床工作的主体，《中华人民共和国执业医师法》以法律的形式规定了医师的下列权利：

（1）在注册的执业范围内，进行医学诊查、疾病检查、医学处置、出具相应的医学证明文件，选择合理的医疗、预防、保健方案；

根据该规定，在诊治过程中，需做什么检查，采用什么治疗方法，是否手术，用什么药物，都是医生的权利，即医疗自主权。在特殊情况下，医生还有特殊干涉的权利，即特殊干涉权。

（2）按照国务院卫生行政部门规定的标准，获得与本人活动相当的医疗设备基本条件；

（3）从事医学研究、学术交流，参加专业学术团体；

（4）参加专业培训，接受继续医学教育；

（5）在执业活动中，人格尊严、人身安全不受侵犯；

（6）获取工资报酬和津贴，享受国家规定的福利待遇；

（7）对所在机构的医疗、预防、保健工作和卫生行政部门的工作提出意见和建议，依法参与所在机构的民主管理等。

医师的以上法律权利，同时也是医师的道德权利。除此之外，医师的道德权利还有要求患者及其家属配合诊治、对患者的不当行为进行特殊干涉等。

（二）义务

1. 患者的义务

（1）保持和增进健康的义务：公民是自己健康的第一责任人，应积极树立和践行对自己健康负责的健康管理理念，主动学习健康知识，提高健康素养，加强健康管理，形成健康生活方式。

（2）配合诊治的义务：患者应及时如实提供病情和有关疾病信息，并依从医生的医嘱，避免因隐瞒病情或不履行医嘱而影响医生诊治的判断，导致病情蔓延或恶化，不利于患者身体的康复。

（3）遵守诊疗制度和卫生服务秩序的义务：医疗卫生机构执业场所，是提供医疗卫生服务的公共场所患者及其家属应自觉遵守医院的规章制度，维护医院正常秩序，保证各项诊疗工作有序进行，保障其他患者接受医疗服务的权利。对患者及其家属涉医违法犯罪行为，要依法追究法律责任。

（4）尊重医疗卫生人员的义务：治愈疾病、提高健康水平是患者和医务人员的共同心愿，医务人员运用专业知识帮助患者解除病痛，其行为应得到患者及其家属的尊重。侮辱医务人员的人格、蔑视医务人员劳动、无理否定医务人员诊治能力的行为，都将对医患关系产生负面影响，最终受害的是广大的民众。禁止任何组织或者个人威胁、危害医疗卫生人员人身安全；全社会应当关心、尊重医疗卫生人员。

（5）给付医疗费用的义务：医疗服务是一种特殊的商品，医务人员付出了劳动，患者及其家属应该在对医疗费用知情同意的基础上，缴纳相应的医疗费用。

（6）接受、配合医疗卫生机构为预防、控制、消除传染病危害依法采取的调查、检验、采集样本、隔离治疗、医学观察等措施的义务。

经国务院批准，国家卫健委发布2020年第1号公告，将新冠肺炎纳入《传染病防治法》规定的乙类传染病，并采取甲类传染病的预防、控制措施。《传染病防治法》第三十九条规定：医疗机构发现甲类传染病时，应当及时采取下列措施：（一）对患者、病原携带者，予以隔离治疗，隔离期限根据医学检查结果确定；（二）对疑似患者，确诊前在指定场所单独隔离治疗；（三）对医疗机构内的患者、病原携带者、疑似患者的密切接触者，在指定场所进行医学观察和采取其他必要的预防措施。拒绝隔离治疗或者隔离期未满擅自脱离隔离治疗的，可以由公安机关协助医疗机构采取强制隔离治疗措施。

2. 医务人员的义务

根据《中华人民共和国执业医师法》和《医疗机构从业人员行为规范》，医师的义务有：

（1）医师对患者的义务：①遵守法律、法规，遵守技术操作规范；②树立敬业精神，遵守职业道德，履行医师义务，尽职尽责为患者服务；③关心、爱护、尊重患者，保护患者的隐私；④努力钻研业务，更新知识，提高专业技术水平；⑤宣传卫生保健知识，对患者进行健康教育。

此外还包括：不得拒绝急救处置；在履行告知义务时，应避免对患者产生不利后果；不得利用职务之便获取不正当利益等。

（2）医师对社会的义务：①开展预防保健的义务；②提高人类生命质量的义务；③参加社会现场急救的义务；④发展医学科学事业的义务。

第二节　全科医学中的人文关怀

一、概　　述

（一）人文关怀的概念

1. 人文与人文关怀

（1）人文的概念：《辞海》将"人文"定义为"人类社会的各种文化现象"，其本质是一种以人为中心，对人的生存意义、人的价值及人的自由和发展珍视和关注的思想。在我国传统文化中，"人文"一词最早出自《周易》，其中《贲卦·象传》有云："刚柔交错，天文也；文明以止，人文也；观乎天文以察时变，观乎人文以化成天下。"《后汉书·公孙瓒传论》："舍诸天运，征乎人文，则古之休烈，何远之有！"虽然我国古代文化中的"人文"与西方人文主义中的"人文"并不相同，但其中都包含着对人的关注和重视。近代西方人文主义给"人文"下了更直观的定义：以理性推理为思想基础，以仁慈博爱为基本价值观。可以说，人文是以人为主，强调并重视人类及个人的心理、思想和道德在行为和社会关系中的作用。人文精神是科学精神的构成部分，它以科学和技术为载体，是人类社会各种文化现象所积淀出来的一种风貌，是人类精神文明程度的标志，它关注人的理想人格和道德信念，寻求人的解放和自由而全面的发展。

（2）人文关怀：人文关怀指对人的主体、地位，对符合人性的需求，生存状态，生活条件以及保障的关注，着重强调尊重人的生命价值、人的权利和意愿、人的情感世界、追求科学人性化、重视情感因素的倾注，倡导求善求美。通俗地说，人文关怀就是关心人，重视人的个性、尊重人的权利。

2. 医学人文与医学人文关怀

（1）医学人文：医学人文是医学科学与人文科学的结合，关爱与敬重生命，尊重人的生命权与健康权，正是医学人文精神的具体表现。西方医学奠基人希波克拉底强调"医学是一切技术中最美和最高尚的"，杜治政教授认为："医学人文是医学技术中凝结的对人类生命关爱与尊重的精神，是医疗保健服务以行善为目的的宗旨，它涉及医学及保健服务的终极价值目标定位，因而可以认为医学人文是医学的灵魂。"医学的本质属性是社会性和人文性，医学的终极价值是对一切与医疗有关的人的价值追求。

（2）医学人文关怀：医学人文关怀是指医护人员在对患者的医疗过程中，以尊重患者的人格和重视患者的需求为前提，以友善和关爱的态度为特征，以建立相互信任的医患关系为标志的职业理念。在医学领域的价值体系中，医学人文精神是人文精神的升华，它依赖于医学人文学科的建设和实践，强调"以人为本"、以尊重人为核心的人道伦理意识和精神，体现人的尊严，彰显人的价值，体现对患者的医学人文关怀，实现对生命的深层次关照。

3. 医学人文的重要性　医学作为直接与人接触、以人为对象的科学，与人文的关系非常密切。1960年，"现代医学中良知的重要问题"会议在美国达特茅斯学院召开，该院院长特尼（SM Tenney）

博士在开幕致辞中提出，虽然现代医学的基础更加理性，但应融科学与人文为一体的医疗实践却越来越偏离人的价值。因此，需要反思医学，人本身才是最终的决定因素。这次会议被认为是当代人文医学发展的里程碑。1969年，诺贝尔生理学或医学奖得主卢瑞亚（Luria）进一步提出，医学在本质上具有两重性，它既是一门科学，又是一门人学，需要人文精神的滋养。1977年，美国罗切斯特大学医学院精神病学和内科教授恩格尔（GL Engel）在批评现代医学即生物医学模式的局限性的基础上，提出生物-心理-社会医学模式，正式将人的社会化因素纳入医学科学的范畴，从根本上规范了医学科学的人文属性。医学人文以及医学人文关怀，并不是道德说教，而是医学实践必不可分的一部分。

然而，随着医学技术的进步，许多医务工作者把大量精力都放在了仪器上，忽略了对人的关注。临床实践变成了临电脑实践，患者的心理需求、思想需求被漠视，由此产生了各种各样的矛盾，甚至医患纠纷。重新审视人文精神，强调人文关怀，就是要把这缺失的重要一环补回去。医学人文教育的最终目的是使学生具备人文知识，彰显人文精神，内化医学职业态度，外化行医行为，把医学界变成一个充满爱的人性化世界。

（二）全科医学中人文关怀的特点

全科医学是以患者、家庭和社区为服务对象和范围，融合生物-心理-社会医学模式，为居民提供预防、医疗、保健、康复等综合服务的医学学科。全科医生要立志服务基层，为患者的一生服务，努力成为患者"家庭的一员"。

1. 人文关怀贯穿于医疗保健服务全过程 人文关怀的精髓是尊重生命的价值、尊重人的尊严和权利。全科医疗服务为居民提供从出生到死亡的健康照顾，其服务对象是具有生物属性和社会属性的人，这就要求全科医疗服务不仅提供医学专业技术服务，而且要提供人文关怀服务，把关注"病"变为关注"患者"，尊重人的精神需求，接纳不同文化背景人的生命价值观，承认作为完整人所享有的生命权、健康权和隐私权。对待患者要一视同仁，用尊重、温暖、信用赢得患者的信任，是做好全科医生的群众基础。

2. 人文关怀满足患者及其家属情感和精神上的需求 患者除了承受疾病带来的生理不适或痛楚外，也要承受疾病带来的焦虑、彷徨、孤寂、恐惧的心理负担，这种负担也影响到患者的家属。同样，家属焦虑和担忧的情绪也会影响患者疾病的演变过程。单纯医疗技术手段并不能有效地解除患者及其家属的情感困扰，甚至常因多项目联合检测引起患者及其家属认为病情复杂而加重的精神负担。此外全科医生面对的常常是未分化的健康问题，有些健康问题不一定有明确的诊断标准，也不需要精准的医学治疗，他们更多的是需要医学的照顾，如解释、同情、抚慰和鼓励等。因此，全科医生在诊疗过程中，应体察、理解患者及其家属的情感体验，成为患者及其家属精神上的朋友，给予他们情感和精神上的抚慰与鼓励。

3. 良好的医患沟通是实现人文关怀的重要手段 沟通是人与人之间、人与群体之间思想与感情传递和反馈的过程。全科医生在了解患者及其家属成员的性格特征、工作类别、文化程度、经济状况和社会关系的情况下，以细心的观察者、耐心的倾听者和敏锐的交谈者的角色，使用患者能理解的语言，以真诚、理性、明晰的沟通方式与患者及其家属进行交流，使患者及其家属感到愉快、亲切随和，增进医患情感的交流，以温和的态度、温馨的氛围，获得患者和家属的真情，建立互信医患关系，帮助患者正确认识所患疾病，释放患者的精神和心理压力。

二、全科医疗环境设施的人文关怀

长期以来，我国基层医疗机构建筑设计受到社会经济条件、设计理念和工程造价等因素的限制，常只能满足最基本的硬件功能要求。随着我国经济社会发展，人们对就诊环境的要求也愈来愈高，这便催生了对人性化诊疗环境的关注。从患者的角度，需要的是一个感到亲切、方便、舒适、信任，有助于产生良好的情绪，配合治疗的就诊环境；从陪诊、陪护、探视人员的角度，需要的是一个简洁、清晰、产生稳定与踏实心理的探视环境；从医护人员的角度，需要的是一个符合诊疗流程的便捷、舒适的工作环境；从服务机构管理者的角度，需要一个便于管理、提高效率的环境。

（一）布局设计体现以人为本的思想

1. 功能分区的基本原则　功能分区的原则是要满足服务科室洁污、隔离与非隔离、线路流线清楚，避免或减少院内交叉感染的特殊要求。基于上述原则，根据医学技术要求，从方便患者就诊的角度，对于清洁与非清洁、传染与非传染的人员、车辆和器物等进行流线型的平面运行路线来区分。基层医疗卫生机构常分为服务主区和服务辅助区，服务主区包括预防保健区、一般医疗区、感染医疗区和污染医疗区；服务辅助区包括供应室、清洁服务区、医务办公室、食堂和职工宿舍区等功能区。一般预防保健区与医疗区分开，两者人流通道不交汇，以避免院内感染；医疗区用房应安排在卫生条件较好的地段；住院部楼房应有最佳朝向，住院部、手术室等房间环境安静；废弃物设在下风口位置且出入口单设；门诊部和急诊部设在机构最易进入口附近，有条件的机构单独设置急诊部。

2. 功能区的划分　功能分区是将医院内部性质相近的建筑成组配置，既要划分功能区域又要形成有机整体。

（1）广场布局：广场一般设计有花园园林、车道和车辆停放处。其中车道以流线设计，采用平面运行路线对清洁与非清洁、传染与非传染的人员、车辆和器物加以区分。救护车由院外到急诊室的路线宜最短，以争取分秒的抢救时间。车道规划为一进一出两个线路，否则就应该考虑救护车的回转空间，当空间拥挤时为提高车辆通行效率，可在部分狭窄处设置车辆回转盘，以加速车辆掉头行驶。垃圾车、卫生材料车、殡仪车、气体钢瓶车、药品车、送菜车等车辆尽量安排非门诊高峰期来院，有条件的机构可分类设计停车场，用于停放患者就诊的各类交通车辆，以避免对院内交通的影响。

（2）大堂布局：大堂一般设挂号收费处、导诊指引台、宣传板报、服务团队和医疗卫生服务质量投诉机构。

（3）诊室布局：诊室设置要充分考量患者特性和医护服务的方便性。如内科患者需要抽血检查的概率高，宜在内科诊室旁边设置抽血站。外科患者中有很多行动不便者，诊室尽量设置在一楼或者靠近电梯的地方。妇产科就诊者为妇女，诊室应注重私密性。辅助检查功能科室有低噪声的要求，宜设在院内非主干道上；X光室等有辐射影响的科室宜单独设置在远离诊室和病房的地方。

（二）装饰设计体现人文关怀

1. 色彩设计　过往医疗机构多选用白色，白色虽然有圣洁感，但又容易使人感到冰冷、苍白、缺少生机，患者常会产生生命无望的恐惧心理。不同科室根据其服务人群健康状况的特点，选取不同色彩以利于患者的康复，如全科诊室和心理咨询室宜用淡黄色，平和的暖色调能促进血液循环，消除紧张和恐惧心理；妇女保健科室宜采用淡紫色，温馨浪漫的色调使孕妇的情绪得到安慰；儿童保健科、儿童病房和免疫接种区域宜采用大地、海洋、森林等自然色彩格调，并以卡通人物和各种动物为背景，舒缓儿童的恐惧心理；康复科室宜选用给人安定、沉静平和意象的棕色；中医科室宜用深褐色木质色调体现中医博大精深的中华传统文化的韵味，厚实、沉稳、淡定；手术室宜选绿色有助于医生和患者的平静，亦能够缓解医生眼睛疲劳。全科服务机构的外立面色彩要统一，内饰的色彩也要注意不宜过分跳跃，整个机构的色调相对统一，给人整体和谐温暖感觉。

2. 标识系统设计　标识导向系统，就是运用材料的颜色、肌理特性，配合各种图示、文字，达到对空间环境内的人流、物流运动给予明确指示的目的。一个科学明晰的标识导向系统应具有易于识别、整体统一、清晰易懂的特点。

全科服务机构标识导向系统从使用范围上，可分为室外环境标识、公共区域引导标识和室内环境标识三部分。

（1）室外环境标识：主要包括机构名称、整体布局示意图、各医疗建筑名称、建筑物入口及相对位置标识。

（2）公共区域引导标识：主要包括停车场、无障碍通道引导和公共设施标识。

（3）室内环境标识：主要包括预防保健部、门诊部和住院部标识和各功能科室名称标识；急诊和

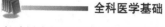

急诊导向标志应设置夜间照明；患者活动场所有"紧急出口"提示标志、"禁止吸烟"标志；在强磁场设备区域应有"禁止佩戴心脏起搏器者靠近"标志，在X光室防辐射门上要有"当心电离辐射"标志。

3. 安全和保障设施设计　为防止患者滑倒和方便输液，在地面、楼道、电梯、阳台、厕所等地方要有相应的安全设施。

（1）地面平坦，室内地面动摩擦系数达0.4；

（2）机构门口两侧要设置残疾人无障碍通道；

（3）楼梯、电梯、急诊和病房区域的通道两侧墙壁均安装扶手；

（4）电梯轿厢里有使用紧急呼叫的设施及文字提示；

（5）阳台、屋顶平台有护栏，且高度≥1300mm；

（6）卫生间和浴室有残疾人无障碍坐便和淋雨设施、固定扶手和挂钩、呼叫器和防滑设施；

（7）每层楼设有饮水机和水杯，24小时供应饮用水。饮水机要设置在儿童不易碰到的地方，并有"注意烫伤"的提示。

有条件的基层医疗卫生服务机构还可以安装视频安全防范监控系统。

4. 绿化美化设计　为营造自然、温馨的就医环境，在机构建筑物内外要有适度的绿化装饰，不仅可以净化空气，也使患者和医务人员舒缓紧张情绪。基层医疗卫生机构可根据自身场地情况，因地制宜，尽可能增加建筑物外的绿化面积，建造绿化美化的人文景观。或在建筑物适宜位置种养阴生植物，诊室适当摆放不同种类的小件植物盆景。注意室内不宜选用花粉多、转季棉絮多的植物，以免致部分人过敏。

除了绿化外，还可以在大厅墙上或适宜的楼道两侧喷涂与环境相一致的图案或悬挂照片等，增加人文色彩。

三、全科诊疗服务流程中的人文关怀

（一）导诊分诊中的人文关怀

1. 急诊设立绿色通道　基层医疗机构要设立急诊绿色通道，对危重患者启动抢救程序，优先检查、治疗、转诊，做到专人陪护，救治畅通无阻，使危重患者得到早治疗、早脱险、早康复。

2. 门诊安排导诊分诊员　机构大堂设立导诊分诊工作台，导诊分诊员负责接待、预约就诊者、安排患者或来访者、免费咨询、准备档案、测血压、脉搏、体温、呼吸等基础指标。导诊分诊员要热情大方，给人以亲切感；熟悉全科医疗各项服务的流程，掌握一定的医学知识，帮助解决患者就诊候诊时遇到的一些常识性问题。设立预约中心，方便居民通过电话、网络或现场进行预约就诊。

3. 成立患者服务中心　在公共场合设一个意见箱，放置意见簿，公布投诉电话，并选择优秀管理人员成立患者服务中心，接待投诉居民，着力解决患者疑难问题和合理的诉求。

4. 完善的候诊系统　候诊室设有触摸式多媒体导诊屏幕，患者及其家属通过触屏获知药品、诊疗、护理、检查等费用标准，这不仅方便患者，而且服务项目和药品价格的公开化使患者对基层医疗机构易产生公平和信任感。患者看病使用悦耳的电子叫号系统代替人工叫号，声音更清晰。候诊室有舒适的椅子、饮水机、电视机、录像机、健康教育资料或杂志，还可以放一台身高体重计和身高体重指数计算转盘，可以让社区居民随时检查自己是否超重，墙上挂些饮食、锻炼和控制体重的图画等，使居民在学习相关医疗保健知识的同时也能缓解候诊时间长而引起的焦躁情绪。

（二）诊查中的人文关怀

1. 诊查室的环境　问诊及查体的过程中，会较多涉及患者的隐私。为了维护患者的隐私权，诊查室环境的要求是：没有噪声、保持清静和整洁、相对隔音、患者对保密程度满意、光线明亮但柔和、温度适宜、设施舒适、卫生状况良好等。一般情况下，除了老年人、儿童、听力语言障碍者、极度虚弱甚至神志不清的患者、精神异常的患者必须有人陪同外，诊查过程最好只有全科医生和患者参与，利于医患沟通和理解。

2. 全科医生对患者的情愫关怀和精湛技术　全科医生把患者看作自己的亲人，通过面部表情、行为举止、身体姿势、语言艺术、辅助语言（语音、语速、语调、语气）等与患者同等对话，详细询问患者患病症状及可能诱发疾病的因素。用安抚语言缓解患者的情绪，用激励的语气帮助患者走出情绪困境，用诙谐语调增强患者战胜疾病的信心，以高度责任感认真诊查，与患者协商共同制订治疗方案，用全科医生精湛技术赢得患者的信任，提高患者的依从性，为获得良好的治疗效果打下良好的基础。

（三）辅助检查中的人文关怀

1. 检查前的人文关怀　患者第一次来做检查，会因人地生疏及对过程的不了解而感到恐惧、焦虑和紧张。这时护士应亲切微笑地向患者做自我介绍。在接待患者时，应保证仪表端庄，使用礼貌用语，还可以运用肢体语言，如抚摸儿童的头、对年老患者进行搀扶，轻拍患者的胳臂等来表达对患者的理解与安慰。主动询问患者病情，通过患者的回答，了解患者的主诉、医学常识的水平、文化程度和精神状态等，根据患者情况，提供个性化的检查服务，比如遇到文化程度相对较低的患者，宜用通俗易懂、简洁的话语向患者讲解检查的过程及注意事项；有针对性地进行心理疏导，使其轻松地配合医护人员进行检查。在候检区通过发放宣教册子和录像播放检查知识等教育形式，使患者充分了解相关的知识，消除患者紧张情绪，愉快轻松的接受检查。

2. 检查中的人文关怀　为了保护患者的隐私权，检查时应将门关闭，避免无关人员观看。检查即将开始时，先安置好患者，使其处于舒适体位，告诉患者在检查过程中可能会有的感觉，以及怎样进行调整，好让患者做好充足的心理准备。可根据患者的要求以及个人的喜好，为患者放一些舒缓神经的音乐，使患者有受到无微不至的关怀感。根据患者的状况，有时可允许患者的伴侣陪同，让患者同伴的存在减少患者的恐惧紧张的感觉。在检查的过程中，医护人员应保持头脑冷静，动作轻柔，边检查边向患者讲述检查进度及状况，并使用"再坚持一下""不错""马上完成了"等鼓励性的词语鼓励患者配合检查。同时，当患者出现不适症状，无法继续检查时，嘱咐患者稍休息片刻后再进行检查。对于耐受力相对较弱的患者，如哭闹的患儿，可视情况，请上一位成功接受检查的患儿给予当前患儿鼓励与经验。检查过程中，密切观察患者呼吸、面色等变化，若有紧急情况应及时处理。

3. 检查后的人文关怀　检查结束后，根据需要，可适当观察一段时间。在这个时间段里，医护人员应与患者及时沟通，使用"您现在已经不太难受了吧？"询问患者，并以"谢谢您的配合！""您配合得真不错！""您表现得真的很好，检查很顺利！""您很勇敢嘛！"等话语再次安慰患者，并叮嘱患者检查后的注意事项。根据患者检查得出的报告，给予患者医学上的建议。对患者及其家属发放满意度调查表格，作为改善服务的依据。如遇患者精神状态无法承受可能的诊断结果时，不宜先让患者知道，可先与家属沟通，协助配合治疗。

（四）治疗中的人文关怀

1. 维护患者的话语权　通过治疗手段恢复健康是医患双方共同的责任，现代医学鼓励患者参与治疗方案的确定，不仅充分体现了全科医学以患者为中心的服务理念，也充分体现了患者的权利与义务。全科医师在治疗过程中应主动邀请患者及家属参与治疗计划的决策过程，了解其需求和意愿。当患者与其家属意愿不同时，应优先尊重患者意愿。

2. 展示医务人员良好的职业素质　医务人员的自身素质，职业情感和工作作风直接影响医疗工作的质量。在诊疗过程中，医务人员秉持"以患者为中心"的理念，操作规范，举止文明，情绪稳定，让内、外统一的整体形象给患者以温馨宁静的感受，使患者获得安全感和信任感。医务人员在诊治过程中要求细心观察、规范操作，确保患者的安全。

3. 量身打造个性化医嘱　全科医生接触的多为常见病及多发病，在明确疾病诊断后，开出诊疗的医嘱。其中应注意到对慢性病的治疗有其普遍性，也有其特殊性。因此，全科医生在临床实际工作中，不应该千篇一律，应根据每个患者病情、患者的社会经历、教育背景、对疾病的认知度等具体情况，开出适合每个患者的个性化医嘱，给予健康教育和生活行为方式指导，使每个患者了解病情，正确评价自我疾病风险，以积极的心态建立正确的健康观，树立战胜疾病的信心，配合医生及时控制危险因素的干扰。

4. 时刻注重心理干预　心理干预是通过医务工作者日常的语言、态度、行为来完成的。在疾病的诊治及康复过程中，积极的心理干预可减轻患者的应激反应，缓解疼痛和焦虑，帮助患者认识疾病和自我。患者因家庭、工作、生活、社会等环境因素改变，会产生各种各样的心理、精神变化。目前社区就诊人群心理障碍突出表现为：紧张恐惧，焦躁不安，对医护人员不信任，忧虑多疑；盲目乐观、对疾病严重性认识不足；对疾病过度关注，忧虑无助。社区患者的个性化心理干预，重点在于善于平衡心理，能协调控制情绪，改变患者的生活方式、调整机体的应激状态，从而协助药物发挥最佳的作用。

（五）上门服务中的人文关怀

1. 上门服务应做到预约在先　一般情况下，全科医生上门服务应有约在先，不提倡随意进行随访。

（1）约定时间：全科医生可根据自己工作安排，事先通过电话与患者或家属协商议定具体的上门时间和需要服务的内容，如有可能还可估计需停留的大概时间长度。

（2）约定人数：全科医生上门多以团队形式提供服务，预约时全科医生也应事先向对方通报到场的人数和身份。一方面全科团队应该做到各专业人员齐备，避免现场诊治不能顺利完成的情况；另一方面，也不要任意扩大自己的队伍，由于一般家庭接待能力有限，避免造成上门家庭人员拥挤，患者及家属应接不暇，影响治疗效果。

（3）如约而至：一旦医患双方约定上门服务时间后，必须认真加以遵守，不可轻易更改，如确有特殊原因需要推迟或取消上门服务，应尽快打电话通知对方并加以解释。如下次进行服务时，仍应进行当面致歉。

2. 上门服务应注重礼仪　抵达患者家门外，切勿大声喧哗，惊动四邻，应按门铃或轻轻敲门，若室内无反应，稍等后可再做一次，如多次无人应答可打电话询问。当主人开门后，全科医生应主动问好并自我介绍，在与患者及其家属沟通时，全科团队应由主要负责人员（一般为全科医生）发问，其他人员补充，避免多人询问家庭成员，造成现场混乱的情况。全科医生应针对预约问题进行询问、检查和治疗，并注意观察患者健康状况，作适当情况了解及诊治，在方便医疗措施实施的同时，不要过分扩大活动范围，尊重他人隐私。

3. 全力为患者提供人性化服务　有上门服务需求的患者，多以行动不便、因各种原因难以住院或到医院检查治疗的高龄患者为主，全科医生团队成员不能把上门服务视为负担，而应在心理上认同这种服务是自身的工作职责之一，而且上门服务也是一次深入了解患者家庭的好机会，通过与患者及其家庭成员在更亲密的家庭环境中的交流和观察，观察和分析疾病与家庭环境是否存在关联的可能，利于为患者及其家庭成员开展有针对性的疾病病因和预防保健的健康教育工作。

4. 鼓励患者及家属承担自己的健康责任　全科医生应利用上门服务机会，增强患者和家属的自我保健意识和能力，通过针对整个家庭的健康教育，使其承担自己的健康责任，积极进行自我保健。当全科服务团队对空巢老人及行动不便、确有特殊需要的签约居民提供上门访视、家庭病床等便民服务同时，会通过针对整个家庭的健康教育，提高患者和家属的自我保健意识和能力，使其承担自己的健康责任，积极进行自我保健。全科医生通过上门服务，可以了解患者及其家庭更多的信息，及时发现行动不便或精神障碍患者的需求，提供会诊或转诊服务。除医疗资源外，全科医生还可发挥协调人的作用，协调社区及社会的有关资源（如街道民政服务、社区管理人员、健康促进协会、患者互助小组、志愿者团体、托幼托老机构、营养食堂、护工队伍等），为患者提供社区支持性服务。

5. 尊重患者及其家庭的隐私　全科医生在上门服务过程中应避免敏感话题，不要过度干涉患者家庭私事，不得向外人透露其个人和家庭的隐私。

此外，全科医生在上门服务中，可接受患者及家属健康咨询，并开展家庭健康评估。结合该家庭实际居住情况，分析疾病给患者及其家庭造成哪些影响或带来什么样的问题，提出预防或解决问题的相应措施。

（六）突然公共卫生事件中的人文关怀

突发公共卫生事件的伦理学原则，需要在医学伦理学基本原则的基础上，根据突发公共卫生事件的特点进行新的建构。世界卫生组织于 2016 年发布的《传染病暴发伦理问题管理指南》（guidance for managing ethical issues in infecting disease outbreaks）中提出的伦理原则包括：正义（justice）、行善（beneficence）、效用（utility）、尊重个人（respect for persons）、自由（liberty）、互惠（reciprocity）、团结（solidarity）。上述原则，在现实中不可避免地存在着优先性的冲突问题。解决上述原则间的冲突，常见的方法是根据情境的不同而将显见义务转变为实际义务。可以进行预先的排序，如效用原则对自由原则的优先，效用原则对互惠原则的优先，团结原则对其他所有原则的优先等。虽然此种排序并不意味道德判断上的绝对性，但至少可以避免很多不必要的决策困难。

第三节 伦理与人文关怀在社区重点人群中的应用

根据服务内容的不同，可把社区不同的年龄、不同性别、不同职业特点和不同患病状况的居民，划分成相应的重点人群。本节从最需要得到伦理和人文关怀服务的社区对象中，选取最具有代表性的孕产妇、儿童和临终者三类人群，根据其他们特点，着重介绍伦理和人文关怀在这些人群社区实践服务的做法，并提出不同人群伦理热点的思考。

一、伦理与人文关怀在社区孕产妇服务中的应用

（一）社区孕产妇心理特点

孕产妇管理是社区人群健康管理的重点，尤其随着全科医学的身心关怀的工作模式改变，要求我们在社区孕产妇服务中，不但要重视生理因素对孕产妇的影响，更应关注社会及心理因素对妊娠和产后的影响。

1. 喜悦与紧张 一般情况下当已婚妇女得知自己怀孕后，几乎所有的孕妇均会感到喜悦，急于和家人、朋友分享自己的喜悦。具体表现为更多的倾诉，主动向他人寻求孕产、育婴方面的知识；专注于胎儿和自己的健康，购买相关的书籍及影音制品；定期产检，寻求专业人士的帮助；选购育婴用品，猜测婴儿性别，为婴儿起名字等。

2. 期待与恐惧 伴随喜悦的同时，孕产妇往往也会出现更多的忧虑与紧张。例如怀孕前是否服药、饮酒、接触有害物质等；怀孕的过程中，由于体内激素水平发生改变，孕妇的情绪波动更为明显，紧张与焦虑的情绪往往会加强，尤其到孕晚期，孕妇对生产方式的选择，生产的恐惧，胎儿的健康都会分外纠结加重焦虑情绪。

分娩期的孕产妇随着临产期的逼近，以及家庭对新生儿用品及环境的准备基本完毕，孕妇内心期待新生命降临的心情也会越来越强烈；产妇生产后，伴随着新生命的降临，亲子的喂养，抚摸，对视，互动等一系列的肌肤相亲与感情的交流，对婴儿的健康成长更是充满了期待。

分娩环境中，产妇易受到周围环境的影响，待产时，担心分娩时的难产、出血、疼痛，担心婴儿的健康，加之其他孕妇的呻吟，医务人员的态度，产房的布局等等，都会加剧产妇对生产过程的恐惧心理。新生儿出生后，产妇一方面担心自己的身体精力的恢复，另一方面在自身疲惫不堪的情况下还要日夜颠倒地对新生儿加以照顾，加剧紧张情绪的产生。

3. 幸福与抑郁 产妇从孕期的喜悦到产前的期待，经过分娩期的痛苦中逐渐恢复后，在产褥期表现为初为人母的兴奋、满足、幸福感，尤其随着亲子的日常照顾与接触，母爱的表露与日俱增。

同时产褥期女性心理上又处于脆弱和不稳定的状态。身体上疼痛与排空，照顾婴儿的力不从心、倍感疲倦，家人注意力转移到新生儿身上等都可能引起产妇情绪低落、焦虑、易哭、失眠等，一般情况产后心理障碍持续时间不长，尤其以产后 5～14 天为高峰，如果不及时调整排遣，严重的可发展为

产后抑郁，表现为疲劳、注意力不集中、对事物缺乏兴趣，甚至失去生活自理及照顾婴儿的能力，症状可持续数周至一年。

4. 特殊孕产妇的心理 高龄孕产妇妊娠并发症、并发症的发生率显著高于一般育龄期女性，而且高龄孕产妇对生育的关注和期待往往高于一般孕妇，这些都会造成其过度的紧张；辅助生殖技术（assisted reproductive technology，ART）孕产妇的受精途径不同于传统方式，其过程费用昂贵、精神与肉体均受创伤，可能表现为强迫性担心、高度敏感；传染病孕妇特别是慢性传染性疾病如乙型肝炎、艾滋病无症状期、性病孕产妇等因担心胎儿感染疾病而感到愧疚、自卑与自责，部分孕产妇可能不得不放弃母乳喂养，造成母亲角色的强烈失落感，因而更易发生产后精神障碍；死胎孕产妇常极度痛苦、悲哀和绝望，多数孕产妇难以接受现实，表现为情绪激动，有意回避或否认，甚至产生自杀念头。

未婚先孕及其他特殊情况的孕妇，除了以上孕妇正常的心理变化之外，还要考虑声誉，外界评价等因素，往往在心理上承受更大的压力，长期处于压抑紧张的状态。

总之，孕产妇的心理受到年龄、人格特征、知识水平、身体状况、生活事件及社会支持等多方面的影响，作为一个社区卫生服务工作者，应该能够及时分辨孕产妇的生理心理状况，给予合理的评估，并进行适当的干预。

（二）社区孕产妇服务中的伦理与人文体现

社区孕产妇服务不仅在于提高孕产妇的健康状况和生活质量，而且直接影响到社会的下一代人口质量。所以社区孕产妇服务工作既要从技术上考虑，还要遵从伦理和人文关怀的原则：

1. 针对孕妇个人心理疏导 社区卫生服务工作者应该在孕产妇管理过程中时刻关注孕产妇的心理问题，主动与孕产妇沟通交流，通过积极倾听，鼓励孕妇抒发内心感受和想法，并积极给予回应，从医学和社会的角度，解释在怀孕-生产这一特殊过程对孕产妇带来的生理和心理的变化。工作人员如发现负性情绪较为明显的孕妇，应积极与其沟通，告知其可能对胎儿的影响，劝导其控制情绪，并给予鼓励与帮助。良好的交流有利于建立紧密的医患关系，让孕产妇感到亲切并且被关注，强化对全科医生团队信任度。

2. 教授孕妇及家人有效的孕期应对技巧 与孕妇家属进行积极有效的沟通，使其掌握引导孕妇保持平和恬静心态的方法。

（1）分散注意力：当孕妇担心、紧张、抑郁或烦闷时，可以劝导其做喜欢的事情，如浇花、听音乐、阅读、散步等，做孕妇喜欢做的事，对于保持孕妇稳定、健康的心理状态大有益处。

（2）释放烦恼：鼓励孕妇将自己的烦恼向亲人、朋友倾诉，或者可以建议孕妇通过写日记、博客等方式倾诉自己的烦恼。

（3）减轻身体不适：如孕早期的呕吐、疲乏，孕晚期的失眠、水肿等，家属掌握必需的应对办法，及时处理以减少上述症状对孕妇的影响。

（4）心理暗示：家属可以用心理暗示的方法提高孕妇的积极性，如经常对孕妇说"我们就要见到宝宝了，真是太开心了""放心吧，宝宝肯定很健康"等。

3. 动员社区孕妇支持系统 大家生活在一个社区，地缘上的接近，让很多措施可以在社区充分开展，工作人员一定要充分利用社区的资源。

（1）社区卫生服务中心可以定期组织社区内的孕妇联谊会，一般情况孕妇都是很希望表达及分享自己的想法与经验的，同时又非常希望获得专业人员的指点与评价，社区卫生服务机构可以充分利用自己的专业技能，通过开展孕产期知识讲座，技能培训等活动，将社区内孕妇组织联系起来。

（2）鼓励大家自愿建立QQ或微信群进行沟通，现代通信手段可以提供非常方便的交流平台，而且现在大家都习惯使用这些交流平台，组织社区内的积极分子建立电子社区，可以让大家随时交流沟通，分享更细致的生活经验。

（3）开辟社区休闲场所，如"妈妈角"等，孕妇应该适量的多运动，多到户外活动，可充分利用社区绿地，公共休闲场所，形成相对固定的孕妇活动场所，支持孕产妇在户外仍然可以积极乐观地与社区内朋友交流，让大家的良好情绪互相感染。

（4）鼓励社区内孕妇家属之间的沟通，大家在照顾孕妇的过程中，都有自己的经验与困惑，通过社区家属们的沟通与交流，让更多的家属能够提供给孕妇更多的关爱，满足孕妇孕期的依赖和安全需求。

（三）社区孕产妇服务人员的职业道德

1. 不怕苦、不怕累 社区孕产妇服务一般都是常规服务，琐碎而冗长，要求工作人员有耐心、爱心，能够充满热情，不计时间长短的付出，为孕妇及婴儿的生命负责。

2. 尊重妇女人格 孕产妇常常有害羞、紧张、压抑等一些特殊心理，个别孕产妇可能会有一些个人隐私要与工作人员分享，工作人员应充分尊重妇女的人格，工作中认真细致体贴孕产妇的特殊心理需求，获得孕产妇的信任。

3. 冷静果敢的作风 对孕妇做好产前保健，及早处理或预防并发症；事先做好充分准备，一旦发生紧急情况和意外，要冷静、准确地作出判断，积极、敏捷地进行处理或及时转诊，以保障母子两代人的安全和健康。

（四）社区孕产妇服务中基因筛查的伦理问题

基因诊断可以向孕妇及准孕妇的家庭成员提供与健康风险、健康状况、潜在的有益预防措施和个人用以进行自主决定和确保胎儿健康的基本信息相关的重要资料，随着基因诊断技术的发展以及人们对优生优育的日益重视，社区育龄妇女及家属可能会频繁地进行检查和咨询。而在这一行为发生的过程中，会产生伦理学的问题。如今的基因筛查技术不仅能对严重的遗传病进行筛查诊断，也可对一些慢性病的发病风险进行评估，这些基因诊断结果信息对于育龄妇女及其家庭十分重要。一方面育龄妇女及其家属可根据诊断结果采取预防措施来降低风险或延迟发病，但育龄妇女是否愿意将自己的个人信息透露给家属的行为又受到很多因素的影响，可能会导致育龄妇女的负罪感、羞耻感、遭受谴责、自我否定等，甚至可能出现离婚、自杀以及家庭关系的破裂。每个人所遇到的问题不同，每个家庭也有不同的背景，依靠社区卫生工作者来解决这一问题具有地缘、人缘上的优势。因而，有必要建立起家庭卫生保健伦理学来解决这类伦理学问题。

二、伦理与人文关怀在社区儿童服务中的应用

（一）社区儿童的心理特点

儿童的体格和智力均处于生长发育过程，其中不同的阶段往往有一些特定的心理动态，社区工作人员必须了解和掌握儿童的生理和心理特点，充分体现人文关怀的精神是提供优质社区儿童服务的重要前提。

1. 幼儿期 1～3 岁 幼儿期儿童生长发育速度减慢，大脑皮质功能进一步完善，语言表达能力逐渐丰富，模仿性增强，智能发育快，要求增多，能独立行走、活动，见识范围迅速扩大，接触事物增多，但仍缺乏自我识别能力。许多临床经验也证明，一些成人心理疾病患者，其病因可追溯至幼年。所以，家长、幼儿教师，以及全社会均应为本阶段婴幼儿创造一个轻松愉快的环境，使其心理健康地发展。

2. 学龄前期 3～6 岁 学龄前期儿童的体格发育速度减慢，智能发育进一步加快，求知欲强，好问，好奇心强，自我控制能力仍较差。记忆从机械记忆、无意记忆转入有意记忆，但仍以机械记忆为主，并进入快速发展阶段，至学龄期达到机械记忆的最高峰。本阶段应重视儿童潜在智能的开发，但应循序渐进，避免强求，以适应其发育速度。

3. 学龄期 6～12 岁 学龄期儿童除生殖系统以外大部分的器官已经发育成熟，脏器功能特别是大脑发育更加完善，记忆力强，智力发育迅速，基本接近成人。学龄儿童的情感表现外露、不易保持，

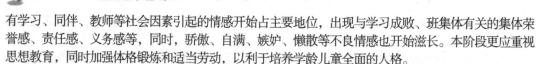

有学习、同伴、教师等社会因素引起的情感开始占主要地位，出现与学习成败、班集体有关的集体荣誉感、责任感、义务感等，同时，骄傲、自满、嫉妒、懒散等不良情感也开始滋长。本阶段更应重视思想教育，同时加强体格锻炼和适当劳动，以利于培养学龄儿童全面的人格。

（二）社区儿童服务中伦理与人文体现

1. 全科医生接触儿童的技巧　在社区服务中也会遇到儿童出现情绪和行为障碍现象，这些障碍与他们今后在青春期和成年期间出现抑郁、其他心理健康问题以及适应问题的风险增高有关。儿童常见心理障碍包括分离焦虑障碍、抑郁、拒绝上学、注意缺陷障碍伴多动、品行障碍。全科医生通过多种渠道收集各种来源的信息用于早期识别这些障碍。通常有心理障碍的儿童会经常去社区卫生服务机构就诊，主诉常为躯体化症状、如头痛、腹痛，要求全科医生在对此类儿童的诊治服务中要时刻关注儿童的身体问题及心理状况。

全科医生在与儿童接触中注意应用以下技巧：

（1）选择适宜的道具或活动：在全科医生与儿童接触过程中可以根据儿童的年龄、性格、所在场景的不同选择不同的道具或活动，快速建立与儿童的信任关系，使儿童从心理上接受全科医生并可以投入与全科医生的沟通交流。

（2）融入儿童：儿童有自己独特的人格特质和特殊的需要。年纪很小的儿童可能缺少能有效沟通的语言，年纪大些的儿童可能会出现因为敌意、惊吓、调皮等各种的原因而很难投入。所以，必须调整这种融入的过程，适应每个儿童的个别需要，采用让每个儿童觉得舒服的方式来进行表达。

（3）设定自我形象：随着儿童的成长和发展，他们不断接触到许多成年人，他们会注意每一个成人独特的人格特质或品性并向他们学习。所以，全科医生需要设定自己言行准则，以宽松、积极、向上的言行影响儿童。

（4）邀请儿童讲述自己的故事：鼓励儿童自己做充分的表达，全科医生通过观察和倾听从儿童那里获取相关信息，有时帮助儿童讲述他们的故事就能找到令人烦恼的问题。积极倾听分为四个主要的部分：配合身体语言、利用最小应答、利用反应技巧和使用总结。

2. 培育家庭环境促进儿童成长　家庭是儿童生活中情感、智慧和物质环境的主要提供者，这个环境将影响儿童在日后生活中对世界的看法以及处理未来挑战的能力。在对儿童的健康管理过程中，全科医生可以从两方面着手促进家庭的核心功能，不仅使家庭成为专业人员的伙伴，更应承担起儿童健康成长的主导力量。

（1）与家庭合作：全科医生在接触儿童的全过程中都需要家庭的真诚协助参与。首先收集儿童信息阶段。全科医生需要收集全面的儿童信息，而家庭是否支持，是否认真对待，对收集信息的全面性及有效性都起到决定性作用；其次与儿童互动阶段。全科医生在与儿童互动之前，先期与父母进行商讨，获得父母对互动目的的认同与支持，给予全科医生和儿童相对独立的空间，有助于全科医生快速融入儿童。最后，与父母交谈。大多数父母都希望全程参与儿童的成长，全科医生应该给父母提供一个交谈沟通反馈的机会。

（2）对家庭培训：全科医生在社区常遇到许多"三无"家长，一是在结婚之前没有学习过如何做丈夫、如何做妻子；二是在生孩子之前没有学习怎样为人父母；三是在孩子出生后没有学习怎样帮助孩子成长。事实上，在成为"父母"之前，大多数人都没有经过角色培训，基本都是在潜移默化中传承了上一辈人的做法。只是整个社会都在进步，全科医生应该帮助家庭接受一些专业的培训，这样才可以使整个家庭及儿童适应社会的发展，健康的成长。通过对家庭的培训可以达到增进与改善家庭功能以及提升家长寻找和整合资源能力的目的。

3. 整合社会资源扶助心理障碍儿童康复　在社区有心理障碍的儿童会经常去基层医疗机构就诊，全科医生在这些障碍的早期识别上发挥重要作用。全科医生在对发现儿童心理问题及问题儿童长期管理具有重要意义，但是在管理儿童心理障碍时，还是需要很多专业人员的共同参与。

（1）心理专家：全科医生参与儿童的成长是一个连续的过程，如果是有心理障碍的儿童，全科医生还需要与心理健康服务专家保持联络，这些专家既有专业技能，也有时间来处理复杂的儿童心理疾病。在很多情况下，全科医生需要与心理健康服务的专家保持沟通，因为这些专家具有处理复杂儿童心理疾病的经验。

（2）学校老师：现代教育机构在儿童的成长过程中起到了重要的作用。幼儿阶段是个体素质萌发时期，人生的许多品质都是在此阶段萌芽的。此阶段幼教老师可从生存、求职、交往等三个方面来构建幼儿素质教育。学龄阶段是儿童个性品质形成和发展的关键时期，学校老师应从认知发展、个性培养和适应性发展三个方面关注儿童的成长。

总之，给儿童创建健康的生长环境需要采用多方面协作的方式，需要家长、学校的老师、社区全科医生、专业心理健康服务者、社会工作者的共同参与。

（三）社区儿童服务人员的职业道德

1. 体贴入微，治病育人　作为直接为儿童健康服务的全科医生应该热爱儿童，关心体贴儿童。如果儿童身有疾患，往往本身已十分痛苦，又不能或不会自诉病情，加之面对陌生环境和医务人员，更加剧痛苦、紧张、恐惧的心理。因此，全科医生在给患儿诊治过程中应充分关注儿童的心理，耐心细致的沟通，切忌用简单的哄骗方式稳定儿童。对心理障碍的儿童，全科医生应充满热心与爱心，通过自身的力量以及协调社区内学校、专业心理专家以及社会工作者等团体共同努力指导他们身心健康的发展。从一定意义上讲，全科医生对儿童的服务过程中，还要主动承担部分学校老师的任务，既要治病又要育人，肩负着崇高的社会责任。

2. 细致观察，家庭动员　婴幼儿没有独立生活的能力，特别是婴幼儿缺乏自我防护意识，不具备自我保护能力，易发生意外事故。儿童生性好动，好奇心强，常常造成意外伤害。全科医生应加强对父母和监护人的宣传教育和指导，及时发现影响安全的危险因素。处于不同发育阶段的儿童，其心理特点不同，精神需要也不同，特别是独生子女易在家养成任性和娇惯的性格。应教育父母重视培养婴幼儿及儿童的良好生活习惯。同时患病的幼儿及儿童极易引起父母及家庭的不安和紧张，甚至难以与医务人员合作，社区医务工作人员应强调做好婴幼儿及儿童家长的心理建设，与之建立互相信任的关系，使之能够配合做好婴幼儿保健和诊治工作。

3. 认真负责，长远打算　儿童，特别是婴幼儿正处于生长发育阶段，免疫力低下，一旦患病容易并发其他疾病，影响生长发育。因此，任何治疗不仅要考虑近期效应，更要考虑远期效应。全科医生必须权衡利弊，精心施治，并采取一切预防保护措施，防止并发症和毒副作用。例如：婴儿过量使用氯霉素会引起远期再生障碍性贫血；滥用链霉素可损害第八对脑神经引起永久性耳聋；环磷酰胺持续用药超过三个月易引起性腺损害；大剂量四环素会引起患儿骨骼和牙齿改变等等，上述治疗若不掌握好剂量和用药标准，都会造成患儿远期的不良影响。

（四）社区儿童服务中自闭症儿童歧视的伦理问题

自闭症儿童是一类特殊群体，据2019年最新发布的《中国自闭症教育康复行业发展状况报告Ⅲ》数据显示，中国自闭症发病率达0.7%，目前已约有超1000万自闭症谱系障碍人群，其中12岁以下的儿童约有200多万。自闭症儿童给家庭和家长带来巨大的精神压力，这些压力主要来源于家庭矛盾、未来预期与现实落差、社会歧视等。自闭症儿童的康复教育是自闭症儿童家庭的责任，也是政府和社会的责任，只有在家庭、政府和社会的共同努力下才有可能让自闭症儿童重返社会的主流。对自闭症儿童而言，普通学校结构化的生活强制性地缩小了自闭症儿童的时空，学校集体生活是自闭症学生学习社会规则的最佳途径。然而目前自闭症儿童的随班就读情况却令人担忧，存在着诸多问题。首先，自闭症儿童就学无保障，常被幼儿园、学校拒之门外或劝退。正常儿童及家长还存在着部分对自闭症儿童的歧视与排斥的现象，甚至施加压力给幼儿园或学校，拒绝自闭症儿童入园或入校。其次，目前普通幼儿园中不具备照顾自闭症孩子的师资和设备。家长也担心盲目"随班就读"反而会阻碍了自闭症儿童的康复。社区是每一个人生活的家园，自闭症儿童如何在社区得到最好的教育安置，需要多方的努力与协调，全科医生也应该积极参与其中，让自闭症儿童得到最佳的教育，能最大限度地回归主流，同时也减轻家长的负担。

三、伦理与人文关怀在社区临终患者服务中的应用

（一）社区临终患者的心理特点

临终患者一方面受到疾病或衰弱的折磨，对生存状态存在不满，甚至愤恨；另一方面又充满了对生命的依恋，对死亡的恐惧及对亲人的牵挂等，所以患者临终时的心理过程非常复杂，也因人而异。医学领域一般根据伊莉莎白·库布勒·罗斯（Elisabeth Kübler-Ross）的研究，将临终患者的心理反应分为否认期、愤怒期、协议期、忧郁期和接受期五个阶段。

对于临终患者不同心理阶段的照料所要达到的目标是：尽最大的努力使患者实现安宁与平静，有效地控制焦虑和抑郁，协助患者达到安详死亡。

1. 否认期（denial）　此期较为短暂，患者常常对诊断感到震惊和否认，会怀着侥幸心理四处求医，希望是误诊，无法听进对病情的任何解释，同时也逃避处理问题或做出任何决定。

全科医生应理解此时患者否认是一种自我保护，尽量与患者坦诚沟通，既不要戳穿患者的防卫，也不要对患者撒谎，应了解患者对自己病情的认知程度，理解患者当时的心情，耐心倾听患者的倾诉，以维持临终患者的希望，缓解其心灵的创伤，在此基础上因势利导，循循善诱使其逐步面对现实。

2. 愤怒期（anger）　当患者病情趋于加重，否认病情难以维持，患者常常会愤怒，认为对自己不公平。此期患者容易表现出生气或激怒，心中充满嫉妒和怨恨，容易将怒气转移到医务人员和家属身上，甚至拒绝照料和治疗。

全科医生应理解愤怒是一种适应性反应，不要将患者的攻击看成针对个人而予以反击。对于患者的不礼貌行为应保持忍让克制，同时也应做好患者家属的工作，共同给予患者关爱、宽容和理解，使其能发泄愤怒，宣泄情感。密切关注患者的情绪，必要时辅以适量的药物稳定其情绪。

3. 协议期（bargaining）　愤怒的心理消失后，患者开始接受自己患了绝症的现实。为了延长生命，患者常常用许愿或做些善事希望改变自己的命运。社区医务工作者应理解处在此阶段的患者心理反应对患者是有益的，抓住患者态度转变的时机，主动关心患者，使其配合用药以减轻疼痛和控制症状。

4. 忧郁期（depression）　随着病情的日趋恶化，患者开始清楚地意识到死亡已不可避免，任何努力都无济于事。常表现为沉默、拒绝探视、长时间的哭泣或陷入深深的悲哀。此时有部分患者表现出很关心家人和自己的身后事宜，并急于做出安排，愿意所爱的人守候在自己身边。

全科医生应允许患者以其认为适当的方式表达悲伤，尽量安抚和帮助他们，建议其家属在周围陪伴，让患者有更多的时间和亲人在一起，尽量帮助患者完成他的未尽事宜。

5. 接受期（acceptance）　患者已做好接受死亡的准备，情绪显得平和、稳定，此时患者的精神和肉体都极度疲劳、衰弱，常处于嗜睡状态，情感减退，对外界反应淡漠。

对患者言行所透露出来的信息，社区医务工作者应给予安慰和支持，不要勉强与其交谈，不应过多的打扰，但要保持适度的陪伴和支持，应尊重临终患者的信仰，保证患者临终前的生活质量，让患者平静、安详的告别人世。

当然，上述各期变化因个体差异而并非绝对前后相继，它们可能重合，可能提前或推后，患者的心理反应也可能一直停留在某个阶段。在实施过程中，应引导患者顺利度过否认期、愤怒期，在临终者心理反应的各个阶段中，尽可能发挥其积极一面，克服消极的一面。同时实施心理、生理上的安慰与照顾，使之舒适地度过人生旅程。

（二）社区临终患者服务中伦理与人文体现

临终关怀（hospice care），是指由社会各层面包括医生、护士、社会工作者、志愿者、政府和慈善组织等，为处于生命终末期患者及其家属提供的生理、心理和社会层面的全面照护和支持，以减少临终患者的病痛和恐惧，提高其生存质量，并使患者家属的身心健康得到照顾的过程。目前，我国正在开展社区-家庭临终关怀服务工作模式的探索，全科医生应充分理解以患者为中心的临终关怀服务模式是一种以患者和家属为中心的照顾模式。这项服务是通过多元化的专业团队，从临终患者实际和特殊

需求出发，提供全人、全家、全队、全程的照料与关怀。

1. 全人　具体来说，患者虽然患病或虚弱，但仍是具有生理、心理、社会各层面的需要。在疾病无法治愈、死亡无法避免的情况下，给予患者"全人照顾"，以成全其各层面需要，最后协助他平静而尊严地死亡是全科医生的主要责任。

临终关怀是一种以患者为中心的关怀服务，而不是以疾病为中心的医疗服务。因此，临终关怀要"注重人而不是病"。虽然患者的疾病已无法治愈，但仍需要得到特殊的关心与照顾。临终关怀是以患者的需要为中心，患者及家属希望怎么做，医生就尽可能地满足，尤其不能把医生的意愿强加给患者。在某种程度上，临终关怀强调的是生命的质而非量，是关心患者如何解除患者痛苦，减轻患者对死亡的恐惧，尽可能地让患者平静、轻松、有尊严地迎接死亡。

2. 全家　病患的家庭同样面临诸多考验，对于亲人的离世，家人由震惊而悲痛、绝望，进而出现抑郁等强烈过度的哀伤，因此急需他人的关心和支持，因此临终关怀强调"全家照顾"，包括针对家属的咨询与协助，心理支持以及患者去世后的哀伤辅导、延续辅导等。

在亲人即将离世时，家属不仅要承担经济、照顾等工作，而且需要心理上的转变和适应，社区全科医生团队应当与患者家属建立相互依靠、相互合作的关系，正确理解家属的悲痛心情，同情、安慰、疏导家属，除了做好家属的心理疏导外，做好患者的生活照料，减轻患者的疼痛也是对家属的关怀和安慰。

3. 全队　"全队照顾"指的是临终关怀的集体合作性服务模式。服务团队由受过良好训练的专业人员来提供服务，通常包括全科医生、护士、专业辅助人员、社会工作者和志愿者等。

临终关怀团队服务是多学科知识的相互配合与利用，团队各种专业人员的集体合作，共同制订、实施、完成临终患者的照护方案，充分发挥不同专业工作者的特长，以最大限度地提高资源的整合与利用，以满足患者及其家属的需求。此外，死亡的议题与工作的压力不免会给团队成员带来负面影响，团队成员也应注意为团队内部人员提供相应的关怀与辅导。

4. 全程　"全程照顾"意指从患者死前到死后的整个过程都给予照顾，尤其值得注意的是患者的去世并不是服务的终点，还应继续照料去世者的家属，协助死后各项事务的处理。

社区卫生服务的特性就是连续、综合的服务，全科医生对签约的服务家庭进行的是全程的健康管理。一般情况下临终患者在进入临终关怀阶段之前就已经是全科医生的服务对象，全科医生也对临终患者及其家庭有较详细的了解与接触，所以无论是患者病前病后，全科医生全程都对患者及其家庭提供服务。

（三）社区临终患者服务人员的职业道德

1. 良好的素质和高尚的医德　临终关怀是一个新兴的学科，也是一项新兴的服务内容，全科医生应注意在工作中积极学习与总结经验，不断提升临终关怀知识与技能。学习一定的法律常识，尊重和保护临终患者的各种权利；掌握舒缓医学（palliative care，又称"姑息治疗""姑息医学""缓和医疗"）的理念和知识，早期识别和全面评估并治疗患者的疼痛及其生理、心理和灵性层面的问题，帮助患者转移思维方式，预防并缓解患者痛苦，缓解临终患者焦虑和恐惧，从而改善患者及其家属的生活质量；培养良好的心理素质，不被临终患者痛苦沮丧的情绪所影响，要以热爱生活的满腔热情去照料患者。初期之外全科医生还应该具有无限的爱心、高度的责任感、敏捷轻柔的操作和坚强持久的意志力等。

2. 尊重和维护临终患者的尊严和权利　生命是无价的，不论什么情况下都应得到尊重和爱护。临终患者尤其是濒死患者，虽然生活不能自理，但他们仍希望仪表整洁，个人隐私得到保护。协助家属回答患者主动询问病情，满足患者知情的需求，可寻找机会与患者进行深入沟通。应该尊重患者的选择，医生应该让患者了解采取某种措施的理由和利弊，并让患者自己做出选择，而不能把自己的决定强加给患者。若患者与家属之间有医疗及生活选择等问题意见不同时，最好的办法是让患者自己做主。若全科医生缺乏相关知识，可寻求团队或其他专家咨询。

3. 积极开展死亡教育　面临死亡的患者比一般的患者更需要医生的同情、关心和照顾，帮助患者安详地迎接死亡与诊疗和治疗疾病一样重要。因此，全科医生应该建立正确的死亡观，并掌握对患者及其家庭进行适当的死亡教育的技能，更应掌握与临终患者进行交流的技巧。同时帮助患者及家属树立正确、豁达的生死观，进而接纳死亡的事实，从而以积极心态安排好有限的时间，平静地面对和接受死亡。

（四）社区临终患者服务中无效治疗和放弃治疗的伦理问题

临终关怀是一项近年来出现的崭新的医学学科，是一种全新的社会文明，随着社会人口的老龄化不断推进，需要临终关怀的老人及患者越来越多，各种临终的模式也不断出现，其中社区-家庭临终关怀模式是我国提倡的新兴模式，这使全科医生及其团队面临诸多新问题，尤其是伦理上的挑战。

广义上讲，凡是不能达到治疗目的的治疗均视为无效治疗。放弃治疗是指对于不可治愈的患者，终止无效治疗措施，任其自然死亡。无效治疗和放弃治疗的判定应基于临床医学标准。在全科医生做出医学判断的基础上，患者及家属的生命价值观成为无效治疗和放弃治疗判定的伦理依据。患者及其家属的社会处境，医生置身于其中的社会经济、人文环境等都将影响无效治疗和放弃治疗的判定，这些因素构成无效治疗和放弃治疗判定的社会依据。要实现医学人文精神的回归，伦理是非常重要的保障因素。据有关学者统计，国家医保很大一部分花在了人生的最后两周，造成医疗资源的浪费。对于一名晚期肿瘤患者，是否要继续浑身插满管子维持下去？如何制订相应的规则和法律以决定什么情况可以放弃治疗？这些问题都在强烈呼吁医学伦理的更加完善和大众对于生死观的再认识。

（邹宗峰）

思　考　题

1. 全科医生在诊疗过程中应遵循哪些伦理原则？
2. 全科医学的人文关怀有哪些特点？
3. 全科医生在诊疗过程中如何体现对患者的人文关怀？

第十三章 全科医学的人才培养

学习目标

1. 掌握全科医生的知识结构与能力。
2. 熟悉国外全科医学教育培训形式。
3. 熟悉我国全科医生教育的发展历程。
4. 了解我国全科医生的培养形式。

全科医学人才的培养和全科医学研究的开展既可以促进全科医疗服务质量的提高，还可以充实全科医学教育的基本内涵。2018 年，国务院办公厅发布《关于改革完善全科医生培养与使用激励机制的意见》，明确提出我国到 2020 年，适应行业特点的全科医生培养制度基本建立，适应全科医学人才发展的激励机制基本健全，全科医生职业吸引力显著提高，城乡分布趋于合理，服务能力显著增强，全科医生与城乡居民基本建立比较稳定的服务关系，到 2030 年，城乡每万名居民拥有 5 名合格的全科医生，全科医生队伍基本满足健康中国建设需求。全科医生是居民健康和控制医疗费用支出的"守门人"，在基本医疗卫生服务中发挥着重要作用。加快培养大批合格的全科医生，对于加强基层医疗卫生服务体系建设、推进家庭医生签约服务、建立分级诊疗制度、维护和增进人民群众健康，具有重要意义。

第一节 全科医生的知识结构与能力

全科医生是在家庭、社区或基层医疗服务场所中为居民提供人性化、持续性、综合性、协调性、可及性医疗保健服务的医生，是社区卫生服务的组织者和实施者，是高质量的初级卫生保健的最佳提供者。全科医生所具备的知识、技能与态度能解决社区居民中 90% 左右的常见健康问题，而对其余不能处理的健康问题通过充分利用社区资源、专科会诊和转诊的方式加以解决。此外，全科医生在提供基本医疗健康照顾的责任时，还须具备预防保健、健康促进、康复、护理等方面的基本知识和技能，因此，全科医生需要具备更高的综合素质才能满足社区居民全方位、多层次的需要。

一、全科医生的知识结构

全科医生所掌握的知识是有选择性的，学科特点和服务个体、家庭和社区的健康需求决定了他们在有限的时间内选择性地掌握工作职责所必需的知识，这些知识与其他专科医生所掌握的知识有相同但又有区别，全科医生强调知识的广度，即知识的全面性，而专科医生则注重知识的专科性，即在某一领域的高深发展。因此，就知识结构来讲，全科医生和专科医生相比并没有水平高低之分，只是分工的不同、学科领域的不同、工作任务的不同。从总体上看，全科医生的知识结构应包括以下四个方面：

（一）基础医学和临床医学知识

全科医生首先是一名为个体、家庭和社区提供医疗服务的临床医生，应能熟练地分析、确定和解决社区常见健康问题，这是对一名全科医生最基本的要求。其医学知识内容主要包括生物学、遗传学、人体解剖学、医学免疫学、医学病原学、病理学、病理生理学、药理学、内科学、外科学、妇产科学、儿科学、急救医学、中医学等。全科医生要能熟练掌握基本的基础医学和临床医学知识，临床的诊疗策略，才能更好地服务好个体、家庭和社区。

（二）全科医学的基本理论知识

全科医生应熟练掌握全科医学的基本理论、原则和服务模式，由于全科医生的服务对象面向个人、家庭与社区，所以全科医生还需要掌握社区卫生服务的基本原理、原则等理论知识，并用以指导临床与社区实践。其内容主要包括全科医学的基本理论和方法、临床思维模式、社区卫生服务管理的基本原理与方法、居民健康档案的内容、流程和管理要求、常见健康问题的处理方式与技巧等。

（三）人文社会科学知识

社区居民除了有生理健康问题外，还是一个社会的人，他们的保健需求经常会受到社会、家庭、文化和心理等很多因素的影响。所以全科医生在提供健康照顾的时候，应全面了解患者，要向社区居民提供以人为中心的健康照顾。因此，全科医生就需要选择性地掌握人文、社会等学科的知识，内容主要包括心理学、社会学、伦理学、医学法学、卫生经济学、卫生事业管理学等。全科医生要充分掌握社区卫生服务中的人际关系与沟通技巧，以及社区卫生服务相关的卫生政策、法规及相关管理要求等内容，社区居民才能获得更优质的就医体验。

（四）预防保健、健康管理的知识

全科医生在基层主要还承担着预防保健居民健康管理的任务，对健康理念的宣传、普及、推广起到重要作用，通过这些工作可减少疾病发生，实现早发现早治疗，避免小病演变成大病，从而降低医疗费用支出。为了更好地提供以社区为导向的基础、以预防为导向的健康照顾、为个人和群体提供科学有效的健康照顾，全科医生还需要掌握预防医学、流行病学、健康教育与健康促进、社会医学、卫生统计学、健康管理等学科的知识和技能，重点需要掌握社区为基础、预防为导向服务的基本理论与方法，健康管理的相关理论与方法。

二、全科医生应具备的能力

全科医生作为基层的主要诊疗力量，在日常工作中，与居民面对面的交流，为他们提供诊疗服务，其医疗服务质量的好与坏，直接影响着患者的身体健康。随着人们对健康的需求越来越高，对医生的要求也越来越高。为适应全科医疗服务工作的开展，更好地服务于社区人群和发展自我，全科医生应具备以下技能：

（一）疾病诊疗的技能

专科医生在综合性医院拥有多种高端的医疗仪器设备用于疾病的诊断和治疗，而全科医生在基层医疗机构的疾病诊疗过程中，是凭借丰富的知识、长期照顾患者的经验、细心的观察、针对性的体格检查以及对患者家庭和社区环境的了解等手段来对患者的健康问题进行诊疗。因此，要求全科医生需具备能解决社区常见健康问题的相关基本技能，包括善于识别早期不健康征象；具备通过与患者、家属或其他人交谈来获取信息的技能；快速诊断和处理社区各种急症；诊断和治疗社区常见病、多发病；掌握临床常规辅助诊断方法和临床常用诊疗操作技术；通过体格检查、实验室检查获取信息，敏锐地发现问题和确立诊断；识别并恰当地处理并发症，掌握治疗技能和康复技能；了解康复项目及社区内康复资源，熟练地为患者选择合适的康复项目；准确把握会诊、转诊时机的能力等。对慢性病患者，在治疗中遇到专科性问题，也需要专科医生帮助，一定要准确、及时地掌握转诊的时机，没有必要的转诊只会加重患者的负担和压力，延误转诊又会耽误患者的病情。

（二）处理家庭问题的能力

具有关于患者的家庭和社区及其对健康和疾病的相互关系的知识；以及如何应用这些知识的技能，能熟练地运用这些知识对患者及其家庭进行医疗保健；能熟练地运用常用评估工具评价家庭的结构、功能、家庭生活周期和家庭资源状况，善于处理家庭生活周期各阶段常见问题；充分利用家庭内部和外部资源解决家庭问题；能协助家庭处理不可预见的突发事件和家庭危机等。全科医生要具有处理这些家庭问题的能力，给予家庭细致体贴的关心和照顾。

（三）基本公共卫生服务能力

基本公共卫生服务能力是全科医生必须胜任的能力之一，是指由疾病预防控制机构、城市社区卫生服务中心、乡镇卫生院等城乡基本医疗卫生机构向全体居民提供的公益性的公共卫生干预措施，主要起疾病预防控制作用。要求全科医生能全面评价社区卫生状况和影响社区居民健康的因素，能进行社区诊断、制订和实施社区卫生规划；具备系统地预防疾病及其进展与并发症的知识，深刻理解三级预防思想；了解对家庭问题进行预防保健的时机，能预测家庭健康问题；了解社区流行病学和预防的时机，能对流行病、传染病、地方病和慢性病进行有效的监测和控制等。根据 2017 年《国家基本公共卫生服务规范（第三版）》，高血压和 2 型糖尿病患者的健康管理由全科医生负责，应与门诊服务相结合。加强对全科医生在疾病预防控制能力上的培养显得尤为重要，尤其要加强对全科医生传染病防控知识的学习与培养，在传染性疾病诊断初期，要及时做好个人防护、及时上报，一旦出现疫情后，全科医生可以积极指导居民如何居家隔离及不同场合的防护措施等。全科医生能充分利用其工作在社区、贴近社区居民的独特优势，开展个人、家庭和社区人群三个层面上的健康教育工作，将良好的健康观念结合在具体医疗实践中，加强人们的健康意识，使他们认识到什么是有益于健康的行为，什么是不利于健康的行为，以逐渐建立良好的生活方式和行为习惯。

（四）团队和事业发展的管理技能

全科医生是全科医疗乃至社区卫生服务团队的核心力量，要能与社区内其他医疗卫生和政府部门保持良好的合作关系，并充分利用这些资源为患者服务；要具有很好的合作精神，和同事保持融洽的工作关系；要了解本地区卫生资源状况并参与管理工作；能组织和开展社区调查，协调政府部门落实各项卫生改革措施；能清晰全面地做好病历记录，有效地使用和管理健康档案。

（五）自我发展和终身学习的能力

全科医生要有现代意识和观念，能在竞争中求发展。要熟悉政府的有关卫生的法律法规。具有较强的获取信息的能力，能利用多种渠道不断提高自己的业务水平，更新自己的观念，学习新的医学知识和诊疗手段，使自己永远与时代合拍。全科医生能熟练地查阅文献资料，开展相关的科研工作，特别是利用流行病学方法开展社区相关问题的科研工作，也要有能力从事教学工作。全科医生要热爱自己所从事的事业，并保持持久的兴趣和热情，不断完善自己的人格，增强迎接各种挑战和战胜各种困难的能力。

第二节　国外的全科医学教育概况

全科医学作为一个专门学科进行教育在西方国家起步相对较早，目前很多国家已经建立了比较完善的全科医师规范化（执业）培训项目，已形成了严格的导师带教制度与考核制度，全科/家庭医学作为一个新兴的医学学科在世界上很多国家中建立和发展，并形成了较为完善的教育体系。

国外全科医学教育形式主要为三种，包括：医学本科生的教育、毕业后教育和继续医学教育。毕业后全科医学教育包括全科住院医生培训和全科医学研究生教育两部分，但在国外，毕业后全科医学教育通常是指全科住院医生培训或全科医生职业培训，很少指研究生教育。在不同国家和地区，全科医学培训项目的具体内容和方式并不完全一致，但主体框架基本相同，即项目包括了医院内科室轮转和全科医疗门诊实习两个主要部分。全科医学教育的总目标兼顾了医德、医术和医业三个方面，其特定教学目标则根据不同教育阶段而不同。

一、国外医学本科生的全科医学教育

在英国、美国、澳大利亚、加拿大、日本等国家，大部分的医学院校都设有各种全科医学教学相关的部门，并在医学生中开设全科医学的相关课程。如在美国，有98%的医学院校在医学生中开设全科医学及其相关课程。在日本，在校医学本科教育学制统一为6年，全日本过半数的医学院校都设立综合/家庭医学课程。主要包括家庭医学的理论课程（家庭医学概述、医学伦理、以家庭及社区为导向的看护、医疗决策等）及基础临床技能的教学课程（基本临床技能、应诊能力、循证医学实践等）。综合/家庭医学教育和实习在临床医学最后1年（第6年）。全科医学课程在医学院中的开展，增进了医学生对全科医学的认识和了解，进而促进了全科医学住院医师训练项目的进一步发展，从而也使得有志于进入基层医疗机构执业的全科医生数量源源不断地增加。

（一）授课的目标

在医学本科生中开展全科医学教育，其目标并不是培养合格的全科医生，而是尽可能使所有的医学生都了解全科医学的基本理论、观念及其核心知识与技能、全科医生在初级卫生保健体系中的作用和地位，培养他们对全科医学的兴趣，希望他们毕业后能选择全科医学作为自己的终生职业。因此，即使医学生毕业后选择其他专科的住院医生训练项目，这一阶段的培训和学习会使他们受益匪浅，有利于他们在未来医生职业生涯中与全科医生的协作交流。

（二）培训的时限

各国医学院校中开展全科医学教育的时限长短各异，由于其目标仅是培养医学本科生对全科医学的兴趣，所以时间一般在4～10周左右。课程开设的形式各异，但也有国家在医学本科期间就开设连续性的全科医学课程。主要安排了理论课程和实践课程，医学本科生可以在大学期间不同的学期内学习相关的理论课程、到城市全科医学诊所见习、到农村医疗机构了解常见健康问题的诊疗情况等。

（三）培训的内容与方式

医学生中开展的全科医学教育的内容与方式有所不同，教育内容大多集中在全科医学的基本概念、基本理论、诊疗模式、医患关系与人际沟通技巧等方面。对医学生开展全科医学教育的形式分为必修课程和选修课程，不同国家或地区开设的阶段不同，但多数国家放在临床实习阶段或见习阶段开设，教学的方式多选择在全科医疗诊所见习或实习，如此可以使学生切身体会到全科医学的服务特点和真正内涵。

二、国外全科住院医生的培训

全科医学住院医师培训（residency training program on general practice），又称为全科医学的毕业后教育（postgraduate training program on general practice），是指医学生完成高等医学院校的本科教育后，再继续接受的全科医学专业培训。全科医学住院医生培训是全科医学教育体系的核心，也是全科医生培养的关键环节，在全科医学教育体系建设比较成熟的国家，都相继开展了此项培训。它多由医学院校的全科医学系或相关机构负责组织实施。培训的场所包括能够训练临床诊疗技能的大型综合性医院和能够训练全科医学诊疗思维和基层医疗卫生保健的社区全科医疗诊所。

（一）培训的目标

全科医学住院医生培训的总目标是：通过培训训练出医德、医术、医疗执业管理三者兼备的全科医生，以处理患者及其家庭大部分的健康问题，满足社区居民的卫生保健需求。其具体目标包括：①与应诊相关的各种知识、技能和态度；②与服务的具体情境相关的目标，包括考虑个人的社区环境、遵医性、医疗资源和服务体系的利用、医疗服务的成本效益原则等；③与服务的组织和实施相关的目标，如医疗管理、社区管理、团队合作等；④与职业价值观和性质相关的目标，包括医生的态度、价值观和责任等；⑤与全科医生业务发展相关的目标，包括终身学习能力、自我评价能力、教学和科学研究、医学信息的批判性思维、质量评估等。

（二）培训的时限

各国培训的时限各有不同，一般为3~4年，临床培训时间为2/3，其余时间为全科医疗。目前多个国家通过医学教育改革适量延长培训时间中社区实习培训，以培养能适应社区背景下的全科医疗服务实践能力。

（三）培训的方式

各国全科医生的培训方式基本为：①医院临床各科轮转，一般占总学时的三分之二；②社区全科医疗诊所实习，一般占总学时的三分之一，在医院临床各科轮转后安排，也可与医院临床轮转交叉进行。

（四）培训的内容

培训的内容围绕培训的目标进行安排，可概括为：①诊疗各种疾病和健康问题的各种知识和技能，如美国在3年家庭医学住院医生培训期间要进行几乎所有其他专业的训练，包括大内科及内科专科，普外科及其他外科专科，儿科，妇产科及妇女健康，精神病学及心理学，急诊医学，重症监护等；②相关的人文社会科学知识和技能；③全科医学学科所需的服务态度与职业价值观；④科学研究的技能；⑤与个人执业生涯相关的能力培养，包括终身学习能力、自我评价能力、批判性思维能力等。

资格认证　在医院临床科室轮转和社区全科医学门诊实习阶段都有相应的目标和要求。学习结束、达到要求并通过专科学会考试者，方可获得毕业证书与全科/家庭医生专科学会会员资格。

三、国外全科医生的继续医学教育

继续医学教育（continuing medical education，CME）在很多国家中都作为医生终身学习的主要方式，为保持医生的学术水平和先进性，同时也为保持、发展和增强医生服务于居民所需知识、技能、专业工作能力，能促使医生始终能够担当得起照顾居民健康的责任。继续医学教育形式各异（包括参加国际、国内的学术会议、各种专题讲座、研讨会、科研活动、住院医师带教、网上学习等），继续医学教育部门还负责录制专题讲座录音或视频，供全科医生学习用。

全科医生还可通过继续医学教育发展或强化某些专业特长，如：老年医学、精神医学、急救医学、康复医学、临床营养学、运动医学、皮肤科学、替代医学等，也可以开展科学研究和教学等专业特长。老年医学是美国家庭医疗专科委员会认可的第一个需要附加资格的领域，1988年美国《老年医学附加资格证书》的设立是家庭医生工作的一种自然延续，获得《老年医学附加资格证书》的培训时间为2年，同时其还接受家庭动力学、家庭系统学及团队合作方面的训练，能在老年人的家庭护理及团队合作医疗中发挥积极作用。

四、国外全科医学的其他教育形式

（一）国外全科医学的研究员培训/学位教育

美国家庭医生学会（American academy of family physicians，AAFP）将研究员训练/学位教育（fellowship programs）定位于住院医师培训和继续医学教育之间的一种特殊的专业化教育，其目的是培养全科医生特殊的专业技能，以利于以后从事特殊医疗照顾或成为称职的家庭医学师资。训练内容多以老年医学、运动医学、科学研究项目设计及实施、师资的基本技能培训等常见。

此训练项目的培训时限多为1~2年，经费多来自政府、大学、基金会的支持或医生个人。参加的学员多为有志成为全科医学师资的全科医生。有的国家还把该项目与研究生学位教育相结合，在学员

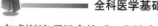

完成训练项目合格后，发给家庭及社区医学硕士学位证书。有的国家的学员根据个人的兴趣在流行病学和全科医学的导师中选择指导教师，所研究方向多倾向于社区卫生领域。

（二）国外全科医学专业研究生教育

在美国、加拿大、新加坡等国家，相继开展了全科医学专业研究生教育。其目标多是培训学科骨干和培养全科医学的师资，使其科研能力有所提高。加拿大全科医学研究生项目的教育目标主要是培训师资和学科骨干强调最多的是教学能力和领导团队能力的培养。

五、国外全科医学师资标准体系建设

国外全科医学师资结构包括基础理论师资和临床实践师资。其中基础理论师资集中在高等医学院校，而且多数具有深厚的临床医学背景，专门从事全科医学理论教学。临床实践师资分为综合附属教学医院的全科专职师资及社区医院的兼职临床师资，其均被大学聘用，主要任务是从临床实践出发，以社区为背景，将全科医学理论教学付诸社区临床实践。目前，世界家庭医学组织（WONCA）对全科医学师资标准尚无统一规定，但绝大多数国家对全科医学师资均有本国的标准体系。

除了具有严格的全科医学师资纳入标准外，国外发达国家对全科医学师资的培训与考核也有比较成熟和完善的标准。有专门的非营利社会团体，如美国家庭医生学会（AAFP）、英国皇家全科医生学院（RCGP）制订全科医学师资培训统一教材，并定期进行培训，组织统一考核，对合格者统一颁发证书。考核合格的全科医学师资资格并非终身制，一般为2~3年，到期后需重新考核。为加强教学质量，非营利社会团体对全科医学师资的考核有一套具体全面的评价反馈体系，通过客观综合评价全科医学师资带教水平，评选出真正优秀的全科医学师资。全科医学师资的教学时间和教学成绩还将作为其绩效和晋升的重要考核指标。全科医学师资需要有固定时间与学员进行面对面的讨论反馈，全科医学师资之间也会组织教学交流会议，分享授课方法，讨论制订课程，探讨培训中存在的问题，通过师生之间及师资之间的有效沟通，加强培训效果，推进课程改革。

（高修银）

第三节　典型国家和地区的全科医学教育特点

一、英　　国

（一）英国全科医生规范化培训

在英国，要成为一名全科医生，要经历"5+2+3"的规范化培训过程，即经过5年的医学本科教育，毕业后获得医学学士学位；如果毕业后选择进入临床工作，须向英国医学委员会（General Medical Council，GMC）注册，向医院提出申请实习，完成为期2年的医院轮转实习，通过结业考核，即面临全科医师及专科医师的分流；如果要成为全科医生，需要再向英国医学委员会申请，进行3年的全科医生规范化培训，主要在医院和全科诊所轮转，分为3个阶段"6+18+12"：6个月在全科诊所学习；18个月在综合性大医院轮转，每个专科都要轮转；12个月固定在一家全科诊所当医生，学习如何在带教老师的监督下独立接诊、独立进行技能操作等。同时学员要通过理论考、实践操作考、日常评考3个方面7大考核后才能成为一名真正的全科医生。通过培训过程，使全科医生掌握以患者为本的理念、以社区为导向的综合性服务、基本医疗能力、初级保健的管理、全面的医学课程及解决具体问题的技巧等。

（二）英国全科医生继续教育

英国所有的全科医生必须注册。英国全科培训大纲要求全科医生每5年重新注册认证一次。全科医生的考核由英国医学委员会（General Medical Council，GMC）和英国皇家全科医师学院（Royal

College of General Practitioners，RCGP）来组织，评估内容有：成本效益、质量改进、最新进展、投诉及重大事件的发生情况及处理、同行间评估等。

（三）英国全科医学师资标准

英国对全科医学师资有严格的纳入标准：①至少有5年全科医学执教培训经验；②有从事全科医学师资工作的愿望和精力；③坚持不断更新教育理念和提高教学技能；④有提供反馈意见的能力。

二、美　　国

（一）美国全科医生规范化培训

1948年美国首先提出"固定时间固定科室轮转"。1955年，美国住院医师委员会规定家庭医学住院医师在1年的实习期外，至少还要经过2年的培训。20世纪90年代，美国家庭医学教师协会首次将能力本位教育理论引入家庭医学住院医师规范化培训，培养方式实现由关注时间向关注能力的转变；1998年美国毕业后教育认证委员会（Accrediting Council for Graduate Medical Education，ACGME）在此基础上进一步提出"培训效果计划"，并且提出以"6项核心能力"为考核标准的全新认证体系，即患者照护、医学知识、临床实践中学习提高、人际沟通技能、专业素养、基于医疗体制的实践。

在经过4年大学教育和4年医学院校教育后，选择全科医学专业方向的毕业生，向举办家庭医学培训项目的医院提出申请，进入联邦和州政府Medicare计划支持的450个家庭医学住院医生培训项目接受培训。全部培训项目在3年内完成，第1年的轮转时间安排为内科4个月，儿科3个月，妇产科2个月，外科2个月，急诊科1个月，其间每周有2个半天的全科医疗门诊训练；第2年的轮转时间安排为内科4个月，儿科3个月，妇产科2个月，心脏科1个月，精神科1个月，急诊科1个月，其间每周有2~4个半天的全科医疗门诊训练；第3年的轮转时间安排为内科4个月，外科4个月，自主选修4个月，其间3~4个月的时间安排在家庭医疗诊所内进行，使住院医生逐步适应独立开诊和社区服务的要求。经过培训的家庭医生，必须参加美国家庭医学委员会（ABFM）组织的家庭医师资格考试，才能获得美国全科医生资格证书。

（二）美国全科医生继续教育

美国规定：对于已获得家庭医学专科医生资格的家庭医生，每6年必须参加美国家庭医学委员会（ABFM）组织的家庭医师资格重新认证，即"资格维持"（maintenance of certification），以确保能够持续胜任家庭医生执照相关职能。而取得继续医学教育学分是参加再认证考试的必要条件，要求每3年必须完成150学分的继续医学教育活动及每年上网完成一个自测的模块，才能获得重新认证的资格。获得重新认证资格后，再通过一个认知测试和一次家庭医疗实践表现的评估（family practice performance assessment）对该家庭医生的能力进行检验。

（三）美国全科医学师资标准

美国全科医学师资的核心能力包括：①组织管理能力：制订培训计划、分配和有效管理时间、适时和恰当反馈、撰写论文、文字报道及管理教学档案；②教学能力：掌握足够教学知识，并具有以学员为中心的教学技能，熟练掌握和应用各种教学工具，充分发挥全科医学师资的人文指导作用。

三、加　拿　大

（一）加拿大全科医生规范化培训

加拿大家庭医生培养体系健全，全国培养模式统一。首先，需要完成4年非医学专业的本科教育，取得学士学位后才能进入医学院校开始医学教育。在医学院校完成2年的医学基础课程教育和2年的临床课程及临床见习，获得医学学位后，须进行为期2~3年的家庭医学住院医师培训。家庭医学住院医师培训在整个家庭医生培养体系中处于核心地位，其基础培训为期2年，是家庭医学培训的重点，第3年为额外技能培训，可以自主选修。完成家庭医学住院医师培训的住院医师必须通过加拿大医学会（Medical Council of Canada, MCC）组织的家庭医学专业资格认证考试，方可成为正式的家庭医师，独自执业。

（二）加拿大全科医生继续教育

通过家庭医学专业资格认证考试后独自执业的家庭医师，须接受继续职业发展教育。继续职业发展教育是国家强制性的，采用学分制，每5年为1个周期，每个周期至少修满250学分，由加拿大家庭医生协会（College of Family Physicians of Canada, CFPC）负责认证，由加拿大医学会（MCC）监督和管理。继续职业发展教育是家庭医生更新知识、提高医疗、教学和科研能力的主要途径，课程根据家庭医生需求制订，强调以人为本，内容侧重临床证据，如以问题为中心的讨论、同行互评、教学反馈、质量研究等，弱化讲座的安排，鼓励从临床实践中学习。

（三）加拿大全科医学师资标准

加拿大研究学者从2010年开始，用2年时间对1130名系主任、住院医师等临床全科医学师资进行2次调查，结果显示，临床带教的参与度、将理论转化实践的能力、具备学术指导的能力是临床全科医学师资必备的基本素质。

四、澳大利亚

（一）澳大利亚全科医生规范化培训

澳大利亚皇家全科医生学院（RACGP）制订的全科医学教学大纲，要求从医患关系和沟通能力、实用全科知识技能、人群健康和全科服务背景、职业和伦理角色、组织管理和法律5个维度（即"全科医学之星"），对医学生、住院医生、全科学员、全科医生的专业素养和胜任力进行递进式的和持续性的全面培养。尽早地让学生和住院医生了解和学习全科医学，并在职业培训和正式执业后保持深入和个性化发展，是澳大利亚全科医学教育和培训的显著特征。

在经过4~6年的医学院本科教育后，先进行1年的毕业后培训，然后进入3年的全科医生职业培训。澳大利亚的3年全科医生职业培训中，第1年为综合医院临床科室轮转，第2、3年在社区全科门诊实习，如果要到农村和边远地区工作，要增加1年的培训，学习急救、麻醉、土著人疾病、诊疗器械应用等知识技能。完成全部培训过程和通过全科医生学会的资质考试获得澳大利亚皇家全科医生学院（RACGP）的会员资格，才能正式成为一名独立执业的全科医生。

澳大利亚对全科医生培训的政策支持：①培训补助：对于愿意到农村工作或者已在农村工作的全科医生需要提高技能参加培训，政府提供一定的培训补助；②安置补助：对愿意到缺乏医生的农村和偏远地区执业的全科医生，每人给予2万澳元安置补助；③偏远地区补助：全科医生在偏远社区服务3年时间，就有资格获得每年5万澳元的补助。

（二）澳大利亚全科医生继续教育

在澳大利亚，全科医生要接受澳大利亚皇家全科医生学院（RACGP）组织的继续医学教育，称为全科医生持续职业发展和质量保证（continuing professional development and quality insurance, CPD/QI），要求每年有4周左右的脱产培训，每3年要参加国家组织的继续医学教育的考核和评估，3年期间全科医生的学分至少达到130学分，该要求与全科医生的职业登记直接关联，并决定了全面医疗保险（medicare）是否购买医生的全科诊疗服务。

（三）澳大利亚全科医学师资标准

澳大利亚皇家全科医生学院（RACGP）于 2005 年颁布了全科医学师资纳入标准，其侧重临床工作经验和教学技能，强调全科医学师资对培训工作的热情和追求，并未把学历和职称列在标准中。

五、法　　国

（一）法国全科医生规范化培训

2010 年，法国最高法院认定全科医学为医学的一个专科，与其他专科享有同等地位。法国医学高等教育包括 3 个阶段，每一阶段 3 年，在第二阶段学习结束后，医学生参加全国执业医师考试，取得住院医生资格，根据全国排名和自己的志愿，选择全科医学作为专业，进入医学教育第三阶段的学习，进行全科医学专业培训。第三阶段主要是在临床实践中完成的，培训期间必须全日制在教学医院中进行各科室轮转。在上级医生的指导和监督下，独立完成从检查诊断到处方治疗的全部医疗过程。完成医院轮转后，必须在全科医生的私人诊所进行 6 个月的实习。同时，每年也需要完成少量理论课程的学习。第三阶段的 3 年学习结束后，结合自己的兴趣和经验选择研究课题并撰写医学博士论文，论文答辩通过后，即可获得全科医学博士学位。

（二）法国全科医生继续教育

法国是世界上第一个通过《医学继续教育法》的国家，规定从事医疗工作的全科医生或其他专科医生必须主动接受医学新知识和新技术的培训、进修和自学；并且必须定期接受强制性的评估。全科医学继续教育由国家继续医学委员会直接领导和统一规划，主要由大学和医学院负责，法国教育学会、医学理事会、医师学会等机构也大力参与，提供不同层次、多样化的课程。从内容上分，有以兴趣为中心和以服务为主的项目；从时间上分，有长期和短期课程；从类型上分，有应用型和研究型的训练；从专业上分，有前沿进展和交叉学科的讲座。除此之外，还可以通过订阅医学杂志、参加报告会、医疗研究分析、病例讨论、流行病学调查等方式进行。参加专题的医学学术会议也是继续教育的有效方法。

六、日　　本

（一）日本全科医生规范化培训

2007 年，日本家庭医学会制订了规范化的家庭医学职业培训项目（vocational training programme for family medicine），该项目在经过 2 年的住院医师临床培训后实施，在临床医院及社区诊所开设相应的培训计划项目，为期 3 年，要求培训人员在各个科室门诊及病房按照规定时间轮转。3 年培训后，以出诊时间及次数、接诊录像等作为考核的依据。考核评价方法有：培训医生的自我评价、发表论文及终期的综合考核（理论和技能考试），考核合格后认定为家庭医生。

（二）日本全科医生继续教育

在日本，家庭医生要参加日本家庭医学会举办的强制性继续医学教育。继续教育包括学会认定的继续医学教育及进入研究生院继续博士课程的学习。

七、我国台湾地区

我国台湾地区的毕业后全科医学训练开始于 2003 年 SARS 之后。安排在医学院校毕业取得医师考照后，进入专科规范性训练之前进行，期限共 2 年。主要内容包括在内科、外科、儿科、妇产科及急诊等各科轮训，每月选修一门其他专科，特别的是训练过程也会安排学员下基地进行社区医疗实践，全面性了解全科医学的架构。

培训目的主要是培养全科医生六大核心能力，包含：患者照顾、医学知识、临床工作中的学习与改善、人际关系与沟通技巧、医疗专业素养、制度下的临床工作。强化毕业后全人医疗、五大科照护（内、外、妇、儿、急诊）、老年医学及社区医疗等训练。

训练特点包括：①以核心能力为导向强化一般医学临床实务；②加强社区医疗与基层医疗及保健的理念参与社区现场实践；③加强老年医学、长期照护概念与实务；④学习跨领域团队合作照护，落实以患者为中心的医疗；⑤强化人文与社会关怀培养，应对患者及其家属时恪守医学伦理；⑥培养实证临床决策分析能力。

在各科训练中，除了借由病例讨论教导各科常见疾病，并邀请社工师、律师、民间人士探讨医学伦理等议题，还会举办实务操作课程，让学员在训练期间完成 25 个案例分析，提升医疗服务经验，完善衔接毕业前的医学教育，并在专科训练前奠定全科医学知识的基础、培养全科医学的技能，为专科医师训练奠定基础。实施效益在于培养所有医师不论科别，都能具备全科医学为核心价值的概念与能力，提升医学的整体诊治能力。

（胡丙杰）

第四节　我国全科医学教育

一、我国全科医学教育的引入

我国正式引进全科医学是在 20 世纪 80 年代后期。世界家庭医生学会前主席 Dr.Rajakumar 和李仲贤医生 Dr. Peter Lee 曾多次访问北京，介绍全科医学的理论及在一些国家所取得的成效，并建议中国发展全科医学。在众多国际友人的积极努力下，1989 年在北京召开了第一届国际全科医学学术会议，在一定程度上促进了全科医学理论在国内的传播。同年北京市成立了全科医学学会，此后在国内外热心人士的热情帮助和共同努力下，全科医学的理论在中国开始推广。1993 年 11 月，中华医学会全科医学分会在北京正式成立，标志着我国全科医学学科的诞生。自全科医学引入我国后，国内专家和学者对全科医疗模式进行了不断的尝试，积极探索适合中国国情的全科医学理论和实践体系以及全科医学教育体系。

二、我国全科医学教育的发展

全科医学的概念在 20 世纪 80 年代后期引入中国以来，经历了从无到有、从培训项目和内容不规范、不统一发展到目前较为完整和系统的全科医学教育体系。

（一）全科医学教育开展概况

全科医学在过去近三十余年的探索和实践中，成效显著，在借鉴国外全科医学教育模式的基础上，结合我国医学教育的实际情况，目前已经初步形成了较为完善的、具有中国特色的全科医学教育体系。但从我国全科医学教育实际发展来看，目前仍处于快速发展期，距离成熟期还有一定的距离。

从全国范围来看，开展全科医学教育的主要形式包括：医学本科生的全科医学教育、毕业后全科医学教育、全科医学继续医学教育、全科医生岗位（转岗）培训、全科医学师资培训等。其中毕业后全科医学教育是全科医学教育的重点与核心，全科医生规范化培训和专业型研究生教育是整个全科医学教育体系的核心部分。在我国，毕业后全科医学教育由 3 部分组成：①5 年制临床医学专业毕业后，进行 3 年的全科医生规范化培训；②定向农村基层的 3 年制临床医学专科生毕业后，进行 2 年规范化培训；③专业学位和科学学位形式的全科医学研究生教育。其中专业学位全科医学研究生的培养，与全科医生规范化培训相结合，是在过渡阶段培养全科医生的一个途径，在上海、北京等地已逐步开展。

近三十年来，全科医学的理论和实践以及国家相关的政策都有大幅度的进步，但由于我国与全科医学发展较为成熟的国家或地区在观念、服务、教育体制、医疗保障制度、全科医学师资和全科医学培训基地等方面存在差异，因此我国全科医学的发展仍面临不少困难。

（二）我国全科医学教育相关机构的建立情况

1989 年，首都医科大学全科医学培训中心是我国成立的第一个全科医学培训中心。在 20 世纪 90 年代初期，一些城市的卫生行政机构和地区医学会、中等医学职业学校等陆续开展了全科医学教学的组织管理工作，全科医学的理论和师资培训陆续开展。自 1997 年以后，政府陆续出台了一系列促进全科医学或社区卫生服务发展的政策。2000 年 7 月，原卫生部科教司牵头组织成立了原卫生部全科医学培训中心，挂靠在首都医科大学。随后，各地纷纷成立省级和市级等不同级别的全科医学培训中心，积极开展全科医学的师资培训和全科医学岗位培训工作。

全科医学培训中心在各地纷纷建立的同时，一些医学院校也开始成立了全科医学教研室或全科医学系，没有单独成立教研室或系的大学，也由相关的教学机构（如流行病学或社会医学教研室）来承担全科医学的教学功能，针对医学本专科生、在职医生等开设全科医学概论或社区卫生服务导论等相关课程，还有部分医学院校尝试开展了临床医学专业全科医学方向的本专科生教育。

2002 年全国全科医学培训网络成立，2003 年 12 月中国医师协会全科医师分会成立，2006 年教育部高等学校医药学科（专业）教学指导委员会全科医学教学指导分委员会成立，2007 年教育部高等学校公共卫生与全科医学教学指导委员会成立。这些机构在全科医学学科建设、全科医学师资培训和全科医生骨干培训工作中发挥了非常重要的作用。

2014 年时任全国人大常委会副委员长、中华医学会会长陈竺建议医学院校设立全科医学系或在临床医学系内设立全科医学专业，医学院校附属医院和三级医院设立全科医学学科，并建议将全科医学发展情况作为医学院校和医疗机构评审的重要指标。2018 年国务院办公厅印发的《关于改革完善全科医生培养与使用激励机制的意见》提出，高等医学院校要高度重视全科医学学科建设，面向全体医学类专业学生开展全科医学教育和全科临床见习实习，并鼓励有条件的高校成立全科医学教研室、全科医学系或全科医学学院，开设全科医学概论等必修课程。

三、我国全科医生的培养

（一）我国医学本科生的全科医学教育

我国已有多所高等医学院校在本科生阶段开设了全科医学相关课程，将全科医学列为必修课或选修课。教学目标定位于传授全科医学的基本理论知识、态度和技能，培养医学生的职业兴趣，为毕业后的全科医学规范化培训奠定基础；在校本科生在校期间初步认识全科医学这一学科的特点，其毕业后即使从事其他专科也能够很好地与全科医生进行沟通和业务合作。

我国部分医学院校，如首都医科大学，广州医科大学、安徽医科大学等高校曾经开展了全科医学专业（方向）的本科教育，这为我国医学生全科医学教育开展了有益的探索。由于我国全科医学本科教育的师资多集中于高等医学院校，工作在基层的社区医生很少参与教学工作，因此我国全科医学教育的社区见习或实习基地还不完善，需要进一步加强和完善。

（二）我国全科医生的规范化培养

全科医生的规范化培养，亦称全科住院医师规范化培训。2012 年，为规范并加快全科医生培养，原卫生部、教育部组织制订了《全科医生规范化培养标准（试行）》，2014 年 8 月，国家卫计委印发《住院医师规范化培训基地认定标准（试行）和住院医师规范化培训内容与标准（试行）》，明确了全科医生规范化培训基地的认定细则，培养目标、内容和标准。2018 年，《国务院办公厅关于改革完善全科医生培养与使用激励机制的意见》要求逐步建立统一规范的全科医生培养制度，规范全科医生培养模式。将全科医生培养逐步规范为"5+3"模式，即先接受 5 年的临床医学（含中医学）本科教育，再

接受 3 年的全科医生规范化培养。在过渡期内，3 年的全科医生规范化培养可以实行"毕业后规范化培训"和"临床医学研究生教育"两种方式。2019 年国家卫健委印发《全科医生转岗培训大纲》（2019 年修订版），规范了全科医生转岗培训工作，提高全科医生转岗培训质量，加强全科医生队伍建设。

1. 培养目标 为基层培养具有高尚职业道德和良好专业素质，掌握专业知识和技能，能独立开展工作，以人为中心、以维护和促进健康为目标，向个人、家庭与社区居民提供综合性、协调性、连续性的基本医疗卫生服务的合格全科医生。

2. 培养年限、内容和方式 全科医生规范化培养年限为 3 年（实际培训时间不少于 33 个月）。因特殊情况不能按期完成培训任务者，允许申请延长培养年限。

全科医生规范化培养内容包括理论培训、临床技能培训和基层医疗卫生实践。理论培训内容以临床实际需要为重点，主要包括：①医学伦理与医患沟通；②有关法律、法规（具体见附表有关医疗卫生法律法规推荐目录）；③临床科研设计与方法；④临床专业相关理论；⑤全科医学、社区卫生服务和公共卫生。时间安排可集中或分散在 3 年培养过程中完成。可采用集中面授、远程教学、临床医学系列讲座、专题讲座、临床案例讨论、读书报告会等多种形式进行。

全科医学相关理论学习，时间为 3 个月，采取集中授课和自学的方式进行。

临床技能培训主要是在临床科室轮转，时间为 26 个月。在轮转期间，学员参加"临床培训基地"中的主要临床三级科室和相关科室的医疗工作，进行临床基本技能训练，同时学习相关专业理论知识。相关管理制度依照临床实习管理制度要求执行。此外，在医院轮转期间，每周安排不少于半天的集中学习，以讲座、教学研讨会与案例讨论等方式，学习全科医学相关问题与相关学科新进展。同时每月安排 1 天到社区基地参与社区卫生服务工作。

基层医疗卫生实践的时间为 7 个月。要求学员在社区培训基地工作，并在导师的指导下开展全科医疗和社区卫生服务工作。社区教学基地指定专门教师实行一对一带教。

目前，由于各种因素，如培训过程中存在一些管理和政府配套政策上的问题、培训后的就业和经济收入问题等原因，最终导致医学院校毕业生参加全科住院医师规范化培训的积极性不高、培训比例偏低。2018 年《国务院办公厅关于改革完善全科医生培养与使用激励机制的意见》要求合理分配各专业住院医师规范化培训招收名额，扩大全科专业住院医师规范化培训招收规模，力争到 2020 年全科专业招收数量达到当年总招收计划的 20%，并逐年增加。支持具有临床医学或中医硕士专业学位授予资格的高校与住院医师规范化培训基地建立协同教学关系，积极探索和完善全科专业住院医师规范化培训人员取得硕士专业学位的办法。随着医改的深入推进和体制机制的完善，这些问题将逐步得到解决。

（三）助理全科医生培训

2016 年，为提升农村基层卫生人才队伍综合服务能力，国家卫计委、国家发展改革委、教育部、财政部、人力资源社会保障部和国家中医药管理局联合印发《助理全科医生培训实施意见（试行）》。助理全科医生是我国现阶段农村基层全科医生队伍的重要补充，助理全科医生培训指临床医学专业、中医学类专业 3 年制全日制高职（专科）毕业，拟在或已在乡镇卫生院、村卫生室等农村基层医疗机构从事全科医疗工作的人员，包括应届毕业生以及有培训需求的往届毕业生，参加 2 年的助理全科医生培训。该项目从 2016 年起开始实施，实施期限暂定 10 年。

1. 培训目标 理解生物-心理-社会医学模式，具有全科医学理念，掌握临床医学的基本理论、基本知识和基本技能以及公共卫生的相关知识和技能；熟悉全科医学的诊疗思维模式；能够运用全科医学的基本理论和原则指导医疗卫生实践；具有对农村常见病多发病的基本诊疗能力、预防保健工作能力；具有良好的医患沟通能力，以维护和促进健康为目标，向个人、家庭和农村社区提供以需求为导向的综合性、协调性、连续性的基本医疗和预防保健服务。

2. 培养年限、内容和方式 助理全科医生培训年限为 2 年（共 104 周）。

培训内容由三部分组成，即临床培训、基层实践、全科医学基本理论与职业理念和综合素质课程培训，其中临床培训 82 周，安排在认定的临床培训基地进行；基层实践 16 周，安排在认定的基层实践基地进行；理论和综合素质课程采取集中与分散相结合的方式进行，集中理论授课 2 周，综合素质课程穿插在临床培训、基层实践过程中进行；综合考试考核与结业 1 周，机动 3 周（基地可结合本地特点自行安排，如执业助理医生考前强化训练或由学员自选科室学习等）。因特殊情况不能按期完成培训任务者，允许申请延长培训年限，但原则上不超过 1 年。

培训需在省级有关部门认定的全科医生培训基地进行，包括临床培训基地（以有条件的二级综合医院为主）和基层实践基地（有条件的乡镇卫生院、社区卫生服务中心和专业公共卫生机构）；培训过程中综合素质和职业相关能力培训课程可由有关高等医学院校承担。培训全程实行指导教师制，注重临床轮转和基层实践的实际效果。在带教师资的指导下，临床轮转阶段加强常见疾病诊疗思维的培养和诊疗技能的培训；基层实践阶段突出临床各科所学理论课程相关知识和技能的整合与应用，以及国家基本公共卫生服务相关内容的实践操作。全科医学基本理论、全科医生职业理念和综合素质培养采取集中授课、讲座和见习等形式进行，其他均分散安排在临床培训与基层实践阶段穿插进行，使全科医学理论与实践紧密融合。

（四）全科医学专业研究生教育

我国从 2005 年开始，在上海和北京的医学院校中开始招收全科医学专业的硕士研究生，2006 年首都医科大学开始招收全科医学专业的博士研究生。培训时间均为三年，训练内容因科学学位和专业学位的类别不同而有所区别。

2011 年，国务院学位委员会批准在临床医学专业学位类别下增设全科医学，培养全科医学硕士专业学位研究生。2013 年教育部、国家卫计委决定共同组织实施临床医学硕士专业学位研究生培养模式改革试点，决定批准北京大学等 64 所高校为第一批临床医学硕士专业学位研究生培养模式改革试点高校。2014 年 6 月 30 日，教育部等六部门印发《关于医教协同深化临床医学人才培养改革的意见》（教研〔2014〕2 号），规定从 2015 年起，所有新招收的临床医学硕士专业学位研究生，同时也是参加住院医师规范化培训的住院医师，其临床培养按照国家统一制订的住院医师规范化培训要求进行。按照住院医师规范化培训标准内容进行培训并考核合格的临床医学硕士专业学位研究生，可取得《住院医师规范化培训合格证书》。截至 2018 年 1 月，我国已经有 76 所高校招收的 800 多名全科医学研究生毕业，涉及了 76 所高校招收的全科医生研究生。2018 年，《国务院办公厅关于改革完善全科医生培养与使用激励机制的意见》规定，在过渡期内，3 年的全科医生规范化培养可以实行"毕业后规范化培训"和"临床医学研究生教育"两种方式。要求从 2018 年起，新增临床医学、中医硕士专业学位研究生招生计划重点向全科等紧缺专业倾斜。

1. 培养目标 全科医学硕士专业学位研究生培养目标设定为"须掌握坚实的全科医学理论和基本研究方法，具备较强临床分析和实践能力，能以维护和促进健康为目标，向个人、家庭与社区居民提供综合性、协调性、连续性的基本医疗保健服务"。

2. 培养对象、年限和方式 全科医学硕士研究生招生对象为临床医学专业本科毕业生，一般学习期限为 3 年。培养方式为课程学习、临床及社区实践、技能考核、最后完成学位论文。

（五）全科医师继续医学教育

全科医师的继续医学教育作为持续性的职业发展，是一种终生性教育，其目的是通过全科医生在执业期间通过各种形式不断地接受新理论、新知识、新技能和新方法等。全科医师的继续医学教育的体制可采取立法和制度强制执行，专业学会或协会开发继续教育项目，依靠全科医师自身主动学习。继续医学教育的形式可以采取学术讲座、学术会议、短期培训班、进修、撰写论文和专著等。

2011 年，《国务院关于建立全科医生制度的指导意见》指出：要加强全科医生的继续教育。以现代医学技术发展中的新知识和新技能为主要内容，加强全科医生进行针对性、实用性强的继续医学教育。加强对全科医生继续医学教育的考核，将参加继续医学教育情况作为全科医生岗位聘用、技术职务晋升和执业资格再注册的重要因素。2018 年，《国务院办公厅关于改革完善全科医生培养与使用激励机制的意见》要求巩固完善全科继续医学教育。制订全科医学继续教育指南，加快网络数字化课程、课件、教材开发，大力发展远程继续教育，普及全科适宜技术，实现全科医生继续医学教育全覆盖。

积极开展基层全科医生进修培训和学历提升教育。强化继续医学教育基地建设，充分发挥县级综合医院在农村基层全科医生进修培训中的作用。加强对全科医生的中医药和康复医学知识与技能培训，将中医药作为其继续教育的重要内容，鼓励提供中医诊疗、养生保健康复、健康养老等服务。

但目前我国全科医学继续医学教育开展的内容针对性不强，未突出全科医学学科特点，缺乏系统性，以及缺乏良好师资条件等，这些是影响全科医学继续教育效果的主要原因。

（六）全科医师转岗培训

2010 年，原卫生部启动实施基层医疗卫生机构全科医生转岗培训，替代以前开展的全科医生岗位培训（600 学时的培训项目）和全科医生骨干培训（10 个月的脱产培训项目）。经过 9 年的培训，2019 年，我国医疗体系中累计转岗培训全科医生 15 万人，占所有注册全科医生的一半以上。事实证明，转岗培训已经成为缓解全科医生数量短缺最迅速、有效的途径。

2019 年，为贯彻落实《关于改革完善全科医生培养与使用激励机制的意见》，规范全科医生转岗培训工作，提高全科医生转岗培训质量，在全面总结既往工作基础上，国家卫健委发布《全科医生转岗培训大纲（2019 年修订版）》。其主要内容有：

1. 培训对象　全科医生转岗培训对象包括两类临床医师：一是基层医疗卫生机构中已取得临床执业（助理）医师资格、拟从事全科医疗工作、尚未接受过全科医生转岗培训、全科专业住院医师规范化培训或助理全科医生培训的临床执业（助理）医师。二是二级及以上医院中取得临床执业医师资格、从事临床医疗工作三年及以上、拟从事全科医疗工作、尚未接受过全科医生转岗培训、全科专业住院医师规范化培训或助理全科医生培训的其他专科临床执业医师。

2. 培训时间、内容和方式　全科医生转岗培训总时长不少于 12 个月，可以在 2 年内完成，已具备相应临床实践经验的可适当减免培训时间。培训内容包括四个模块，其中，全科医学基本理论知识培训不少于 1 个月（160 学时）、临床综合诊疗能力培训不少于 10 个月、基层医疗卫生实践不少于 1 个月（160 学时）、全科临床思维训练时间不少于 20 学时（穿插培训全过程）。

全科医生转岗培训采取模块式教学、必修与选修相结合的方式进行，允许培训基地根据培训对象的专业背景、工作年限和个性化需求，按照"填平补齐"的原则，灵活安排培训内容，重在全科医生岗位胜任能力的培养。

（1）全科医学基本理论知识培训：采用集中学习与分散自学，面授与远程培训相结合方式进行。其中面授集中培训时间不少于 56 学时，可分次进行。全科医学基本理论知识培训的主要内容包括：全科医学及其相关理论、国家医疗卫生体系与基层医疗卫生服务、医患关系与人际沟通、健康管理及慢性病管理、社区康复、卫生信息管理、预防医学等。

（2）临床综合诊疗能力培训：根据基层医疗卫生服务实际需求，以临床科室轮转方式进行，包括临床基础培训（岗前培训 1 周）和临床科室轮转两部分。其中，临床科室轮转分必修轮转科室和选修轮转科室，不同轮转科室需要学习的主要病种/健康问题见《培训大纲》要求，各地、各培训基地可根据当地和学员实际情况，对有关培训内容做适当调整优化。

（3）基层医疗卫生实践：主要通过培训对象到基层实践基地参加全科医疗实践和公共卫生实践，学习基本医疗卫生服务、基本公共卫生服务和基层医疗卫生服务管理相关内容，树立以居民健康为中心、家庭为单位、社区为基础的全科医学观念，培养个体与群体相结合的综合性、连续性、协调性服务能力，同服务对象建立良好沟通和医患关系的能力；提升基层医疗卫生服务管理和团队合作的能力，以及结合实际发现问题和解决问题的能力。

（4）全科临床思维训练：以病例讨论为主，采用教学示范与教学实践相结合，课堂教学、门诊教学、病房教学、基层实践相结合等多种方式进行，穿插于培训全过程，提高培训对象关于常见健康问题的临床诊疗和常见慢性病基层管理过程中的全科临床思维能力。

3. 有关政策

（1）培训内容的减免

培训基地可根据培训对象从事临床医疗工作的专业背景和工作经历（时间截至培训报到当日），

适当减免相关培训内容，其中：①取得省级及以上卫生健康行政部门颁发的全科医学师资培训合格证书的培训对象，其全科医学基本理论知识培训可予以减免；②来自基层医疗卫生机构的培训对象，在基层医疗卫生机构从事医疗工作 2 年及以上、具有中级及以上职称的，其基层医疗卫生实践可予以减免；③来自二级及以上医院的培训对象，具有主治医师资格的，其原从事专科（以医师执业证书中的注册范围为准）所对应二级学科的临床轮转培训可予以减免，其中医师执业注册范围为内科、神经内科、急诊科专业的，其内科、神经内科、急诊科的临床轮转培训可同时予以减免；在所在医院独立设置的全科医学科全职从事全科医疗、教学工作满 2 年的，其临床轮转培训、基层医疗卫生实践和全科临床思维训练可予以减免；④来自二级及以上医院的培训对象，具有副主任医师及以上资格的，其临床轮转培训可予以减免；在所在医院独立设置的全科医学科从事全科医疗、教学工作满 1 年的，其基层医疗卫生实践和全科临床思维训练可予以减免；⑤注册为其他专业专科医师，但已通过全科专业住院医师规范化培训并获得合格证书者，或通过省级及以上卫生健康行政部门组织的全科医师骨干培训，培训时间超过 10 个月并获得合格证书者，可在原注册执业范围基础上增加全科医学专业执业范围。

（2）培训优惠政策

国家制订了下列优惠政策支持培训对象参加全科医生转岗培训：①培训计划向重点地区倾斜，来自贫困地区、民族地区、革命老区的培训对象同等条件优先招收；②保障培训对象培训期间的待遇，经单位同意派出参加全科医生转岗培训的，原单位应保证培训对象培训时间，培训期间工资待遇不变，工作年限连续计算；③培训考核合格可增加全科医学专业执业范围。二级及以上医院有关专科医师参加全科医生转岗培训并考核合格的，在原注册执业范围基础上增加全科医学专业执业范围，允许其在培训基地和基层医疗卫生机构提供全科医疗服务，并按规定享受相关补贴。

4. 组织管理　省级卫生健康行政部门负责培训，并制订具体的培训计划和管理方案，充分发挥住院医师规范化培训基地和助理全科医生培训基地的作用。

（1）全科医学基本理论知识培训：由省级卫生健康行政部门遴选具有大专及以上学历教育资质的培训机构或全科医生转岗培训基地承担。

（2）临床综合诊疗能力培训：由省级卫生健康行政部门遴选的临床培训基地承担，优先考虑国家建设的全科医生临床培养基地。

（3）基层医疗卫生实践：由省级卫生健康行政部门遴选的基层实践基地承担。

5. 考核与结业　全科医生转岗培训结业考核分为理论考核和实践技能考核两部分，考核工作由省级卫生健康行政部门统一组织。理论考核或实践技能考核不合格者，由省级卫生健康行政部门统一组织补考。理论考核和实践技能考核全部合格者，获得全科医生转岗培训合格证书。

（七）全科专业专科医师规范化培训

2018 年，《国务院办公厅关于改革完善全科医生培养与使用激励机制的意见》提出要稳妥推进全科专业专科医师规范化培训制度试点工作。目前国家卫健委委托中国医师协会组织专家研究制订专科医师规范化培训目录，也包括全科专业的专科医师规范化培训。根据需求和自愿原则，今后有的全科医生可以参加全科专业专科医师规范化培训，走"5+3+X"的培养成长路径。

（高修银）

思　考　题

1. 全科医生的知识结构和能力包括哪些？
2. 我国全科医生的培养形式有哪些？
3. 欧美等国家的全科医学教育有何特点？
4. 开展全科医学科学研究需要哪些条件？
5. 全科医生如何开展全科医学科学研究？

第十四章 全科医生团队服务与管理

学习目标

1. 掌握全科医生团队的概念和服务模式；
2. 熟悉全科医生团队的管理；
3. 了解全科医生团队的双向转诊和外部协作方式。

由全科医生、护士、公共卫生等专业人员组成的全科医生服务团队向社区居民提供防治结合的健康服务，是实现分级诊疗格局的重要基础和关键环节。推进全科医生团队服务不仅有利于促进基层卫生机构服务模式的转变，也可以优化医疗资源配置，提高医疗体系的利用效率。本章结合近年我国各地开展的全科医生团队服务的试点工作，重点就全科医生团队服务的含义、基本功能和任务以及全科医生团队服务管理进行阐述。

第一节 全科医生团队概述

建立分级诊疗制度，是实现合理配置医疗资源、促进基本医疗卫生服务均等化的重要举措，对促进医药卫生事业长远健康发展、提高人民健康水平、改善和保障民生具有重要意义。提高基层医疗服务能力是实现"基层首诊、双向转诊、急慢分治、上下联动"分级诊疗制度的关键。

2015 年，国务院办公厅发布的《关于推进分级诊疗制度建设的指导意见》（国办发〔2015〕70号）中提出了要建立基层签约服务制度。2016 年，国务院医改办发布的《关于推进家庭医生签约服务的指导意见》中进一步明确指出了要通过以全科医生团队实行家庭医生签约服务，强化基层医疗卫生服务网络功能，促进分级诊疗格局的形成。2018 年，国家卫健委、国家中医药管理局联合印发《关于规范家庭医生签约服务管理的指导意见》进一步提出了要建立健全全科医生团队管理制度，明确团队工作流程、岗位职责、考核办法、绩效分配办法等。近年来，全科医生团队在促进我国"分级诊疗、联防联控"的健康服务格局建设中发挥了重要的作用。

一、全科医生团队的定义及服务模式

（一）全科医生团队的定义

全科医生团队（General Practice Team）是以全科医生和护士为主体，联合其他医务人员及社会人员组成的一个共同体，它合理利用每一个成员的知识和技能协同工作，解决问题，达到共同的目标。团队不仅强调个人的业务成果，也强调团队的整体业绩。在不同的国家、不同的发展阶段，全科医生团队有不同的模式和表现形式。

（二）国外全科医生团队模式

国外对家庭医生签约服务模式的探索较早，目前已形成了相对成熟的服务模式。但作为提供服务的主体——全科医生团队在各个国家的表现形式仍不完全相同。

1. 英国全科医生团队模式 英国社区卫生中心的人员主要由全科医生与专业护士组成。全科医生作为技术权威，是社区卫生服务的团队骨干；专业护士包括治疗室内的临床治疗护士、从事家庭医疗护理的社区护士、从事儿童保健家庭照料的健康访视员、负责家庭接生及产前产后保健的助产士、负责精神患者社区护理、康复及心理保健的社区精神心理护士。此外，团队成员中还有社会工作者，负责患者社会福利问题的协调。

2. 加拿大全科医生团队模式　加拿大在1994年提出的9条有关基础医疗保健方面革新的建议中,鼓励、支持"全科医生们"以团队形式开展工作,其团队成员包括全科医生与其他医疗保健领域人员,如药剂师、精神病学专家、营养学专家、教育工作者等。

3. 巴西全科医生团队模式　巴西建立团队辖区责任制,由全科卫生工作队以团队服务的方式提供跨学科的卫生服务。一个全科卫生工作队通常包括1名全科医生、1名护士和4~12名社区代理人,其中65%的团队还配有牙医。社区代理人主要负责社区与基本卫生保健提供者之间的联络工作,通常由护士或社区督导员担任。

4. 美国全科医生团队模式　美国的全科医疗服务是以市场调节为主的服务模式。家庭医生是以私人诊所的形式出现的,他们根据本诊所的执业范围及患者的需要配备相应的团队成员(专职或者兼职)。因此,美国的全科医生团队没有固定的模式。他们在医院和社区中可有病床或病区,家庭医生在与医院签订合同的前提下,可以使用医院的诊疗设备,不仅如此,他们还将需要的患者转诊到相应的医院进行门诊就诊或住院,因此,美国的全科医生和专科医生之间的沟通很方便。这种服务模式不仅使社区诊所与医院服务形成了一个连续的过程,而且提高了社区诊所的服务质量,提高了全科医生的业务水平。近年美国的家庭医生开始向更加专业化的方向发展,他们在掌握全科知识和技能的基础上,也特别注重专业特色和特长,以更好地满足患者的需要,因此美国的家庭医生出现联合开业的现象,以团队的形式相互补充知识和技能,以满足居民的服务需求。

(三)我国全科医生团队模式

近年来,我国各地相继开展了全科医生团队模式的探索。北京市于2007年出台《社区卫生服务团队责任制管理办法》,明确各社区卫生机构应包括至少1名全科医生、1名防保人员和1名护士组成的社区卫生服务团队,这可能是我国较早的社区卫生服务团队。天津市于2011年尝试家庭责任医生服务模式,通过各种形式(门诊、预约和上门等)进行责任区域内的家庭提供服务。江苏省于2011年组织建立了"3+X"全科医生团队,实现了一对一的契约式关系。广州、深圳、成都等地也对全科医生团队模式开展了广泛的探索。这些全科团队服务模式被证明能够有效地引导居民到社区就诊,以促进社区首诊的开展。

二、我国全科医生团队的组成和各成员职责

(一)全科医生团队的组成

在我国,全科医生团队依托城市社区卫生服务中心(站)或农村乡镇卫生院(村卫生室),以提高居民健康水平为目标,以签约服务的方式,向社区居民主动提供"一站式"全面的、综合的、连续的基本医疗服务和基本公共卫生服务。全科医生团队由全科医师、医生助理、社区护士、公共卫生医师、专科医师和其他社区卫生技术人员组成。按照每名全科医生签约人数不超过2000人的原则,每个团队至少配备1名全科医生、1名护理人员,其他成员可根据居民健康需求和签约服务内容选配,包括但不限于:公共卫生医师(含助理公共卫生医师)、专科医师、药师、健康管理师、中医保健调理师、心理治疗师或心理咨询师、康复治疗师、团队助理、计生专干、社工、义工等。原则上由全科医生担任团队负责人,如果团队内不止1名全科医生,为保证团队工作的顺利进行,应通过竞聘产生团队长1名,负责团队的管理和日常安排工作等,团队的其他成员则通过双向选择的方式确定。在人员不足的基层卫生机构,专科医生、公共卫生医生应根据实际需要,可兼任多个团队的签约服务工作。

(二)团队各成员的职责

1. 团队长的职责　团队长是全科医生团队的轴心,负责团队的组建、工作安排与协调、团队的绩效管理等工作。团队长一般应具有一定管理能力的中级以上全科医师,通过公开招聘和竞选产生。

团队长的主要工作职责有:①根据团队岗位聘用的需要,以双向选择的原则吸纳团队其他组员;②制订团队的工作目标和工作计划,组织实施,经常督促检查,定期对团队工作进展进行总结和分析,

及时调整团队工作安排，并形成报告向上级汇报；③领导团队成员同辖区居民开展签约服务，建立稳定的契约服务关系，按照签约服务的内容和上级部门的相关要求向辖区居民提供综合性、持续性的基本医疗服务和基本公共卫生服务，并注重提高服务质量；④加强与社区其他机构的联系，协调开展双向转诊工作；⑤负责团队的日常管理、工作安排、绩效考核等工作；⑥领导和分担全科医生的教学任务，鼓励和支持本团队医务人员积极开展科研和学术活动。

2. 全科医师（包括乡村医生）的职责　全科医师是家庭医生签约服务的签约骨干，全科医师与相对固定的一个或数个助理组成家庭医生签约服务单元。在农村地区，村卫生站视为乡镇卫生院派驻的全科诊室，乡村医生与网络化管理的乡镇卫生院组成全科医生团队，并接受团队的指导和双向转诊。

全科医师的主要工作职责有（乡村医生职责视其承担的任务而定）：

（1）在全科医生团队长的领导和上级全科医师指导下，负责辖区内基本医疗服务与基本公共卫生服务工作，提供综合的、持续的、有效的优质服务。

（2）提供契约式健康管理服务，与居民签订服务协议并按协议提供相应服务。坚持首诊负责制，按时参加全科门诊及出诊工作。接到出诊要求，针对行动不便、符合条件且有需求的签约居民，尽快前往患者家中，询问病史、检查和治疗。

（3）做好慢性病筛查工作，与患者、公共卫生医师、社区护士一起制订治疗随访方案并实施。

（4）对诊断不明确的患者及时组织医师会诊，协助做好双向转诊工作，以及团队间转介，必要时做好陪伴护送。

（5）规范书写医疗文书，认真执行各项医疗规章制度和操作常规，严防差错事故。

（6）协助做好预防保健等工作，负责建立和维护辖区内居民健康档案，协助辖区老人、残疾人、康复患者、慢性病患者康复保健指导及行为干预计划的实施。

（7）及时发现传染病患者并协助转诊、隔离。对传染病患者的家人进行传染病知识的宣教并要求团队内的公卫医生协助。

（8）与团队其他人员合作，每年为签约居民或家庭进行健康评价，制订具体的管理措施，并提供健康管理后续服务。

（9）做好责任社区的健康教育工作，及时发放健康知识宣传单，推广健康教育处方，做好社区健康促进工作。

（10）积极开展新技术、新业务及科研工作，不断提高科研能力。

3. 专科医生的职责　专科医生包括中医医生、理疗科医生、妇幼保健医生、口腔科医生、五官科医生等具有专科特色的医生。

专科医生的主要工作职责有：

（1）了解团队内签约居民的健康状况，掌握其中患有相关专科慢性病的居民健康情况，并针对其专科情况与家庭医生进行病情交流。

（2）当团队家庭医生要求会诊时，对患有相关专科疾病的患者进行诊疗。

（3）当团队家庭医生遇到疑难疾病时，参与病情讨论并给予专科意见和技术支持。

（4）协助全科医生对慢性病进行预防、筛查、随访、控制及监测等工作。

（5）协助开展孕产妇保健、免疫接种、新生儿访视、计划生育指导与管理工作。

（6）参加咨询义诊、健康教育讲座等各项健康促进活动，指导残疾人康复。

4. 公共卫生医生的职责　包括：

（1）在全科医生团队长的领导下，严格按照国家基本公共卫生服务规范要求，做好本责任区的预防保健工作任务。

（2）做好社区健康调查，协助团队成员完成社区诊断和居民健康档案的建立和更新工作。了解本社区内慢性非传染性疾病的分布特征，参与制订相关的干预措施，并组织实施。

（3）做好社区健康管理工作，评估居民的健康风险因素。根据健康评估风险的结果做出个体和群体健康干预计划，并组织、监督、跟踪实施、评估干预效果。

（4）为签约人群提供疾病预防知识，协助进行预防接种，参与健康促进服务。

（5）掌握本社区慢性病患者的基本情况，同社区护士在全科医生指导下做好慢性病患者的随

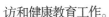

访和健康教育工作。

（6）认真执行传染病登记报告制度，做好传染病患者家访指导，配合有关部门做好疫点处理和流行病学调查。

（7）协助做好卫生计生监督，做好食源性疾病及相关信息报告、饮用水卫生安全巡查、学校卫生服务、非法行医和非法采供血信息报告、计划生育相关信息报告。

5. 社区护士的职责 包括：

（1）负责做好门诊及出诊患者的治疗等护理工作，执行各项规章制度和护理技术操作常规，严格查对制度，做好交接班，严防差错事故。

（2）落实消毒隔离制度，负责门诊及服务点器械的消毒工作，做好出诊前物品和器械消毒的准备。负责物品的请领和保管以及药品清点、登记、保管等工作。

（3）做好电话咨询、预约患者的登记及候诊患者的病情观察，若发现问题，及时处理或报告。

（4）做好家庭病床患者的登记和出诊安排，严格按照操作规程，做好护理工作，协助全科医师出诊，及时做好带配药工作。

（5）协助做好计划免疫和妇幼保健工作，以及各种健康教育知识宣传和计划生育指导等工作。

（6）协助做好本责任区居民健康情况的调查和健康档案资料的更新工作，以及慢性病患者的监测和康复指导工作。

6. 全科医生助理的职责 全科医生助理与全科医生组合建立家庭医生签约服务单元，为固定的全科医生提供协助，双方协作为签约居民提供更优质的医疗服务。全科医生助理主要由社区护士担任，团队长可根据其团队成员的组成情况，也可选择由团队中的中医医生、理疗科医生、妇幼保健医生、口腔科医生、五官科医生或低年资全科助理医师等担任。

全科医生助理的主要工作职责有：

（1）协助负责诊疗接待、家庭医生签约服务的介绍及现场签约。

（2）接听预约电话、预约登记、来诊登记、安排及导诊。

（3）协助医生接诊，进行血压、血糖、身高、体重等数据的采集；根据签约居民的具体情况，推荐签约居民参加本机构开展的各项健康促进活动，如健康教育讲座、义诊咨询、各类慢性病自我管理小组等；对有健康问题的患者进行初步的解答、聆听患者的倾诉。

（4）根据全科医生对随访的要求，对签约居民进行电话或上门随访，对到诊患者的健康信息及时更新；解答签约居民的健康问题，并给予健康建议和帮助其养成良好的生活行为习惯；了解签约患者及其家庭成员的情况，并反馈给全科医生。

（5）正确执行医嘱，开展社区护理服务。

（6）协助全科医生进行上门访视及家庭病床访视，上门护理。

（7）协助全科医生通过健康教育、义诊、小组活动等方式，推广家庭医生式服务，并协助家庭医生进行签约，处理签约居民健康数据的档案录入工作。

（8）协助团队的全科医生、公卫医生及专科医生进行社区老年护理、社区康复、社区精神卫生、社区慢性病预防与管理、社区传染病预防与控制、社区营养运动指导等工作。

（三）全科医生团队的支持系统

全科医生团队是一个业务团队，社区卫生服务中心的药房、收费、检验医技等科室并不分配到各个团队中去。同时，由于每个社区卫生服务中心通常有若干个全科团队，需要协调、管理、评价和后勤保障。因此，围绕全科医生团队服务模式，社区卫生服务中心要建立两大全科医生团队支持系统，即医技药剂辅助系统和管理平台辅助系统。前者包括挂号收费室、注射室、急诊室、康复病区、中西药房，检验、B超、心电、放射等医技科和供应室；后者包括行政办公室、基本医疗管理办公室、基本公共卫生管理办公室和后勤保障管理办公室。各个部门应该积极配合全科医生团队开展服务工作，根据社区全科医生团队服务需要，无条件的及时提供支持。只有建立健全全科医生团队的支持系统，才能切实保证全科医生团队的职责和功能，更好地做好社区卫生服务工作。

三、全科医生团队的运作方式

家庭医生签约服务是以全科医生（农村地区含乡村医生）团队为主体，以基层医疗卫生机构（包括社区卫生服务中心、乡镇卫生院、社区卫生服务站、村卫生站）门诊为主要服务场所，通过与居民签订一定期限的服务协议，明确签约服务内容、方式、期限和双方的责任、权利、义务及其他有关事项，建立相对稳定的契约关系。以基本医疗服务为基础，以解决居民常见健康问题为目标，建立集健康问题筛查、人群分类、重点人群追踪、健康管理为一体的基层医疗卫生服务模式。

（一）全科医生团队的服务内容

2018 年，国家卫健委、国家中医药管理局联合印发的《关于规范家庭医生签约服务管理的指导意见》中明确全科医生团队在机构执业登记和工作职责范围内应根据签约居民的健康需求，依法依约为其提供基础性和个性化签约服务。基础性签约服务包括基本医疗服务和基本公共卫生服务。

基本医疗服务涵盖常见病和多发病的中西医诊治、合理用药、就医路径指导、转诊预约等。公共卫生服务涵盖国家基本公共卫生服务项目和规定的其他公共卫生服务。个性化签约服务是在基础性签约服务的内容之外，根据居民差异化的健康需求制订针对性的服务内容。家庭医生团队应当结合自身服务能力及医疗卫生资源配置情况，为签约居民提供以下个性化签约服务：

1. 健康管理服务　对签约居民开展健康状况评估，在评估的基础上制订健康管理计划，包括健康管理周期、健康指导内容、健康管理计划成效评估等，并在管理周期内依照计划开展健康指导服务等。

2. 健康教育与咨询服务　根据签约居民的健康需求、季节特点、疾病流行情况等，通过门诊服务、出诊服务、网络互动平台等途径，采取面对面、社交软件、电话等方式提供个性化健康教育和健康咨询等。

3. 优先预约服务　通过互联网信息平台预约、现场预约、社交软件预约等方式，家庭医生团队优先为签约居民提供本机构的专科科室预约、定期家庭医生门诊预约、预防接种以及其他健康服务的预约服务等。

4. 优先转诊服务　家庭医生团队要对接二级及以上医疗机构相关转诊负责人员，为签约居民开通绿色转诊通道，提供预留号源、床位等资源，优先为签约居民提供转诊服务。

5. 出诊服务　在有条件的地区，针对行动不便、符合条件且有需求的签约居民，家庭医生团队可在服务对象居住场所按规范提供可及的治疗、康复、护理、安宁疗护、健康指导及家庭病床等服务。

6. 药品配送与用药指导服务　有条件的地区，可为有实际需求的签约居民配送医嘱内药品，并给予用药指导服务。

7. 长期处方服务　家庭医生在保证用药安全的前提下，可为病情稳定、依从性较好的签约慢性病患者酌情增加单次配药量，延长配药周期，原则上可开具 4~8 周长期处方，但应当注明理由，并告知患者关于药品储存、用药指导、病情监测、不适随诊等用药安全信息。

8. 中医药"治未病"服务　据签约居民的健康需求，在中医医师的指导下，提供中医健康教育、健康评估、健康干预等服务。

（二）全科医生团队的服务路径

1. 家庭医生签约服务　全科医生团队的主要服务路径是家庭医生签约服务。家庭医生签约服务是指全科医生团队通过签约的方式，为签约居民提供约定的医疗卫生服务，满足群众长期、连续的健康照顾需求。家庭医生签约服务实行团队签约，原则上应当采取团队服务形式。家庭医生签约服务工作流程见图 14-1。

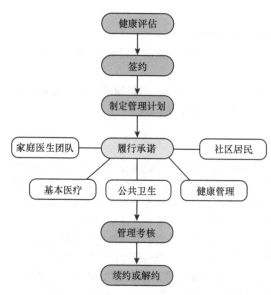

图 14-1　家庭医生签约服务工作流程图

根据服务半径和服务人口，合理划分签约服务责任区域，居民或家庭自愿选择1个全科医生团队签订服务协议，明确签约服务内容、方式、期限和双方的责任、权利、义务及其他有关事项。签约周期原则上为一年，期满后居民可续约或选择其他全科医生团队签约。鼓励和引导居民就近签约，也可跨区域签约，从而建立有序竞争机制。为加强医院与基层医疗卫生机构对接，可引导居民或家庭在与家庭医生团队签约的同时，自愿选择一所二级医院、一所三级医院，建立"1+1+1"的组合签约服务模式，在组合之内可根据需求自行选择就医机构，并逐步过渡到基层首诊；在组合之外就诊应当通过家庭医生转诊。

2. 全科医生团队的服务方式

（1）签约服务：社区居民以家庭为签约单位，自愿与全科医生团队签订服务协议，建立相对固定的契约服务关系。基层卫生服务机构的医务人员帮助辖区居民选择全科医生团队、登记注册，选择个性化的服务项目并签订服务协议。每个家庭同期只能选择一个服务团队。签约周期可视情况灵活掌握，原则上一个周期不应少于1年，期满后如需解约，居民需告知服务团队并签字确认，不提出解约视为自动续约。连续一年无法取得联系或拒绝接受服务的居民，则视为自动解约，协议应存放于健康档案内。

（2）预约服务：开展电话、短信、微信、网络等多种预约服务，为签约居民提供基本医疗和基本公共卫生服务。

（3）随访服务：对已经签约的高血压、糖尿病等慢性病患者及65岁以上老年人，每年开展1次免费体检，就其健康和疾病状况进行跟踪随访，为其提供血压、心率测量等服务，发放高血压、糖尿病等宣传资料。

（4）上门服务：对空巢老人、行动不便并有需求的签约居民提供上门健康咨询、指导和基本医疗服务。

3. 全科医生团队的服务流程　家庭医生式服务流程必须将基本医疗与基本公共卫生服务结合在一个服务流程内统筹完成，不可割裂开展。

（1）基层医疗机构家庭医生式服务签约居民健康管理流程：首先，可通过电视、网络、电话、短信、微信等多种形式开展健康教育、健康咨询等活动，动员社区居民来社区卫生服务中心，家庭医生助理解释家庭医生式服务，并协助签约。接下来，可建立居民健康档案，进行相关健康体检并进行健康风险评估。根据评估结果按人群分类管理，个性化管理服务。

对于健康人群，家庭医生式服务主要是提高居民健康素养；对于高危人群则采取以消除疾病危险因素，预防疾病发生为目标的管理方案；而对于重点人群的服务内容有：①对 0~6 岁儿童进行预防接种和健康体检筛查，对未按要求进行健康管理的，需在问题评估中予以诊断（如未规范预防接种、未规范健康体检），由责任团队定期筛查诊断结果，并对"阳性"对象予以主动追踪管理；②对育龄妇女和孕产妇进行早孕筛查和孕期健康管理，对未按要求进行健康管理的，需在问题评估中予以指导并提出指导意见，由责任团队定期跟进筛查诊断结果，并对"阳性"对象予以主动追踪管理；③对 35 岁以上人群进行高血压、糖尿病筛查，对首次确诊患者予以建立专案并首次门诊随访；复诊患者予以门诊随访；高危患者需在问题评估中予以诊断，由责任团队定期筛查诊断结果，并对"阳性"对象予以主动追踪管理；④对老年人和残疾人（含严重精神障碍患者）进行专案和健康随访筛查，对首次就诊患者予以建立专案并首次门诊随访；复诊患者予以门诊随访；对于易患病人群则应纳入社区慢性病规范管理，具体流程图见图14-2。

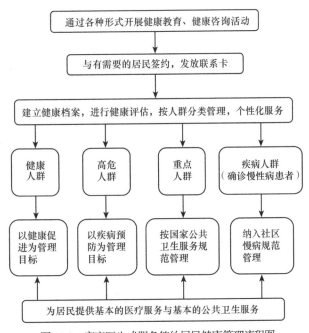

图 14-2　家庭医生式服务签约居民健康管理流程图

（2）基层医疗机构家庭医生式服务居民就诊流程：

1）筛查与分诊：居民前来基层医疗机构就诊，首先由导诊台（或挂号处）接诊登记，并负责对就诊居民进行初步筛查，主动采集健康相关信息和测量基本健康指标，建立或更新居民健康档案，然后根据需求进行分诊。已签约居民，分诊至其签约的家庭医生式服务团队诊室；未签约的居民，动员其签约，建立一对一的契约服务关系。

2）就诊人群分类：全科医生接诊患者后，建立/调出健康档案，医生应诊，门诊日志，归档。严格按照全科诊疗流程对就诊患者的健康问题进行现场处置，如病史采集、体格检查、辅助检查、疾病诊断和治疗。同时对就诊患者进行人群分类，确诊并处理现患疾病，适时提供预防性服务；对慢性病进行系统管理，改变患者的不良求医习惯。预约复诊，随访管理。

3）当就诊居民出现以下情况时，给予相应协助：病情需要、行动不便、长期卧床，希望全科医生上门提供服务的患者，全科医生团队要主动上门了解其家居生活情况，提供上门诊疗护理服务，符合家庭病床建床条件的患者予以申请建家庭病床；发生或合并专科情况，由全科医生协助寻求团队内或团队间的专科医生会诊解决；患传染病或发生公共卫生事件等情况，由全科医生或助理协助寻求团队内公卫医生会诊并给予协助、指导。

4）当基层医疗机构不能处理，病情复杂或加重时，全科医生团队需将患者上转至上级综合医院或专科医院救治。病情稳定、好转后，再由上级综合医院或专科医院下转到基层医疗机构随访管理。见图14-3。

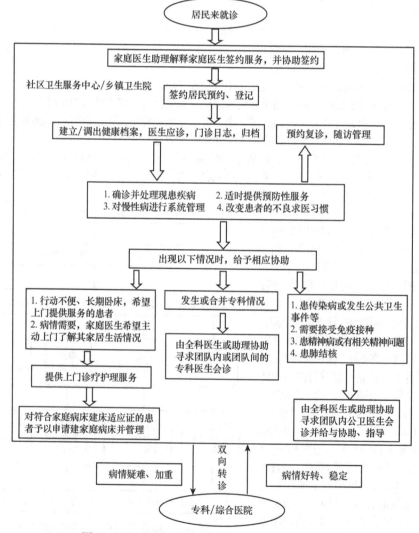

图14-3　基层医疗机构家庭医生式服务居民就诊流程图

第二节　全科医生团队管理

一、全科医生团队管理的定义和职能

（一）全科医生团队管理的定义

全科医生团队管理是团队长根据团队成员工作性质、业务专长，通过实施计划、组织、领导、控制、创新等职能来协调团队成员的活动，鼓励成员参与及相互合作，使团队成员共同实现既定目标的活动过程。良好的团队管理能力，对于激发团队成员潜能、协助问题解决、增进成员组织认同、提升团队效率与效能，具有非常重要的意义。全科医生团队管理是一种合作式管理，也是一种参与式管理。

（二）全科医生团队管理的职能

1. 计划　"凡事预则立，不预则废"，计划是管理的首要职能，它是对未来事件做出预测，以制订出行动方案。任何团队都必须有一个详细而且能被团队成员正确理解的工作计划，该计划的实现被认为是团队目标实现的必然结果，全科医生团队也不例外。全科医生团队的计划工作是为事物未来的发展规定方向和进程，重点要解决好两个基本问题：一是目标的确定问题，如果目标选择不对，计划再周密具体也枉费心机，这是计划的关键；二是进程的时序，即先做什么，后做什么，可以同时做什么，均不能错位，这是计划的准则。计划的内容一般包括"5W3H"（见表 14-1）。全科医生团队有了科学的工作计划，就可以分工，团队成员才知道自己干什么、与谁协作，才会研究怎么去干好。因此，计划是全科医生团队活动的行动指南。

科学地制订计划固然重要，但实施计划更为重要。因此，必须坚持计划执行的严肃性，定期检查实施情况，定期进行总结验收，核对计划目标和任务是否按时、按量、按标准完成，并与相应的奖惩措施挂钩。实施计划时一般采取目标管理的方法，将计划目标逐级逐项分解直至将任务和职责全面落实到团队中具体部门或具体成员。

表 14-1　计划的基本内容与要素

序号	计划内容及其所要回答的问题	要素	具体内涵及要求
1	WHAT——做什么（任务）？	目标	工作内容，最终成果要求
2	WHY——为什么做？	目的	理由，意义，重要性
3	WHO——谁做，结果如何？	责任	人选及其责任，评价办法，激励措施
4	WHEN——何时做？	时间表	起止时间，进度安排
5	WHERE——何地做，哪些部门？	范围	地点、地理范围；组织层次、哪个部门
6	HOW——如何做？	战略	主要的策略与战术，路径，基本方式、手段
7	HOW MUCH——需投入多少资源？	预算	费用，来源
8	HOW to improve——如何改进？	应变措施	意外情况发生的应对预案

2. 组织　组织是指完成计划所需的组织结构、规章制度、人财物的配备等，它有两个基本要求：一是按目标要求设置机构、明确岗位、配备人员、规定权限、赋予职责，并建立一个统一的组织系统；二是按实现目标的计划和进程，合理地组织人力、物力和财力，并保证它们在数量和质量上相互匹配，以取得最佳的经济和社会效益。另外，组织的维系还需要靠组织文化来凝聚组织力量。如全科医生团队成员在全科医学理念认识的基础上形成的共同认知，会促使成员能够自觉将"居民不得病、少得病、晚得病、患病后可获得及时合理处置，尽最大可能地维护居民健康"作为共同追求的目标，将竭尽全力照顾一切需要照顾的患者作为共同信念，将医疗、预防、保健、康复和健康教育与健康管理作为工作任务，最终也会促进整个辖区居民健康水平的提高。

3. 领导　配备在各种岗位上的人员，由于在个人目标、需求、偏好、性格、素质、价值观、工作

职责、掌握信息量等方面存在很大差异，在相互合作中必然会产生各种矛盾和冲突。因此，就需要有权威的领导者进行协调、引导、指导团队成员的行为。通过沟通增强相互理解，统一思想和行动，采取激励办法使每个成员自觉地为实现组织目标共同努力。

4. 控制　控制是防止全科医生团队活动偏离计划目标，促使其按照计划规定的要求展开工作的过程。控制职能是按照既定的目标、计划和标准，对团队活动各方面的实际情况进行检查和考察，发现差距，分析原因，采取措施，予以纠正，使工作能按原计划进行；或根据客观情况的变化，对计划作适当的调整，使其更符合于实际。控制必须具备三个基本条件：一是有明确的执行标准，如工作指标、数量、定额、质量标准、规章制度、政策等；二是及时获得发生偏差的信息，如工作检查、评价、报表、简报、原始记录、口头汇报等；三是纠正偏差的有效措施。缺少任何一个条件，全科医生团队的工作、活动便会失去控制。

5. 创新　全科医生团队的管理是在动态环境中实施的动态活动过程，仅有维持是不够的，还必须不断调整管理的内容和目标，以适应环境变化，这就是经常被人们忽视的管理的创新职能。由于医学科学技术迅猛发展，社会经济活动空前活跃，居民的健康需求也在不断更新，医患关系也日益复杂，全科医生团队中的每一位工作者每天都会遇到新情况、新问题。如果因循守旧、墨守成规，就无法应付新形势的挑战，也就无法完成其肩负的任务。因此，全科医生团队应该加强自身的创新能力，因地因时制宜地开展团队工作，在借鉴以往成功经验的基础上和移植别人管理方法的过程中开发、创造出能解决自己团队面临的困境、难题的新方法和新思路，高效完成团队工作和实现团队目标。

二、全科医生团队的文化建设

全科医生团队的文化是其在发展的过程中所形成的工作方式、思维习惯和行为准则；是由团队价值观、团队氛围、团队的使命与愿景等要素综合在一起而形成的。团队文化一旦形成，便会强烈地支配着团队成员的思想和行为。因此，在团队的管理过程中，要注重团队的文化建设。

（一）全科医生团队的价值观

全科医生团队的价值观是团队成员共同认可的一种集体意识，是凝聚团队、推动团队发展的精神力量。团队精神是员工思想与心态的高度整合，是员工在行动上的默契与互补，是员工之间的互相宽容与理解。

全科医生团队的文化总会随着时间的流逝而逐渐演变成一种传统，这种传统就像烙印一样烙在团队的每个成员身上，成为一种识别不同团队的特殊印记和符号，并通过不断传承而生生不息。

（二）全科医生团队的氛围

全科医生团队的管理作风、自主的工作环境和富有挑战性的工作，使成员之间相互信任，能够坦诚、开放、平等地沟通与交流。和谐的人际关系，使成员身心愉快，参与愿望强烈，让工作中充满了热情与活力。团队价值观和团队愿景、团队管理模式和团队仪式、团队长的领导风格和行为规范以及团队成员间的性格和沟通方式是决定团队氛围的主要因素，而这些因素大多取决于团队长的态度和领导力，所以团队长对团队气氛的和谐与否承担着不可推卸的责任。

全科医生团队的发展过程中经常碰到困难与挫折，但优秀的团队能够使团队成员愉悦地解决困难挫折并享受。团队内部士气高昂，团队成员不畏艰难，不畏挫折，时刻保持旺盛的斗志。团队在文化氛围上既强调团队精神，又鼓励个人自我完善与发展，杜绝过于强调团队精神而压倒个性的文化倾向，由此激发个人的积极性、主动性、创造性。

（三）全科医生团队的使命与愿景

全科医生团队的愿景（team vision）是团队所有成员都向往实现的未来愿望和景象，是团队将来发展的目标和团队成员共同拥有的远大理想，它回答的是团队将来要发展成什么样的问题；而团队使命（team mission）则是团队为了实现团队愿景而制订的战略定位和业务方向，它回答的是团队应该做什么的问题，团队使命应该反映战略方向和战略定位，是团队成员前进和努力的方向。作为一个领导者，第一要务就是为自己的团队设立愿景和使命，并激发团队竭尽全力去实现它。一个成功团队的愿景和使命应该是具有前瞻性的、激动人心的、清晰的、可最终实现的。

不同的团队可能具有不同的文化，但其基本要素是相同的，即相互信任、尊重及肯定、倡导健康、有效沟通、创新精神、团结协作精神。

三、如何打造高效的全科医生团队

（一）建立美好的共同愿景

首先，要把社区卫生服务的未来描述成一幅美好的蓝图，让它给所有团队成员以希望，成为全体成员发自内心的共同愿望。

其次，要让全科医生团队成员应以"医术精湛，以人的健康为中心，关爱生命，呵护健康，造福人类"为宗旨，以解决社区主要卫生问题，满足社区居民基本卫生服务需求为目的，为居民提供融预防、医疗、保健、康复、健康教育、计划生育技术服务等为一体的，有效、经济、方便、连续的基层卫生服务。

（二）明确可及的目标

全科医生团队在努力实现共同愿景的过程中要有明确的、可及的、阶段性的、具体的目标。团队长要组织所有成员对一周、一月、一季甚至一年的工作数量、质量、满意度制订明确可行的目标，让团队成员与团队目标紧密地联系在一起，充分发挥目标的外在刺激作用，来调动成员的积极性、主动性和创造性。

（三）团队长的付出

全科医生团队实施队长负责制，队长在授权范围内能行使一定的分配权。在全科医生团队中，团队长起着决定性的作用，负责内部行政和业务管理，组织实施社区卫生服务工作。团队长要能表现出对工作高度的积极性、主动性和责任感；能以身作则，与团队成员同甘共苦；能公平、公正待人，与团队成员保持良好关系；有很强的人际沟通能力；能够组织和主持团队会议。

（四）团队成员的角色分工

团队队员应服从团队长的工作安排和工作调整。团队里的全科医师、社区护士、公共卫生医师、专科医师、医生助理等所有成员都要有明确的岗位职责。明确的分工可以使全科医生团队中的每个人实现自己的工作价值，只有分工合理，各个角色在其岗位上做好自己的工作，才能使各项工作可以有条不紊地进行，使团队运作更加高效。

（五）团队成员的相互信任与合作

高效团队的一个重要特征就是团队成员之间相互信任。信任是合作的基石，是缔造团队前进的动力，没有信任，就没有合作。全科医生团队是一个相互协作的群体，团队内成员各自的品格、个性特点、工作能力及分工各有不同，这就需要团队成员之间建立相互信任的关系。团队成员只有相互信任、主动做事、取长补短、乐于分享，才能共同成长，共达成功的彼岸。

（六）培养强烈的竞争意识，提高团队成员的责任感

竞争是促进生产力提高、科学昌盛、文化繁荣的一种力量，也是促进人们创新能力发展的重要推

动力。如果一个团队内部没有竞争，无论是干多干少，干好干坏，结果都一样，那么团队成员的热情就会减退。在团队中，既需要良性竞争，又需要相互协作。团队的成功就是凝聚力和竞争力相互协调的结果。

（七）打造学习型团队

全科医生团队以全科医师为骨干，合理使用社区资源和适宜技术，开展以预防、医疗、保健、康复、健康教育、计划生育指导等六位一体的基层卫生服务工作，这就要求全科医生团队通过培训与自学打造成为学习型团队：①全员学习，尤其是管理层，他们是决定团队发展方向和命运的重要阶层，因而更需要学习；②终身学习，即团队中的成员均应养成终身学习的习惯，这样才能形成团队良好的学习氛围，促进其成员在工作中不断进步；③全过程学习，即学习必须是贯彻于团队系统运行的整个过程中。

（八）良好的沟通与激励

1. 做好沟通前的准备工作，明确沟通内容　有效的沟通要有清晰的沟通主线和明确的沟通主题，事先安排好沟通提纲。同时，还要讲求沟通的艺术性，比如说管理者与下属沟通工作中，首先要考虑到人的心理承受能力，先肯定其成绩和好的方面，再指出其不足及改进方向。注意减少沟通的层级，因为信息传递者参与的越多，信息失真性越大，因此，沟通双方最好是直接面谈，这样才能使信息及时、有效地在双方传递，达到沟通的目的。有效的沟通能够消除各种人际冲突，使员工在感情上相互依靠，在价值观上达到高度的统一，进而为团队打下良好的人际基础。所以，全科医生团队要开展各种有效的沟通。

2. 激励的方式　成功的管理不仅是教团队成员如何去做好本职工作，更重要的是通过适当的方式去激发他们的斗志，调动其工作积极性。激励的方式可以是金钱和物质的奖励，或是肯定、认可的评价，更重要的是自我实现的激励。团队中的每个人都认为他做的是有意义、有价值的事情，工作的同时使其有一种使命感，充分实现自己的价值，就能对个人起到激励的作用。团队精神、价值观念之所以重要，就是因为它具有特别重要的激励意义。适当的奖罚是必不可少的，奖罚要公正、准确、适度，应注意坚持奖励与处罚相结合，以奖励为主；坚持物质奖罚与精神奖罚相结合，以精神奖罚为主。

（九）鼓励创新

所有团队成员，综合运用已有的医学知识、信息技术、技能和方法，结合团队管辖区域内的具体需要，提出新的方法、新的模式，进行创造、改革、革新。只有不断创新，才能为社区居民提供更高质量的社区卫生服务。

（十）学会分享与归宿感

让全科医生团队的所有成员学会分享团队工作的一切。分享目标和愿景，团队长让下属清晰地知道自己在往哪儿走；分享决策，团队长让成员了解团队的工作重心；分享信息，让团队内部的指令迅速下达、问题及时发现、冲突及时解决，团队成员都能感受到一种令人愉悦的"透明"的团队环境；分享工作方法和经验，让成员更加优秀，更加熟练而完美地完成工作；分享成果，让每一团队成员都能从成果中收获甜蜜，一起享受成果带来的快乐。在所有的分享当中，成果的分享无疑是最激动人心的。只有学会了与全体团队成员分享团队的一切，才会让团队成员有归宿感。

（十一）可靠的外部支持

在全科医生团队的工作中，得到外部的支持非常重要。要得到外部的支持，核心点是找到不同团队之间的共同目标，只有有了共同的目标，共同的追求，相互之间的合作才有可能。因此，团队制订目标时要先与外部沟通，取得外部的支持。第一，全科医生团队在制订目标时要与社区居民沟通，了解他们的健康需求，把他们的需求融入全科医生团队的目标中；第二，全科医生团队在制订目标时要围绕政府的方针政策和社区卫生服务中心的工作重心，并得到相应的支持。

四、全科医生团队的绩效管理

（一）绩效管理的相关概念

1. 绩效（performance）　指对应职位的工作职责所达到的阶段性结果及其过程中可评价的行为表现。

2. 绩效考核（performance appraisal）　是应用各种科学的定性和定量的方法，对部门及员工为实现工作目标所做出的努力及其实际效果进行的考核和评价，包括信息收集、汇总和分析等方法及过程。

3. 绩效管理（performance management）　是指管理者与员工之间就目标与如何实现目标达成共识的基础上，通过激励和帮助员工取得优异绩效而实现组织目标的管理方法。绩效管理的目的在于通过激发员工的工作热情和提高员工的能力和素质，以达到改善绩效的效果。

绩效管理所要解决的主要问题包括：如何确定有效的目标、如何使目标在管理者与员工之间达成共识、如何引导员工朝着正确的目标发展、如何对实现目标的过程进行监控、如何对实现的业绩进行评价和对目标业绩进行改进。绩效管理的架构见图 14-4。

实现绩效的改进，所采用的手段为 PDCA 循环，PDCA 循环又叫质量环，是管理学中的一个通用模型，最早由休哈特于 1930 年构想，1950 年被美国质量管理专家戴明博士再度挖掘出来，运用于持续改善产品质量的过程，故又叫戴明环。PDCA 是 Plan（计划）、Do（执行）、Check（检查）和 Act（修正）的第一个字母，P（Plan）计划，包括方针和目标的确定，以及活动规划的制订；D（Do）执行，根据已知的信息，设计具体的方法、方案和计划布局，再根据设计和布局，进行具体运作，实现计划中的内容；C（Check）检查，总结执行计划的结果，分清哪些对了，哪些错了，明确效果，找出问题；A（Act）修正，对检查的结果进行处理，对成功的经验加以肯定，并予以标准化，对于失败的教训也要总结，引起重视。PDCA 循环就是按照这样的顺序进行质量管理，一个循环完了，解决一些问题，未解决的问题进入下一个循环，通过周而复始的 PDCA 循环来实现质量持续改进（见图 14-5）。

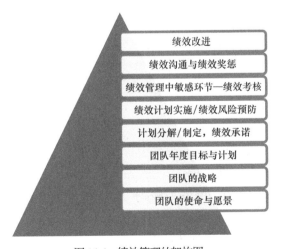

图 14-4　绩效管理的架构图

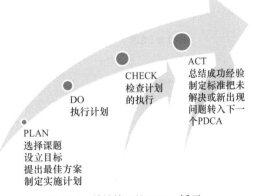

图 14-5　绩效管理的 PDCA 循环

（二）全科医生团队绩效管理的过程

1. 绩效目标计划确定　绩效目标分为结果目标和行为目标。目标制订要遵循 S-M-A-R-T 原则。S：

具体的（specific）——反映阶段性的、比较详细的目标；M：可衡量的（measurable）——量化的；A：可达到的（attainable）——可以实现的；R：相关的（relevant）——与政府、社区卫生服务中心目标的一致性；T：以时间为基础的（time-based）——阶段时间内。

2. 全科医生团队绩效管理中的辅导 目标确定后，团队长要在实现目标过程中对员工进行辅导。在辅导过程中既要认可员工的成绩，又要对员工进行帮助和支持，同时根据实际情况对目标进行修正。

3. 全科医生团队绩效管理中的评价 即绩效考核，是团队绩效管理中的一个环节，也是绩效管理过程中的一种手段。常见绩效考核方法包括 KPI 法（关键绩效指标，key performance indicator）、BSC 法（平衡计分卡，balanced score card）及 360 度考核等。有效的绩效考核不仅能帮助团队达成目标，还能不断地发现团队中存在的问题，促使团队成员持续地解决问题，从而激励团队与员工的共同成长。

要做好绩效考核，首先是确定团队绩效考核指标体系，其核心是 KPI 的确定。对于不同层次及不同工作性质的团队，工作计划与 KPI 的考评权重是不一样的，需要根据具体情况确定。工作计划考评相对简单，而团队 KPI 考评相对困难。其次是建立考核方案，包括时间、周期、方法、程序、考评人员等。最后是结果应用体系。

团队 KPI 的指标可以分为主要指标、整体指标、辅助指标、否决指标四大类。主要指标，是团队职责比较重要的指标，设置不同的百分比权重；整体指标，是团队整体效能的指标，包括职能实现类指标、团队建设类指标、业务提升类指标、健康运作类指标、签约对象满意度指标；辅助指标，指重要性相对较小或者各团队都具有的公共指标，为扣分项；否决指标，指各成员有潜在医疗安全风险的设立的"否决"指标，该指标不占权重，但该项指标如果未达到标准，团队的整体业绩要乘以一定比例的系数（数值在 0～0.9 之间）。

常见的全科医生团队服务考核 KPI 指标库见表 14-2。

表 14-2 家庭医生式服务团队绩效评价 KPI 指标体系指引

一级指标	二级指标	三级指标
1. 团队管理	1.1 团队组建与运作	1.1.1 组建合理的全科医生团队
		1.1.2 团队成员有详细的分工及岗位职责
		1.1.3 有科学、合理的团队服务工作流程及转诊工作流程
	1.2 有效签约率 （各地根据试点进展不同阶段选择使用）	1.2.1 家庭医生式服务覆盖率
		1.2.2 家庭医生签约率
		1.2.3 重点人群所在家庭签约率
	1.3 分工管理	1.3.1 团队组成和职责分工机制
		1.3.2 团队内部考核制度
	1.4 活用健康档案	1.4.1 电子健康档案建档率
		1.4.2 健康档案动态管理率
		1.4.3 健康档案利用率
2. 服务功能	2.1 预约式服务	2.1.1 签约居民在家庭医生处就诊率
		2.1.2 签约居民通过家庭医生转诊率
		2.1.3 预约式服务占随访总服务的比例
		2.1.4 签约居民对家庭医生基本医疗服务利用率
	2.2 基层首诊和双向转诊 （各地根据试点进展不同阶段选择使用）	2.2.1 基层首诊百分比
		2.2.2 向上转诊占总转诊比例
		2.2.3 向下转诊占总转诊比例

续表

一级指标	二级指标	三级指标
2. 服务功能	2.3 健康管理	2.3.1 基层医疗卫生机构诊断
		2.3.2 为签约家庭制订健康管理方案率
		2.3.3 签约居民中接受健康筛查服务的比例
	2.4 家庭病床（各地根据实际情况选择使用）	2.4.1 建床率
		2.4.2 病案规范率
	2.5 重点人群服务效果	2.5.1 高血压任务完成率
		2.5.2 高血压控制率
		2.5.3 高血压规范管理率
		2.5.4 乙型糖尿病任务完成率
		2.5.5 乙型糖尿病控制率
		2.5.6 乙型糖尿病规范管理率
		2.5.7 严重精神障碍患者规范管理率
		2.5.8 肺结核患者管理率
		2.5.9 早孕建册率
		2.5.10 产前健康管理率
		2.5.11 产后访视率
		2.5.12 新生儿访视率
		2.5.13 儿童健康管理率
		2.5.14 老年人健康管理率
3. 服务效果	3.1 卫生经济学（选择使用）	3.1.1 签约家庭医疗费用支出年度变化
		3.1.2 签约家庭医疗费用人均支出年度变化
	3.2 社会效应	3.2.1 群众知晓率
		3.2.2 群众满意度
		3.2.3 群众依从率

　　4. 全科医生团队的绩效反馈　绩效反馈是绩效管理过程中的一个重要环节，主要通过考核者与被考核者之间的沟通，就被考核者在考核周期内的绩效情况进行面谈，在肯定成绩的同时，找出工作中的不足并加以改进。绩效反馈的目的是让员工了解自己在本绩效周期内的业绩是否达到所定的目标，行为态度是否合格，让管理者和员工双方达成对评估结果一致的看法；双方共同探讨绩效未合格的原因并制订绩效改进计划；同时，管理者要向员工传达组织的期望，双方对绩效周期的目标进行探讨，最终形成一个绩效合约。由于绩效反馈在绩效考核结束后实施，而且是考核者和被考核者之间的直接对话，因此，有效的绩效反馈对绩效管理起着至关重要的作用。绩效反馈内容包括：通报员工当期绩效考核结果；分析员工绩效差距与确定改进措施；沟通协商下一个绩效考评周期的工作任务与目标；确定与任务和目标相匹配的资源配置。

　　5. 全科医生团队的绩效改进　绩效改进是指确认工作绩效的不足和差距，查明产生的原因，制订并实施有针对性的改进计划和策略，不断提高竞争优势的过程，即采取一系列行动提高员工的能力和绩效。

　　绩效改进是绩效考核的后续应用阶段，是连接绩效考核和下一循环计划目标制订的关键环节。团队成员能力的不断提高及绩效的持续改进才是绩效考核的根本目的，而实现这一根本目的的途径就是绩效改进。

绩效改进的形式多种多样，大致上可以分为以下三个步骤：①分析员工的绩效考核结果，找出员工绩效中存在的问题；②针对存在的问题，制订合理的绩效改进方案，并确保其能够有效地实施，如个性化的培训等；③在下一阶段的绩效辅导过程中，落实实施已经制订的绩效改进方案，尽可能为员工的绩效改进提供知识、技能等方面的帮助。

（三）全科医生团队绩效管理中的有效沟通

绩效沟通是指考核者与被考核者就绩效考评反映出的问题以及考核机制本身存在的问题展开实质性的沟通。它是绩效管理的灵魂和核心，贯穿绩效管理的全过程，是整个绩效管理过程中耗时最长、最关键、最能产生效果的环节。包括目标制订沟通、绩效辅导沟通、绩效反馈沟通和绩效改进沟通。见图14-6。

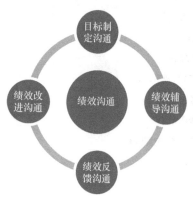

图14-6　全科医生团队的绩效沟通图

一般来讲，一个完备的绩效沟通全过程由沟通前的准备阶段，沟通过程中的操纵阶段和沟通后的跟踪阶段三部分构成。这三部分紧密相连，构成一个具有较强逻辑性的循环圈。

1. 准备工作阶段　准备阶段的工作主要有以下四方面：

（1）沟通对象的分类：依据考评结果被考核者分为好、中、差三类。这样既有利于从全局上了解和把握团队的整体绩效状况，也便于对员工进行有针对性的沟通，从而提高沟通的效率。

（2）绩效沟通的总目标和分目标的定位：任何沟通都离不开目标的导向。绩效沟通的总目标是通过与员工开展沟通来提高员工的工作绩效，从而带动中心战略目标的达成。在确定了绩效沟通的总目标后，也不能忽视分目标的确立。从本质上说，总目标是各个分目标的提炼和汇总，分目标是针对每次具体沟通所拟定的一个沟通期望。

（3）合适的场所和时间的选择：进行绩效沟通要注意时机和场所环境的选择。在不同的时间和沟通场所进行的沟通产生的效果是不一样的。恰当的时机和愉悦的沟通环境将有助于使沟通达到"事半功倍"的效果。社区卫生服务中心的绩效沟通最好安排在绩效考评结果公布的第一时刻进行，但不宜安排在临近下班时间，因为双方的注意力有可能受到下班这个因素的干扰。合适的沟通环境应具备两个特征：第一，正规性和权威性。一般可以选择在会议室或专门的办公室进行，让沟通对象意识到管理者对本次沟通的重视；第二，没有干扰性因素的存在，如人员的进出，电话铃声等。环境要严肃庄重，体现管理者的权威。当然，也可以由管理者组织晚餐会、茶话会等在愉悦的环境中进行沟通。

（4）制订沟通提纲：沟通提纲分为两类：一类是沟通计划，是对沟通全过程的一个事先安排，如什么时候沟通，在哪里沟通，应由哪些人员参加等；另一类是面谈提纲，是细化到对每一个具体沟通对象的细节安排，如提什么样的问题及其先后顺序等。制订沟通提纲要注意有针对性和选择性。

2. 沟通操纵阶段　在沟通操纵阶段应注意以下四方面的问题：

（1）站稳自己正确的立场：在保证自己立场正确的前提下，要稳固地坚持自身的立场。要注意两方面的问题：第一，通过稳住自己的立场，并将之传递给员工，顺利实现沟通所要达到的目标。第二，应充分给予员工反驳的机会，并认真做好记录。切忌粗暴地打断员工或与员工针锋相对地展开辩论。

（2）围绕已定目标展开沟通：在沟通的准备阶段，制订好沟通的总目标和具体的分目标。在沟通的执行阶段就如何围绕已定目标展开沟通。要从总体和全局的观念上来把握总目标，绝不能因为某个部分或局部出现了偏差而使总目标也发生人为的偏差。由于绩效管理的总目标是通过沟通来带动整体绩效的改善，那么在沟通中就要注意搜集和把握全局性和不同沟通对象反映的共性信息。至于具体的分目标的实现实际上就是完成已定的工作任务，沟通也自然需要围绕这些任务展开。

（3）灵活应对突发事件：绩效沟通过程中有可能出现突发事件。如由于某种原因代表社区卫生服务中心的一方将沟通演变成了说教，员工成了"忠实"的听众；又如遇到内向型的员工，整个沟通根本就不能进展下去等。在面对这些突发事件时，作为代表社区卫生服务中心一方的人员首先要摆正心态，快速冷静思考，找出应对之策。如若遇到沟通演变成说教的情况，社区卫生服务中心一方在意识到这一点之后应及时将自己转换为倾听者，并适当延长原定的沟通时间，避免由此带来的负面效果。其次，社区卫生服务中心也可以主动地向员工"道歉"，拉近彼此之间的距离，防止突发危机扩大化。

（4）重在探讨的应对之策：如果改善员工及社区卫生服务中心的绩效是沟通的出发点，那么探讨解决问题的对策则是沟通的落脚点。与员工展开绩效沟通若是未能探讨出解决问题的对策，那从本质上来说绩效沟通是失败或是"无意义"的。因此，在进行绩效沟通之时应重在探讨解决问题的对策。在开展绩效沟通时，探讨应对之策有两方面的意义：其一，它可以借助社区卫生服务中心一方的智慧帮助员工谋求应对之策；其二，它也集合了员工的智慧，使探讨出的应对之策更具有可操作性。

3. 沟通跟踪阶段　一个完善的绩效沟通机制离不开沟通后的跟踪观察阶段。在完成了绩效沟通后，绩效管理人员应对沟通对象进行跟踪观察，及时了解沟通对象的工作动态，并从中提炼出沟通效果和沟通目标达成程度的信息，为后阶段"调试"社区卫生服务中心沟通机制和绩效管理机制提供参考依据。具体可请求沟通对象所在的相关部门和人员给予帮助和配合。

绩效沟通在人力资源管理活动中既是一项重要的活动，又是一项不易把握，较为复杂的活动。在绩效沟通时，管理者务必要摆正心态，认真准备，灵活操控，妥善对待。否则，极易陷入绩效沟通的恶性循环中去。

第三节　外部团队协作与双向转诊

一、建立全科医生外部团队协作

为促进基层首诊，让居民有一个畅通有序的就医环境，全科医生团队要在社区卫生服务中心与二、三级综合医院/专科医院之间，建立多种形式的社区卫生服务外部团队，通过全科医生团队与专科医师团队的"预约就诊—密切配合—会诊转诊"的方式，发挥各自的特色专长，形成有效分工协作的联动机制，探索完善社区卫生首诊制和双向转诊制的有效途径和新模式，充分利用社区卫生的内外部资源，加强社区卫生服务的内部团队建设，提高社区卫生服务的质量和效率。

（一）医联体

2015 年，《国务院办公厅关于推进分级诊疗制度建设的指导意见》提出，城市三级医院主要提供急危重症和疑难复杂疾病的诊疗服务。城市三级中医医院充分利用中医药（含民族医药，下同）技术方法和现代科学技术，提供急危重症和疑难复杂疾病的中医诊疗服务和中医优势病种的中医门诊诊疗服务。城市二级医院主要接收三级医院转诊的急性病恢复期患者、术后恢复期患者及危重症稳定期患者。县级医院主要提供县域内常见病、多发病诊疗，以及急危重症患者抢救和疑难复杂疾病向上转诊服务。基层医疗卫生机构和康复医院、护理院等（以下统称慢性病医疗机构）为诊断明确、病情稳定的慢性病患者、康复期患者、老年病患者、晚期肿瘤患者等提供治疗、康复、护理服务。各级医疗卫生机构的功能和定位不同，这就要求各级医疗卫生机构要建立以契约方式为基础的纵向区域医疗联合体（以下简称医联体），以促进医疗卫生机构内部优化资源配置，形成分工合理、快速、高效的卫生服务体系。

2017 年，国务院办公厅印发《关于推进医疗联合体建设和发展的指导意见》，要求以落实医疗机构功能定位、提升基层服务能力、理顺双向转诊流程为重点，不断完善医联体组织管理模式、运行机制和激励机制，逐步建立完善不同级别、不同类别医疗机构间目标明确、权责清晰、公平有效的分工协作机制，推动构建分级诊疗制度，实现发展方式由以治病为中心向以健康为中心转变。并提出四种医联体组织模式：①在城市主要组建医疗集团。在设区的市级以上城市，由三级公立医院或者业务能力较强的二级医院牵头，联合社区卫生服务机构、护理院、专业康复机构等，形成资源共享、分工协作的管理模式。在医联体内以人才共享、技术支持、检查互认、处方流动、服务衔接等为纽带进行合作；②在县域主要组建医疗共同体。重点探索以县级医院为龙头、乡镇卫生院为枢纽、村卫生室为基础的县乡一体化管理模式，从而与乡村一体化管理有效衔接。充分发挥县级医院的龙头作用和乡镇卫生院纽带作用，形成县乡村三级医疗卫生机构分工协作机制，构建三级联动的县域医疗服务体系；③跨区域组建专科联盟。根据不同区域医疗机构优势专科资源，以若干所医疗机构特色专科技术力量为支撑，充分发挥国家医学中心、国家临床医学研究中心及其协同网络的作用，以专科协作为纽带，组建区域间若干特色专科联盟，形成补位发展模式，重点提升重大疾病救治能力；④在边远贫困地区发展远程医疗协作网。大力发展面向基层、边远和欠发达地区的远程医疗协作网，鼓励公立医院向基层医疗卫生机构提供远程医疗、远程教学、远程培训等服务，利用信息化手段促进资源纵向流动，提高优质医疗资源可及性和医疗服务整体效率。

医疗联合体的协同服务主要包括双向转诊、资源共享、技术支持、人才培养等方面，为基层医疗卫生机构家庭医生式服务的重要保障和有益补充，使签约居民优先享受医联体内优质、有效、便捷服务，增强城乡居民对基层医疗卫生机构的依从性，建立起长期稳定和谐的医患关系，逐步形成首诊在基层、重病进医院、康复回社区的分级诊疗的就医格局。截至2019年底，全国组建城市医疗集团1408个，县域医疗共同体3346个，跨区域专科联盟3924个，面向边远贫困地区的远程医疗协作网3542个，另有7840家社会办医疗机构加入医联体。据第六次卫生服务调查数据显示，双向转诊患者中，46.9%为医联体内转诊，高于其他转诊方式。牵头医院指导基层开展新技术、新项目共计15 656项，较2018年末增长34.5%。牵头医院向基层派出专业技术和管理人才78万人次，较2018年末增长28.0%。各地积极探索，涌现出一批典型经验。浙江湖州、山东日照、广州花都、辽宁大连推进城市医联体网格化布局管理，实现优质医疗资源下沉和区域内资源共享。浙江德清、福建尤溪推进紧密型县域医共体建设，有效提升县域医疗服务能力。

2018年，为贯彻落实国务院文件精神，促进医联体更好更快发展，国家卫健委和国家中医药管理局又相继出台了《医疗联合体综合绩效考核工作方案（试行）》（国卫医发〔2018〕26号）和《关于进一步做好分级诊疗制度建设有关重点工作的通知》（国卫医发〔2018〕28号），更加强调了医联体的精细化管理和规范化发展。2020年，在应对新冠肺炎疫情过程中，各地依托医疗联合体构建基层网格化治理体系，通过发挥体制、专业、协同作用，将一个个社区和街道打造成为严密、安全的"抗疫堡垒"，探索了一条以基层为重点，以医疗联合体为载体、全国人民联防联控、群防群控的新型卫生健康协同治理模式，取得明显效果，但是也存在"防治结合"机制不健全等问题。为加快推进医联体建设，逐步实现医联体网格化布局管理，2020年7月9日，国家卫健委与国家中医药管理局联合印发《医疗联合体管理办法（试行）》（国卫医发〔2020〕13号），对于推动医联体持续规范发展、构建分级诊疗制度具有重要意义。并强调医联体从以下三个方面发挥对基层的带动作用：一是建立牵头医院与成员单位间双向转诊通道与平台，建立健全双向转诊标准，规范双向转诊流程，为患者提供顺畅转诊和连续诊疗服务；二是形成全科与专科联动、签约医生与团队协同、医防有机融合的服务工作机制，由医联体内基层医疗卫生机构全科医师和医院专科医师组成团队，为网格内居民提供团队签约服务；三是加强对成员单位的指导，通过专科共建、教育培训协同合作、科研项目协作等多种方式，重点帮扶提升成员单位医疗服务能力与管理水平。

（二）双向转诊

要实现在医疗联合体内实施逐级双向转诊服务，各级医疗机构必须开通双向转诊平台，建立绿色转诊通道，并为家庭医生转诊的签约患者预留一定的就诊名额。二、三级医疗机构应有专门科室负责双向转诊工作，设立基层转诊服务窗口或转诊专属区域，为经由家庭医生转诊的患者提供优先预约、优先就诊、优先检查、优先住院等便利，缩短转诊患者的候诊时间，并建立信息沟通机制，确保患者上转方便，下转及时。有条件的基层医疗卫生机构设立家庭医生上下联动病房，为已经在二、三级医疗机构诊治的患者提供康复服务。各地市卫生健康部门应指导试点地区制订科学合理的常见病、多发病双向转诊指征规范，以指导和推动双向转诊的有效实现。

二、全科医生团队与综合/专科医院的转诊流程

为促进基层首诊，家庭医生作为城乡居民的健康守门人，基层医疗卫生机构（乡镇卫生院和城市社区卫生服务中心、站）与综合/专科医院医生形成分工协作关系，发挥各自的特色专长，建立有效的联动机制，为城乡居民提供安全、有效、便捷、经济、有序的医疗卫生服务。

（一）全科医生家庭医生团队与综合/专科医院在联动机制中的职责分工

1. 全科医生团队　主要担任"健康守门人"的角色，为签约居民提供首诊，对有上转指征的患者或对综合医院/专科医院符合下转条件的患者，协助其进行转诊，并与综合医院/专科医院进行有效的信息交流与信息记录。对签约居民的健康信息，包括就诊记录及检查结果进行有效的记录；对有上转指征的患者，为其进行初步分诊，并联系综合/专科医院的相应专科医生，进行病情沟通，提供患者的健康信息资料供参考。为患者进行指引，给予综合/专科医院的号源，建立上转绿色通道；对于综合/专科医院符合下转条件的患者，与综合/专科医院的医生做好交接，将下转的患者就诊记录及检查结果等信息做好登记。以综合/专科医院医生的治疗方案为参考，基层医疗机构根据患者情况进行适当调整。

2. 综合/专科医院　将部分专家号源下放到社区，由家庭医生把关，为符合上转条件的患者提供号源；对于上转患者的疾病情况进行有效反馈，让家庭医生及时更新患者健康档案信息。对于下转患者的疾病信息与家庭医生进行有效反馈及交流，并提供下转患者的检查结果、诊断，对用药情况以及下转后的后续治疗方案保持交流与指导。

（二）双向转诊指征

1. 上转指征　根据患者病情，全科医生团队应将下列情形的病例及时转至综合/专科医院：①涉及医疗服务内容超出医疗机构核准登记的诊疗科目范围的；②依据《医疗技术临床应用管理办法》，全科医生团队所在医疗机构不具备相关医疗技术临床应用资质或手术资质的；③各种临床急危重症或慢性病病情控制不满意，经团队内/机构内会诊调整治疗方案后，效果仍欠佳，家庭医生判断符合转诊指征者；④对诊断有疑问，需要综合/专科医院的设备及技术支持协助；⑤依据有关法律法规，需转入专业防治机构治疗的；⑥市、县卫生行政部门规定的其他情况。

2. 下转指征　有下列情形的患者，在征得患者或家属的同意后，综合/专科医院可将其下转到基层医疗卫生机构（社区卫生服务中心、站或乡镇卫生院）继续治疗或管理，并以联动的形式，为全科医生团队提供技术设备以及专业知识的支持。①常见病、多发病以及慢性病的稳定阶段；②诊断明确的患者，经处理后病情稳定，需要全科医生团队的长期管理；③各类手术后病情稳定，符合家庭病床或社区康复治疗的条件的患者；④各种疾病晚期仅需保守、支持、姑息治疗的患者；⑤市、县卫生行政部门规定的其他情况。

3. 转诊函内容

（1）基层医疗卫生机构转专科医院或综合医院转诊函内容：①患者信息及社会情况；②症状；③患者对症状的想法、担心和期待；④医生对症状产生原因的看法；⑤患者和医生对此次转诊期待达成的效果。

（2）专科医院或综合医院转回基层医疗机构转诊函内容：①检查及诊断结果，与病患沟通结果；②与病患讨论后决定的治疗方案和药物，已接受的治疗和治疗效果，后续治疗计划；③后续推荐基层医疗机构需要提供的医疗服务、健康管理和复诊。

目前我国各地基层卫生机构服务能力差别较大，疾病谱又不尽相同，相关部门也没有明确的双向转诊指南，因此，部分地区根据实际情况制订了适合当地的双向转诊指南。另外，现阶段我国各地双向转诊的模式有多种，各种模式的利弊尚缺乏实证，有待进一步的研究。双向转诊流程，见图14-7。

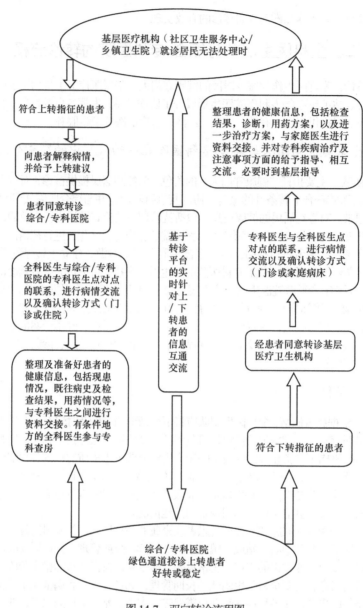

图 14-7　双向转诊流程图

（邱德星）

思 考 题

1. 全科医生团队的定义是什么、团队长的职责是什么，是如何组成和分工的？
2. 作为团队长，如何打造一支高效的全科医生团队？
3. 什么叫绩效管理？如何对全科医生团队进行绩效管理？

第十五章　全科医学基本技能训练

实习一　家庭结构与功能评估

一、实 习 目 的

1. 掌握家庭结构与功能评估的基本方法与流程，为居民或患者提供合适、有效的健康指导；
2. 熟悉常用家庭结构与功能评估工具的使用；
3. 了解家访过程中应对危险情况的原则，提高健康评估、健康教育、人际沟通等基本服务能力。

二、实 习 地 点

某居民家中。

三、参 考 学 时

3学时。

四、实习内容与步骤

（一）安排

每5人分为1小组，由社区实训基地教师带领，进入居民家庭实施入户访视。

（二）内容

1. **家庭类型评估**　核心家庭、主干家庭、联合家庭、单亲家庭或重组家庭。
2. **家庭周期评估**　八个周期。
3. **家庭功能评估**　绘制家庭圈和家系图；采用家庭功能评估问卷评估家庭功能。

（三）步骤

1. **准备阶段**　从社区居民健康档案中抽取一份家庭档案（条件允许的情况下，查阅社区卫生信息系统，从中抽取居民健康档案），查阅户主姓名及联系方式，打电话预约被访视对象（即访视的家庭成员），主要为家庭明确该次家访的原因，确认家庭是否愿意接受家访等，并了解到达的路线。
2. **前往探视阶段**　从出发至到达家庭过程中，观察评估家庭的邻里和社区情况。
3. **进入家庭阶段**　努力与家庭建立良好的人际关系，取得家庭的信任，并观察家庭内的基本情况。
4. **探视阶段**　通过言语交流、现场观察和问卷调查等，进行家庭类型评估、家庭生活周期评估、家庭功能评估和家庭成员居家环境安全评估等。
5. **结束阶段**　在本次访视结束后，快速审视和分析结果，预计是否需要下一次家访，并做好预约准备。
6. **记录和总结**　填写家访记录并进行工作总结。

五、实 习 讨 论

1. 教师张薇刚退休，现与早她两年退休的丈夫相依为伴。试问该家庭将面临什么问题?

2. 居民吴某，为了让儿子接受更好的教育，夫妇节衣缩食，筹措费用送儿子出国读研究生。现家中剩下夫妇两人。问该家庭处于生活周期的什么阶段? 此周期的重点应该关注什么问题?

六、家庭访视报告

1. 家系图描绘。

2. 健康问题目录与描述（包括个人与家庭）。

3. 健康管理计划与措施。

（何　坪）

实习二　重点人群家庭访视

一、实 习 目 的

1. 熟悉不同人群家庭访视目的、程序和内容;

2. 对不同的访视人群，针对性提出健康管理计划，为被访视者提供合适、有效的健康指导;

3. 了解家访过程中应对危急情况的识别和处理原则，提高健康评估、健康教育、健康管理、人际沟通等基本服务能力。

二、实 习 地 点

被访视居民家中。

三、参 考 学 时

3学时。

四、实习内容与步骤

（一）家庭访视安排

每5人分为1小组，由社区实训基地教师带领，进入居民家庭实施入户访视。

（二）家庭访视内容（分三个主题，可选做）

1. 新生儿家庭访视。

2. 产后访视。

3. 老年人（有/无慢性病）家庭访视。

（三）家庭访视步骤

1. 新生儿家庭访视

（1）访视时间:第一次新生儿访视时间:新生儿出院后3~7天或收到访视单3个工作日内进行;第二次访视时间:距第一次访视间隔5~7天内进行，如有特殊情况需提前访视或增加访视次数。

（2）准备阶段:①访视前电话预约;②访视人员应统一着装，佩戴上岗证;③按门铃或敲门、自我介绍、说明来访目的；④进入新生儿家中，在未接触母婴前，清洁双手；⑤物品准备：设备设施包括血压计、听诊器、电子体温计、婴儿秤、布兜、手电筒等，消毒用品包括75%酒精、酒精棉球及棉签、一次性臀垫纸、一次性消毒手套、一次性鞋套等，表单资料包括孕产妇家庭访视记录单、宣教资料等。

（3）访视阶段：访视内容包括：①选择自然光线良好的房间，室温25℃左右，观察家居环境，检查台面柔软（床或沙发）；②了解新生儿、出生孕周、出生体重、有无窒息或黄疸、计划免疫、出院后的喂养、睡眠、大小便、新生儿听力和代谢性疾病筛查结果等情况；③体格检查：观察一般情况、面色、精神、呼吸、哭声有无异常。测体温、称体重、听心肺、检查头颅血肿、囟门、眼、耳、鼻、口、脐部及臀部等皮肤黏膜处有无感染或过敏症状；④评估和指导：1）根据观察、询问和检查进行评估，发现异常情况及时处理或就诊；提供新生儿喂养、护理、婴儿抚触及预防接种等知识，对异常情况进行识别处理；2）母乳喂养指导：观察一次母乳喂养过程，进行母乳喂养技巧指导，鼓励坚持纯母乳喂养至婴儿6个月。

（4）新生儿保健指导：包括新生儿一般护理指导、皮肤护理指导、沐浴指导、母乳喂养等相关保健知识指导。

（5）访视结束后预约：①预约产后28天的儿童健康检查的日期；②督查其乙肝疫苗的复接种；③对于听力初筛未通过者，需行复筛查。

（6）异常情况处理：常见异常情况如脐部感染、黄疸、鹅口疮、红臀等情况进行相关指导和处理。

（7）访视结束，填写新生儿家庭访视记录表：见表15-1。

表15-1 新生儿家庭访视记录表

姓名：　　　　　　　　　　　　　　　　　　　　　　　　　　　　编号□□－□□□□□

性　别	0 未知的性别　　1 男　　2 女　□ 9 未说明的性别		出生日期	□□□□ □□ □□	
身份证号			家庭住址		
父亲	姓名	职业	联系电话	出生日期	
母亲	姓名	职业	联系电话	出生日期	
出生孕周　　　周		母亲妊娠期患病疾病情况 1 糖尿病 2 妊娠期高血压 3 其他			□
助产机构名称		出生情况 1 顺产 2 头吸 3 产钳 4 剖宫 5 双多胎 6 臀位 7 其他			□/□
新生儿窒息 1 无　2 有（轻 中 重）					□
是否有畸形 1 无　2 有					□
新生儿听力筛查 1 通过　2 未通过　3 未筛查 □					□
新生儿出生体重　　　kg		出生身长　　　cm		喂养方式 1 纯母乳 2 混合 3 人工	□
体温　　　℃			呼吸频率　　　次/分钟		
脉率　　　次/分钟			面色 1 红润 2 黄染 3 其他		□/□
前囟　　　cm×　　　cm　1 正常 2 膨隆 3 凹陷 4 其他					□
眼 1 未见异常 2 异常		□	四肢活动度 1 未见异常 2 异常		□
耳 1 未见异常 2 异常		□	颈部包块 1 无 2 有		□
鼻 1 未见异常 2 异常		□	皮肤 1 未见异常 2 湿疹 3 糜烂 4 其他		□/□
口腔 1 未见异常 2 异常		□	肛门 1 未见异常 2 异常		□
心肺 1 未见异常 2 异常		□	外生殖器 1 未见异常 2 异常		□
腹部 1 未见异常 2 异常		□	脊柱 1 未见异常 2 异常		□
脐带 1 未脱 2 脱落 3 脐部有渗出 4 其他					□
转诊 1 无　2 有 原因： 机构及科室：					□
指导 1 喂养指导 2 母乳喂养 3 护理指导 4 疾病预防指导					□/□/□/□
本次访视日期　　　年　　月　　日			下次随访地点		
下次随访日期　　　年　　月　　日			随访医生签名		

填表说明：

1. 姓名：填写新生儿的姓名。如没有取名则填写母亲姓名+之男或之女。

2. 出生日期：按照年（4位）、月（2位）、日（2位）顺序填写，如19490101。

3. 身份证号：填写新生儿身份证号，若无，可暂时空缺，待户口登记后再补填。

4. 父亲、母亲情况：分别填写新生儿父母的姓名、职业、联系电话、出生日期。

5. 出生孕周：指新生儿出生时母亲怀孕周数。

6. 新生儿听力筛查：询问是否做过新生儿听力筛查，若做过，询问是否通过；若未做，建议家长带新生儿到有资质的医疗卫生机构做新生儿听力筛查，并及时随访记录筛查结果。

7. 查体

眼：当外观无异常，婴儿有目光接触，眼球能随移动的物体移动，结膜无充血、溢泪、溢脓时，判断为未见异常，否则为异常。

耳：当外耳无畸形、外耳道无异常分泌物，婴儿能对摇铃声（或击掌声）做出反应时，判断为未见异常，否则为异常。

鼻：当外观正常且双鼻孔通气良好时，判断为未见异常，否则为异常。

口腔：当无唇腭裂、高腭弓，无口炎或鹅口疮时，判断为未见异常，否则为异常。

心肺：当未闻及心脏杂音，心率和肺部呼吸音无异常时，判断为未见异常，否则为异常。

腹部：肝脾触诊无异常时，判断为未见异常，否则为异常。

四肢活动度：上下肢活动良好且对称，判断为未见异常，否则为异常。

皮肤：当无色素异常，无黄疸、发绀、苍白、皮疹、包块、硬肿、红肿等，腋下、颈部、腹股沟部、臀部等皮肤皱褶处无潮红或糜烂时，判断为未见异常，否则为其他相应异常。

肛门：当肛门完整无畸形时，判断为未见异常，否则为异常。

外生殖器：当男孩无阴囊水肿、隐睾，女孩无阴唇粘连，外阴颜色正常时，判断为未见异常，否则为异常。

8. 指导：做了哪些指导请在对应的选项上划"√"，可以多选，未列出的其他指导请具体填写。

9. 下次随访日期：根据儿童情况确定下次随访的日期，并告知家长。

10. 随访医生签名：随访完毕，核查无误后随访医生签署其姓名。

2. 产后访视

（1）访视时间：第一次访视时间：对孕产妇风险评估为高风险的产妇，在出院后3天内进行；低风险或正常的产妇在出院后3～7天进行。收到访视单评估为红色高风险产妇在1天内进行，其余收到代访单后3个工作日内进行；第二次访视时间：距第一次访视5～7天进行，如有特殊情况需提前访视或增加访视次数。

（2）准备阶段：同新生儿家庭访视准备阶段。

（3）访视阶段：访视内容包括：①询问病史（包括查看出院小结），了解孕期、分娩及产后健康情况；②检查：观察一般情况；关注精神状态（如产后抑郁等）；③体格检查：测量体温、血压、心率；检查乳房和乳头有无红肿、硬结、乳头破损；了解子宫复旧以及腹部或会阴伤口愈合情况，观察恶露的量、色、性状和气味；对合并呼吸、心血管系统疾病的产妇须检测血氧饱和度，必要时做血气检查；④评估和指导：根据观察、询问和检查进行综合评估，按照《孕产妇风险预警评估初筛表》中"产后需要关注的症状和体征"进行产后风险筛查，评估是否存在异常情况，对发现有异常情况者进行指导，尤其是高风险产妇须督促其及时到医疗机构就诊，并做好随访工作。指导产褥期营养、卫生、活动、锻炼以及避孕和心理保健等。

（4）访视结束后预约：督促其产后42天进行母婴健康检查。

（5）异常情况处理：常见异常情况如子宫复旧不全、会阴伤口愈合不良、产后便秘以及母乳喂养中出现奶胀或乳汁分泌不足等情况进行相关指导和处理。

（6）访视结束，填写产后访视记录表：见表15-2。

3. 老年人（有/无慢性病）**家庭访视**

（1）准备阶段：①从社区居民健康档案中选取一位65岁以上老年人，查阅户主姓名以及联系方式，了解老人健康状况，打电话预约被访视对象，预约访视时间，并了解到达的路线；②访视人员应统一着装，佩戴上岗证；③准备好需携带的物品，包括体温计、血压计、血糖仪、听诊器、手电筒、皮尺等、必备药品等；④制订本次家访计划。

（2）前往探视阶段：从出发至到达家庭过程中，观察评估家庭的邻里和社区情况（包括社区房屋情况、是否有电梯、大概年限、农村或城市街道、周边卫生、生活设施情况、周边服务设施情况等）。

表 15-2 产后访视记录表

姓名：　　　　　　　　　　　　　　　　　　　　　　　　　　　编号□□-□□□□□

随访日期	年　月　日	
体温	℃	
一般健康情况		
一般心理状况		
血压	/　　　　mmHg	
乳　房	1 未见异常　2 异常	□
恶　露	1 未见异常　2 异常	□
子　宫	1 未见异常　2 异常	□
伤　口	1 未见异常　2 异常	□
其　他		
分　类	1 未见异常　2 异常	□
指　导	1 个人卫生 2 心理 3 营养 4 母乳喂养 5 新生儿护理与喂养 6 其他　　　　　　　　　　□/□/□/□/□	
转　诊	1 无　　2 有	□
	原因： 机构及科室：	
下次随访日期		
随访医生签名		

填表说明：

1. 本表为产妇出院后 3~7 天内由医务人员到产妇家中进行产后检查时填写，新生儿情况填写"新生儿家庭访视表"。

2. 一般健康状况：对产妇一般情况进行检查，并填写具体描述。

3. 血压：测量产妇血压，填写具体数值。

4. 乳房、恶露、子宫、伤口：对产妇进行检查，若有异常，具体描述。

5. 分类：根据此次随访情况，对产妇进行分类，若为其他异常，具体写明情况。

6. 指导：可以多选，未列出的其他指导请具体填写。

7. 转诊：若有需转诊的情况，具体填写。

8. 随访医生签名：随访完毕，核查无误后随访医生签名。

（3）进入家庭阶段：努力与家庭建立良好的人际关系，取得家庭的信任，并观察家庭内的基本情况。必要时可进行家庭结构和功能评估，详见实习一。

（4）访视阶段：访视内容包括：①生活方式和健康状况评估。通过问诊及老年人生活自理能力评估表了解其基本健康状况、体育锻炼、饮食、吸烟、饮酒、慢性疾病控制状况、既往所患疾病、治疗及目前用药和生活自理能力等情况（见表 15-3）；②体格检查。包括体温、脉搏、呼吸血压、身高、体重、腰围、皮肤、浅表淋巴结、心脏、肺部、腹部等常规体格检查，并对口腔、视力、听力和运动功能等进行粗略判断；③健康宣教与指导：包括饮食（建议清淡饮食，减少盐的摄入，多吃蔬菜、水果，增加钙的摄入，多吃海藻、小虾、牛奶等含钙量丰富的食物），排便（建议多吃一些富含纤维素的食物，也可以采用清晨饮一杯清水，果汁或蜂蜜水等通便措施，鼓励在有便意时排便，便秘者必要时可采取栓剂或灌肠），排尿（老年人常出现尿少、尿频、夜间尿频、尿失禁以及尿线变细等症状，应采取措施加强指导，如控制晚餐后摄入过多的水分，注意保暖，床边备有夜间使用的便壶等）和控制体重（控制碳水化合物以及脂肪的摄入量，但不应减少蛋白质的摄入，根据老年人的特点和个体情况进行运动指导）；④对发现已确诊的原发性高血压和2型糖尿病等患者纳入相应的慢性病患者健康管理并进行访视。

表15-3　老年人生活自理能力评估表

姓名：　　　住址：　　　联系电话：　　　　　　　　　　　　　　　　　　　编号□□-□□□□□

评估事项、内容与评分	程度等级				判断评分
	可自理	轻度依赖	中度依赖	不能自理	
（1）进餐：使用餐具将饭菜送入口、咀嚼、吞咽等活动	独立完成	—	需要协助，如切碎、搅拌食物等	完全需要帮助	
评分	0	0	3	5	
（2）梳洗：梳头、洗脸、刷牙、剃须洗澡等活动	独立完成	能独立地洗头、梳头、洗脸、刷牙、剃须等；洗澡需要协助	在协助下和适当的时间内，能完成部分梳洗活动	完全需要帮助	
评分	0	1	3	7	
（3）穿衣：穿衣裤、袜子、鞋子等活动	独立完成	—	需要协助，在适当的时间内完成部分穿衣	完全需要帮助	
评分	0	0	3	5	
（4）如厕：小便、大便等活动及自控	不需协助，可自控	偶尔失禁，但基本上能如厕或使用便具	经常失禁，在很多提示和协助下尚能如厕或使用便具	完全失禁，完全需要帮助	
评分	0	1	5	10	
（5）活动：站立、室内行走、上下楼梯、户外活动	独立完成所有活动	借助较小的外力或辅助装置能完成站立、行走、上下楼梯等	借助较大的外力才能完成站立、行走，不能上下楼梯	卧床不起，活动完全需要帮助	
评分	0	1	5	10	
总评分					

填表说明：

该表为自评表，根据上表中5个方面进行评估，将各方面判断评分汇总后，0～3分者为可自理；4～8分者为轻度依赖；9～18分者为中度依赖；≥19分者为不能自理。

1）高血压患者家庭访视：对确诊的原发性高血压患者，每年要提供至少4次面对面的随访。访视内容包括：①测量血压并评估是否存在危急情况，如出现收缩压≥180mmHg 和（或）舒张压≥110mmHg；意识改变，剧烈头痛或头晕、恶心、呕吐、视力模糊、眼痛、心悸、胸闷、喘憋不能平卧等危急情况之一，或存在不能处理的其他疾病时，需在处理后紧急转诊。对于紧急转诊者，社区卫生服务中心应在2周内主动随访转诊情况；②若不需紧急转诊，询问患者疾病情况和生活方式，包括心脑血管疾病、糖尿病、吸烟、饮酒、运动、摄盐情况、服药情况等；③测量血压、体重、心率、计算体质指数（BMI）；④健康教育与指导，包括：饮食指导，建议低盐饮食，每日盐的摄入量不超过5g；用药指导，指导患者规范用药；控制体重。

2）2型糖尿病患者家庭访视：对确诊的2型糖尿病患者，每年要提供至少4次面对面的随访。访视内容包括：①测量空腹血糖和血压，评估是否存在危急情况，如出现血糖≥16.7mmol/L 或血糖

≤3.9mmol/L；收缩压≥180mmHg 和（或）舒张压≥110mmHg；有意识或行为改变、呼气有烂苹果样丙酮味、心悸、出汗、食欲减退、恶心、呕吐、多饮、多尿、腹痛、有深大呼吸、皮肤潮红、心率持续超过 100 次/分钟，体温超过 39℃或有其他突发异常情况，或存在不能处理的其他疾病时，需在处理后紧急转诊。对于紧急转诊者，社区卫生服务中心应在 2 周内主动随访转诊情况；②若不需紧急转诊，询问患者疾病情况和生活方式，包括心脑血管疾病、吸烟、饮酒、运动、主食摄入情况以及服药情况等；③测量体重，计算体质指数（body mass index，BMI），检查足背动脉搏动；④健康教育与指导，包括：饮食（从饮食结构以及饮食安排以及摄取合理的总热量等方面进行指导），运动（根据患者血糖控制情况，结合患者个人习惯制订个性化运动处方），生活方式指导（劝其戒烟戒酒）和用药指导等；⑤健康检查：每年至少一次全面健康检查。

（5）访视结束后预约：在本次访视结束后，快速审视和分析结果，预计是否需要下一次家访，并做好预约准备。

（6）访视结束，填写高血压患者随访服务记录表与 2 型糖尿病患者随访服务记录表（见表 15-4、表 15-5）。

五、实 习 讨 论

1. 对于不同的重点人群，访视重点是什么？
2. 用情景扮演的方式熟悉和练习各类访视流程和规范。

表 15-4　高血压患者随访服务记录表

姓名：　　　　　　　　　　　　　　　　　　　　　　　　　　　　　　　　编号□□-□□□□□

随访日期		年 月 日	年 月 日	年 月 日	年 月 日
随访方式		1门诊 2家庭 3电话 □	1门诊 2家庭 3电话 □	1门诊 2家庭 3电话□	1门诊 2家庭 3电话 □
症状	1 无症状 2 头痛头晕 3 恶心呕吐 4 眼花耳鸣 5 呼吸困难 6 心悸胸闷 7 鼻衄出血不止 8 四肢发麻 9 下肢水肿	□/□/□/□/□/□/□ 其他：	□/□/□/□/□/□/□ 其他：	□/□/□/□/□/□/□ 其他：	□/□/□/□/□/□/□ 其他：
体征	血压（mmHg）				
	体重（kg）	/	/	/	/
	体质指数				
	心 率	/	/	/	/
	其 他				
生活方式指导	日吸烟量（支）				
	日饮酒量（两）	/	/	/	/
	运 动	次/周 分钟/次 次/周 分钟/次	次/周 分钟/次 次/周 分钟/次	次/周 分钟/次 次/周 分钟/次	次/周 分钟/次 次/周 分钟/次
	摄盐情况 （克/天）	/	/	/	/
	心理调整	1 良好 2 一般 3差 □	1 良好 2 一般 3差 □	1 良好 2 一般 3 差 □	1 良好 2 一般 3 差 □
	遵医行为	1 良好 2 一般 3差 □	1 良好 2 一般 3差 □	1 良好 2 一般 3 差 □	1 良好 2 一般 3 差 □

辅助检查								
服药依从性	1规律2间断3不服药□		1规律2间断3不服药□		1规律2间断3不服药□		1规律2间断3不服药□	
药物不良反应	1无 2有　　　□		1无 2有　　　□		1无 2有　　　□		1无 2有　　　□	
此次随访分类	1控制满意2控制不满意 3不良反应4并发症		1控制满意2控制不满意 3不良反应4并发症		1控制满意2控制不满意 3不良反应4并发症		1控制满意2控制不满意 3不良反应4并发症	
用药情况	药物名称1							
	用法	每次　mg 每日　次	每次　mg	每日　次	每次　mg	每日　次	每次　mg	每次　mg
	药物名称2							
	用法	每次　mg 每日　次	每次　mg	每日　次	每次　mg	每日　次	每次　mg	每次　mg
	药物名称3							
	用法	每次　mg 每日　次	每次　mg	每日　次	每次　mg	每日　次	每次　mg	每次　mg
	其他药物							
	用法	每次　mg 每日　次	每次　mg	每日　次	每次　mg	每日　次	每次　mg	每次　mg
转诊	原因							
	机构及科别							
下次随访日期								
随访医生签名								

填表说明：

1. 本表为高血压患者在接受随访服务时由医生填写。每年的综合评估后填写居民健康档案的健康体检表。

2. 体征：体质指数=体重（kg）/身高的平方（m²），如有其他阳性体征，请填写在"其他"一栏。体重和心率斜线前填写目前情况，斜线后填写下次随访时应调整到的目标。

3. 生活方式指导：在询问患者生活方式时，同时对患者进行生活方式指导，与患者共同制订下次随访目标。

日吸烟量：斜线前填写目前吸烟量，不吸烟填"0"，吸烟者写出每天的吸烟量"××支"，斜线后填写吸烟者下次随访目标吸烟量"××支"。

日饮酒量：斜线前填写目前饮酒量，不饮酒填"0"，饮酒者写出每天的饮酒量相当于白酒"××两"，斜线后填写饮酒者下次随访目标饮酒量相当于白酒"××两"。白酒1两相当于葡萄酒4两，黄酒半斤，啤酒1瓶，果酒4两。

运动：填写每周几次，每次多少分钟。即"××次/周，××分钟/次"。横线上填写目前情况，横线下填写下次随访时应达到的目标。

摄盐情况：斜线前填写目前摄盐量，根据患者的饮食情况计算出每天的摄盐量"×克/天"，斜线后填写患者下次随访目标摄盐量。

心理调整：根据医生印象选择对应的选项。

遵医行为：指患者是否遵照医生的指导去改善生活方式。

4. 辅助检查：记录患者在上次随访到这次随访之间到各医疗机构进行的辅助检查结果。

5. 服药依从性："规律"为按医嘱服药，"间断"为未按医嘱服药，频次或数量不足，"不服药"为医生开了处方，但患者未使用此药。

6. 药物不良反应：如果患者服用的降压药物有明显的药物不良反应，具体描述哪种药物，何种不良反应。

7. 此次随访分类：根据此次随访时的分类结果，由责任医生在4种分类结果中选择一项在"□"中填上相应的数字。"控制满意"意为血压控制满意，无其他异常、"控制不满意"意为血压控制不满意，无其他异常、"不良反应"意为存在药物不良反应、"并发症"意为出现新的并发症或并发症出现异常。如果患者同时并存几种情况，填写最严重的一种情况，同时结合上次随访情况确定患者下次随访时间，并告知患者。

8. 用药情况：根据患者整体情况，为患者开具处方，填写患者即将服用的降压药物名称，写明用法。

9. 转诊：如果转诊要写明转诊的医疗机构及科室类别，如××市人民医院心内科，并在原因一栏写明转诊原因。

10. 随访医生签名：随访完毕，核查无误后随访医生签署其姓名。

表15-5　2型糖尿病患者随访服务记录表

姓名：

随访日期					
随访方式		1门诊2家庭3电话　□	1门诊2家庭3电话　□	1门诊2家庭3电话　□	1门诊2家庭3电话　□
症状	1 无症状 2 多饮 3 多食 4 多尿 5 视力模糊 6 感染 7 手脚麻木 8 下肢浮肿 9 体重明显下降	□/□/□/□/□/□/□ 其他	□/□/□/□/□/□/□ 其他	□/□/□/□/□/□/□ 其他	□/□/□/□/□/□/□ 其他
体 征	血压（mmHg）				
	体重（kg）	/	/	/	/
	体质指数	/	/	/	/
	足背动脉搏动	1 未触及2 触及　□	1 未触及2 触及　□	1 未触及2 触及　□	1 未触及2 触及　□
	其 他				
生 活 方 式 指 导	日吸烟量	/ 支	/ 支	/ 支	/ 支
	日饮酒量	/ 两	/ 两	/ 两	/ 两
	运动	次/周　分钟/次 次/周　分钟/次	次/周　分钟/次 次/周　分钟/次	次/周　分钟/次 次/周　分钟/次	次/周　分钟/次 次/周　分钟/次
	主食（克/天）	/	/	/	/
	心理调整	1 良好 2一般 3差　□	1 良好 2一般 3差　□	1 良好 2一般 3差　□	1 良好 2一般 3差　□
	遵医行为	1 良好 2一般 3差　□	1 良好 2一般 3差　□	1 良好 2一般 3差　□	1 良好 2一般 3差　□
辅 助 检 查	空腹血糖值	mmol/L	mmol/L	mmol/L	mmol/L
	其他检查*	糖化血红蛋白　　% 检查日期：　月　日	糖化血红蛋白　　% 检查日期：　月　日	糖化血红蛋白　　% 检查日期：　月　日	糖化血红蛋白　　% 检查日期：　月　日
服药依从性		1规律2间断3不服药□	1规律2间断3不服药□	1规律2间断3不服药□	1规律2间断3不服药□
药物不良反应		1无2有　　　□	1无2有　　　□	1无2有　　　□	1无2有　　　□
低血糖反应		1无 2 偶尔 3 频繁　□	1无 2 偶尔 3 频繁　□	1无 2 偶尔 3 频繁　□	1无 2 偶尔 3 频繁　□
此次随访分类		1控制满意2控制不满意 3 不良反应 4 并发症 　□	1控制满意2控制不满意 3 不良反应 4 并发症 □	1控制满意2控制不满意 3 不良反应 4 并发症 □	1控制满意2控制不满意 3 不良反应 4 并发症 　□
用 药 情 况	药物名称1				
	用法用量	每日 次　每次 mg	每日 次　每次 mg	每日 次　每次 mg	每日 次　每次 mg
	药物名称2				
	用法用量	每日 次　每次 mg	每日 次　每次 mg	每日 次　每次 mg	每日 次　每次 mg
	药物名称3				
	用法用量	每日 次　每次 mg	每日 次　每次 mg	每日 次　每次 mg	每日 次　每次 mg
	胰岛素	种类： 用法和用量：	种类： 用法和用量：	种类： 用法和用量：	种类： 用法和用量：
转 诊	原因				
	机构及科别				
下次随访日期					
随访医生签名					

填表说明：

1. 本表为 2 型糖尿病患者在接受随访服务时由医生填写。每年的综合评估填写居民健康档案的健康体检表。

2. 体征：体质指数=体重（kg）/身高的平方（m²）。如有其他阳性体征，请填写在"其他"一栏。体重斜线前填写目前情况，斜线后填写下次随访时应调整到的目标。

3. 生活方式指导：询问患者生活方式的同时对患者进行生活方式指导，与患者共同制订下次随访目标。

日吸烟量：斜线前填写目前吸烟量，不吸烟填"0"，吸烟者写出每天的吸烟量"××支"，斜线后填写吸烟者下次随访目标吸烟量"××支"。

日饮酒量：斜线前填写目前饮酒量，不饮酒填"0"，饮酒者写出每天的饮酒量相当于白酒"××两"，斜线后填写饮酒者下次随访目标饮酒量相当于白酒"××两"。白酒 1 两相当于葡萄酒 4 两，黄酒半斤，啤酒 1 瓶，果酒 4 两。

运动：填写每周几次，每次多少分钟。即"××次/周，××分钟/次"。横线上填写目前情况，横线下填写下次随访时应达到的目标。

主食：根据患者的实际情况估算主食（米饭、面食、饼干等淀粉类食物）的摄入量。为每天各餐的合计量。

心理调整：根据医生印象选择对应的选项。

遵医行为：指患者是否遵照医生的指导去改善生活方式。

4. 辅助检查：为患者进行空腹血糖检查，记录检查结果。若患者在上次随访到此次随访之间到各医疗机构进行过糖化血红蛋白或其他辅助检查，应如实记录。

5. 服药依从性："规律"为按医嘱服药，"间断"为未按医嘱服药，频次或数量不足，"不服药"为医生开了处方，但患者未使用此药。

6. 药物不良反应：如果患者服用上述药物有明显的药物不良反应，具体描述哪种药物，何种不良反应。

7. 低血糖反应：根据上次随访到此次随访之间患者出现的低血糖反应情况。

8. 此次随访分类：根据此次随访时的分类结果，由随访医生在 4 种分类结果中选择一项在"□"中填上相应的数字。"控制满意"为血糖控制满意，无其他异常；"控制不满意"为血糖控制不满意，无其他异常；"不良反应"为存在药物不良反应；"并发症"为出现新的并发症或并发症出现异常。如果患者并存几种情况，填写最严重的一种情况，同时结合上次随访情况，决定患者下次随访时间，并告知患者。

9. 用药情况：根据患者整体情况，为患者开具处方，填写患者即将服用的降糖药物名称，写明用法。胰岛素具体写明胰岛素的种类、时间、剂量。

10. 转诊：如果转诊要写明转诊的医疗机构及科室类别，如××市人民医院心内科，并在原因一栏写明转诊原因。

11. 随访医生签名：随访完毕，核查无误后随访医生签署其姓名。

（杜兆辉）

实习三　个体健康危险因素评估及干预计划

一、实习目的

1. 掌握个体健康危险因素评估的基本方法；
2. 熟悉个体健康危险因素评估步骤，制订切实可行的健康干预计划。

二、实习地点

社区卫生服务机构中的全科诊疗室或教室。

三、参考学时

3 学时。

四、实习内容和步骤

（一）收集发病率或死亡率资料

1. **资料来源**　可以通过死因登记报告、疾病监测等途径获得。

2. **目的**　评估危险因素与疾病发病率及死亡率间的关系。

3. 对象　选择社区常见疾病及有关危险因素作为研究对象。

4. 主要内容　当地各性别、年龄别前 10～15 位死因、死亡率，作为平均死亡率。详见表 15-6 第（1）、（2）项，是某地 40～44 岁组男性前 11 位死因和死亡概率。

（二）收集评价对象的健康危险因素资料

1. 资料来源

（1）常采用询问调查或自填问卷方式收集危险因素资料，通过询问疾病史、体格检查和实验室检查可提供重要的资料。

（2）条件允许的情况下，查阅社区卫生信息系统，选取相关患者，收集患者信息进行健康危险因素评估。

2. 主要内容　详见表 15-6 第（3）、（4）项，如表中该男性的收缩压为 16.0kPa，舒张压为 9.3kPa。

（三）将危险因素转换成危险分数是进行评估的关键步骤

1. 方法　主要利用多元回归和经验评估方法。

2. 意义　当个体危险因素相当于人群平均水平时，危险分数为 1.0，即个体发生某病死亡的概率相当于当地死亡率的平均水平。危险分数大于 1.0，即个体发生某病死亡的概率大于当地死亡率的平均水平，危险分数越高，则死亡概率越大；反之则小。可以根据现有研制出的危险分数转换表查表获得。如表 15-6 第（5）项中该男性的收缩压 16.0kPa，查表获得其危险分数为 0.4。

（四）计算组合危险分数

1. 意义　如果与死因有关的危险因素只有 1 项时，组合危险分数等于该死因的危险分数；如果有多项时，则要考虑到每一项危险因素的作用。计算组合危险分数时将危险分数大于 1.0 的各项分别减去 1.0 后的剩余数值作为相加项求和；小于或等于 1.0 的各项危险分数值作为相乘项求积，将相加项和相乘项的结果再相加，就得到该死亡原因的组合危险分数。

2. 计算公式如下

$$P_z = (P_1 - 1) + (P_2 - 1) + \cdots + (P_n - 1) + Q_1 \times Q_2 \cdots \cdots \times Q_m$$

P_z：组合危险分数

P_i：大于 1.0 的各项危险分数

Q_i：小于或等于 1.0 的各项危险分数

假如某 43 岁男性冠心病的危险因素有 8 项，其中大于 1.0 的有 1.7、1.5 和 1.2 三项；小于或等于 1.0 的有 1.0、0.7、0.5、1.0、0.9 五项。具体计算如下：相加项：1.7-1.0+1.5-1.0+1.2-1.1=1.3；相乘项：1.0×0.7×0.5×1.0×0.9=0.315。组合危险分数=1.3+0.315=1.615，即冠心病的组合危险分数。

（五）计算存在死亡危险

存在死亡危险=疾病别平均死亡率×组合危险分数。如某人的组合危险系数为 1.7，当地冠心病 10 年平均死亡率为 1877/10 万，则此人冠心病的死亡危险=1877/10 万×1.7=3190/10 万，即此人今后 10 年冠心病死亡的概率为 3190/10 万。

（六）计算评估年龄

评估年龄是依据年龄与死亡概率之间的函数关系，按个体所存在的危险因素计算的预期死亡概率求出的年龄。具体方法是计算各种死亡原因的存在危险，相加得出总的存在死亡的危险值，查阅表 15-7 的健康评估年龄表，就可得出评估年龄。如某 40 岁男性的总的存在死亡危险假设为 7762/10 万，查表，该数值在 7570 和 8380 之间。该男性实际年龄的最末一位数字是 0，据此在中间部分相应的列中查出 7570 的评估年龄为 43 岁，8380 的评估年龄为 44 岁，两者平均为 43.5 岁，即为此人的评估年龄。

（七）计算增长年龄

是根据本人已存在的危险因素，医师针对性提出降低危险因素的建议，如被评估者采取这些建议如服降压药、参加体育锻炼、戒烟、减少饮酒等，危险因素将减少，危险分数将相应下降。增长年龄又称可达到年龄，是采取降低危险因素的措施后计算得到的死亡概率算出的一个相应年龄。根据计算得到新的存在死亡危险，查阅评估年龄表即可得到增长年龄。如上述男性的总的存在死亡危险为7762/10万，假设通过降低危险因素存在死亡危险降为5103/10万，查表得增长年龄为39.5岁。

（八）计算危险降低程度

表示评估对象根据医生建议改变了现有的危险因素后死亡危险可能降的绝对量或占改变前总的存在死亡危险值的比例。如某男性假设通过改变冠心病危险因素，在死亡危险由3190/10万降低到1033/10万，则冠心病死亡危险降低的绝对量=3190-1033=2157，其占改变前总的存在死亡危险值的比例=2175/7261×100%=30%。

（九）制订健康干预计划

只要明确了个人患慢性病的危险性及疾病危险因素分布，健康管理服务即可通过个人健康改善的行动计划及指南对不同危险因素实施个性化的健康指导。由于每个人具有不同危险因素组合，因此会针对个人自身危险因素筛选出个人健康管理处方，使每个人都能更有效地针对自己的危险因素采取相应的措施。

五、实习讨论

根据表15-6已给出的数据，完成（6）、（7）、（10）、（11）、（12）项目的内容，查阅表15-7计算该男性的评价年龄和增长年龄，并根据结果提出切实可行的健康计划。

表15-6　某地某41岁男性健康危险因素评价表

死亡原因	死亡概率（1/10万）	疾病诱发因素	指标值	危险分数	组合危险分数	存在死亡危险	根据医生建议改变危险因素	新危险分数	新组合危险分数	新存在死亡危险	降低量（%）
（1）	（2）	（3）	（4）	（5）	（6）	（7）	（8）	（9）	（10）	（11）	（12）
冠心病	1887	收缩压（kPa）	16.0	0.4			—	0.4			
		舒张压（kPa）	9.3	0.4			—	0.4			
		胆固醇（mg/dl）	192	0.5			—	0.5			
		糖尿病史	无	1.0			—	1.0			
		体力活动	坐着工作	2.5			定期锻炼	1.0			
		家族史	无	0.9			—	0.9			
		吸烟	<10支/天	1.1			戒烟	0.7			
		体重	超重40%	1.4			降到平均体重	1.0			
车祸	284	饮酒	偶尔社交	1.0			—	1.0			
		驾车里程	10000km/a	1.5			—	1.5			
		安全带使用	90%	0.8			—	0.8			
自杀	264	抑郁	没有	1.0			—	1.0			
		家族史	无	1.0			—	1.0			
肝硬化	222	饮酒	偶尔社交	1.0			—	1.0			

续表

死亡原因	死亡概率（1/10万）	疾病诱发因素	指标值	危险分数	组合危险分数	存在死亡危险	根据医生建议改变危险因素	新危险分数	新组合危险分数	新存在死亡危险	降低量（%）
（1）	（2）	（3）	（4）	（5）	（6）	（7）	（8）	（9）	（10）	（11）	（12）
脑血管病	222	收缩压（kPa）	16.0	0.4			—	0.4			
		舒张压（kPa）	9.3	0.4			—	0.4			
		胆固醇（mg/dl）	180	0.5			—	0.5			
		糖尿病史	无	1.0			—	1.0			
		吸烟	吸香烟	1.2			戒烟	1.0			
肺癌	202	吸烟	<10支/天	0.8			戒烟	0.6			
慢性风湿性心脏病	167	心脏杂音	无	1.0			—	1.0			
		风湿热	无	1.0			—	1.0			
		症状体征	无	0.1			—	0.1			
肺炎	111	饮酒	偶尔社交	1.0			—	1.0			
		肺气肿	无	1.0			—	1.0			
		吸烟	<10支/天	1.0			戒烟	1.0			
肠癌	111	肠息肉	无	1.0			—	1.0			
		肛门出血	无	1.0			—	1.0			
		肠炎	无	1.0			—	1.0			
		直肠镜检查	无	1.0			1次/年	0.3			
高血压心脏病	56	收缩压（kPa）	16.0	0.4			—	0.4			
		舒张压（kPa）	9.3	0.4			—	0.4			
		体重	超重40%	1.4			降到平均体重	1.0			
肺结核	56	X线检查	未做	1.0			检查结果阴性	0.2			
		经济社会地位	中等	1.0			—	1.0			
其他 合计	1978	—	—	1.0			—	1.0		1978	

表15-7　健康评估年龄表（部分）

男性存在死亡危险	0 / 5	1 / 6	2 / 7	3 / 8	4 / 9	女性存在死亡危险
	……					
2 120	30	31	32	33	34	1 220
2 310	31	32	33	34	35	1 330
2 520	32	33	34	35	36	1 460
2 760	33	34	35	36	37	1 600
3 030	34	35	36	37	38	1 760
3 330	35	36	37	38	39	1 930
3 670	36	37	38	39	40	2 120
4 060	37	38	39	40	41	2 330
4 510	38	39	40	41	42	2 550
5 010	39	40	41	42	43	2 780

男性存在死亡危险	0 / 5	1 / 6	2 / 7	3 / 8	4 / 9	女性存在死亡危险
5 560	40	41	42	43	44	3 020
6 160	41	42	43	44	45	3 280
6 830	42	43	44	45	46	3 560
7 570	43	44	45	46	47	3 870
8 380	44	45	46	47	48	4 220
9 260	45	46	47	48	49	4 600
10 190	46	47	48	49	50	5 000
11 160	47	48	49	50	51	5 420
12 170	48	49	50	51	52	5 860
13 230	49	50	51	52	53	6 330
……						

（李芳健　孙　宏）

实习四　社区卫生服务机构参观

一、实 习 目 的

通过组织同学走访当地社区卫生服务机构，进行软硬件达标情况调研，熟悉我国社区卫生服务机构的基本情况和运行模式，了解我国社区卫生服务机构内涵建设内容以及全科医学制度实施状况等。

二、实 习 地 点

辖区社区卫生服务中心或站。

三、参 考 学 时

3 学时。

四、实 习 内 容

1. 现场调研　选取辖区内 1~2 家社区卫生服务机构，了解该机构的基本情况（如全科医师、护士配备情况，科室布局和流程、辅助检查设备情况、辖区人口现况等），家庭医生团队服务情况以及卫生服务内容和运行情况。

2. 撰写实地考察报告　内容包括本次走访的社区卫生服务机构基本情况（要附 3~4 张该社区卫生服务机构的照片）、主要卫生服务内容和运行情况，分析该中心的特色或优势以及存在的主要不足，提出有针对性的策略。

五、实 习 步 骤

1. 每个班分成若干小组，各组选出组长 1 名，每组 4~6 人，由组长组织本组组员走访辖区内 1~2 家社区卫生服务机构（中心、站）、镇卫生院和村卫生站等。

2. 查阅相关资料和文献、围绕社区卫生服务机构相关软硬件方面问题开展调研和讨论，并撰写出学习报告。各组上交电子版文档学习报告、课件或照片等。

3. 各小组召开调研汇报会。要求每组用课件汇报 10 分钟左右，内容应包括：①社区卫生服务机构基本情况；②社区卫生服务机构的特色与亮点；③进一步强化全科医疗和基本公共卫生服务项目的建议。注明各组成员的分工及主要调研情况，带教老师和同学针对每组的汇报内容提问及答疑共 5 分钟，并现场打分。

六、讨　　论

围绕社区卫生服务机构内涵建设内容以及全科医学制度实施状况进行讨论。

（一）背景资料

2011 年 7 月，《国务院关于建立全科医生制度的指导意见》（国发〔2011〕23 号）公布，提出：到 2020 年，我国将初步建立起全科医生制度，基本实现城乡每万名居民有 2~3 名合格的全科医生，基本适应人民群众基本医疗卫生服务需求。2018 年 1 月，《国务院办公厅关于改革完善全科医生培养与使用激励机制的意见》（国办发〔2018〕3 号）提出：到 2030 年，适应行业特点的全科医生培养制度更加健全，使用激励机制更加完善，城乡每万名居民拥有 5 名合格的全科医生，全科医生队伍基本满足健康中国建设需求。全科医生制度的推行，将对我国全科医学的发展起到极大的推动作用。

（二）问题

请查阅相关资料并开展小组学习，完成以下问题：
1. 请介绍何为全科医生制度？
2. 我国的全科医生制度的主要内容是什么？
3. 我国全科医生培养与使用激励机制有何举措？
4. 请从一名医学生的角度阐述全科医生制度将对我国卫生健康事业带来的变化。

（李芳健　周志衡）

实习五　健康档案的建立

一、实习目的

1. 掌握个人健康档案、家庭健康档案的基本内容。
2. 熟悉社区居民健康档案的使用与管理。
3. 了解健康档案建立原则。

二、实习地点

实验室或社区卫生服务中心（站）或患者家中。

三、参考学时

3学时。

四、实习内容与步骤

（一）内容

1. 建立一份个人和家庭健康档案。
2. 了解社区居民健康档案的使用与管理。

（二）实习形式

1. 社区卫生服务机构接诊患者或家庭出诊；或者以自身及家庭为例建立健康档案。
2. 参观社区卫生服务机构居民健康档案管理系统。

（三）步骤

1. **准备阶段** 从社区居民随机中抽取一户，查阅户主姓名及联系方式，预约联系对象，说明来意，确认是否愿意接受访问等。
2. **信息收集** 在社区卫生服务机构的全科诊室内或前往访视家庭，收集并记录家庭成员基本情况、健康状况、疾病史、生活方式等。条件有限的地区可以学生自身及其家庭为例建立健康档案。
3. **总结和建档** 填写家访记录并进行工作总结，建立家庭健康档案和个人健康档案。

五、实习讨论

1. 全科医疗中个人健康问题记录多采取以问题为中心的医疗记录（problem-oriented medical

record, POMR）。问题描述将问题表中的每一问题依序号逐一以"S-O-A-P"的形式进行描述，在进行 SOAP 记录时注意什么？与目前使用的病历有何异同？

2. 根据本节实习内容，在建立健康档案时需要注意什么？　计算机管理居民健康档案有何利弊？

六、实 习 报 告

详见本节附录全科医疗健康档案中个人健康档案格式。

附录　居民健康档案的建立与应用

为进一步规范国家基本公共卫生服务项目管理，原卫生部在《国家基本公共卫生服务规范（2011年版）》基础上，组织专家对服务规范内容进行了修订和完善，形成了《国家基本公共卫生服务规范（第三版）》。居民健康档案内容包括个人基本信息、健康体检、重点人群健康管理记录和其他医疗卫生服务记录。

个人基本情况包括姓名、性别等基础信息和既往史、家族史等基本健康信息。健康体检包括一般健康检查、生活方式、健康状况及其疾病用药情况、健康评价等。重点人群健康管理记录包括国家基本公共卫生服务项目要求的 0～6 岁儿童、孕产妇、老年人、慢性病、严重精神障碍和肺结核患者等各类重点人群的健康管理记录。其他医疗卫生服务记录包括上述记录之外的其他接诊、转诊、会诊记录等。

一、居民健康档案的建立

一份好的健康档案是健康管理基础。标准化、规范化的填写是建立一份良好健康档案的关键。

1. 居民健康档案封面（见表 15-8）

表 15-8　居民健康档案封面

编号□□□□□□-□□□-□□□-□□□□□

居民健康档案

姓　　　　名：_____

现　住　　址：_____

户　籍　地　址：_____

联　系　电　话：_____

乡镇（街道）名称：_____

村（居）委会名称：_____

建档单位：_____

建　档　人：_____

责任医生：_____

建档日期：_____年_____月_____日

填表说明：

居民健康档案编码：

（1）统一为居民健康档案进行编码，采用 17 位编码制，以国家统一的行政区划编码为基础，村（居）委会为单位，编制居民健康档案唯一编码。同时将建档居民的身份证号作为统一的身份识别码，为在信息平台下实现资源共享奠定基础。

（2）第一段为 6 位数字，表示县及县以上的行政区划，统一使用《中华人民共和国行政区划代码》（GB2260）。

（3）第二段为 3 位数字，表示乡镇（街道）级行政区划，按照国家标准《县以下行政区划代码编码规则》（GB/T10114-2003）编制。

（4）第三段为 3 位数字，表示村（居）民委员会等，具体划分为：001-099 表示居委会，101-199 表示村委会，901-999 表示其他组织。

（5）第四段为 5 位数字，表示居民个人序号，由建档机构根据建档顺序编制。

（6）在填写健康档案的其他表格时，必须填写居民健康档案编号，但只需填写后 8 位编码。

2. 个人基本信息表（见表15-9）

表15-9　个人基本信息表

姓名：　　　　　　　　　　　　　　　　　　　　　　　　　　　　　　　　编号□□□-□□□□□

性　　别	1 男　2 女　9 未说明的性别　0 未知的性别　　　　　□		出生日期	□□□□ 年 □□ 月 □□	
身份证号			工作单位		
本人电话		联系人姓名		联系人电话	
常住类型	1 户籍　2 非户籍　　　　　□		民　族	01 汉族　99 少数民族＿＿＿＿＿　□	
血　　型	1A 型　2B 型　3O 型　4AB 型　5 不详/RH：1 阴性　2 阳性　3 不详　　□/□				
文化程度	1 研究生　2 大学本科　3 大学专科和专科学校　4 中等专业学校　5 技工学校　6 高中　7 初中　8 小学 9 文盲或半文盲　10 不详　　　　　□				
职　　业	0 国家机关、党群组织、企业、事业单位负责人　1 专业技术人员　2 办事人员和有关人员　3 商业、服务业人员 4 农、林、牧、渔、水利业生产人员　5 生产、运输设备操作人员及有关人员　6 军人　7 不便分类的其他从业人员 8 无职业　　　　　□				
婚姻状况	1 未婚　2 已婚　3 丧偶　4 离婚　5 未说明的婚姻状况　　　　　□				
医疗费用 支付方式	1 城镇职工基本医疗保险　2 城镇居民基本医疗保险　3 新型农村合作医疗 4 贫困救助　5 商业医疗保险　6 全公费　7 全自费　8 其他＿＿＿＿＿　□/□/□				
药物过敏史	1 无　2 青霉素　3 磺胺　4 链霉素　5 其他　　　□/□/□/□				
暴露史	1 无　2 化学品　3 毒物　4 射线　　　□/□/□				

既往史	疾病	1 无　2 高血压　3 糖尿病　4 冠心病　5 慢性阻塞性肺疾病　6 恶性肿瘤＿＿＿＿　7 脑卒中 8 严重精神障碍　9 结核病　10 肝炎　11 其他法定传染病　12 职业病＿＿＿　13 其他＿＿＿ □ 确诊时间　年　月/□ 确诊时间　年　月/□ 确诊时间　年　月 □ 确诊时间　年　月/□ 确诊时间　年　月/□ 确诊时间　年　月	
	手术	1 无　2 有：名称①＿＿＿＿＿＿时间＿＿＿＿＿/ 名称②＿＿＿＿＿时间＿＿＿＿＿	□
	外伤	1 无　2 有：名称①＿＿＿＿＿＿时间＿＿＿＿＿/ 名称②＿＿＿＿＿时间＿＿＿＿＿	□
	输血	1 无　2 有：原因①＿＿＿＿＿＿时间＿＿＿＿＿/ 原因②＿＿＿＿＿时间＿＿＿＿＿	□

家族史	父　亲	□/□/□/□/□/＿＿＿＿	母　亲	□/□/□/□/□/＿＿＿＿
	兄弟姐妹	□/□/□/□/□/＿＿＿＿	子　女	□/□/□/□/□/＿＿＿＿
	1 无　2 高血压　3 糖尿病　4 冠心病　5 慢性阻塞性肺疾病　6 恶性肿瘤　7 脑卒中 8 严重精神障碍　9 结核病　10 肝炎　11 先天畸形　12 其他			

遗传病史	1 无　2 有：疾病名称＿＿＿＿＿＿＿＿＿＿＿＿　　　　　□				
残疾情况	1 无残疾　2 视力残疾　3 听力残疾　4 言语残疾　5 肢体残疾 6 智力残疾　7 精神残疾　8 其他残疾＿＿＿＿＿＿　　□/□/□/□/□/□				

生活环境*	厨房排风设施	1 无　　　　2 油烟机　　　　3 换气扇　4 烟囱			□
	燃料类型	1 液化气　　2 煤　　　　3 天然气　4 沼气　　5 柴火　　6 其他			□
	饮水	1 自来水　　2 经净化过滤的水　3 井水　　4 河湖水　5 塘水　　6 其他			□
	厕所	1 卫生厕所　2 一格或二格粪池式　3 马桶　　4 露天粪坑　5 简易棚厕			□
	禽畜栏	1 无　　　　2 单设　　　　3 室内　　4 室外			□

填表说明：

（1）本表用于居民首次建立健康档案时填写。如果居民的个人信息有所变动，可在原条目处修改，并注明修改时间或重新填写。若失访，在空白处写明失访原因；若死亡，写明死亡日期和死亡原因。若迁出，记录迁往地点基本情况、档案交接记录。0～6岁儿童无须填写该表。

（2）性别：按照国标分为男、女、未知的性别及未说明的性别。

（3）出生日期：根据居民身份证的出生日期，按照年（4位）、月（2位）、日（2位）顺序填写，如19490101。

（4）工作单位：应填写目前所在工作单位的全称。离退休者填写最后工作单位的全称；下岗待业或无工作经历者需具体注明。

（5）联系人姓名：填写与建档对象关系紧密的亲友姓名。

（6）民族：少数民族应填写全称，如彝族、回族等。

（7）血型：在前一个"□"内填写与ABO血型对应编号的数字；在后一个"□"内填写与"RH"血型对应编号的数字。

（8）文化程度：指截至建档时间，本人接受国内外教育所取得的最高学历或现有水平所相当的学历。

（9）药物过敏史：表中药物过敏主要列出青霉素、磺胺或者链霉素过敏，如有其他药物过敏，请在其他栏中写明名称。

（10）既往史：

1）疾病：填写现在和过去曾经患过的某种疾病，包括建档时还未治愈的慢性病或某些反复发作的疾病，并写明确诊时间，如有恶性肿瘤，请写明具体的部位或疾病名称，如有职业病，请填写具体名称。对于经医疗单位明确诊断的疾病都应以一级及以上医院的正式诊断为依据，有病史卡的以卡上的疾病名称为准，没有病史卡的应有证据证明是经过医院明确诊断的。可以多选。

2）手术：填写曾经接受过的手术治疗。如有，应填写具体手术名称和时间。

3）外伤：填写曾经发生的后果比较严重的外伤经历。如有，应填写具体外伤名称和发生时间。

4）输血：填写曾经接受过的输血情况。如有，应填写具体输血原因和发生时间。

（11）家族史：指直系亲属（父亲、母亲、兄弟姐妹、子女）中是否患过所列出的具有遗传性或遗传倾向的疾病或症状。有则选择具体疾病名称对应编号的数字，可以多选。没有列出的请在"其他"中写明。

（12）生活环境：农村地区在建立居民健康档案时需根据实际情况选择填写此项。

3. 健康体检表（见表15-10）

表15-10　健康体检表

姓名：

编号□□□-□□□□□

体检日期		年　　月　　日		责任医生			
内容		检 查 项 目					
症状		1 无症状　2 头痛　3 头晕　4 心悸　5 胸闷　6 胸痛　7 慢性咳嗽　8 咳痰　9 呼吸困难　10 多饮 11 多尿　12 体重下降　13 乏力　14 关节肿痛　15 视力模糊　16 手脚麻木　17 尿急　18 尿痛 19 便秘　20 腹泻　21 恶心呕吐　22 眼花　23 耳鸣　24 乳房胀痛　25 其他 ＿＿＿＿＿ □/□/□/□/□/□/□/□/□					
一般状况	体　　温		℃	脉　率			次/分钟
	呼吸频率		次/分钟	血　压	左　侧	/	mmHg
					右　侧	/	mmHg
	身　　高		cm	体　重			kg
	腰　　围		cm	体质指数（BMI）			kg/m²
	老年人健康状态自我评估*	1 满意　2 基本满意　3 说不清楚　4 不太满意　5 不满意					□
	老年人生活自理能力自我评估*	1 可自理（0～3分） 3 中度依赖（9～18分）		2 轻度依赖（4～8分） 4 不能自理（≥19分）			□
	老年人认知功能*	1 粗筛阴性 2 粗筛阳性，简易智力状态检查，总分＿＿＿＿					□
	老年人情感状态*	1 粗筛阴性 2 粗筛阳性，老年人抑郁评分检查，总分＿＿＿					□

生活方式	体育锻炼	锻炼频率	1 每天　2 每周一次以上　3 偶尔　4 不锻炼		□
		每次锻炼时间	分钟	坚持锻炼时间	年
		锻炼方式			
	饮食习惯		1 荤素均衡 2 荤食为主 3 素食为主 4 嗜盐 5 嗜油 6 嗜糖		□/□/□
	吸烟情况	吸烟状况	1 从不吸烟　　2 已戒烟　　3 吸烟		□
		日吸烟量	平均_____支		
		开始吸烟年龄	岁	戒烟年龄	岁
	饮酒情况	饮酒频率	1 从不　2 偶尔　3 经常　4 每天		□
		日饮酒量	平均_____两		
		是否戒酒	1 未戒酒 2 已戒酒，戒酒年龄：_____岁		□
		开始饮酒年龄	岁 近一年内是否曾醉酒	1 是 2 否	□
		饮酒种类	1 白酒 2 啤酒 3 红酒 4 黄酒 5 其他_____		□/□/□/□
	职业病危害因素接触史		1 无 2 有（工种_____从业时间___年） 毒物种类　粉尘 _____　　防护措施1 无 2 有_____ 　　　　　放射物质 _____　防护措施1 无 2 有_____ 　　　　　物理因素 _____　防护措施1 无 2 有_____ 　　　　　化学物质 _____　防护措施1 无 2 有_____ 　　　　　其他 _____　　防护措施1 无 2 有_____		□ □ □
脏器功能	口腔		口唇 1 红润 2 苍白 3 发绀 4 皲裂 5 疱疹		□
			齿列 1 正常 2 缺齿 ┼ 3 龋齿 ┼ 4 义齿(假牙) ┼		□/□/□
			咽部 1 无充血 2 充血 3 淋巴滤泡增生		□
	视 力		左眼 _____ 右眼 _____（矫正视力：左眼 _____右眼 _____）		
	听 力		1 听见　2 听不清或无法听见		□
	运动功能		1 可顺利完成　2 无法独立完成任何一个动作		□
查体	眼底*		1 正常　2 异常_____		□
	皮 肤		1 正常 2 潮红 3 苍白 4 发绀 5 黄染　6 色素沉着　7 其他_____		□
	巩 膜		1 正常 2 黄染 3 充血 4 其他_____		□
	淋巴结		1 未触及　2 锁骨上 3 腋窝 4 其他_____		□
	肺		桶状胸：1 否　　2 是		□
			呼吸音：1 正常　　2 异常_____		□
			啰 音：1 无　2 干啰音 3 湿啰音　4 其他_____		□
	心 脏		心率：_____次/分钟　心律：1 齐　2 不齐　3 绝对不齐		□
			杂音：1 无　　2 有_____		□
	腹 部		压痛：1 无　2 有_____		□
			包块：1 无　2 有_____		□
			肝大：1 无　2 有_____		□
			脾大：1 无　2 有_____		□
			移动性浊音：1 无　2 有_____		□
	下肢水肿		1 无　　2 单侧　3 双侧不对称　4 双侧对称		□
	足背动脉搏动*		1 未触及 2 触及双侧对称 3 触及左侧弱或消失 4 触及右侧弱或消失		□
	肛门指诊*		1 未及异常　2 触痛　3 包块　4 前列腺异常　5 其他_____		□
	乳 腺*		1 未见异常　2 乳房切除　3 异常泌乳　4 乳腺包块　5 其他_____		□/□/□/□
	妇科*	外阴	1 未见异常　　2 异常_____		□
		阴道	1 未见异常　　2 异常_____		□
		宫颈	1 未见异常　　2 异常_____		□
		宫体	1 未见异常　　2 异常_____		□
		附件	1 未见异常　　2 异常_____		□
	其 他*				

辅助检查	血常规*	血红蛋白_____g/L　白细胞_____×10⁹/L　血小板_____×10⁹/L 其他_____
	尿常规*	尿蛋白_____尿糖_____尿酮体_____尿潜血_____ 其他_____
	空腹血糖*	_____mmol/L 或 _____mg/dL
	心电图*	1 正常　2 异常_____　□
	尿微量白蛋白*	_____mg/dL
	大便潜血*	1 阴性　2 阳性　□
	糖化血红蛋白*	_____%
	乙型肝炎 表面抗原*	1 阴性　2 阳性　□
	肝功能*	血清谷丙转氨酶____U/L　血清谷草转氨酶____U/L 白蛋白_____g/L　总胆红素_____μmol/L 结合胆红素____μmol/L
	肾功能*	血清肌酐____μmol/L　血尿素_____mmol/L 血钾浓度____mmol/L　血钠浓度_____mmol/L
	血脂*	总胆固醇_____mmol/L　甘油三酯_____mmol/L 血清低密度脂蛋白胆固醇_____mmol/L 血清高密度脂蛋白胆固醇_____mmol/L
	胸部X线片*	1 正常　2 异常_____　□
	B超*	腹部B超　1 正常　2 异常_____　□
		其他　　1 正常　2 异常_____　□
	宫颈涂片*	1 正常　2 异常_____　□
	其他*	
现存主要健康问题	脑血管疾病	1 未发现　2 缺血性卒中　3 脑出血　4 蛛网膜下腔出血　5 短暂性脑缺血发作
		6 其他_____　□/□/□/□/ □
	肾脏疾病	1 未发现　2 糖尿病肾病　3 肾功能衰竭　4 急性肾炎　5 慢性肾炎
		6 其他_____　□/□/□/□/ □
	心脏疾病	1 未发现　2 心肌梗死　3 心绞痛　4 冠状动脉血运重建　5 充血性心力衰竭
		6 心前区疼痛　7 其他_____　□/□/□/□/ □□
	血管疾病	1 未发现　2 夹层动脉瘤　3 动脉闭塞性疾病　4 其他_____　□/□/□
	眼部疾病	1 未发现　2 视网膜出血或渗出　3 视盘水肿　4 白内障
		5 其他_____　□/□/□/□
	神经系统疾病	1 未发现　2 有_____　□
	其他系统疾病	1 未发现　2 有_____　□

		入/出院日期	原因	医疗机构名称	病案号
住院治疗情况	住院史	/			
		/			
		建/撤床日期	原因	医疗机构名称	病案号
	家庭病床史	/			
		/			

续表

		用法	用量	用药时间	服药依从性 1 规律　2 间断　3 不服药	
	药物名称	用法	用量	用药时间		
主要用药情况	1					
	2					
	3					
	4					
	5					
	6					
非免疫规划预防接种史	名称	接种日期		接种机构		
	1					
	2					
	3					
健康评价	1 体检无异常　　　　　　　　　　　　　　　　　　　　　　　　　□ 2 有异常 异常1 ＿＿＿＿＿＿＿＿＿＿＿ 异常2 ＿＿＿＿＿＿＿＿＿＿＿ 异常3 ＿＿＿＿＿＿＿＿＿＿＿ 异常4 ＿＿＿＿＿＿＿＿＿＿＿					
健康指导	1 纳入慢性病患者健康管理 2 建议复查 3 建议转诊 　　　　　　　　　　　□/□/□			危险因素控制： 　□/□/□/□/□/□ 1 戒烟　2 健康饮酒　3 饮食　4 锻炼 5 减体重（目标 ＿＿＿＿＿＿＿＿kg） 6 建议接种疫苗＿＿＿＿＿＿＿＿ 7 其他＿＿＿＿＿＿＿＿＿＿＿＿＿		

填表说明：

（1）本表用于老年人、高血压、2 型糖尿病和严重精神障碍患者等的年度健康检查。一般居民的健康检查可参考使用，肺结核患者、孕产妇和 0～6 岁儿童无须填写该表。

（2）表中带有*号的项目，在为一般居民建立健康档案时不作为免费检查项目，不同重点人群的免费检查项目按照各专项服务规范的具体说明和要求执行。对于不同的人群，完整的健康体检表指按照相应服务规范要求做完相关检查并记录的表格。

（3）一般状况

体质指数（BMI）＝体重（kg）/身高的平方（m^2）。

1）老年人生活自理能力自我评估：65 岁及以上老年人需填写此项，详见老年人健康管理服务规范附件。

2）老年人认知功能粗筛方法：告诉被检查者"我将要说三件物品的名称（如铅笔、卡车、书），请您立刻重复"。过 1 分钟后请其再次重复。如被检查者无法立即重复或 1 分钟后无法完整回忆三件物品名称为粗筛阳性，需进一步行"简易智力状态检查量表"检查。

3）老年人情感状态粗筛方法：询问被检查者"你经常感到伤心或抑郁吗"或"你的情绪怎么样"。如回答"是"或"我想不是十分好"，为粗筛阳性，需进一步行"老年抑郁量表"检查。

（4）生活方式

1）体育锻炼：指主动锻炼，即有意识地为强体健身而进行的活动。不包括因工作或其他需要而必须进行的活动，如上班骑自行车、做强体力工作等。锻炼方式填写最常采用的具体锻炼方式。

2）吸烟情况："从不吸烟者"不必填写"日吸烟量"、"开始吸烟年龄"、"戒烟年龄"等，已戒烟者填写戒烟前相关情况。

3）饮酒情况："从不饮酒者"不必填写其他有关饮酒情况项目，已戒酒者填写戒酒前相关情况，"日饮酒量"折合成白酒量。（啤酒/10＝白酒量，红酒/4＝白酒量，黄酒/5＝白酒量）。

4）职业暴露情况：指因患者职业原因造成的化学品、毒物或射线接触情况。如有，需填写具体化学品、毒物、射线名或填不详。

5）职业病危害因素接触史：指因患者职业原因造成的粉尘、放射物质、物理因素、化学物质的接触情况。如有，需填写具体粉尘、放射物质、物理因素、化学物质的名称或填不详。

（5）脏器功能

1）视力：填写采用对数视力表测量后的具体数值（五分记录），对佩戴眼镜者，可戴其平时所用眼镜测量矫正视力。

2）听力：在被检查者耳旁轻声耳语"你叫什么名字"（注意检查时检查者的脸应在被检查者视线之外），判断被检查者听力状况。

3）运动功能：请被检查者完成以下动作："两手摸后脑勺"、"捡起这支笔"、"从椅子上站起，走几步，转身，坐下。"判断被检查者运动功能。

（6）查体

如有异常请在横线上具体说明，如可触及的淋巴结部位、个数；心脏杂音描述；肝脾肋下触诊大小等。建议有条件的地区开展眼底检查，特别是针对高血压或糖尿病患者。

1）眼底：如果有异常，具体描述异常结果。

2）足背动脉搏动：糖尿病患者必须进行此项检查。

3）乳腺：检查外观有无异常，有无异常泌乳及包块。

4）妇科：外阴　记录发育情况及婚产式（未婚、已婚未产或经产式），如有异常情况请具体描述。

　　　　阴道　记录是否通畅，黏膜情况，分泌物量、色、性状以及有无异味等。

　　　　宫颈　记录大小、质地，有无糜烂、撕裂、息肉、腺囊肿；有无接触性出血、举痛等。

　　　　宫体　记录位置、大小、质地、活动度；有无压痛等。

　　　　附件　记录有无块物、增厚或压痛；若扪及肿块，记录其位置、大小、质地；表面光滑与否、活动度、有无压痛以及与子宫及盆壁关系。左右两侧分别记录。

（7）辅助检查

该项目根据各地实际情况及不同人群情况，有选择地开展。老年人，高血压、2型糖尿病和严重精神障碍患者的免费辅助检查项目按照各项规范要求执行。

尿常规中的"尿蛋白、尿糖、尿酮体、尿潜血"可以填写定性检查结果，阴性填"-"，阳性根据检查结果填写"+"、"++"、"+++"或"++++"，也可以填写定量检查结果，定量结果需写明计量单位。

大便潜血、肝功能、肾功能、胸部X线片、B超检查结果若有异常，请具体描述异常结果。其中B超写明检查的部位。65岁及以上老年人腹部B超为免费检查项目。

其他：表中列出的检查项目以外的辅助检查结果填写在"其他"一栏。

（8）现存主要健康问题：指曾经出现或一直存在，并影响目前身体健康状况的疾病。可以多选。若有高血压、糖尿病等现患疾病或者新增的疾病需同时填写在个人基本信息表既往史一栏。

（9）住院治疗情况：指最近1年内的住院治疗情况。应逐项填写。日期填写年月，年份应写4位。如因慢性病急性发作或加重而住院/家庭病床，请特别说明。医疗机构名称应写全称。

（10）主要用药情况：对长期服药的慢性病患者了解其最近1年内的主要用药情况，西药填写化学名及商品名，中药填写药品名称或中药汤剂，用法、用量按医生医嘱填写，用法指给药途径，如：口服、皮下注射等。用量指用药频次和剂量，如：每日三次，每次5mg等。用药时间指在此时间段内一共服用此药的时间，单位为年、月或天。服药依从性是指对此药的依从情况，"规律"为按医嘱服药，"间断"为未按医嘱服药，频次或数量不足，"不服药"即为医生开了处方，但患者未使用此药。

（11）非免疫规划预防接种史：填写最近1年内接种的疫苗的名称、接种日期和接种机构。

（12）健康评价：无异常是指无新发疾病原有疾病控制良好无加重或进展，否则为有异常，填写具体异常情况，包括高血压、糖尿病、生活能力，情感筛查等身体和心理的异常情况。

（13）健康指导：纳入慢性病患者健康管理是指高血压、糖尿病、严重精神障碍患者等重点人群定期随访和健康体检。减体重的目标是指根据居民或患者的具体情况，制订下次体检之前需要减重的目标值。

4. 医疗卫生服务记录

（1）接诊记录表

姓名：　　　　　　　　　　　　　　　　　　　　　　　　　　　　编号□□□-□□□□□

就诊者的主观资料：
就诊者的客观资料：
评估：
处置计划：
医生签字： 接诊日期：　　　年　　月　　日

填表说明：

（1）本表供居民由于急性或短期健康问题接受咨询或医疗卫生服务时使用，以能够如实反映居民接受服务的全过程为目的，根据居民接受服务的具体情况填写。

（2）就诊者的主观资料：包括主诉、咨询问题和卫生服务要求等。

（3）就诊者的客观资料：包括查体、实验室检查、影像检查等结果。

（4）评估：根据就诊者的主、客观资料做出的初步印象、疾病诊断或健康问题评估。

（5）处置计划：指在评估基础上制订的处置计划，包括诊断计划、治疗计划、患者指导计划等。

（2）会诊记录表

姓名：　　　　　　　　　　　　　　　　　　　　　　　　编号□□□-□□□□□

会诊原因：

会诊意见：

会诊医生及其所在医疗卫生机构：

　　医疗卫生机构名称　　　　　　　　　　会诊医生签字

　　　　　　　　　　　　　　　　　　　　　　　　责任医生：

　　　　　　　　　　　　　　　　会诊日期：　　年　　月　　日

填表说明：

（1）本表供居民接受会诊服务时使用。

（2）会诊原因：责任医生填写患者需会诊的主要情况。

（3）会诊意见：责任医生填写会诊医生的主要处置、指导意见。

（4）会诊医生及其所在医疗卫生机构：填写会诊医生所在医疗卫生机构名称并签署会诊医生姓名。来自同一医疗卫生机构的会诊医生可以只填写一次机构名称，然后在同一行依次签署姓名。

（3）双向转诊单

存根

患者姓名_____　性别_____　年龄_____　档案编号_____

家庭住址_____　联系电话_____

于____年____月____日因病情需要，转入_____　单位_____　科室

_____接诊医生。

　　　　　　　　　　　　　　　　转诊医生（签字）：

　　　　　　　　　　　　　　　　　　年　　月　　日

（4）双向转诊（转出）单

（机构名称）：

现有患者_____　性别_____　年龄_____　因病情需要，需转入贵单位，请予以接诊。

初步印象：

主要现病史（转出原因）：

主要既往史：

治疗经过：

　　　　　　　　　　　　　　　　转诊医生（签字）：

　　　　　　　　　　　　　　　　联系电话：

　　　　　　　　　　　　　　　　（机构名称）

　　　　　　　　　　　　　　　　　　年　　月　　日

填表说明：

（1）本表供居民双向转诊转出时使用，由转诊医生填写。

（2）初步印象：转诊医生根据患者病情做出的初步判断。

（3）主要现病史：患者转诊时存在的主要临床问题。

（4）主要既往史：患者既往存在的主要疾病史。

（5）治疗经过：经治医生对患者实施的主要诊治措施。

（5）存根

患者姓名＿＿＿＿＿性别＿＿＿＿＿年龄＿＿＿＿＿病案号＿＿＿＿＿＿＿

家庭住址＿＿＿＿＿＿＿＿＿＿＿＿＿＿＿联系电话＿＿＿＿＿＿＿＿＿

于＿＿＿＿年＿＿＿＿月＿＿＿＿日因病情需要，转回＿＿＿＿＿＿＿＿＿单位

＿＿＿＿＿＿＿＿＿接诊医生。

转诊医生（签字）：

年　月　日

（6）双向转诊（回转）单

＿＿＿＿＿＿＿＿＿＿＿＿（机构名称）：

现有患者＿＿＿＿＿＿＿＿因病情需要，现转回贵单位，请予以接诊。

诊断结果＿＿＿＿＿＿＿＿住院病案号＿＿＿＿＿＿＿＿＿＿＿＿

主要检查结果：

治疗经过、下一步治疗方案及康复建议：

转诊医生（签字）：

联系电话：

（机构名称）

年　月　日

填表说明：

（1）本表供居民双向转诊回转时使用，由转诊医生填写。

（2）主要检查结果：填写患者接受检查的主要结果。

（3）治疗经过：经治医生对患者实施的主要诊治措施。

（4）康复建议：填写经治医生对患者转出后需要进一步治疗及康复提出的指导建议。

5. 居民健康档案信息卡（见表15-11）

表15-11　居民健康档案信息卡

（正面）

姓　名		性　别		出生日期	年　月　日
健康档案编号				□□□-□□□□□	
ABO 血型	□A □B □O □AB		RH 血型	□Rh 阴性 □Rh 阳性□不详	
慢性病患病情况： □无　□高血压　□糖尿病 □脑卒中　□冠心病　□哮喘 □职业病　□其他疾病					
过敏史：					

（反面）

家庭住址		家庭电话	
紧急情况联系人		联系人电话	
建档机构名称		联系电话	
责任医生或护士		联系电话	
其他说明			

填表说明：

1. 居民健康档案信息卡为正反两面，根据居民信息如实填写，应与健康档案对应项目的填写内容一致。

2. 过敏史：过敏主要指青霉素、磺胺、链霉素过敏，如有其他药物或食物等其他物质（如花粉、酒精、油漆等）过敏，请写明过敏物质名称。

二、填表要求部分

1. 基本要求

（1）档案填写一律用钢笔或圆珠笔，不得用铅笔或红色笔书写。字迹要清楚，书写要工整。数字或代码一律用阿拉伯数字书写。数字和编码不要填出格外，如果数字填错，用双横线将整笔数码划去，并在原数码上方工整填写正确的数码，切勿在原数码上涂改。

（2）在居民健康档案的各种记录表中，凡有备选答案的项目，应在该项目栏的"□"内填写与相应答案选项编号对应的数字，如性别为男，应在性别栏"□"内填写与"1男"对应的数字1。对于选择备选答案中的"其他"或者是"异常"这一选项者，应在该选项留出的空白处用文字填写相应内容，并在项目栏的"□"内填写与"其他"或者是"异常"选项编号对应的数字，如填写"个人基本信息表"中的既往疾病史时，若该居民曾患有"腰椎间盘突出症"，则在该项目中应选择"其他"，既要在"其他"选项后写明"腰椎间盘突出症"，同时在项目栏"□"内填写数字13。对各类表单中没有备选答案的项目用文字或数据在相应的横线上或方框内据情填写。

（3）在为居民提供诊疗服务过程中，涉及疾病诊断名称时，疾病名称应遵循国际疾病分类标准ICD-10填写，涉及疾病中医诊断病名及辨证分型时，应遵循《中医病证分类与代码》（GB/T15657-1995，TCD）。

2. 各类检查报告单据及转诊记录粘贴

服务对象在健康体检、就诊、会诊时所做的各种化验及检查的报告单据，都应该粘贴留存归档。可以有序地粘贴在相应健康体检表、接诊记录表、会诊记录表的后面。

双向转诊（转出）单存根与双向转诊（回转）单可另页粘贴，附在相应位置上与本人健康档案一并归档。

3. 其他

各类表单中涉及的日期类项目，如体检日期、访视日期、会诊日期等，按照年（4位）、月（2位）、日（2位）顺序填写。

三、健康档案管理

在基层卫生服务机构，居民健康档案的存放和保管可根据其规模及人员编制情况而定，可以设立档案室/处，管理人员可以根据机构实际情况确定专职档案管理人员，也可由责任医务人员进行兼职管理，保证健康档案完整、安全。

居民健康档案记载了居民一生中的全部健康问题，应集中存放，专人负责，居民每次就诊时，调档、就诊、登记、归档。有条件的单位应逐步发展微机化管理。

1. 建立健全制度　为使健康档案完整、准确、全面地反映一个人一生的健康状况，有必要制订有关健康档案的建立、保管、使用、保密等制度，完善相应的设备，配备专职人员，妥善保管健康档案。

2. 档案建立流程 参加健康管理的居民要每人建一份个人健康档案，根据居民类别（儿童、妇女和老人）在前述个人健康档案的基础上相应地建立保健记录，有慢性病者还要建立慢性病随访记录。建立居民健康档案可以在居民到健康管理服务机构初次就诊时建立，详见建档对象确定流程图和居民健康档案管理流程图（见图15-1）。

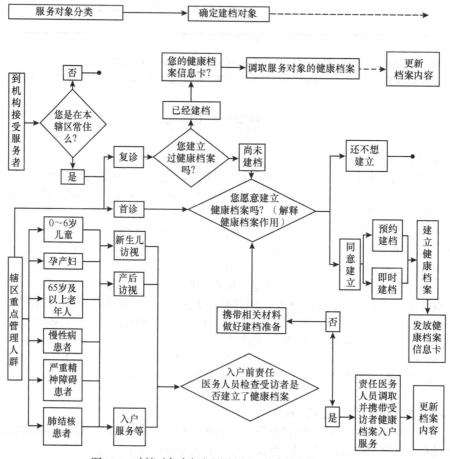

图 15-1 建档对象确定流程图和居民健康档案管理流程图

家庭健康档案，一般在首次建档时，完成其主要内容的记录，待家庭发生变动或结合社区实际情况再补充或增加有关内容。家庭主要问题目录随时记录。

3. 档案保管和使用 责任医师在提供健康管理服务时，按规定格式要求完整记录，认真书写。当被管理对象生病就诊时，医务人员要填写健康档案。会诊时，由经治医师调档、记录有关会诊情况。转诊或住院时，事后要及时将有关转诊、住院期间的问题、处理经过及结果等录入健康档案。如就诊、转诊、住院医院与健康管理服务机构建立了微机联网，应由经治医师调档、记录相应健康问题等。

健康档案要统一编号、集中存放在健康管理服务中心（或全科医疗门诊部），由专人负责保管。健康管理对象每次就诊时凭就诊卡向档案室调取个人健康档案，就诊完后迅速将档案归还档案室，换回就诊卡。

居民健康档案建立后要定期或不定期地分析档案有关内容，及时发现个人、家庭的主要健康问题，有针对性地提出防治措施，做到物尽其用，充分发挥健康档案在提高居民健康水平中的作用。居民健康档案管理流程见图15-1。

（孙　宏　胡恺萍）

实习六　全科问诊规范与技巧

一、实 习 目 的

1. 掌握全科问诊的基本方法与内容，以及 ICE 问诊技巧，培养全科医生接诊能力；
2. 熟悉微格教学法病史采集训练的流程；
3. 了解医患沟通的方法，运用医患共同决策，赢取患者信任，建立良好的医患沟通。

二、实 习 地 点

社区卫生服务中心小教室（模拟全科情景教学门诊）或示教室。

三、参 考 学 时

4学时。

四、实习内容与步骤

（一）安排

每8人分为1小组，由社区全科师资作为助教全程引领。

（二）内容

1. 微格病史问诊流程简介　微格教学法如何应用在病史采集培训上。
2. 微格病史采集小组活动　8个循环如何开展。
3. 微格病史采集五大反馈　自我反馈、录像反馈、小组反馈、助教反馈、作业反馈。

（三）步骤

1. 准备阶段

（1）准备一个相对安静的小教室（模拟全科情景教学门诊或示教室），1张桌子，9把椅子。

（2）制作"开始/结束、主观资料、ICE问诊技巧、客观资料、全科评估、全科处理、1分钟"字牌1套，正反面文字如下：

牌子1：正面：开始/结束。反面：①致意；②介绍自己；③向患者问好；④致谢：还有别的问题吗；⑤结束：今天就到这里吧。

牌子2：正面：主观资料。反面：①主诉；②主要症状描述、病情演变；③诊治经过及结果；④相关病史；⑤家族史；⑥生活方式、心理及社会因素。

牌子3：正面：ICE问诊技巧。反面：I：患者的想法；C：患者的担心；E：患者的期望；有逻辑性、系统性地进行询问；使用开放-封闭式的问话技巧；不轻易打断患者陈述。

牌子4：正面：客观资料。反面：①针对性的体格检查；②针对性的实验室检查和辅助检查；③相关的心理测验等其他评估。

牌子5：正面：全科评估。反面：①主要诊断；②存在的危险因素与健康问题；③并发症或其他临床情况；④患者的依从性；⑤家庭可利用资源。

牌子6：正面：全科处理。反面：①进一步诊查计划；②药物治疗及相关问题；③非药物治疗：行为干预计划、饮食、运动等健康教育指导、注意事项等；④随诊要求。

牌子7：正面：一分钟。

（3）打印8份微格式病史采集评估表（供助教观察点评使用），见表15-12；打印1份"病史采集模块-学员练习指引手册"，以便学员病史采集前阅读；见附件1；打印1份"病史采集标准化患者剧本"；以便助教扮演患者，见附件2。

（4）提前1天将课前作业发给学员预习。要求如下：准备针对"王先生，42岁，反复胸闷、胸痛、气促3年余，最近2周胸闷、气促再次加重，前来社区就诊。"的SP（标准化患者）进行病史采集，8分钟（模拟平常诊疗工作场景）。要求有完整的病史采集以及全科诊疗过程，可以参考教科书就病史采集方法、全科评估与全科处理提前预习。

2. 现场训练阶段

（1）介绍微格病史采集方法与流程：分发7块牌子，没有被分到牌子的学员扮演医生，其余7位学员分别拿到不同的牌子，扮演观察者；另外，拿到"一分钟"这块牌子的学员扮演摄影师（用实施病史采集者的手机拍摄）；拿到"ICE问诊技巧"这块牌子的学员负责小组反馈记录；小组的带教老师扮演标准患者。

（2）训练过程：

①模拟门诊就诊场景：带教老师根据剧本扮演标准患者来就诊，其中一名学员扮演医生，按照流程问诊，问诊要完整，包括现病史、既往史等，中间要穿插ICE问诊技巧，最后要有全科评估与处理。整个问诊训练时间控制在8分钟，负责录像的学员在已经7分钟时举"一分钟"牌子，进行倒计时提醒。该学员问诊结束后，到教室外看自己手机里刚才问诊的录像。

②反馈环节：小组其他学员留在教室里，在助教的引领下，分别就自己负责卡片上的内容进行反馈，反馈掌握以下原则：一是有限反馈：只反馈自己卡片的部分；二是以鼓励为原则，先说或多说学员做得好的部分及亮点，后说或少说学员做得不足之处，同时给出建议；三是侧重于过程反馈，减少主题内容的反馈。抽到"ICE"的学员负责记录。病史采集者看完视频后返回教室先进行自我反馈，自我反馈的原则是先说或者多说自己做得好的部分，后说或少说不足之处。然后由抽到"ICE"的学员将刚才小组的反馈意见向讲者反馈，最后助教点评和综合反馈。第一个循环结束。

接着大家按顺序交换牌子，进行下一轮问诊、反馈，连续进行8个循环，使每个学员都有机会扮演医生、观察者、摄影师。

3. 结束阶段 在本次8个循环的病史问诊结束后，助教老师进行总结和答疑。然后布置作业，要求每个参与训练的学员都要在24小时之内完成一篇心得感想，发到助教老师的邮箱。

表15-12 微格病史采集综合评估表

（培训师，助教）

时间：		讲者：	主题：病史采集		
动作	小项		好的	不好的	建议
开始	1. 致意				
	2. 介绍自己				
	3. 向患者问好				
主观资料	1.主诉				
	2.主要症状描述、病情演变				
	3.诊治经过及结果				
	4.相关病史				
	5.家族史				
	6.生活方式、心理及社会因素				
ICE问诊技巧	I：患者的想法				
	C：患者的担心				
	E：患者的期望				
	有逻辑性、系统性地进行询问				
	使用开放–封闭式的问话技巧				
	不轻易打断患者陈述				
客观资料	1.针对性的体格检查				
	2.针对性的实验室检查和辅助检查				
	3.相关的心理测验等其他评估				

全科评估	1.主要诊断 2.存在的危险因素与健康问题 3.并发症或其他临床情况 4.患者的依从性 5.家庭可利用资源			
全科处理	1.进一步诊查计划 2.药物治疗及相关问题 3.非药物治疗—行为干预计划、饮食、运动等健康教 　育指导、注意事项等 4.随诊要求			
结束	致谢：还有别的问题吗 结束：今天就到这里吧			
反馈	1.先说好的，再说不好的，同时给出建议 2. 侧重于过程，而不是内容			

说明："好的"打√，"不好的"打×，也可在小项上标记；对于不好的要给出"建议"

附件1：病史采集模块-学员练习指引手册

1. 请仔细阅读以下须知，尤其是黑体字部分

（1）在接下来的练习中，你将要模拟看诊一位患者；

（2）你要收集完整的病史；

（3）问完病史后，你应向考官口头索取体格检查的结果，你不需要检查患者；

（4）你应向考官口头索取你认为需要的辅助检查结果；

（5）之后你要明确告诉患者完整、准确的诊断，制订合适的治疗方案并向患者交代；

（6）模拟场景看诊的时间为8分钟。

2. 场景　王先生，42岁，反复胸闷、胸痛、气促3年余，半年前胸闷症状加重，反复发作，曾在多家三甲医院就医，有很多检查结果，最近2周胸闷、气促再次加重，前来社区就诊。

附件2：病史采集标准化患者剧本

1. 现病史

王某，男，42岁，不吸烟，反复胸闷、胸痛、气促3年余，半年前胸闷症状加重，反复发作，曾在多家三甲医院就医，有很多检查结果，最近2周胸闷、气促再次加重，前来社区就诊。

近年来在其他医院就诊经过以及辅助检查资料：

2015年10月16日凌晨3时50分，因"胸闷1小时，伴心前区压迫感，无胸痛"到某区人民医院急诊就诊，经检查确诊为心肌桥（具体不详），使用"美托洛尔、万爽力、麝香保心丸"药物后好转。

2016年1月22日，因"阵发性心悸半年余"，在某三甲医院开具高血压慢性病诊断证明书，开具慢性病诊断证明前有高血压病史两年余，血压最高160/95mmHg。服用氨氯地平和比索洛尔治疗。血压控制在135/90mmHg左右。

2016年7月18日因时而头晕在某区中医院看高血压病，行辅助检查结果如下：DR颈椎正侧张口位示：颈椎退行性病变。心电图：窦性心动过缓；心脏彩超示：心内结构及血流信号未见明显异常，左室舒张功能减退；收缩功能正常。脑血管功能检测：①双侧脑供血不足、双侧小血管通畅程度下降。②脑血管功能轻度异常。诊断为：高血压病，颈椎不稳定。给予"银杏酮酯滴丸、松龄血脉康、坎地沙坦酯"，以及中药饮片调理。

2016年至2017年多次在不同医院就诊，主要症状包括头晕、心悸、胸闷，不同医院用药不一样，药物主要有福辛普利、阿司匹林，非洛地平缓释片等，血压波动在106～130/72～105mmHg之间。

2017年12月19日，自某三甲医院进行体检：BMI：24.22kg/m^2，血压：141/93mmHg，心电图：窦性心律，55次/分。彩色B超颈动脉+椎动脉：左侧膨大处斑块形成。

2018 年 4 月 17 日凌晨 2 时 40 分，因"胸闷半天"在某三甲医院急诊。心电图：平均心率 61 次/分，ST-T 无异常。动态血压监测：136/89mmHg（全天平均），138/91mmHg（白天平均），127/78mmHg（夜间平均）。诊断：高血压病，给予非洛地平缓释片口服。

2018 年 4 月 21 日因"胸闷 9 小时"，在某三甲医院就诊。现病史：当天下午 17 时开始突然出现胸闷、呈阵发性胸闷，持续时间大约半小时后自行缓解。有感到胸痛，持续时间大约数分钟。劳累后感症状稍重。既往史：心肌桥、高血压。体征：心率：57 次/分，血压：126/89mmHg。收入心内科。2018 年 4 月 24 日在 DSA 行选择性冠状动脉造影术，显示左前降支中断心肌桥，收缩期压缩 30%，舒张期正常。2018 年 4 月 24 日出院。出院诊断：冠状动脉心肌桥。

2018 年 4 月 25 日，患者因"间断胸骨后疼痛及饱胀不适、反酸 3 周"到某三甲医院消化科门诊就诊，行胃镜检查示：慢性浅表性胃炎，HP（－）。诊断：反流性食管炎？2、冠状动脉心肌桥。经与患者协商给予 PPI 试验性治疗 2 周。

2018 年 4 月 27 日，因"反复发作性胸闷、呼吸困难 3 年余，再发 2 天"到某三甲医院呼吸科就诊。肺功能检查：轻度阻塞性通气功能障碍，支气管舒张试验阴性，FeNO：15ppb。诊断：呼吸困难查因，心肌桥。处理意见：门诊随访。

患者带来了近几年在各大医院看病的各种检查资料。

2. ICE

I（Idea）：认为心脏不舒服，是心脏病又犯了，要求进行心电图检查。

C（Concern）：由于心脏问题在广州、北京、石家庄、郑州等地求医治疗，效果均欠佳。担心心脏病反复发作，影响健康。

E（Expectation）：搞清楚问题，希望给予有效正确的治疗方案，避免反复发作。

3. 既往史

高血压病史 5 年余，2016 年 8 月停用高血压药，平时血压在 130/80mmHg 左右。无食物药物过敏史，无外伤手术史。

4. 婚育史

结婚，和妻子住在一起，感情好，育有 3 子女，关系好。

5. 家族史

父母健在，父亲有高血压，爷爷奶奶均为中风去世。

6. 个人史

2012 年前抽烟，每天大约 10 支，2012 年开始戒烟。2012 年前每天喝约 3 两白酒，2012 年后饮酒逐渐减少，2015 年生病后偶有饮酒。经常锻炼，运动方式为跑步或走路。喜食面食。

7. 体格检查

一般情况：神志清，自主体位，全身及巩膜无黄染，无贫血貌，体温正常。BMI：24.22kg/m^2，心率 54 次/分，呼吸 16 次/分，血压 126/74mmHg；

心脏：心律齐，心音正常、无杂音。

肺部：双肺呼吸音清，未闻及啰音。

腹部：无腹部膨隆，上腹部轻压痛，无反跳痛，墨菲征阴性，肝脾不大，肝区无叩击痛，肠鸣音正常。

8. 辅助检查

社区医生现场做心电图示：窦性心动过缓，心率 54 次/分。

9. 病例分析

目前主要诊断：高血压病，心肌桥。

问题分析：

（1）高血压轻中度，不足以引起以上胸闷、心悸、气促反复发作。

（2）冠脉造影明确没有冠心病，不是冠心病引起以上症状。

（3）心肌桥在心脏收缩期约导致 30% 的所在冠脉段的心肌缺血，应不会引起以上症状。

（4）肺功能检查以及胸片检查，排除肺部疾病引起以上症状。

（5）胃镜检查和试验性用药效果欠佳，排除胃肠道疾病引起以上症状。

10. 进一步询问病史

了解到患者因自己开公司，工作压力巨大，平时面对各种各样的客户，电话不断。在家里特别怕尖锐的声音，比如孩子的大声喊叫，都会令患者出现心慌、气短症状，睡眠差。

11. 进一步处理计划

给患者填写心理健康状态问卷GAD7项评估表（见表15-13），结果显示中度焦虑。

表 15-13　患者心理健康状态问卷

姓　　名：_____　性　别：_____　所用药物：_____　日期：_____第_____次就医

教育程度：_____　病　程：_____　科　室：_____以往疾病：_____

_____　电　话：_____

过去的两周内，是否有以下情况以及影响的程度如何？（用√表示你的回答）

PHQ 9 项评估表

总分：0-4 正常；5-7 抑郁倾向；8-14 轻度抑郁；15-21 中度；22-27 重度

	从没有	有几天	一半天数以上	几乎每天
1 对事情没有兴趣	0	1	2	3
2 感到情绪低下，抑郁，没有希望	0	1	2	3
3 无法入睡或睡眠时间过长	0	1	2	3
4 感到疲倦或没有精力	0	1	2	3
5 没有胃口或狂吃	0	1	2	3
6 感到对自己内疚或感到自己是失败者或造成家人不成功	0	1	2	3
7 做事时无法精力集中，如读报或看电视	0	1	2	3
8 走动或说话相当慢或超出寻常的兴奋和走动	0	1	2	3
9 想到最好死了算了或自我伤害	0	1	2	3

总分_____

GAD7 项评估表

总分：0-4 正常；5-6 焦虑倾向；7-10 轻度焦虑；11-17 中度；18-21 重度

	从没有	有几天	一半天数以上	几乎每天
1 感到不安、担心、烦躁或者易怒	0	1	2	3
2 不能停止或无法控制担心	0	1	2	3
3 对各种各样的事情担忧过多	0	1	2	3
4 很紧张，无法放松	0	1	2	3
5 非常焦躁，以至无法静坐	0	1	2	3
6 变得很易怒或躁动	0	1	2	3
7 担忧会有不祥的事情发生	0	1	2	3

总分_____

备注：以上出现的任何状况，对你在工作、家庭生活以及与人相处中是否产生困难？程度如何？请打勾

完全不困难：

有些困难：

非常困难：

极其困难：

12. 全科评估

（1）主要诊断：高血压病、心肌桥、焦虑症？

（2）心血管危险因素：有家族高血压及中风病史，体重超重。

（3）并发症或其他临床情况：颈动脉斑块。

（4）患者重视自己的健康、依从性好。

（5）家庭支持度高。

13. 全科处理

（1）转诊心理科。

（2）高血压应定期监测，规律用药，达标。

（3）健康教育：应养成良好的生活方式，低盐饮食，规律运动，体重达标。

（4）注意定期监测血糖、血脂、肝肾功能等指标、纳入到家庭医生签约等。

14. 随访

患者确诊为焦虑障碍，用中药调理以及帕罗西丁治疗后，症状完全消失，终于可以正常生活，患者满意度极高。

五、实 习 讨 论

1. 微格教学法应用在病史采集训练中的优势在哪里？

2. 病史采集中的 ICE 问诊技巧如何合理应用？

（胡悒萍）

参 考 文 献

卞薇，陈耀龙，廖建梅，等. 2019. 混合方法研究系统评价简介. 中国循证医学杂志，19（4）：498-503.

陈建勋，马良才，于文龙. 2006. "健康管理"的理念和实践. 中国公共卫生管理，22（1）：7-9.

陈君石，李明. 2005. 个人健康管理在健康保险中的应用现状与发展趋势. 中华全科医师杂志，4（1）：30-32.

陈耀龙，李幼平，杜亮. 2008. 医学研究中证据分级和推荐强度的演进. 中国循证医学杂志，8（2）：127-133.

成霞，王月. 2011. 浅谈人文关怀在耳鼻喉内镜检查护理中的应用. 中国医药指南，9（32）：424-425.

傅华，王家骥，李枫，等. 2007. 健康管理的理论与实践. 健康教育与健康促进，2（3）：32-36.

胡镜清，彭锦，陈勇. 2006. 健康管理与中医药学优势. 国际中医中药杂志，28（4）：217-220.

黄建始. 2006. 美国的健康管理：源自无法遏制的医疗费用增长. 中华医学杂志，86（11）：1011-1013.

黄奕祥. 2011. 健康管理：概念界定与模型构建. 武汉大学学报（哲学社会科学版），64（6）：66-74.

计惠民. 2010. 健康管理基本理论概述. 白求恩军医学院学报，8（5）：354-355.

李晓静. 2011. 健康管理. 中国医药指南，9（6）：163.

李再强，林枫. 2005. 医疗保险制度下的慢病健康管理模式. 中国卫生经济，24（1）：45-46.

梁万年. 2006. 关于中国社区卫生服务有关问题的思考. 中国全科医学，9（1）：1-3.

刘海波，吴晨. 2005. 健康档案对慢病管理的作用. 中国实用乡村医生杂志，25（1）：51-52.

娄培安. 2008. 健康管理概述. 中国校医，22（1）：117.

卢祖洵，徐鸿彬，李丽清，等. 2020. 关于加强基层医疗卫生服务建设的建议——兼论推进疫情防控关口前移. 行政管理改革，（3）：23-29.

倪静云，卞鹰，王一涛. 2006. 探讨社区卫生服务新模式. 卫生经济研究，6（8）：15-16.

盛立萍，顾华康，宋家卫等. 2011. 健康管理. 职业与健康，27（10）：1176-1178.

唐圆圆，魏晓瑶，高东平. 2015. 国外家庭医生服务模式. 中国初级卫生保健，29（2）：9-11.

汪洋，韩建军，许岩丽. 2019. 大洋彼岸的涛声：发展混合方法研究对发展中国全科医学研究的重要价值. 中国全科医学，22（23）：2771-2779.

王文华. 2012. 健康概念及健康管理. 实用医药杂志，29（2）：179-181.

王增武，赵天明. 2013. 我国基层高血压的综合防治. 中国医学前沿杂志（电子版），5（11）：25-26.

魏炜，赵亮. 2006. 现代健康管理模式浅析. 卫生经济研究，5（1）：19.

杨志敏. 2016. 论《黄帝内经》"和态健康观". 中国中医基础医学杂志，22（10）：1285-1287.

于晓松. 2019. 新中国成立70年以来中国全科医学发展与展望. 中华全科医学，17（11）：1797-1799.

张功震. 2009. 医学要有人的温度. 医学与哲学（人文社会医学版），30（12）：31-35.

章国良，徐丽亚. 2011. "健康管理"的理念和实践探讨. 中国农村卫生事业管理，5（31）：466-467.

赵燕屏，佘丹，郑常平. 2008. 医学伦理教育应着重把握实践性原则. 医学教育探索，7（2）：142-143.

朱雅芝，姜冬九. 2005. 护理工作中实施人文关怀的思考与实践. 护理管理杂志，（10）：10-12.

Ebell MH, Siwek J, Weiss BD, et al. 2004. Strength of recommendation taxonomy（SORT）：a patient-centered approach to grading evidence in the medical literature. Am Fam Physician，69：548-556.

Harden A, Thomas J, Cargo M, et al. 2018. Cochrane qualitative and implementation methods group guidance series-paper 5：methods for integrating qualitative and implementation evidence within intervention effectiveness reviews. J Clin Epidemiol，97：70-78.

Sackett DL. 1996. Evidence based medicine：what it is and what it isn't.. BMJ，312：71-72.

Sackett DL. 2000. Evidence-based medicine. Evidence-based medicine. London：Churchill Livingstone，126-128.

Shaughnessy AF, Torro JR, Frame KA, et al. 2016. Evidence-based medicine and life-long learning competency requirements in new residency teaching standards. Evid Based Med，21（2）：46-49.

附　录

字母	英文	中文
A	"5As" model（RACGP）	5A 咨询模式（澳大利亚）
	A（ask）	询问
	A（assess）	评估
	A（advise）	建议
	A（assist）	协助
	A（arrange）	安排
	"5As" model（CTFPHC and USPSTF）	5A 咨询模式（加拿大和美国）
	A（assess）	评估
	A（advise）	建议
	A（agree）	达成共识
	A（assist）	协助
	A（arrange）	安排
	acceptance	接受期
	accessible care	可及性照顾
	Accrediting Council for Graduate Medical Education，ACGME	（美国）毕业后医学继续教育委员会
	active-passive model	主动-被动型医患关系模式
	ad-hoc team	特别团队
	advocacy	倡导
	algorithmic clinical reasoning	流程图临床推理法
	alternative medicine	替代医学
	American Academy of Family Physicians，AAFP	美国家庭医师学会
	American Academy of General Practice，AAGP	美国全科医疗学会
	American Board of Family Medicine，ABFM	美国家庭医学委员会
	American Board of Family Practice，ABFP	美国家庭医疗委员会
	American Diabetes Association，ADA	美国糖尿病协会
	American Family Physician	美国家庭医生杂志
	anger	愤怒期
	APGAR	APGAR 家庭关怀度指数问卷
	A（adaptation）	适应度
	P（partnership）	合作度
	G（growth）	成长度
	A（affection）	情感度
	R（resolve）	亲密度
	assessment	评估
	assisted reproductive technology，ART	辅助生殖技术
	association	关联

字母	英文	中文
B	balanced score card，BSC	平衡计分卡
	bargaining	协议期
	BATHE	BATHE 开放式问诊方式
	B（background）	背景
	A（affect）	情感
	T（trouble）	烦恼
	H（handling）	处理
	E（empathy）	同情
	Belgian Dutch Clinical Pathway Network，BDCPW	比利时-荷兰临床路径网络
	big data	大数据
	bioelectricity	生物电现象
	biomarker	生物标记物
	biomedical model	生物医学模式
	bio-psycho-social medical model	生物-心理-社会医学模式
	blended family	重组家庭
	body mass index，BMI	体质指数
	brain storming	头脑风暴法
C	3Cs and 3Ps	用 3Cs 和 3Ps 定义的全科医学
	C（community-based）	以社区为基础的
	C（continuing）	连续的
	C（comprehensive）	综合性的
	P（preventive）	预防性的
	P（patient-centered）	以患者为中心的
	P（primary）	基本的
	Canadian Task Force on Preventive Health Care，CTFPHC	加拿大预防保健工作组
	care medicine	照顾医学
	Carter Center	美国卡特中心
	case-control study	病例对照研究
	case management	个案管理组
	Case Management Steering Committee，CMSC	个案管理控制委员会
	case payment system	病例计酬制度
	causality	因果关系
	challenge	激励或鞭策
	chaotic	混乱型
	characterization diagnosis	刻画诊断法
	CCCP primary care model	CCCP 基本医疗保健模式
	C（community-based）	以社区为基础的
	C（continuing）	连续的
	C（comprehensive）	综合的
	P（preventive）	预防性的
	P（primary care）	基本医疗
	CHERESH	家庭背景记录要素
	C（culture）	文化
	H（home）	家庭环境
	E（economic）	经济状况
	R（religion）	宗教
	E（education）	教育
	S（system）	家庭系统动态学
	H（healthcare resources）	健康服务资源

字母	英文	中文
	childless or childfree family	无子女家庭
	chronic fatigue syndrome，CFS	慢性疲劳综合征
	clinical evidence，CE	临床证据
	clinical governance	临床管理
	clinical pathway	临床路径
	clinical practice guideline	医学指南
	clinical preventive medicine services	临床预防医学服务
	clinical test	临床试验
	cohort study	队列研究
	College of Family Physicians of Canada，CFPC	加拿大家庭医生协会
	community	社区
	community development	社区开发
	community diagnosis	社区诊断
	community health	社区卫生/社区健康
	community health service，CHS	社区卫生服务
	community intervention trial	社区干预试验
	community medicine	社区医学
	community oriented primary health care，COPHC	社区为导向的基层卫生服务
	community physician	社区医生
	community-based	社区为基础
	community-oriented primary care，COPC	社区为导向的基层医疗
	complementary and alternative medicine，CAM	互补替代医学
	composite family	联合家庭
	comprehensive care	综合性照顾
	conjugal family	夫妻家庭
	connected	联结型
	consensus-based practice guideline	基于共识的医学指南
	continuing medical education，CME	继续医学教育
	continuing professional development and quality insurance，CPD/QI	持续职业发展和质量保证
	continuity of care	连续性照顾
	convergent design	收敛式设计/一致性设计
	convergent parallel design	一致性并行设计/收敛式并行设计
	COOP	功能状态量表
	coordinated care	协调性照顾
	core team	核心型团队
	counseling	咨询
	counselor	咨询者
	cross-sectional study	横断面研究
	cultural resources	文化资源
	cure medicine	治愈医学
	custom	风俗

续表

字母	英文	中文
D	Delphi consulting	德尔菲专家咨询法
	denial	否认期
	depression	忧郁期
	descriptive review	叙述性综述
	Diagnosis-Related Groups，DRGs	疾病诊断相关分组
	diamond diagnostics	菱形诊断法
	disease	疾病
	disease-centered care	以疾病为中心
	disengaged	破碎型
	doctor-patient communication	医患沟通
	doctor-patient relationship	医患关系
E	economic resources	经济资源
	economy function	经济的功能
	education	教育
	educational resources	教育资源
	electronic health record，EHR	电子健康档案
	embedded design	嵌入式设计
	empowerment	赋权
	enabling factor	促成因素
	enmeshed	缠结型
	environmental resources	环境资源
	epidemiology	流行病学
	European General Practice Research Network，EGPRN	欧洲全科医学研究网络
	evaluation	评价
	evidence	证据
	evidence-based medicine，EBM	循证医学
	Evidence Based Medicine Reviews，EBMR	循证医学评价
	evidence-based practice guideline	基于循证医学的医学指南
	evidence pyramid	证据金字塔
	exhaustive reasoning	穷尽推理法
	expanded program immunization，EPI	扩大免疫计划
	experience	经验
	experimental study	实验性研究
	expert consulation method	专家咨询法
	explanatory sequential design	解释性时序设计
	exploratory sequential design	探索式时序设计
F	family	家庭
	family APGAR	家庭功能评估问卷
	family as a patient	家庭如"患者"
	family as a unit of care	以家庭为单位
	family as a vital unit of care	以家庭为单位的照顾
	family assessment	家庭评估

字母	英文	中文
	family authority structure	家庭权利结构
	family buffer triangle	家庭缓冲三角
	family circle	家庭圈
	family communication	家庭沟通
	family consultation	家庭咨询
	family crisis	家庭危机
	family life cycle	家庭生活周期
	family medicine	家庭医学
	family nursing	家庭护理
	family physician	家庭医师
	family practice	家庭医疗
	family practice performance assessment	家庭医疗实践表现的评估
	family prevention	家庭预防
	family resources	家庭资源
	family role	家庭角色
	family sickbed	家庭病床
	family structure	家庭的结构
	family therapy	家庭治疗
	family type	家庭类型
	financial support	经济支持
	first contact service	首诊服务
	formative evaluation	形成评价
	foster family	抚养家庭
G	gaining social status	赋予成员社会地位的功能
	gate-keeper	守门人
	gay or lesbian family	同性恋家庭
	General Medical Council，GMC	（英国）医学委员会
	general practice	全科医学、全科医疗
	general practitioner，GP	全科医生（旧：通科医生）
	grading of recommendations assessment development and evaluation，GRADE	证据质量和推荐强度分级系统
	grandparent family	隔代家庭
	greater team	扩展型团队
	guidance-cooperation model	指导-合作型医患关系模式
	guidelines for preventive activities in general practice	全科医学预防活动指南
H	healers/therapists	治疗者
	health assessment	健康评估
	health belief model	健康信念模式
	health counseling	健康咨询
	health education	健康教育

续表

字母	英文	中文
	health examination	健康体检
	health management	健康管理
	health pass	健康通行证
	health problem	健康问题
	health promotion	健康促进
	health record，HR	健康档案
	health risk appraisal，HRA	健康危险因素评价
	healthy community	健康社区
	holed diagnosis	归缩诊断法
	holistic care	全人照顾
	home visit	家访
	hospice	临终关怀
	hypertension	高血压
	hypothetical-deductive approach	假设-演绎法
I	ICE	ICE 问诊模式
	I（idea）	想法
	C（concern）	担忧、关注
	E（expectation）	期望
	illness	病患
	illness behavior	患病行为
	illness experience	患病体验
	immunization	免疫接种
	inductive method	穷尽推理法
	information and education	信息与教育
	integrated care pathway，ICP	整合保健路径
	integrative medicine/holistic medicine	整体医学
	internal validity	内部效度
	international classification of disease，ICD	疾病国际分类
	international classification of primary care，ICPC	基层医疗国际分类
	interpersonal communication	人际沟通
	intervention	干预
	interview	会谈、访谈法
J	JBI（Australia's Joanna Briggs Institute evidence-based health care center）	澳大利亚 JBI 循证卫生保健中心
	joint display	联合展示
	joint family	联合家庭
K	key performance indicator，KPI	关键绩效指标
	Knowledge-attitude-behavior and practice，KABP	知-信-行
L	LEARN	LEARN 全科医生接诊模式
	L（listen）	倾听
	E（explain）	解释
	A（acknowledge）	容许或承认
	R（recommend）	推荐
	N（negotiate）	协商
	love support	爱的支持

续表

字母	英文	中文
M	maintenance of certification	资格维持
	mediation	协调
	medical anthropology	医学人类学
	medical board	医学理事会
	medical management	医疗处理
	medical model	医学模式
	medical resources	医疗资源
	medically unexplained symptoms，MUS	医学难以解释的症状
	meta-analysis	荟萃分析
	mixed methods	混合方法学
	mixed methods appraisal tool，MMAT	混合方法评价工具
	mixed method research	混合方法学研究
	mixed methods systematic reviews，MMSR	混合方法研究系统评价
	multiphase design	多阶段设计
	mutual participation model	共同参与型医患关系模式
N	National Health Service，NHS	国家卫生服务体系
	National Institutes of Health，NIH	美国国立卫生研究院
	NIH consensus statements	NIH 导向发布
	non-communicable diseases，NCDS	非传染性疾病
	narrative review	叙述性综述
	NEAT	NEAT 指南
	N（nutrition）	营养
	E（exercise）	锻炼
	A（avoidance）	避免接触潜在有害物质
	T（tranquility）	保持心神宁静
	Non-Governmental Organization，NGO	非政府组织
	nuclear family	核心家庭
	nurturing children and supporting the elderly	抚养和赡养功能
O	objective data	客观资料
	observation	观察
	observational study	观察性研究
	occupational hazards	职业性危害因素
	Oxford Centre for Evidence-Based Medicine，OCEBM	牛津循证医学中心
P	palliative care	舒缓医学
	patient-centered care	以患者为中心的医疗
	patient education	患者教育
	pattern recognition	模型辨认法
	PDCA	质量管理
	P（plan）	计划
	D（do）	执行
	C（check）	检查
	A（act）	修正
	peer-reviewed	同行认可的

字母	英文	中文
	performance appraisal	绩效考核
	performance management	绩效管理
	periodic health examination，PHE	周期性健康检查
	person-centered	人为中心
	personal medical home	患者之家
	personalized care	个体化的服务
	person-centered	人为中心
	person-centered care	以人为中心的健康照顾
	PICO	PICO 原则
	P（patient /people/population，or problems）	患者、人群或健康问题
	I（intervention，or exposure）	干预措施或暴露的条件
	C（control or comparison）	对照或比较
	O（outcome）	结果
	plan	计划
	PLISSIT	PLISSIT 模式
	P（permission giving）	给予许可
	LI（limited information）	有限信息
	SS（specific suggestions）	具体建议
	IT（intensive treatment）	强化治疗
	point of integration	整合点
	postgraduate training program on general practice	全科医学的毕业后教育
	PRACTICE	PRACTICE 家庭评估模型
	P（presenting problem）	展现问题
	R（role and structure）	家庭角色和结构
	A（affect）	影响
	C（communication）	交流情况
	T（time in life circle）	家庭生活周期阶段
	I（illness in family，past and present）	家庭疾病史（包括既往史和现病史）
	C（coping with stress）	家庭应对压力的情况
	E（ecology）	家庭生态学
	Practice-based Research Networks，PBRN	北美初级保健医学研究网络
	predisposing factor	倾向因素
	preferred reporting items for systematic review and meta-analysis，PRISMA	系统综述和荟萃分析计划书优先报告
	prevalence study	现况研究
	prevention	预防
	prevention-oriented care	以预防为导向的照顾
	preventive medicine	预防医学
	preventive treatment	预防性治疗
	primary care	基本卫生保健
	primary medical care	基层医疗保健体系
	primary prevention	第一级预防

续表

字母	英文	中文
	problem-based learning，PBL	以问题为基础的教学法
	problem-oriented medical record，POMR	以问题为导向的医疗记录
	procreation and regulating sexual activity	生殖和调节性活动的功能
	prospective study	前瞻性研究
Q	qualitative study	定性研究
	quantitative study	定量研究
	quasi-experimental study	类实验研究
R	radio frequency identification，RFID	射频识别
	randomized controlled trial，RCT	随机对照试验
	rapid estimate of adult literacy in medicine，REALM	成人健康文化水平快速评估
	reconstituted family	重组家庭
	reinforcing factor	强化因素
	reliability	信度
	religious resources	宗教资源
	residency training program on general practice	全科医学住院医师培训
	retrospective study	回顾性研究
	random clinical trial，RCT	随机临床对照试验
	RICE	RICE 问诊模式
	R（reason）	原因
	I（idea）	想法
	C（concern）	担心
	E（expectation）	期望
	rigid	僵硬型
	role conflict	角色冲突
	role expectation	角色期待
	role learning	角色学习
	role recognition	角色认识
	Royal Australian College of General Practitioners，RACGP	澳大利亚皇家全科医生学院
S	screening test	筛检试验
	secondary prevention	第二级预防
	separated	分离型
	sickness	患病
	single-parent family	单亲家庭
	SMART	SMART 目标确定原则
	S（specific）	具体的
	M（measurable）	可衡量的
	A（attainable）	可达到的
	R（relevant）	相关的
	T（time-based）	以时间为基础的
	SNAP	SNAP 指南
	S（smoking）	吸烟
	N（nutrition）	营养
	A（alcohol）	饮酒
	P（physical activity）	体育活动

续表

字母	英文	中文
SOAP		SOAP 形式个人健康档案记录
S（subjective data）		主观资料
O（objective data）		客观资料
A（assessment）		评估
P（plan）		处理计划
SOAP（to BATHE）		SOAP（to BATHE）问诊方式
S（support）		支持
O（objectivity）		客观
A（acceptance）		接受
P（present focus）		关注现在
SOAPE		SOAPE 健康档案记录及患者教育
S（subjective date）		主观资料
O（objective date）		客观资料
A（assessment）		评估
P（plan）		处理计划
E（education）		患者教育
social medicine		社会医学
social mobilization		社会动员
social resources		社会资源
socialization function		社会化功能
specific developmental tasks		特定的发展课题
SPICE		SPICE 模型
S（setting）		环境
P（population）		人群
I（intervention）		干预
C（comparison）		比较
E（evaluation）		评价
SPIDER		SPIDER 模型
S（sample）		样本
PI（phenomenon of interest）		兴趣现象
D（design）		设计
E（evaluation）		评价
R（research type）		研究类型
SPIKES		告知坏消息 SPIKES 六步法
S（setting）		选择环境
P（perception）		了解认知
I（invitation）		再次探询
K（knowledge）		告知情况
E（empathy）		表达同情
S（strategy and summarize）		建议和总结
standard of care		规范化行医
step-family		重组家庭
structural support		结构支持

字母	英文	中文
	subjective data	主观资料
	summative evaluation	总结评价
	support	支持
	synthesis analysis	拟合分析
	systematic review	系统评价或称系统综述
T	team mission	团队使命
	team vision	团队愿景
	team work	团队合作
	temporality	时间性
	tertiary prevention	第三级预防
	time-based	以时间为基础的
	topic reviews	专题综述
	transformative design	变革性设计
	triad symptoms diagnostics	三联征诊断法
	triangulation of family therapy	家庭治疗三角
	trunk family	主干家庭
	type 2 diabetes mellitus，T2DM	2 型糖尿病
U	U.S. Preventive Services Task Force，USPSTF	美国预防服务专家组
	unmarried partners	同居家庭
V	validity	效度
W	World Health Organization，WHO	世界卫生组织